U0229804

冠状动脉心肌桥
现代诊断与治疗

张志寿　编著

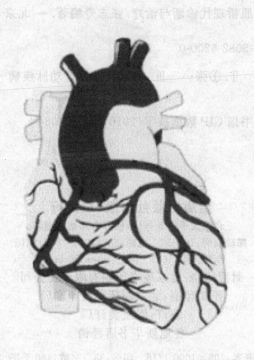

金盾出版社

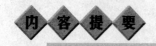

　　本书详细阐述了冠状动脉心肌桥的发生、发展情况,解剖学与组织学,发病与病理生理机制,血流动力学与冠状动脉血流储备,缺血发生机制,临床表现,特殊临床检查方法,诊断与鉴别诊断,治疗、预后及展望。体现了国内外最新研究成果,包括最新理论,诊疗技术与临床经验。内容具有创新性、先进性、科学性、实用性,是国内第一本论述冠状动脉心肌桥的专著。适合广大心血管内外科医师、研究生、进修生阅读参考。

图书在版编目(CIP)数据

冠状动脉心肌桥现代诊断与治疗/张志寿编著. -- 北京 : 金盾出版社,2010. 8

ISBN 978-7-5082-6200-0

Ⅰ.①冠… Ⅱ.①张… Ⅲ.①冠状血管—动脉疾病—诊疗 Ⅳ.①R543.3

中国版本图书馆 CIP 数据核字(2010)第 020406 号

金盾出版社出版、总发行

北京太平路 5 号(地铁万寿路站往南)

邮政编码:100036　电话:68214039　83219215

传真:68276683　网址:www. jdcbs. cn

封面印刷:北京凌奇印刷有限责任公司

正文印刷:北京四环科技印刷厂

装订:海波装订厂

各地新华书店经销

开本:705×1000 1/16　印张:33　字数:480 千字

2010 年 8 月第 1 版第 1 次印刷

印数:1～5 000 册　定价:78.00 元

序

　　冠状动脉心肌桥是一种先天性冠状动脉解剖变异,尸解检出率较高,为15％～85％,但在临床上多数人无症状。近年来,由于冠状动脉造影术应用广泛,有报道检出率为0.5％～16％,被认为是诊断冠状动脉心肌桥的金标准。随着多层螺旋CT冠状动脉成像技术的发展,特别是64层螺旋CT冠状动脉成像在临床的广泛应用,冠状动脉心肌桥的检出率更高,有的文献报道达18.56％,这就引起了心血管疾病工作者的更多关注。

　　冠状动脉心肌桥患者多数无症状,无须治疗,预后良好,广大学者认为是一种良性病变。但近年来,有关冠状动脉心肌桥患者发生心绞痛、室性心动过速、房室传导阻滞、急性冠状动脉综合征、心肌顿抑,甚至心源性猝死的病例多有报道,说明心肌桥患者预后并不都是良性的。解放军总医院老年心血管病研究所对120例经过冠状动脉造影证实的冠状动脉心肌桥患者中的64例,经过64层螺旋CT冠状动脉成像证实的冠状动脉心肌桥患者,分别进行了认真的临床分析,与上看法相似。一般狭窄较轻的心肌桥患者不需要特殊治疗,狭窄严重且有临床症状者可选用药物治疗、介入治疗及外科手术治疗,并以药物治疗为主。

　　解放军总医院心血管内科张志寿教授参阅了大量国内外有关冠状动脉心肌桥的最新文献,并结合多年来诊治冠状动脉心肌桥的临床经验写成了本书。历时近一年,全书图文并茂,反映了当代冠状动脉心肌桥最新研究成果,包括最新理论、诊疗技术、临床经验及展望等。本书具有创新性、先进性、科学性、实用性,是国内第一部介绍冠状动脉心肌桥的专著,对于广大心血管疾病工作者进一步认识和研究冠状动脉心肌桥具有重要意义,故乐于为此书作序。

中国工程院院士
中国人民解放军总医院
老年心血管病研究所所长

前　言

　　1937年Reyman在尸检中发现了冠状动脉心肌桥以来,国内外学者对冠状动脉心肌桥进行了许多研究,从基础到临床,从发生率、发生机制,到临床诊断、治疗、预后等方面,均积累了丰富的经验。由于现代医学科学技术的发展,对冠状动脉心肌桥的检出率不断提高,发现的病人增多,治疗效果亦有不少提高。从近几年临床实践中,作者接诊了大量冠状动脉心肌桥的病人,既有孤立性心肌桥患者,亦有合并壁冠状动脉近段严重动脉硬化患者,还有合并冠心病患者。目前,冠状动脉心肌桥病人的发现日益增多,而人们却对此认识不足,重视不够,在医学界尚缺乏更深入细致的研究。虽然多数冠状动脉心肌桥患者无症状,不需要治疗,预后良好;但其中部分患者,可以发生心绞痛、急性冠状动脉综合征、左心功能不全、严重心律失常,甚至猝死,这就需要及时的诊断,积极而正确的治疗,认真的观察及随访。作者参考了大量国内外心血管学者对冠状动脉心肌桥所进行的富有成果的基础与临床研究,结合个人的临床经验,完成了《冠状动脉心肌桥现代诊断与治疗》一书的编写,供同道参考。目前,冠状动脉心肌桥的研究还有待深入,有许多研究课题有待去探讨,更缺乏的是大样本、多中心有关基础与临床方面的循证医学研究。作者在展望中提出了不少个人的想法,供同道在研究时参考,以便把冠状动脉心肌桥的研究,诊断与治疗提高到一个新水平。

　　本书共二十三章,详细阐述了冠状动脉心肌桥的发生率,解剖学与组织学,发生机制与病理生理机制,血流动力学与冠状动脉血流储备,临床表现,特殊检查(无创与有创),诊断,鉴别诊断,治疗(药物治疗、介入治疗、手术治疗),预后及展望等。本书体现了国内外最新研究成果,包括最新理论、诊疗技术、临床经验,具有创新性、先进性、科学性和实用性,是国内首部论述冠状动脉心肌桥的专著。全书内容丰富,图文并茂,适于心血管内外科医师、研究生、进修生阅读参考。

　　在本书出版发行之际,我要感谢国内外研究冠状动脉心肌桥的学者,是他们提供了宝贵的资料,使本书才得以内容丰富,有实用价值;感谢中国工程院院士、我国著名心血管病专家,老年病学专家王士雯教授在百忙中为本书作序,增添光彩。

由于作者水平经验有限,编写中的不足之处,恳请广大同仁予以批评指正。

中国人民解放军总医院　张志寿

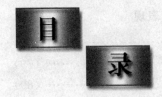

目 录

目　录

目 录

第一章 冠状动脉心肌桥的定义与发生率

第一节 定 义

冠状动脉及其分支,一般走行于心外膜下脂肪组织中。如果冠状动脉的某一段或其分支的某一段走行于心肌纤维中,在心肌内行进一段距离后,又浅出到心肌表面来。这覆盖在心肌表面冠状动脉上的心肌纤维束被称之为心肌桥(myocardial bridge,MB),而位于心肌桥下的冠状动脉则称之为壁冠状动脉(mural coronary artery,MCA 或 tunneled artery)。

早在 1737 年,就有人注意到在浅表冠状动脉上有横跨肌束的存在。1922年,Granicianu 首先描述了一组在左前降支(LAD)上有心肌束覆盖的病人,并提出了该肌束的收缩是否会影响冠状动脉血流量的问题。1951 年,Geiringer等首次对 MB 的尸检进入了深入的分析,但直到 1960 年,Portmanu 和 Lwing才率先报道了 MB 的影像学表现,即冠状动脉一节(段)收缩期变得狭窄、模糊、显影不清,而舒张期显像正常。1961 年,Polacek 将该肌束命名为心肌桥。几十年来,国内外对冠状动脉心肌桥进行了许多基础与临床研究,包括它的解剖学、组织学、发生机制、病理生理机制、对动脉粥样硬化形成的影响,对冠状动脉血流储备的影响、临床表现、特殊检查、诊断、鉴别诊断、治疗、临床意义、预后等方面进行了许多研究,使人们对冠状动脉心肌桥的认识不断深入,对冠状动脉心肌桥的诊治有了明显提高。目前,临床一直应用心肌桥一词来命名壁冠状动脉心肌桥(MB-MCA)。

第二节 发 生 率

一、尸检检出率

尸体解剖是证实冠状动脉心肌桥存在的最可靠、最直接的方法,也是人们早期研究冠状动脉心肌桥的惟一方法,并为研究冠状动脉心肌桥提供了大量信息。对尸体解剖冠状动脉心肌桥的检出率,不同作者的报道差异很大,有的为5.4%~85.7%,有的为15%~85%,还有的为40%~85%,这可能和标本来源和检查方法不同有关。有报道,黄种人和黑种人的冠状动脉心肌桥检出率明显高于白种人,前者在50%以上,后者不到1/4。有报道,黄种人和黑种人出现率较高,以男性居多,占87%~89%。有报道,100例国人冠状动脉心肌桥出现率为66.3%~85%。检出率的高低和性别、年龄、心脏大小无明显关系。

二、冠状动脉造影检出率

目前认为,冠状动脉造影是诊断冠状动脉心肌桥的金标准,但冠状动脉造影的检出率亦相差较大,有报道为0.5%~16%,甚至0.5%~40%,有的为0.51%~2.5%,亦有为2.7%~10.2%。这常与MB的长度与厚度、左前降支相关的桥纤维准确定位、MB与毗邻动脉间的关系、心肌收缩力,以及不同体位角度投照有关。对发现有MB或可疑MB者,于冠状动脉内注射硝酸甘油200μg后,再次造影评价有助于提高MB的检测率。

金志刚等报道,2003年1月~2007年12月的900例冠状动脉造影分析,共检出冠状动脉先天性变异67例。其中,冠状动脉心肌桥占46例,检出率为5.11%,并以左前降支心肌桥多见,男31例,女15例。

梁明等报道,1992年~2000年,收治的疑为冠心病的3 051例患者中,检出MB患者121例(男99例,女22例),年龄为28~74(49±9)岁,检出率为3.96%。121例患者中,共检出128处MB。

杨瑞峰等报道,随机抽取了2003年1月~2007年1月冠状动脉造影的580例疑为冠心病患者,发现MB病例62例,检出率为10.69%。其中,男35例(56.46%),女27例(43.55%)。

Winter R J等报道,冠状动脉造影MB的检出率为0.5%~2.5%;Soran O等报道,冠状动脉造影MB的检出率为0.5%~16%;Diefenbach C等报道,冠状动脉造影MB的检出率<5%,如使用应激试验,增加收缩期心肌的压力,MB的检出率可以提高到≤40%。

Jwillier等报道,7 467例连续冠状动脉造影中,发现MB 61例,检出率为0.82%。其中,26例有冠心病,4例有心瓣膜病,3例有肥厚型心肌病,其余为孤立性MB(表1-1)。

表 1-1　心肌桥在尸检及冠脉造影发生率

作　者	受检者数	伴心肌桥百分数	注　解
尸检			
Geiringer	100	23	左前降支
Edwards 等	276	5	所有冠脉,87%在左前降支
Polacek	70	86	包括右冠脉袢,60%在左前降支
Giampalmo 等	560	7	所有冠脉,95%在左前降支
Lee 及 Wu	108	58	左前降支
Penther 等	187	18	左前降支
Riss 及 Weiler	1056	26	所有冠脉,88%在左前降支
Ferreira 等	90	56	所有冠脉
Baptista 及 DiDio	82	54	所有冠脉,35%在左前降支
Ortale 等	37	56	左前降支(7%心肌桥在冠状静脉)
Kosinski 及 Grzybiak	100	41	所有冠脉
冠脉造影			
Noble 等	5250	0.5	所有病人
Binet 等	700	0.7	非特异组病人
Ishimori 等	313	1.6	所有病人,收缩期壁冠脉受压≥50%
Greenspan 等	1600	0.9	所有病人,排除合并有疾病者
Rossi 等	1146	4.5	所有病人
Voβ 等	848	2.5	所有病人
Kramer 等	658	12	病人伴有其他正常血管造影
Angelini 等	1100	4.5	所有病人
Garcia 等	936	4.9	所有病人
Wymore 等	64	33	心脏移植病人
Somanath 等	1500	1.1	所有病人
Gallet 等	1920	1.0	仅左前降支(13/19病人有孤立性心肌桥)
Diefenbach 等	1780	3.5	所有病人
其中	62	40	应用激发试验,病人冠脉均正常
Juilliere 等	7467	0.8	所有病人
Harikrishnan 等	3200	0.6	所有病人

三、多层螺旋 CT 检出率

近年来,随着多层螺旋 CT 的发展以及冠状动脉 CTA(multi-detector spiral computed tomography coronary angioqraphy,MDCTCA)技术的广泛应用,冠状动脉 CTA 作为一项检出和诊断 MB 的新技术,其诊断 MB 的敏感性和检出率均高于传统的冠状动脉造影。

杨立等报道,对 2005 年 9 月至 2006 年 1 月,对共计 900 例疑冠心病患者,进行 64 层螺旋 CT 冠状动脉血管成像(CTA)检查,发现 MB-MCA 167 例(18.56%),180 处。MB-MCA 位于左前降支者占 92.78%。

张树桐等报道,2005 年 7 月至 2006 年 7 月,所有行冠状动脉 CTA 检查病例计 1 422 例,共检出 MB 病例 104 例,检出率为 7.33%,其中男 89 例,女 15 例,年龄 31~77 岁,平均年龄 52.1±16.2 岁。合并心肌梗死病史 3 例,高血压病史 46 例,糖尿病病史 17 例,肥厚性心肌病病史 3 例。对 104 例 MB 患者进行冠状动脉造影(CAG)检查,共检出 42 例,共 44 段心肌桥。CAG 发现 MB 仅为 CTA 的 40.38%。

四、冠状动脉心肌桥 CABG 术检出率

目前,冠状动脉旁路移植术(Coronary artery bypass graft,CABG)已成为治疗严重冠心病的重要手段,美国每年进行 CABG 术病人约 50 万,欧洲报道大约 25 人,国内每年约数万人行此手术。据国外文献报道,行 CABG 术时,发现 MB 病人约占 15%。

五、其他

据文献报道,肥厚型心肌病(Hypertrophic Cardiomyopathy,HCM)患者中,MB 的检出率为 30%~50%。

Paul S 等对 1978 年 11 月~2001 年 3 月收集的 2 356 例 HCM 病人发现,其中 435 例平均年龄≥18 岁。冠状动脉造影(CAG)发现,有 MB 64 例,检出率为 15%。

Saidi A 等报道,对 57 例儿童 HCM 患者进行了冠状动脉造影,发现 23 例患者有 MB,检出率为 40%。亦有作者报道,儿童 HCM 合并 MB 者 28%。

亦有报道心脏移植术后,接受心脏移植的病人,MB 的检出率要高,但尚缺乏详细具体的资料。

参考文献

[1] Reyman HC. Disertatio de vasis cordis propriis. Med Dss Univ Göttingen. 7 th sept 1737:1~32

[2] 董敏,钱菊英. 冠状动脉心肌桥研究现状. 中华心血管病杂志,2006,34(5):474

[3] Geiringer E. The mural coronary. Am Heart J,1951;41:359~368

[4] 张志寿,杨瑞峰. 冠状动脉心肌桥的研究进展. 心脏杂志,2009,21(3):417~420

[5] Polack P,Steinhart J,Vysoluzil,et al. The Occurrence and significance of mus cular bridges and loops on coronary arteries. Bmo, university J. E Pukyne,Medical Facalty,1996:p134

[6] 张国辉,葛均波,王克强. 心肌桥形态学的研究现状. 解剖学进展,2001,7(4):327

[7] 陈远年,廖瑞. 关于国人心肌桥的初步报告. 解剖学报,1965,8(1):106

[8] 赵俊,孙善全. 心肌桥和壁冠状动脉形态学及相关性研究. 解剖学杂志,1998,21:443

[9] Noble J,Bourassa MG,Petitelere R,et al. Myocardial bridging and milking effect of the left anterior descending coronary artcry:normal variant or obstruction. Am J cardiol. 1976,37:993~999

[10] Hariksishnan S,Sunder KR,Tharakan J,et al. Clinical and angiographic profile and follow-up of myocardial bridges:a study of 21 cases. Indian Heart J. 1999,51:503~507

[11] Kramer JR,Kitazume H,proudfit WL,et al. Clinical significance of isolated coronary bridges:benign and frequent condition involving the lef anterior decending artery. Am Heart J. 1982;103:283~288

[12] Jain SP,White CJ,Ventura HO. De novo appearance of a myocardial bridge in heart transplant:assessment by intravascular ultrasonography, Doppler,and angioscopy. Am Heart J. 1993;126:453~456

[13] 金志刚,吕学祥,邓建丽,等. 冠状动脉造影中冠状动脉先天性变异的分析. 临床心血管病杂志,2008;24(5):339~340

[14] 梁明,韩雅玲,佟铭,等. 冠状动脉心肌桥分布特征及治疗效果分析. 心脏杂志,2004,16(3):237

［15］杨瑞峰，尚士芹，马逸，等.心肌桥的冠脉造影与临床研究.中国实验诊断学，2008，12（3）：345

［16］Gc J.Erbel R，Gorge G，et al.Hight wall shear stress proximal to myocardial bridging and atherosclerosis，intracoronary ultrasound and pressue measurenment.Br Heart J，1995，73（5）：462～465

［17］Soran O，Pamir G，Erol C，et al.The incidence and significance of myocardial bridge in a prospetively defined population of patients undergaing coronary angiography for chest pain.Tokai J Exp Clin Med，2000，52：57～60.

［18］蒋艳伟，朱少华，邹冬华，等.心肌桥的研究现状及法医学意义.中国法医学杂志，2006，21（4），223

［19］杨立，赵林芬，李颖，等.心肌桥和壁冠状脉的多层螺旋CT诊断及其临床意义.中华医学杂志，2006，86（40）：2856～2865

［20］Möhlenkamp S，Hort W，Ge J，et al.Update on myocardial bridging.Circulation，2002，106：2616～2622

［21］郭丽君，谭婷婷，毛节明，等.冠状动脉心肌桥的临床和预后分析.中华医学杂志，2003，83：553～555

［22］张树桐，金朝林，肖建伟，等.心肌桥和壁冠状动脉64层螺旋CT成像与冠状动脉造影比较.中国动脉硬化杂志，2007，15（4）：303～306

［23］Portmanu W，Iwig J.Die itramuraze koronarie in Angiograma.Fortschr Roentgenstr，1960；92：129～32

［24］A chrafit H.Hypertrophic cardiomyopathy and myocardial bridging.Int J cardiol，1992；27：107～111

［25］Paul S，Steve R，Rick A，et al.Myocardial bridging in adult patients with hypertrophic cardiomyopathy.J Am coll cardiol，2003；42：889～94

［26］Saidi A，David B，Joanna S，et al.Myocardial bridging does not predict sudden death in childen with hypertrophyc cardiomyopathy but is associated with more severe cardiac disease.J Am coll cardiol，2003；36：2270～8.

［27］Anji T，Robert M，Lee N，et al.Long-term outcome and prognostic determinants in children with hypertrophic cardiomyopathy.J Am coll cardiol 1988；32：1943～50

［28］熊龙根，陆东风，刘世明，等.冠状动脉造影时心肌桥的检出率及其临床意义.中华心血管病研究杂志.2005，3（2）：136～137

［29］张兆琪.心血管影像诊断必读.北京：人民军医出版社，2007

第二章　冠状动脉的解剖与生理

　　冠状动脉心肌桥是一种常见的冠状动脉先天性解剖变异,出生时就已存在。为了进一步了解冠状动脉心肌桥的解剖、组织、血流动力学影响,须先了解一下冠状动脉的解剖与生理状况。

第一节　冠状动脉解剖

一、冠状动脉的开口部位

　　营养心脏的动脉有左、右冠状动脉,发自升主动脉起始部的主动脉窦(aortic sinus)。主动脉窦在主动脉内壁和主动脉瓣之间,共有三个,通常按其位置命名。在正常体位时,这三个窦一个在前方,两个在后方,分别称为前窦(anterior sinus)、左后窦(left posterior sinus)和右后窦(right posterior sinus)。如室间隔位于矢状方向时,则两个在前方,一个在后方,分别称为右窦(right sinus 或右冠状动脉窦)、左窦(left sinus 或左冠状动脉窦)和后窦(posterior sinus 或无冠状动脉窦)。通常多采用后一种命名。

　　冠状动脉开口部位一般位于主动脉窦(图 2-1),根据我国心脏统计资料:

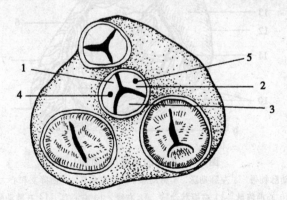

图 2-1　冠状动脉的开口部位(后面观)

1 主动脉左窦　2 主动脉右窦　3 主动脉后窦　4 左冠状动脉口　5 右冠状动脉口

左冠状动脉开口于主动脉左窦的窦内者占92％,开口于窦外者8％;右冠状动脉开口于主动脉右窦的窦内者占94％,开口于窦外者6％。冠状动脉口在横向上的位置时,如果将主动脉窦分为左、中、右三等分作为标志,左冠状动脉开口于主动脉左窦的中 1/3 者占88％,开口于左 1/3 者占7％,开口于右 1/3 者占5％;右冠状动脉开口于主动脉右窦的中 1/3 者占90％,开口于右 1/3者占10％,未见有开口于左 1/3 者。左冠状动脉口比右冠状动脉口高2～4毫米。

二、左冠状动脉

左冠状动脉(left coronary artery,LCA 图 2-2,图 2-3)发自主动脉左窦,短而粗,长 0.1～2.8厘米,行于肺动脉起始部和左心耳之间,于左心耳下方,分为前降支和旋支。因前降支和旋支均为较粗大的动脉干,故有人将前降支、旋支与右冠状动脉视为供应心脏血液的三大主干。前降支与旋支发自一共同的主

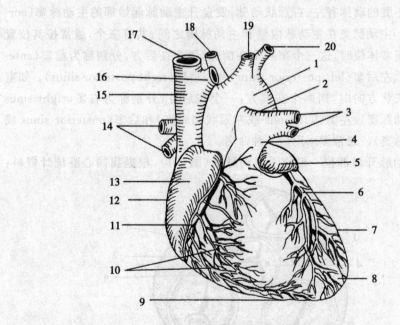

图 2-2　心脏的血管(前面观)

1 主动脉弓　2 主动脉韧带　3 左肺动脉　4 肺动脉干　5 左心耳　6 前降支和心大静脉　7 左心室
8 心尖　9 下缘　10 心前静脉　11 右冠状动脉　12 右缘　13 右心耳　14 右肺动脉　15 上腔静脉
16 左头臂静脉　17 右头臂静脉　18 头臂干　19 左颈总动脉　20 左锁骨下动脉

干者占绝大多数,两者之间的角度多数为 60°~90°,亦可为 20°~120°。也有少数前降支、旋支分别直接开口于主动脉左窦。约 42.3% 的心脏,在前降支与旋支间还发出一支或两支对角支(diagonal branch),如此,左冠状动脉则有 3 个或 4 个分支。左冠状动脉发出分支营养左房、左室及室间隔前部。主要分支如下:

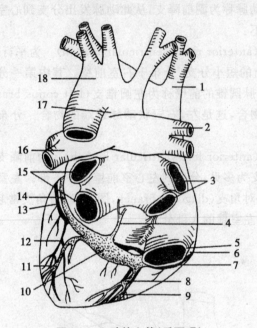

图 2-3　心脏的血管(后面观)

1 上腔静脉　2 右肺动脉　3 右肺静脉　4 左房斜静脉　5 下腔静脉　6 心小静脉　7 右冠状动脉　8 后降支　9 中心静脉　10 冠状窦　11 左室后静脉　12 左室后支　13 旋支　14 心大静脉　15 左肺静脉　16 左肺动脉　17 动脉韧带　18 主动脉弓

(一) 左前降支 (亦称室间支)

左前降支(left anterior descending branch,LAD)为左冠状动脉主干的延续,走行于前室间沟(前纵沟)内。其少数终止于心尖前面,多数经心尖切迹,绕到心尖后面,在后室间沟内,又向上走行一个短距离后,终止于后室间沟的下 1/3 或中 1/3,并与右冠状动脉的后降支吻合。前降支全部行于心外膜下的脂肪组织中,位置表浅,但在前室间沟走行过程中,某一段潜入表层心肌者并不少见,临床上称此段为壁冠状动脉,覆盖动脉表面的心肌称为心肌桥(图 2-4)。有人认为,当心室收缩时,心肌桥可以促进冠状动脉的血流,壁冠状动脉(MCA)不易发生粥样硬化,这种结构对心脏似具有保护作用。在我国人心脏中,MCA 发生率为67％。MCA可以发生于左、右冠状动脉的分支,但最常见于前降支。在选择性冠状动脉造影时,由于心室收缩期MCA表面的心肌桥收缩,造成对其下的冠状动脉压迫,使该段冠状动脉管腔狭窄,但在心脏舒张期狭窄即消失。这一点在阅片时应注意,有助于发现MB-MCA。有时前降支向左或向发出一支与前降支伴行的动脉称为副前降支,从此动脉发出分支到心室壁、室间隔前部。前降支的分支如下:

1. 右室前支(anterior right ventricular branch) 为平行排列的数个(多为3～4个)向右发出的短小分支,分布于右室前壁。其中第一分支从肺动脉瓣水平发出,分布于动脉圆锥的前壁称为左圆锥支(left conus branch),常与右冠状动脉的右圆锥支吻合,这是左、右冠状动脉近端的吻合。分布于近前室间沟处的右心室前壁。

2. 左室前支(anterior lefe ventricular branch) 为前降支向左发出的较大动脉支,以3～5支为多见,分布到左心室前壁的中下部。左室前支的第一支较粗大,称斜角支或对角支(diagonal branch,图2-4),对角支常起于前降支和旋支的分叉处,分布到左室壁的大部分。

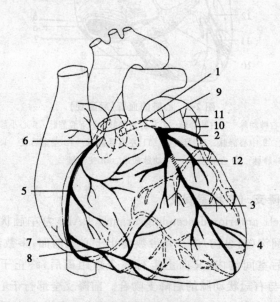

图2-4 冠状动脉模式图

1左冠状动脉 2旋支 3前降支 4后降支 5右冠状动脉 6右房前支 7右房中间支
8右房后支 9左房前支 10左房中间支 11左房后支 12心肌桥

3. 前室间隔支(anterior interventricular septal branch) 由前降支向深处发出 10 个分支,分布到室间隔的前上 2/3～3/4。在室间隔内,与后降支的后室间隔支相吻合,亦称冠状动脉侧支循环路径之一。前降支起始段发出的分支粗长,分布范围亦广。其远侧段的分支逐渐变细、短,分布范围亦小。前降支分布于左室前壁、右室前壁的一部分,心尖及室间隔的大部分。临床上当前降支阻塞时,可产生左室前壁及室间隔前部心肌梗死,即通常说的前间壁心肌梗死。

(二)左旋支

左旋支(left circumflex branch,LCX),又称回旋支,在左心耳的下方,沿冠状沟向左,或长或短,多数绕心的钝缘向后抵达心室膈面。一般终于钝缘与房室交点之间的左室膈面,有的只到心钝缘。有 10% 的心脏旋支在冠状沟内继续向右达房室交点,并折向下行于后室间沟内,形成后降支。若是这种情况,则左心室和室间隔均由左冠状动脉供血。其分支如下:

1. 左室前支(anterior left ventricular branch) 于旋支始段 0.8～1.5 厘米处发出,有 1～3 支,细而短,分布于左心室前上部。

2. 左缘支(left marginal branch) 或称钝缘支,多在接近左缘处由旋支发出,也有从旋支始段发出者。为 1～2 支粗大的支,沿心左缘下行,朝向心尖,是冠状动脉造影时辨认分支的标志之一。左缘支有时也短而细,此时其分布范围以外的心室壁则由左室前支或左室后支分支供血。

3. 左室后支(posterior left ventricular branch) 数目多少随旋支的长短而异。旋支到达或越过房室交界时,左室后支数目或多或少,或者缺如,均分布于左心室膈面。

4. 左房支 左房支(图 2-4)为旋支向上发出到左房的分支,可分为左房前支(anterior left atrial branch),左房中间支(intermedial left atrial branch)和左房后支(posterior left atrial branch)。其中左房前支较为恒定,有时还发出分支到窦房结,称为窦房结动脉(sinatrial node artery)。向后行经主动脉后方与左、右心房的前部,达上腔静脉口根部,并进入窦房结。左房中间支在左心缘处发出,左房后支在膈面发出。左房中间支和左房后支的大小和分支变异较大,有时可缺少。有的左房支自旋支始部发出,并与旋支平行走行于左心房的下部,称左房旋动脉(left atrial circamflex artery)。其绕过左缘分布于左房的侧壁和后壁,有时还跨过冠状沟至左心室的膈面形成左室后支。窦房结动脉有时发自左房旋动脉。

5. Kugel 动脉 此动脉发自右冠状动脉或左冠状动脉的旋支。由旋支发出者经房间隔基部向后行走达房室结,与房室结动脉吻合,为冠状动脉侧支循环路径之一。

旋支分支分布于左室侧壁、左室前壁、后壁(下壁)的一定部位和左心房。旋支梗死可引起侧壁或后壁(下壁)心肌梗死(图2-5)。左冠状动脉开口于主分支处的一段,称左冠状动脉主干。左冠状动脉主干的长度为0.1～2.8厘米,多为0.5～1.0厘米。偶有左前降支及左旋支分别开口于左冠状动脉窦而无主干者。

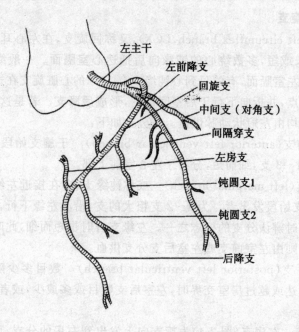

图 2-5　左冠状动脉及其分支

三、右冠状动脉

右冠状动脉(right coronary artery,RCA 图 2-2～图 2-4)自主动脉右窦发出。从肺动脉的始部与右心耳之间进入冠状沟,向右下行,绕过心右缘,至心脏膈面。继续沿冠状沟向左行走,多终止于心左缘与房室交点之间。右冠状动脉在房室交点处的分支长短不一,若分支较长,则延伸到左心房、右心室后壁的一部分或全部,甚至达心左缘;若短小,则终止于锐缘与房室交点之间的右室膈面或终止于锐缘,而不到达房室交点。右冠状动脉在房室交点处往往突向深方,形成"U"形弯曲,并分为终支、后降支和左室后支。右冠状动脉分支分布到右房、右室、室间隔及左室的一部分。右冠状动脉的主要分支如下:

（一）右圆锥支

右圆锥支（right conus branch）为右冠状动脉向右心室发出的第一个分支，分布到动脉圆锥，也可直接起于主动脉右窦，则称之为副冠状动脉（accessory coronary artery）或第三冠状动脉。在动脉圆锥的前上方，可与左、右冠状动脉的圆锥支形成动脉环（vieussens 环），为两个冠状动脉间的重要侧支循环径路。圆锥支恰位于进入右心室的外科切口处，手术切口时应避免损伤此处。

（二）右室前支

右室前支（anterior right ventricular branch）一般以 3 支为多见。向左下方发出，朝向前室间沟走行，分布到右室前壁。

（三）右缘支

右缘支（right marginal branch）又称锐缘支，为一长而粗大的分支，走向心尖，是冠状动脉造影辨认分支的标志之一。分布于右心室膈面。

（四）右室后支

右室后支（posterior right ventricular branch）为 1～2 支细小分支，从膈面发出，分布于右室膈面。

（五）房室结动脉

房室结动脉（atrioventricular node artery）在房室交点处，发自右冠状动脉，存在"U"形弯曲时则在其凸面发出，前行穿过房间隔，分布到房室结。主干长约 1.5 厘米，直径约 0.1 厘米。

（六）后降支

后降支（posterior descending branch）为右冠状动脉的终支或为左冠状动脉旋支的终支，走行在后室间沟内，多数终止于后室间沟的中下 1/3 处。后降支向两侧发出许多小分支，分布于后室间沟附近左、右心室壁，还向深部发出 6～12 支后室间隔支（posterior interventricular septal branch），分布于室间隔的后下 1/3～1/4。后降支的起点，分支分布的变化很大，有的有两支后降支，称为双降支。其又有两种类型。一类是两支平行的后降支，并且分别发出两排小的后室间隔支；另一类是原有的后降支较短，只分布到后室间沟的上段，而下段则由一支大的右室后支至后室间沟的下段；偶尔也见到由锐缘支发出者，经过右心室膈面至后室间沟。

（七）左室后支

左室后支（posterior left ventricular branch）为右冠状动脉越过房室交点后发出的分支，分布至左室膈面的一部分或全部。

（八）右房支

右房支（图 2-4）分布至右房壁，可分为右房前支（anterior right atrial branch）、右房中间支（intermedial right atrial branch）和右房后支（posterior right atrial branch）。右房前支是较大的一支，自右冠状动脉近侧段发出，至右房前部，有时并发出一支窦房结动脉，沿右心房前壁上行，达上腔静脉口附近形成动脉环包绕上腔静脉口，进入窦房结。右房中间支是在心右缘处发出的心房支，分布到右房外侧部，以一支为多见，窦房结动脉偶尔由此支发出。右房后支是心膈面发出的心房支，多数为一支，分布到右心房后部，偶尔见到窦房结动脉自右房后支发出。

右冠状动脉阻塞，可发生左室后壁（下壁）及右室心肌梗死，如果动脉的阻塞部位在窦房结动脉发出之前，病变累及窦房结动脉，则引起窦房结供血不足，可以产生窦性心动过缓、窦性停搏、窦房传导阻滞等各种心律失常（图 2-6）。

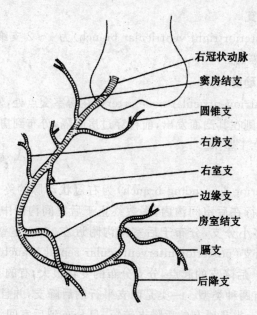

右冠状动脉
窦房结支
圆锥支
右房支
右室支
边缘支
房室结支
膈支
后降支

图 2-6　右冠状动脉及其分支

四、冠状动脉的分布类型

冠状动脉分支分布在心室胸肋面的变异较少，而分布在膈面的变异较大。因而，根据左、右冠状动脉在心室膈面的分布不同，作为区分类型（图 2-7）的标准。以左、右冠状动脉哪一条跨过房室交点而分为以下类型：

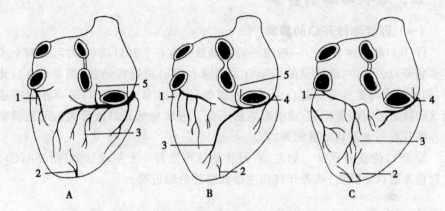

图 2-7　冠状动脉分布类型

1 左冠状动脉旋支　2 左冠状动脉前降支　3 后降支　4 右冠状动脉

5 房室结动脉　A 右优势型　B 均衡型　C 左优势型

右优势型：右冠状动脉在膈面的分布范围较大，即除发出后降支分布于右室膈面外，还越过房室支点，分支分布到左心室膈面的部分或全部。

左优势型：左冠状动脉在膈面分布范围较大，除发出后降支，分布于左室膈面外，还越过房室支点，发出分支分布到右心室膈面的一部分。

均衡型：左、右冠状动脉均衡分布于本侧心室面，互不越过房室交点（crux），后降支可由右或左冠状动脉发出，或同时来自两侧冠状动脉。

我国人冠状动脉分布类型以右优势型占多数，约占 85%，左优势型占 10%～12%，均衡型占 4%～5%（表 2-1）。

表 2-1　冠状动脉分布类型

	正常心脏 中国 1 150 例	正常心脏 Branchi 1 000 例	室间隔缺损 日本 61 例	四联症 日本 73 例
左优势	28.7%	73%	63%	30.05%
右优势	65.7%	17%	19.7%	67.2%
均衡型	5.6%	10%	16.4%	2.74%

五、冠状动脉的异常

(一)冠状动脉开口的异常

1. 开口数目的异常　一般每一冠状动脉只有一个开口,但有时可有两个或更多的开口。其中,最常见的为发自主动脉右窦的副冠状动脉(图 2-8,A);其次,如前降支与旋支分别起自主动脉左窦等(图 2-8,B)。副开口的存在可造成冠状动脉造影时插管困难,或引起造影不全。冠状动脉开口数目偶尔可见到整个心脏只有一个冠状动脉的开口。

2. 开口位置的异常　如左、右冠状动脉均发自一个主动脉窦(图 2-8,C),或起自无冠状动脉窦,或者开口在主动脉窦外的附近等。

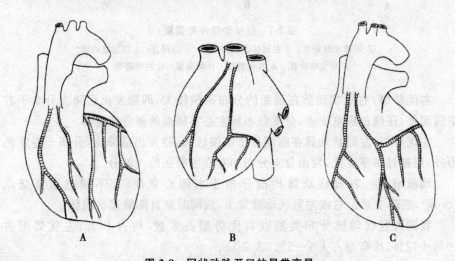

图 2-8　冠状动脉开口的异常变异

A 右冠状动脉和副冠状动脉分别起于主动脉右窦

B 左冠状动脉旋支和前降支单独起于主动脉左窦

C 左冠状动脉和右冠状动脉同起于主动脉右窦

(二)冠状动脉数目的异常

1. 单冠状动脉　一侧冠状动脉近端缺如,另一侧主动脉窦发出单冠状动脉,再分为第二支,并沿正常行径走行;或只有单支右冠状动脉,左冠状动脉由右冠状动脉终支延续而成(图 2-9,A);或只有单支左冠状动脉。右冠状动脉自其前降支起始(图 2-9,C);或右冠状动脉近侧段发育不全,其远侧段为左冠状动脉旋支的延续(图 2-9,B)。

2. 多冠状动脉　开口数目异常时,可见多支冠状动脉。

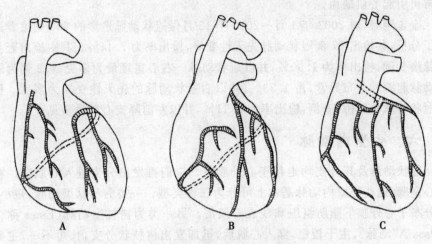

图 2-9　冠状动脉数目的异常

A 单支右冠状动脉(左冠状动脉由右冠状动脉末端延续而成)

B 右冠状动脉近侧端发育不全,其远侧为左冠状动脉旋支的延续

C 单支左冠状动脉(右冠状动脉自其前降支起始)

(三)冠状动脉行程异常

以后降支的行程异常最为常见,可有双降支平行下降等。此外,如锐缘支或右室后支取代右冠状动脉的远侧段,前降支越过心尖取代后降支。圆锥支或右室前支特别发达而取代左冠状动脉的前降支等。

(四)冠状动脉发育不全

如一侧冠状动脉发育很差,而另一侧冠状动脉过分发育。在这种情况下,过分发育的冠状动脉有时不能完全代偿其功能,易引起心肌缺血。

(五)严重的冠状动脉异常

包括冠状动脉与心腔相通的冠状动脉瘘(coronary artery fistular)和冠状动脉起始于肺动脉的异常。

冠状动脉瘘最常见的类型是冠状动脉与右侧心腔相通,特别是与右心室相通。另外,冠状动脉还可以注入冠状窦等。少数例子可见左冠状动脉与左心房相通,这类异常可使心功能发生改变。

由肺动脉起始的冠状动脉,可有以下几种情况:有正常的冠状动脉,另外还有由肺动脉发出一支副冠状动脉;或左、右冠状动脉由肺动脉发出;或右冠状动脉由肺动脉发出;或左冠状动脉由肺动脉发出,后者是最常见的一种畸形,这类异常可引起心肌缺血。

金志刚等,对 2003 年 1 月～2007 年 12 月做冠状动脉造影的 900 例患者进行了分析,共检出 67 例冠状动脉先天性变异,检出率为 7.44%。其中检出冠状动脉瘘 9 例,检出率为 1.00%,并以冠状动脉—右心室瘘最为多见。12 例为冠状动脉起源和分布异常,占 1.33%,并以右冠状动脉的先天性变异为多见。检出冠状动脉心肌桥 46 例,检出率为 5.11%,并以左前降支心肌桥多见。

六、心壁内动脉

冠状动脉及其分支均走行于心外膜下。它们再发出分支进入心肌层。在左心室壁,这些心壁内动脉基本上可分为三种类型。一类为丛状型动脉,短小,仅分布于心外膜下脂肪组织和浅表心肌层。另一类为树枝型动脉(Estes 称为"Class A"动脉),主干较短,穿入心肌后,迅即发出树枝状分支,长短不一,主要分布于心肌的外 1/3 或 1/4,也有到达心内膜侧的;再有一类为主干型动脉(Estes 称为"Class B"动脉),这类动脉有一较长的主干,由心外膜侧走向心内膜侧,管径变化幅度较小,有利于心内膜侧心肌的血供,穿经整个心肌壁时只发出少数分支,主要分布至心肌内层、乳头肌和肉柱。

这些动脉在心内膜下互相吻合,形成心内膜下丛(subendocardial plexus)。在右心室壁,心肌内动脉同样具有三种类型,但树枝型动脉终末多数到达心肌内层;主干型动脉所占比例小于左室壁。右室心肌内动脉从心外膜下动脉发出后,又陆续发出各级分支,在分出 4～6 级分支后,续为毛细血管。大多数毛细血管与心肌纤维平行,排列成层。毛细血管间以"Y"或"H"形互相连接成网。网眼呈长短不一的窄长方形、椭圆形或多边形。心肌纤维与毛细血管的数目随年龄变化存在一定比例。在婴儿时期,每 4～6 根心肌纤维有一根毛细血管,其心肌纤维的直径为 $6\sim9\mu m$。当心肌纤维随年龄增加时,心肌内毛细血管的数目亦增加四倍。因此,每根心肌纤维有一根毛细血管,这时心肌纤维的直径为 $12\sim15\mu m$。

七、一些特殊区域的动脉

(一)乳头肌动脉

1. 左室乳头肌的动脉　前外乳头肌由左冠状动脉的前降支及左缘支供血。后内乳头肌通常由右冠状动脉的终支——左室后支及左冠状动脉的旋支分支供应,少数还由左冠状动脉前降支绕至心膈面的终支分支供血。乳头肌动脉一般在该乳头肌附着部分的相应位置,由心外膜下的冠状动脉支大约以直角的方向发出主干型动脉,穿过心室壁进入乳头肌。在乳头肌内的分支状态,与乳头肌形态有密切的关系。分支分为以下三种类型:

(1)附着型乳头肌:此类乳头肌几乎完全附着于心室壁,只有很少一部分突出于心室壁,动脉呈节段分布。此类乳头肌往往有数支节段动脉,横向进入乳头肌,动脉主干走行方向基本与乳头肌垂直,分别到达乳头肌的上部、中部或下部。每支节段动脉分布范围不一。

(2)游离型乳头肌:此型乳头肌呈指状游离,即乳头肌近一半突入心腔。主要由一支中央动脉(或称轴型动脉)分布,该动脉的主干走行方向与乳头肌的长轴一致。从乳头肌基部向尖端的行程中,向周围发出分支,分布范围大,占乳头肌大部分(3/4 以上)。此类乳头肌的基部或周边,可有数支细小的补充动脉供应。

(3)中间型乳头肌:此类乳头肌为中间型,介于前两种形态之间。其动脉分布兼有节段动脉和中央动脉。一般该乳头肌的游离部分由中央动脉分布,附着部分由节段动脉分布。

冠状动脉阻塞性疾病时,由于乳头肌动脉分布类型的差别,乳头肌病理损害的结果就有不同。附着型和中间型乳头肌由于有多个来源的动脉供应,当单个冠状动脉支阻塞时,很少使乳头肌的血供完全阻断。但在游离型乳头肌主要由一个大的中央动脉供血,其血管阻塞就会引起整个乳头肌的严重损伤。

2. 右室乳头肌的动脉　右室乳头肌的动脉来源有三种类型。一是由左、右冠状动脉双重供应者,最为多见。二是由右冠状动脉单独供应和左冠状动脉单独供应者。左冠状动脉对右室前乳头肌的血供有重要作用,当左冠状动脉阻塞时,应注意有造成右室前乳头肌缺血、梗死的可能。右室后乳头肌由右冠状动脉单独供应者最为多见。三是由左冠状动脉单独供应和左、右冠状动脉双重供应者。由于右室后乳头肌也具有由左冠状动脉单独供应者,一旦阻塞,也可产生缺血、梗死。

右室乳头肌与左室乳头肌相似,也具有附着型、游离型与中间型乳头肌。但以游离型乳头肌最为多见。

(二) 室间隔的动脉

室间隔动脉主要由前降支发出,室间隔支供应室间隔前上 2/3～3/4 部分。这些室间隔支发自前降支的上、中、下段,长短不一。在室间隔内,偏于右侧行走。发自中段的室间隔支,呈水平位由前向后走行;来自前降支下段的室间隔支,向后上斜行;在心尖的室间隔支,呈垂直位向上行。若前降支绕到心尖后面循后室间隔上行者,它发出的室间隔支则向前上方斜行。室间隔后下 1/3～1/4 部分,主要由后降支发出的后室间隔支供应。前、后室间隔支在室间隔内互相吻合,也是冠状动脉侧支循环重要路径之一。

多数心脏由后室间隔动脉分布到室间隔。

(三) 心传导系的动脉

心传导系的各组成部分有其不同的血液供应。

1. 窦房结　血液供应来自窦房结动脉(sinatrial node artery),此动脉的末端环绕上腔静脉口,故又称上腔静脉口支。窦房结动脉多数起自右冠状动脉(60.9%),其次起自左冠状动脉(39.1%)。窦房结动脉多为一支,亦有少数为双支窦房结动脉,分别起自左、右冠状动脉或同时起自一侧冠状动脉。

2. 房室结　主要由房室结动脉(atrioventricular node artery,又称中隔纤维支)供应。当冠状动脉越过心膈面房室交点区时,向深部发出房室结动脉,大多数起自右冠状动脉(约 93.1%),少数起自旋支(约 6.9%)。房室结动脉一般为一支,也有少数为双支房室结动脉,分别起自右冠状动脉和旋支或同时起自右冠状动脉。一般右冠状动脉发出房室结动脉处多呈"U"形弯曲,房室结动脉则起自"U"形弯曲之顶部。在动脉 X 线造影时,"U"形弯曲是一个有用的解剖标志,它表示心膈面房间隔与室间隔的交界处,恰在冠状窦口下方。"U"形弯曲顶至主动脉无冠状动脉窦的连续,即为左、右房室口的分界以及房间隔与室间隔的分界。

房室结动脉由后向前进入房室结,发出帚状细支分布于房室结,并延入房室束。动脉主干在房室结的中部以直角转向下行,穿中心纤维体而入室间隔上部。

3. 房室束　由房室结动脉和前降支共同分布。

4. 左、右束支　左束支系统的血液供应有多个动脉来源。左束支主干前半部以及它的前组、间隔组分支,均由前降支发出的前室间隔支供应;左束支主干后半部以及它的后组分支,由后降支发出的后室间隔支和房室动脉共同供应。右束支上部多由前降支发出的前室间隔支和房室结动脉共同供应;中部和下部大多数仅由前降支发出的前室间隔支供应;在下部接近乳头肌处,另有右冠状动脉的右室前支参与供应。

从上述传导系统的血液供应可知,窦房结、房室结等多数由右冠状动脉分布,因此右冠状动脉的病变,特别是起始段有阻塞,对传导系统功能将有严重影响。左、右束支大部分由左冠状动脉的前降支分布,因此前降支的病变将影响左、右束支的功能。但房室束及左束支后组的血液供应有多个来源,因此仅某一血管阻塞,另一血管有一定的代偿作用。

八、冠状动脉分支间的吻合

人类冠状动脉分支间普遍存在吻合交通。在同一冠状动脉小分支间,有内径为 0.5~1mm 的血管支相吻合,多在心肌的深部,在左心室和室间隔较多,右心室和心房较少。在不同冠状动脉之间,内径有 40μm 以下的小血窦管,有普遍的吻合支;在内径 40~350μm 之间的功能吻合亦有存在,以室间隔、心尖、窦房结等部位较多。吻合支在心外膜较多,心内膜较少。

正常情况下,这些小动脉之间的吻合不具有重要性,患某些疾病时,这些吻合可起一定的代偿作用。例如,由于冠状动脉粥样硬化所致的右冠状动脉或左冠状动脉前降支的狭窄或闭塞,右心室前面来自左、右冠状动脉的右室前分支间的吻合,可起代偿作用(图 2-10)。

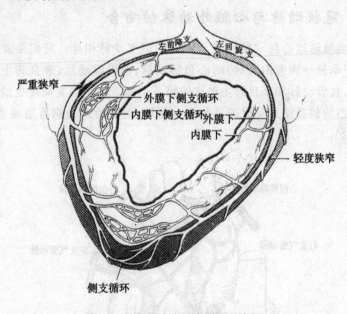

左前降支　左回旋支

严重狭窄

外膜下侧支循环

内膜下侧支循环　　外膜下

内膜下

轻度狭窄

侧支循环

图 2-10　冠状动脉侧支循环示意图

表 2-2 是不同疾病时,冠状动脉的吻合情况。如能对冠心病病人进行积极的扩冠治疗,不仅能改善病人的当前症状,而且对促进冠状动脉侧支循环形成的意义更大。

表 2-2 不同疾病时 40～350μm 内径冠状动脉的吻合率

病理诊断	心脏数	吻合率(%)
正常心脏	101	9
死亡前贫血	89	39
肺心病	15	73
心肌肥厚	70	26
心瓣膜病	32	28
明显冠状动脉狭窄	66	55
新近冠状动脉闭塞	39	74
旧的冠状动脉闭塞	154	100
旧加新的冠状动脉闭塞	82	96

九、冠状动脉与心脏外动脉的吻合

　　冠状动脉通过心包动脉网与心脏外的多支动脉相连。它们是发自主动脉弓(锁骨下动脉→胸廓内动脉)的心包膈动脉、前纵隔动脉,来自胸主动脉的支气管动脉、食管动脉和来自腹主动脉的膈下动脉。这些侧支循环也给予冠状动脉循环相当的储备能力。促进这些侧支循环,对防治冠心病有重要意义(图 2-11、图 2-12)。

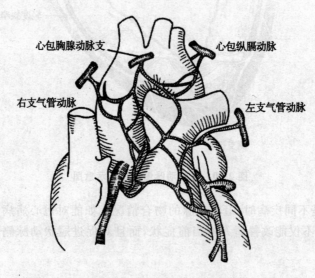

心包胸腺动脉支　　　　心包纵膈动脉
右支气管动脉　　　　左支气管动脉

图 2-11　心外动脉与冠状动脉间的侧支循环(前面观)

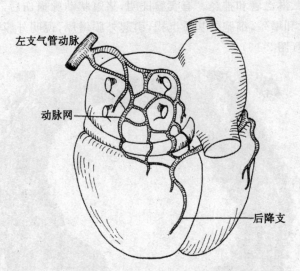

图 2-12　心外动脉与冠状动脉间的侧支循环(后面观)

十、壁冠状动脉

壁冠状动脉是一种先天性冠状动脉解剖的变异,详见第三章。

十一、冠状动脉的组织学特征

冠状动脉属于肌性动脉。管壁由内膜、中膜和外膜三层组成。其中内膜层分为内皮和内皮下层(图 2-13)。内皮为衬于冠状动脉管壁内面的单层扁平上皮,和一般血管的扁平上皮细胞相似。内皮下层较薄,其中含少量疏松结缔组织、胶原纤维和一些纵行的平滑肌细胞。内弹力膜明显。在冠状动脉的分支处,内膜凸入管腔内形成内膜垫(intimal cushions)。内膜垫是否为起调节作用的正常结构,尚有不同见解。中膜主要由平滑肌构成(图 2-14)。靠近内膜侧的平滑肌呈同心圆状排列,靠近外膜侧的呈纵行排列。这一点与一般肌性动脉不同。在平滑肌细胞之间有少许弹力纤维。因为中膜内没有成纤维细胞,此层中的结缔组织纤维和黏多糖是由平滑肌产生的。外膜较厚,外膜的外侧部分较疏松,内侧部分较致密,其中含胶原纤维和弹力纤维,大多呈螺旋形。有作者观察到有些心肌内的小动脉外膜中的胶原纤维,在近中膜侧为环形排列,此层之外为纵行排列,这种构筑形式,可以防止心脏舒缩过程中对血管的过度拉长和扩张。也有散在的成纤维细胞、脂肪细胞和少许纵行平滑肌,弹性较明显。外膜内有营养血管、淋巴管和神经。有实验证明,猪冠状动脉损伤后,外膜中的成纤维细胞出现凋亡和增殖,细胞外基质沉积,引起外膜增厚,说明外膜参与血管损伤后的结构重塑(图 2-15)。

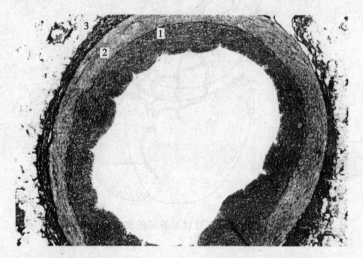

图 2-13　人右冠状动脉横切面,间苯二酚品红染色×12
1 内膜　2 中膜　3 外膜

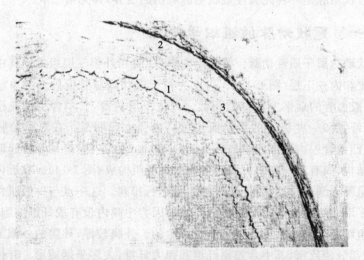

图 2-14　右冠状动脉横切面,维多利亚兰弹力纤维染色×30
1 内弹力膜　2 外弹力膜　3 平滑肌

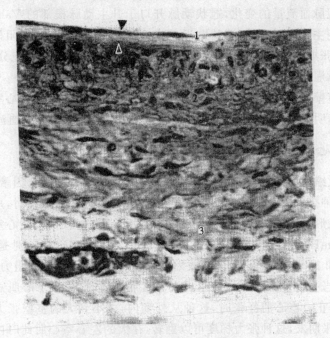

图 2-15　冠状动脉纵切面,HE 染色×200
1 内膜:▲ 示内皮细胞　△ 示内弹力膜　2 中膜:细胞呈内环外纵走　3 外膜

第二节　冠状动脉生理

　　心脏是人体内重要生命脏器,冠脉血液循环在各器官循环中各有突出地位。心脏由左右两条冠状动脉供血,左冠状动脉主要供应左心室,右冠状动脉主要供应右心室,但有一部分左心室接受来自右冠状动脉的血液。

一、冠状动脉血流的时相变化

　　在一个心动周期内,左心室冠状动脉血流具有明显的时相变化,在心收缩期间暂停或大为减少,在心舒张期间则明显增多。心舒张期间冠状动脉血流量大约是心收缩期间的 2 倍,舒张期增加的冠脉血流量随着主动脉根部压力的降低而降低。心肌收缩时对冠脉循环血管床的挤压使冠脉血流量明显降低,心动周期中心肌收缩力的变化是引起上述冠状动脉血流时相变化的主要原因。心肌收缩对冠脉的挤压力在心脏等容收缩期及射血初期迅速增高,然后很快达到顶点,在等容舒张期时迅速降低。另外,冠状动脉开口处的解剖特点也影响心动周期中冠脉血流量的变化,冠状动脉开口于升主动脉根部的 Valsalva 窦内。心脏收缩期主动脉瓣开放,瓣叶贴近 Valsalva 窦使之部分闭塞,阻碍冠状动脉灌注,心舒张期内主动脉瓣闭合,其 Valsalva 窦内冠状动脉开口充分暴露,有利于冠状动脉灌注。

右心室壁薄,收缩力弱,对其冠状血管床的挤压力低,因此右心室的冠状动脉血流没有明显的时相变化,其收缩期血流略大于或等于舒张期血流。

二、心内膜下心肌灌流特点

心肌收缩力对冠脉血管床的挤压力是影响冠脉血流的重要因素,心肌收缩力愈强,这种挤压力愈大,冠脉血流愈少。在左心室当心肌收缩时,从外层心肌到内层心肌形成了一个由大到小的张力梯度。在狗的心脏,当左心室壁平均张力为 130mmHg 时,外膜下、中层及内膜下心肌的压力分别是 6mmHg、60mmHg 和 140mmHg。因此,心收缩期时,心内膜下冠脉灌注阻力最大,冠脉血流最少,当心室壁对冠脉的挤压力大于其灌注压时,内膜下心肌冠脉灌注甚至可完全停止。当心肌舒张时,这种从外到内,由小到大的室壁张力梯度逐渐变小,在舒张期末,这种张力梯度可以翻转,在大的左心室心肌此时内膜下心肌和外膜下心肌室壁张力分别是 5mmHg 和 20mmHg,同时内膜下心肌灌流明显高于外膜下心肌灌流。

分配于内膜下心肌的冠脉为直进型血管,其从外膜到内膜下走行的过程中,管腔直径几乎不变化。因此,冠脉内灌注压变化梯度不明显,即在外膜冠脉内灌注压相对恒定时,心内膜下心肌灌注主要受心室壁张力的影响。

在一个心动周期中,左心室外膜下心肌和内膜下心肌冠脉流量大致相等,但外膜下心肌冠脉血流变化相对平稳,内膜下心肌冠脉血流变化则较大,内膜下心肌几乎完全依赖于舒张期冠脉灌流。左心室内膜下心肌对缺血、缺氧十分敏感,易于发生缺血、缺氧性损伤,这和该部位的冠脉灌注特点密切相关。

三、冠脉循环和心肌耗氧

心肌由于不断地进行节律性收缩,对氧的需要量很大,基础条件下其消耗氧量为(8～15)ml(100g·min)。为了保证心肌摄取足够的氧,其毛细血管分布非常广泛,与骨骼肌相比较,骨骼肌的横切面每平方毫米只有 400 个毛细血管,而心肌内每平方毫米有 4 000 个毛细血管。

心肌对血流中氧的摄取率远比其他组织器官为高,全身各组织的平均摄氧率在安静情况下只占动脉血氧含量的 22%,对氧特别敏感的脑组织的摄氧率也只有 25％,而心肌在安静时即可从冠脉中摄取 70％～90％的氧。心肌动脉血和静脉血中氧浓度差最大,占全身之首,100ml 冠状动脉血与冠状窦中血间的氧差为 8～15ml,而全身动脉血和混合静脉血的氧差仅为 4.5～5.0ml。因此,当心肌耗氧量增高时,进一步提高摄氧率的能力有限,只能通过提高冠脉血流量来增加供氧,所以冠脉血流量的调节对于保证心肌供氧十分重要。和全身其他血管床之血流变化不同,冠脉血流的变化具有巨大的潜力,安静时进入左心室冠脉流量为(60～80)ml(100g・min),当心肌对氧需要量增加时,冠脉血流量可在短时间内增加 4～5 倍。

心脏活动的供能物质主要是葡萄糖和脂肪酸,以此为底物依靠氧进行分解代谢,心脏活动的能量几乎全部从有氧代谢获得,不能耐受无氧状态。在心脏总的耗氧量中,用于机械功所占比例最大,即心脏的张力、心率和收缩所消耗的氧量为 60％,20％的氧为心脏基础代谢所消耗,15％的氧为纤维缩短(Penn 效应)所消耗,其余少量的氧用于心脏除极化及激活等过程。因此,心肌张力及其作用时间的增加,心率较快及心肌收缩力加强是使心脏耗氧量增加的决定因素。

心室肌张力和心室内压及心室腔半径呈正相关系,和心室壁厚度呈反相关系(Laplace 定律)。心室肌张力又与心室内压呈正相关系,心室内压与动脉血压关系较大;心室肌张力与心室容积亦呈正相关系,心室容积与心血量关系较大;心室肌张力和心室壁厚度呈反相关系,心室壁厚度增加而不伴心室腔扩大者,心肌耗氧反而经济。

四、冠脉血流的调节

冠脉血流量在生理情况下主要受冠脉口径的大小和冠脉系统灌注压的影响,冠脉扩张时口径扩大,则冠脉血流量明显增多。在运动时,心脏活动加强,做功增加,均是通过冠脉扩张增加冠脉血流量,保证心肌氧和营养供应。

冠脉血流的力学公式如下:

$$CBF＝BP/CVR$$

即冠脉血流(CBF)与冠脉灌流压(BP＝主动脉压－右房压)呈正相关系,与血管阻力(CVR)呈反向关系。根据 poiseuille 公式,$CVR＝8\eta1/\pi\gamma^4$,γ 为冠状血管管道半径,1 为冠状血管长度,η 为血液黏滞度,即与血管管道半径之 4 次方呈正相关系,和冠状血管长度及血液黏滞度呈反相关系,其中血管长度和血液黏滞度在短时间内基本上无变化。因此,冠脉血流量主要受冠脉灌注压及冠脉口径的影响,而且冠脉口径与冠脉血流是 4 次方的关系,冠脉口径稍有扩大,

冠脉血流即明显增加,所以冠状动脉平滑肌的紧张性是冠脉血流的决定因素,其受下列因素的调节:

(一)神经因素

现已证明,在冠脉血管上广泛分布着交感肾上腺素能神经末梢,较少分布着副交感迷走神经,不存在交感胆碱神经支配。冠脉血管主要受交感肾上腺能神经的调节,副支感迷走神经的生理意义可能不大。

交感肾上腺素能神经兴奋时,对冠状血流有直接和间接两种影响。直接影响是交感神经递质直接作用于冠状血管本身;间接影响是通过增加心率和心肌张力,使心肌代谢增强,从而使冠脉扩张,冠脉血流增加。冠状血管上有 α 和 β_2 两种受体,心外膜较大的冠脉血管上拥有较多的 α 受体,心肌内较小的冠状阻力血管上拥有较多的 β_2 受体。α 受体被激活,冠脉血管收缩,β_2 受体被激活则冠脉血管扩张。实验证明,心交感神经兴奋时冠状血管的直接作用是刺激 α 受体,使冠脉收缩,降低冠脉血流量;冠脉上的 β_2 受体轻度激活,但其生理意义可能不大。

从颈动脉窦的压力感受器到冠状血管存在一个神经反射弧,这一反射弧的传出部位是交感神经。当颈动脉窦部位的血压降低时,除使心率和血压反射性增高外,还引起冠脉舒张,但此时应用普奈洛尔(心得安)降低心率及心肌收缩力,则会引起冠脉收缩,在切断心交感神经后,又引起冠脉舒张。这说明心交感神经兴奋,对冠脉的直接效应是激活 α 受体,使冠脉收缩,间接效应是心肌代谢增强引起的冠脉扩张。

交感肾上腺素能神经纤维释放的神经递质主要是去甲肾上腺素。近年发现,在人及哺乳动物的冠状动脉壁中有大量的神经肽 Y(neuopeptide Y,NPY)阻性神经纤维,又发现 NPY 往往和去甲肾上腺素共存于交感肾上腺素神经纤维中,是交感神经去甲肾上腺素的辅递质。

NPY 是冠脉循环强烈调节物,应用 NPY 灌流冠状动脉,可使冠状动脉激烈收缩甚至痉挛,致使心肌血流量减少,这种作用不能为阿托品、α、β 受体阻滞剂,5-羟色胺拮抗剂,以及前列腺素合成抑制剂所遏制。NPY 可能作用机制如下:①直接收缩冠状动脉,依赖细胞外钙离子。②加强去甲肾上腺素及组织胺的收缩冠状动脉作用。③抑制冠状动脉对腺苷、乙酰胆碱及 β 受体兴奋剂等舒血管物资的舒张反应。生理状态下,NPY 具有调节交感肾上腺素能神经活动的功能;病理情况下,NPY 收缩冠状动脉的作用可能是导致冠状动脉痉挛,心肌缺血的因素之一。

近年发现,体内神经系统中广泛存在另外一种调节肽,即降钙素基因相关肽(calcitonin gene related peptide,CGRP),在冠状动脉的神经纤维内也存在有大量的 CGRP。它是迄今所知最强的舒张血管物质,对冠状动脉的舒张作用为硝普钠的 240 倍,其舒张作用不受预先使用肾上腺素受体阻断剂、胆碱受体和组织受体阻断剂、利血平耗竭儿茶酚胺、切除迷走神经或前列腺素合成抑制剂的影响。以上提示 CGRP 对血管平滑肌有直接舒张作用,其作用于靶细胞受体后,可激活腺苷酸环化酶,促使细胞内 cAMP 水平升高,从而发挥其生物学效应。CGRP 对冠状动脉的作用并不依赖于内皮,对粥样硬化的冠状动脉仍有舒张作用。

(二) 体液因素

1. 肾上腺素能物质

(1)去甲肾上腺素:是肾上腺素能神经末梢释放的递质,肾上腺髓质也能少量释放。主要作用是兴奋 α 受体,对 β 受体的作用较弱,对冠脉的直接作用是收缩,间接作用则是通过血压上升,心肌代谢加强而引起冠脉扩张,其间接作用常常大于直接作用。

(2)肾上腺素:主要存在于肾上腺髓质嗜铬细胞中,由去甲肾上腺素甲基化后形成,是肾上腺髓质的主要激素。主要作用是兴奋 β 受体,对 α 受体的作用较弱,前者使冠脉扩张,后者使冠脉收缩,总的效果是扩张冠脉,使冠脉血流增加。

(3)多巴胺:是去甲肾上腺素生物合成的前体,也是中枢及外周神经系统某些部位化学传导的递质。主要作用是兴奋 β 受体,对 α 受体的作用较弱,扩张其他脏器血管与冠脉。

2. 血管加压素(vasopressin) 主要由下丘脑视上区神经元合成,经神经轴突浆流动运送到垂体后叶贮存,并经常少量的释放入血液循环。较大剂量,当血浆中浓度 $50\sim100\mu U/ml$ 时,即可以引起冠脉强烈收缩。正常时血浆中血管加压素浓度很低,但在低血压、麻醉、胸腹手术时血管加压素浓度可达 $100\sim400\mu U/ml$,在病理情况下,可能是冠脉血流减少、心功能降低的一个因素。

3. 血管紧张素(Angiotensin) 是由肾小球旁细胞释放的肾素水解血液中血管紧张素原而生成,其是内源性非交感多肽,有较强的收缩冠脉作用和对外周血管的收缩作用。

(三) 肌原性因素

血管内灌注压升高,可使血管平滑肌受到牵张,从而诱发其收缩,引起血管阻力增加,血流量减少;反之,当血管内灌注压降低时,管壁平滑肌受牵张程度减小,血管发生舒张,血流阻力减小,因而血流量增加。这种肌源性机制,通常称之为 Bayliss 效应。一般认为,是血管平滑肌受牵张后发生的收缩反应,是否由于牵张刺激能诱发平滑肌起搏活动增强,或激发血管壁内的张力感受器以及其他机制,目前尚未确定。Bayliss 效应在冠脉血流总的调节中是次要的。

（四）血管内皮因素

近年来,血管内皮细胞功能受到日益广泛的重视。血管内皮细胞不仅是血液与组织之间被动的生理性屏障,并为血液运行提供光洁平整的表面,而且还是一个内分泌器官。它可产生和分泌多种生物活性物质,通过自分泌、旁分泌和细胞内分泌的方式,作用于血管内皮本身,血管平滑肌及血液中多种细胞成分,对血管的舒缩、生长起着极为重要的调控作用。

1. 内皮衍生血管舒张因子

(1)前列环素(PGI_2):主要在血管内皮合成,是由磷脂酶 A_2 催化内皮细胞膜磷脂生成花生四烯酸,经环氧酶(Cyclo-oxygenase)途径而生成。内皮细胞还能利用血小板经同一途径产生的内过氧化物(endoperoxides)PGG_2 和 PGH_2 合成 PGI_2。切应力(shear stress)和缺氧可直接引起内皮细胞释放 PGI_2,局部或循环激素等还可通过受体作用刺激内皮释放 PGI_2。

PGI_2 是冠状动脉等大多数血管的扩张剂,除了可直接供血管平滑肌细胞内 CAMP 含量增多,引起平滑肌松弛外,还可通过抑制血小板的黏附及聚集,从而抑制血小板释放血栓素 A_2(thromboxane A_2,TXA_2)引起的血管收缩。

(2)内皮衍生舒血管因子:内皮细胞可产生内皮衍生舒血管因子(endothe-lium derived relaxing factor,EDRF),现已确定,EDRF 的化学本质是一氧化氮(NO),NO 是在 NO 合成酶的作用下,催化 L-精氨酸脱胍基而产生。EDRF 可激活血管平滑肌细胞内可溶性鸟苷酸环化酶,使 cGMP 含量增加并由其介导平滑肌的舒张。乙酰胆碱、缓激肽、P 物质、组胺、5-羟色胺、血管升压素、凝血酶、二磷酸腺苷(ADP)、A23187、硝基类化学物质以及电刺激,均可通过刺激 EDRF 的释放而发挥其扩血管的功能。除此之外,EDRF 亦有抗血小板黏附和聚集作用。搏动性血流以及血流速度加快和血管内压增高所致的切应力(shear stress),则是刺激内皮细胞合成和释放 NO 的主要生理因素。就冠状动脉而言,心脏舒缩的机械活动是冠脉内皮细胞不断释放 NO 的重要原因。内皮细胞释放的 NO 作用于所在部位的血管平滑肌,引起血管舒张、血流增加。

在冠状动脉粥样硬化等病理条件下,内皮细胞依赖性血管舒张机制发生障碍,常引发冠状血管痉挛和心肌缺血。

2. 内皮衍生血管收缩因子　　目前,研究最具重要性的是由内皮素(endo-

thelin,ET)。这是由 21 个氨基酸构成的生物活性物质,是从血管内皮细胞分离纯化出的。人体 ET 有三种基因表达,即 ET-1、ET-2 和 ET3,其中以 ET-1 活性最高。ET 是迄今所知作用最强的缩血管物质,对冠状动脉有强大的收缩作用。转化生长因子,缺血、缺氧、凝血酶、肾上腺素等可以刺激前 ET 原的转录。血管紧张素和佛波醇酯可促进 ET 的释放。但在生理状态下,血浆 ET 的浓度极低,在体内释放较慢。ET 除了在血管平滑肌内降解外,肺组织可能是其降解的主要器官。

冠状动脉对 ET 最为敏感,ET 的缩血管作用持续时间长且不易清除和消退,亦不能为 α 受体、H_1 受体、5-羟色胺受体阻断剂或前列腺素合成抑制剂所拮抗,但可为异丙肾上腺素、三硝基甘油、心钠素或 CGRP 等部分抑制,因此 ET 是一种内源性长效强烈血管收缩调节剂。

ET 引起冠脉收缩的机制,在于血管平滑肌细胞内游离钙水平增高,可归因于细胞内肌浆网释放钙和细胞外钙内流增加。

上述血管内皮分泌的生物活性物质,在冠状血管上对冠脉的舒缩起重要的调节作用。PGI_2 和 EDRF 直接松弛冠状血管平滑肌,还可抑制血小板的黏附与聚集,抑制其缩血管物质 TXA_2 的释放,间接维持冠脉血管的扩张状态。ET 在正常生理状态下含量很少,可能参与正常冠脉血管张力的维持。因此,具有完整内皮的冠状血管在正常情况下,通过内皮释放舒张和缩血管物质,动态的调节冠脉的舒缩,从而参与维持冠脉血流的动态平衡。冠状动脉粥样硬化、高胆固醇血症或高血压时,内皮细胞依赖性舒血管作用发生障碍,而血管对一些升压物资的反应性增高,从而导致血管强烈收缩以至痉挛。ET 在心肌缺血、心肌梗死和心衰的发病中有重要作用。

(五)代谢因素

心肌的代谢活动与冠脉血流之间有着极其密切的关系,在冠脉血流的诸多调节因素中,代谢因素起着极为重要的作用。

在研究有关心肌代谢冠脉血流影响的中介物时表明,氧分压下降,CO_2 值增高、乳酸增多,pH 值降低,K^+、磷酸盐、渗透压增加,组胺、激素和腺嘌呤核苷酸(ATP、ADP 和 AMP)等,都可引起冠脉的扩张,增加冠脉血流。进一步研究表明,上述诸多代谢因素对冠脉的调节意义不大。氧分压下降的本身对冠脉口径的影响很小,但其所引起的心肌代谢改变,对冠脉血流则是最迅速、作用最大的调节。

经多年研究,许多学者发现腺苷及腺嘌呤核苷酸是强大的冠脉扩张剂,心肌缺氧时,心肌内腺苷增多而引起冠脉扩张,腺苷是冠脉血流自动调节的信使。

有实验证明,正常供氧充分的心肌,其腺苷的含量极微,心肌缺氧时腺苷浓度迅速增高 3～5 倍,引起冠脉最大程度的扩张。

腺苷(adenosine)由 5-核苷酸酶(5-nucleotidase)催化降解 ATP 生成,5′-核苷酸酶存在于心肌膜、闰盘和膜小管上,其可使 ATP 分解生成 5′-AMP,5′-AMP 被 5′-核苷酸酶进一步分解生成腺苷。正常情况下,心肌有充分的高能磷酸化合物 ATP,ATP 有抑制 5′-核苷酸酶的作用,缺氧时 ATP 生成减少,则 5′-核苷酸酶的活性相对升高,其对 ATP 的降解作用也就加强,从而分解生成的 5′-AMP 浓度升高,5′-AMP 被 5′-核苷酸酶进一步分解,脱去磷酸,生成大量腺苷,腺苷通过细胞膜弥散到组织间隙,作用于冠脉,使冠脉扩张,此作用非常迅速有效。

腺苷作用在细动脉的血管平滑肌的表面,其扩张冠脉作用不为肾上腺物质或其他阻断剂所阻断。腺苷扩冠作用机制,可能和抑制细胞外钙内流有关。

组织间液中的腺苷可以进入血管系统,也可以重新回到心肌细胞内。进入血管系统的腺苷,可以在血管内细胞、外被细胞(pericyte)或红细胞所含的核苷酸磷酸化酶(nucleoside phosphorylase)的作用下,降解为次黄嘌呤(hypoxanthine),心肌细胞能主动摄取腺苷,通过腺苷激酶(adenoside kinase)的作用重新磷酸化成 AMP,或者通过腺苷脱氨基酶(adenosine deaminase)的作用脱去氨基生成肌苷(inosine)。因此,心肌缺氧时释出的大量腺苷,大部分又重新到了心肌细胞,被磷酸化为 AMP,提供了大量合成高能磷酸盐的底物。而少量腺苷、肌苷和次黄嘌呤经由血液系统代谢掉,故心肌缺氧生成的腺苷,在心肌需氧和供氧达到平衡后又很快消失。

(六) 冠脉侧支循环

正常人的心脏有侧支循环存在。冠脉侧支血管有两种类型,一种是冠脉内侧支,为一根冠状动脉各分支之间的联通;另一种为冠脉间侧支,是相邻的各主要冠状动脉分支之间的接通。冠状动脉粥样硬化后,侧支循环的发展相当广泛。较大的侧支血管呈典型的螺旋状,易于识别。但是,除了浅表的心外膜侧支血管外,较深在的侧支几乎只有在心舒张期内有血液流通。正常犬心的侧支血流不受心率和血管活性物质的影响。犬的左前降冠状动脉闭塞后,主要侧支血流来源于左旋动脉。反之亦然,右冠状动脉闭塞后,主要的血流来自左旋动脉。与股动脉闭塞后侧支血管的发展速度相比,冠脉闭塞后的侧支发展要慢得多。

促进冠脉侧支血管发展的最强大刺激是一根冠状动脉的渐进性闭塞。这种侧支循环是各主要冠状动脉分支之间微细血管的交通。在一根冠脉闭塞造成心脏缺血时,局部释放出扩血管性代谢产物,引起附近的微动脉扩张,致使与之相联系的微细而壁薄的侧支血管内压和壁应力增高。这种增高了的应力,对受牵张的侧支血管壁有损伤作用,招致管壁水肿、细胞浸润和破裂;继而,受损伤的侧支血管出现修复过程,内皮细胞和平滑肌增生,血管呈进行性生长,直径增大,管壁变厚。在此增生期内,血管壁有丝分裂加强,蛋白质和脱氧核糖核酸合成增多。如此发展的结果,使原来壁薄而微细的侧支演变为壁厚、口径大的血管。

(七) 人体冠脉灌注的限制因素

人体冠状动脉灌注受阻力的影响极大。正常人在从事剧烈运动期间,冠状血管床阻力较其静息值减少 75%～80%。如果有一根近侧冠状动脉口径较正常减少 80%左右,其远侧冠脉阻力血管将发生最大限度扩张,才能维持安静状态下的心肌血流不至于发生缺血。在近侧冠状动脉已发生这种程度的狭窄后,一旦再受到任何增加 MVO_2 的刺激(如从事运动或心脏起搏诱发的心动过速),则将因冠脉血流不能进一步增加而招致缺血。冠脉狭窄程度较轻时,远侧冠状血管在静息条件下并未处于最大限度的扩张,它们还有进一步扩张的余地。因此,当受到某种增加心肌氧需求的刺激后是否会诱发缺血,需视氧需求的增加程度而定。近侧冠脉狭窄进一步发展,如其口径已减小到其正常的 20%以下,远侧阻力血管即使发生了最大程度扩张,也难免在静息状态下不发生缺血。暂短的严重冠脉闭塞(如冠脉痉挛),可诱发短阵缺血、胸痛、心电图变化和心肌功能失调,持续发展下去,终将导致心肌坏死。

在正常生理情况下,心肌氧的供应和消耗总是处于平衡状态,当心肌需氧量(即耗氧量)增加时,冠脉血流通过调节迅速增加,使心肌氧的供应又与其需氧保持平衡,所以冠脉血流的调节是保证心肌氧的供需的重要条件。若冠状动脉本身在功能或结构上发生障碍时,将出现冠脉血流调节跟不上心肌需氧状况,从而导致心肌供氧或供血不足等病理现象。

参考文献

[1] Hurst J W, et al. The heart, arteries and vein. New york: MeGraw Hill Book company, 1978

[2] Ludinghausen MV. Anatomy of the coronary arteries and veins. In: Mohl, et al. The coronary sinus. New york: springer/verlag, 1984, 53

[3] 郑思竟, 等. 系统解剖学. 北京: 人民卫生出版社, 1990

[4] 遵义医学院,等.冠状动脉解剖学.北京:科学出版社,1977

[5] 孔宪明,高海青,等.冠状动脉疾病与侧支循环.北京:人民卫生出版社,2006

[6] 张鸿修,黄体钢.实用冠心病学.天津:天津科技翻译出版公司,2005

[7] Feigl EO. Coronoary physiology. physiol Rev,1983,63:1

[8] Kelm M,et al. Control of coronary vascular tone by nitric oxide. Circ Res, 1990,66:1561

[9] 王海杰,谭玉珍.实用心脏解剖学.上海:复旦大学出版社,2007

[10] 于彦锋,左焕琛.心脏冠状动脉解剖.上海:上海科学技术出版社,1992

[11] Marhotra VK. Coronary sinus and its tributaries. Ahat Anz Jena 1980, 148:331

[12] Williams PL. Bannister LH,Berry MM,et al. Gray's amatomy. 38th ed. London:churchill Livingstone,1995,1505～1510

[13] 郭志坤.现代心脏组织学.北京:人民卫生出版社,2007

第三章　冠状动脉心肌桥的解剖学与组织学

冠状动脉心肌桥是一种冠状动脉先天性解剖变异，比较常见，大多无临床症状，预后良好。但近年不断深入研究，亦有发生心绞痛、心肌梗死、心律失常、甚至猝死的病例。故了解冠状动脉心肌桥的解剖学与组织学，有助于对该病的进一步认识。

第一节　冠状动脉心肌桥解剖学

尸体解剖是证实冠状动脉心肌桥存在的最可靠最直接的方法，也是人们早期研究冠状动脉心肌桥的惟一方法，它为研究冠状动脉心肌桥提供了大量信息。

冠状动脉心肌桥的存在可能与胚胎时期该段血管位于心肌内有关。有冠状动脉心肌桥的人出生后即开始存在，其发展与邻近的动脉生长密切相关。根据心肌桥跨过血管的情况不同，可分为三种类型。第一型为心肌桥同时跨过动脉和静脉表面，占 $1.8\% \pm 1.26\%$；第二型为仅跨过动脉表面，占 $96.5\% \pm 1.78\%$；第三型为仅跨过静脉表面，占 $1.8\% \pm 1.26\%$。根据心肌纤维的走向，覆盖在冠状动脉上的心肌又分成以下两类：①心肌桥。为横跨在延伸于心室表面上动脉的心肌。②心肌环。为环绕在沿房室沟内延伸的动脉周围的心肌。通常所说的心肌桥是上述两种形式的总称。

一、解剖定位

心肌桥在各血管处的出现率不同，绝大多数出现在左冠状动脉的前降支，占 60%，其余为左缘支占 9%，对角支占 6%，旋支终末支占 1%；右冠状动脉的后室间支占 10%，右室前支占 5%，右缘支占 3%；心大静脉占 3%，心中静脉占 1%（图3-1、图3-2）。

Polacek 等尸检发现，单独涉及左前降支者占 70%，涉及回旋支者占 40%，涉及右冠脉者占 36%。国内报道，发生在左前降支者占 $51\% \sim 60\%$，而右冠状动脉和左旋支的行程中心肌桥较少。

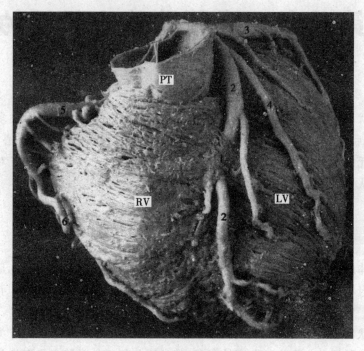

图 3-1　壁动脉和心肌桥(1)
注:1 为心肌桥　2 为前室间支　3 为旋支　4 为对角支　5 为右冠状动脉
6 为右缘支　RV 为右心室　PT 为肺动脉干　LV 为左心室

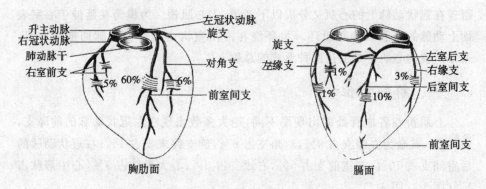

图 3-2　壁动脉和心肌桥示意图

近年对一组成人冠脉造影共发现心肌桥 1 002 例,检出率为 2.7%,位于前降支 973 例,其中中段 792 例(81.4%),远段 155 例(15.9%),近段 17 例(1.75%),回旋支为 8 例,右冠脉为 10 例。单处心肌桥 991 例,两处心肌桥 7 例,3 处心肌桥 1 例,收缩期和舒张期均有心肌桥收缩者 3 例。

Ferreira 等报道的 50 例心肌桥尸检中,单处心肌桥者 35 例,两处心肌桥者 10 例,3 处心肌桥者 5 例。其中男性 32 例,女性 18 例。

冠状动脉心肌桥的检出率不同作者的报道差异很大,尸检检出率在 15% ~ 85% 之间。检出率的高低与年龄、性别、心脏大小无明显关系。年龄范围从死产婴儿到 84 岁。

冠状动脉心肌桥分成两型。一型为表浅型,主要走行于室间沟内,多见;另一型为纵深型,主要走行于靠近右心室的室间隔内,少见。

梁明等在检出心肌桥的 121 例患者中,共有 128 处检出心肌桥,其中前降支中段 99 处(77.3%),前降支远段 19 处(14.8%),前降支近段 5 处(3.9%),钝缘支 2 处(1.6%),回旋支、间隔支、中间支各 1 处(0.8%)。单支血管两处有心肌桥者 6 例,均位于前降支;两支血管有心肌桥者 1 例(前降支与回旋支)。心肌桥的长度为 0.5 ~ 6 厘米。

杨瑞峰等在检出 62 例心肌桥患者中,59 例发生在左冠状动脉(占 95.17%)。其中前降支 38 例(占 61.29%),回旋支 11 例(占 17.75%)。发生在对角支者 10 例(16.13%),发生在前降支近段者 6 例,中段者 24 例,远段者 8 例。其中第一对角支 7 例,第二对角支 3 例。心肌桥发生在右冠脉 3 例(4.84%)。其中 1 例在中段,2 例在远段。心肌桥的长度为 8 ~ 31 毫米。

Juilliere 等在 7 467 例冠脉造影中,检出心肌桥 61 例,均位于左前降支。

心肌桥最常发生于左冠状动脉前降支,其中以左前降支中段 1/3 最为常见,可能与胚胎期血管位于心肌内有关。瘦高体型者心肌桥出现在左前降支的较矮胖型者多,矮胖型者在后降支的出现率多于瘦高型者。

二、心肌桥的分型

(一)按数目多少

1. 单发型　一个心脏系只有一个心肌桥,大多数为单发型,常见于左前降支冠脉。

2. 多发型　一个心脏系有两个或两个以上的心肌桥,较少见。

(二)按症状有无

1. 单纯型　各种医学检查诊断有心肌桥的存在,但没有临床症状,此型最多见。

2. 功能型　指在排除其他心脏病变或存在不足以引起明显心肌缺血症状的心脏病变的情况下发现的心肌桥,较少见。

3. 混合型　存在心肌桥同时合并其他心脏病变,如冠状动脉粥样硬化或肥厚型心肌病并有临床症状者,不少见。

有时单纯型会向功能型和混合型转化,其演变趋势值得重视。

(三) 按壁冠状动脉走行

1. 表浅型　是指壁冠状动脉位于浅表的心肌,厚度一般不超过 2 毫米,一般不会引起肌桥段冠状动脉收缩期狭窄,占大多数。

2. 纵深型　是指壁冠状动脉位于较深的心肌之中,厚度常在 2 毫米以上,可能压迫并扭曲血管,不仅导致收缩期壁冠状动脉狭窄,血流灌注减少,而且影响舒张早、中期血流,从而导致心肌缺血,占少数。

三、心肌桥的位置

心肌桥最典型的位置是距冠状动脉窦 33.6 毫米和 45.0 毫米处,以及距左前降支起源 40 毫米处。心肌桥离冠状动脉窦越近,导致近段血管血流的湍流似乎越严重。这是因为心肌桥近段血管越短,前向性血流和来自心肌桥处的反流性血流的碰撞越明显。所以,心肌桥距冠状动脉窦越近,其血管内膜硬化增厚越明显。

四、心肌桥的长度与宽度

心肌桥的长度从 4 毫米至 40 毫米不等,长度越大,心肌桥对血管的压迫越明显。

尸检发现,心肌桥的宽度差异很大,多在 10～30 毫米,亦有变化于 4～40 毫米者。心肌桥越宽,其血管的狭窄越严重。比较血管造影和外科手术发现的结果提示,在有症状的病例中心肌桥均较宽。有人认为,15 毫米宽心肌桥造成的 40%～50%管腔狭窄所导致的冠状动脉血流量下降程度,与管腔内膜狭窄 90%时的程度类似。应当指出的是,左前降支上的心肌桥越是靠近起源近段,其宽度越宽。

五、心肌桥的厚度及与冠状动脉之间的距离

尸检发现,心肌桥的厚度变化于 0.3～2.8 毫米之间,亦有报告从 1 毫米至 4 毫米不等。表浅型的心肌桥似乎在收缩期并不压迫动脉,而纵深型的心肌桥

在收缩期压迫动脉。由于其和前降支的解剖关系,它能扭曲并限制舒张期的血流,并可能引起心肌缺血。

心肌桥与壁冠状动脉之间的距离变异很大。显然距离越近,壁冠状动脉受到心肌桥的压迫越明显。

六、壁冠状动脉的形态学特点

壁冠状动脉腔小,形态呈圆形、椭圆形、心形、不规则形或线形。有的发现心肌桥的宽度与壁冠状动脉管径呈负相关性,而心肌桥的宽度和厚度与其远端血管管径呈正相关性。壁冠状动脉内膜不规则,有纵行皱纹,比其近段和远段为薄。心肌桥的厚度与壁冠状动脉内膜厚度呈负相关,心肌桥的宽度与其内膜和中膜厚度亦呈负相关。

壁冠状动脉很少或几乎无高起的动脉粥样硬化病灶的事实现已被大家接受,有人用电子显微镜观察到其内膜只有收缩型平滑肌细胞,伴有丰富的螺旋形胶原间质,而没有分泌型平滑肌细胞存在。后者常常增殖并在动脉硬化过程中生成胶原纤维和弹性纤维。而且被研究对象的年龄分布广,涉及 $2\sim90$ 岁。

心肌桥对壁冠状动脉的保护作用可能和心肌导致的血流动力学改变有关,但对其具体机理的认识还不一致。有人认为,血管的低切变压可能使脂质大量透过动脉壁导致动脉粥样硬化。用断层电子显微镜观察以胆固醇喂养猴的主动脉缩窄处(该处切变压是增加的),发现该处没有动脉粥样硬化,覆盖在该处内膜的上皮仍维持为原先的梭形细胞形态。在鼠和兔用主动脉分流器处、动静脉瘘处、主动脉缩窄处,均有类似的发现。一般来说,梭形细胞总是存在于切变压高的部位,而多边形的内皮细胞存在于切变压低的部位。在人的左前降支壁冠状动脉内皮细胞,即为梭形细胞并沿血管长轴有规律的排列。而其近端的血管内皮细胞则为扁平的多边形细胞。有人发现,啮齿类动物的左冠状动脉在发出左旋支后全部被心肌覆盖,其解剖结构和人壁冠状动脉相似。用胆固醇喂养的兔尽管位于心外膜脂肪组织中的冠状动脉受到了动脉粥样硬化的损伤,但心肌内冠状动脉的动脉粥样硬化的过程却被抑制,其内皮细胞形态的改变类似于人心肌桥下血管内皮细胞的表现。又有人认为,和壁冠状动脉处跨管壁压较低有关。

另外,壁冠状动脉周围间隙大小和心肌桥厚度成正比。MB 厚度和 LAD 管壁的比较为 $1:0.7$。MB-LAD 和 LAD-UMB 的比例为 $1:0.3$。

心肌桥和壁冠状动脉的距离变化范围很大,达 $24\sim236\mu m$,而壁冠状动脉和其下面心肌的距离却变化不大,且相对较小。这意味着心肌桥和壁冠状动脉的距离和差异,对心肌桥收缩期压迫血管的力和程度起着至关重要的作用。如果两者的距离足够大,作用与血管的力就不至于产生不利的影响。心肌桥和血管的距离平均是血管和血管下心肌距离的 3 倍。在许多的情况下,壁冠状动脉是紧贴于其下肌纤维的,因此该肌纤维的收缩直接作用于血管。在此情况下,似乎只有心肌桥和血管的距离决定着肌纤维收缩时对血管产生的压力大小和方向。而二者之间的疏松结缔组织、脂肪组织和组织液起着缓冲垫的作用。

研究表明,壁冠状动脉及其近段冠状动脉,以及其近段冠状动脉内皮形态及功能均有所不同。肌桥近段冠状动脉内皮细胞多呈扁平状或卵圆形,表面粗糙,有"虫啄样"缺损,细胞容易脱落。肌桥内冠状动脉内皮细胞呈细长梭形,表面可有微绒毛和桥样结构。壁冠状动脉内膜下仅由收缩型平滑肌细胞和间质胶原组成,没有找到可大量增殖的合成型平滑肌细胞。Masuda 等发现,壁冠状动脉内皮血管活性物质,如内皮型一氧化氮合成酶、内皮素和血管紧张素转换酶的表达较其近段和远段明显降低,可能产生保护效应。

第二节　冠状动脉心肌桥组织学

一、光镜下结构

尽管心肌桥肌束的外观和其他部位的心肌一样,但心肌桥纤维、心肌桥周围心肌纤维以及壁冠状动脉下的肌纤维的细胞核大小有显著区别,其中以心肌桥纤维细胞核横轴切面最小,提示在功能上可能有别于其他部位的心肌纤维。

在横切面上,每个心肌细胞境界清晰,之间含有丰富的细胞间结缔组织。两层心肌细胞之间也由结缔组织相隔,并和心外膜之间有脂肪组织相隔。心肌桥的肌细胞明显区别于心肌桥下心肌的肌细胞。心肌桥的肌细胞小于肌桥下的肌细胞,且排列密度也明显小于肌桥下的肌细胞。心肌桥的纤维内含有丰富的毛细血管,它们和周围心肌纤维共享血液供应。心肌桥下的肌纤维含有丰富的毛细血管,但结缔组织成分较少。

在心长轴的矢状面上,可观察到肌细胞细长,排列紧密、较直,两个细胞通过闰盘相连,极少有横向交错。心肌桥和骨骼肌一样沿纤维的长轴方向收缩,而不是像其他普通心肌纤维那样同心性收缩。在肌桥处的动脉两侧,肌桥与深层心肌之间的三角地带,无心肌组织,被结缔组织填充(图 3-1、图 3-2)。

心肌桥和周围组织的距离从组织学研究表明,绝大多数心肌桥为单束肌纤维,偶为多束肌纤维,其间混有结缔组织。心肌桥的厚度变化较大,相差可达 10 倍以上。心肌桥到左前降支壁距离的变化也很大,相差亦可达 10 倍以上。该距离对心肌桥施加于左前降支的作用大小有重要意义。左前降支到心肌桥下的距离也各不相同。上述参数和心脏大小无相关性。

二、电镜下结构

电子显微镜显示狗心肌桥的结构特征如下:①心肌桥肌原纤维在排列上同骨骼肌一样相当平直,分支少。②肌细胞内糖原颗粒丰富。③普通心肌的肌动蛋白细丝终止于闰盘(intercalated disc, ID)的扁平附着处(Fasciae Adherente, FA),并结合于膜上。而附着于心肌桥肌纤维膜上的肌动蛋白,终止于闰盘部位中没有 FA 的区域。

细胞间的闰盘是有普通心肌的特征,包括细胞桥粒,缝隙连接和区分不明的区域。细胞核内疏松的常染色体提示细胞非常活跃,细胞间的并行连接(细胞桥粒、缝隙连接样结构)类似平滑肌细胞。心肌桥的细胞连接作用常常通过胶原中介,而不涉及闰盘。在相邻两细胞末端可见所谓的肌肌连接(Myomyous Junction)。心肌桥肌纤维内含有与骨骼肌类似的肌浆网-T 管的三联体构造。绝大多数普通心肌的肌浆网-T 管在一端和单个肌浆网相连形成二联体,而心肌桥细胞的 T 管和两侧的肌浆网膜相连而形成三联体。三联体位于 Z 线水平。

心肌桥肌纤维的空间排列有其独到之处,在长轴上纤长的肌纤维连接排列,由垂直于长轴的闰盘连接,而且肌纤维横向没有交错的联系,这是心肌桥的纤维有别于一般心肌纤维结构的重要特点,而类似于骨骼肌的结构。因此,就其与心脏的收缩功能而言,心肌桥的肌纤维不同于其他部位心肌的纤维。有人认为,心肌桥肌纤维收缩时产生的是沿心肌桥长轴的侧力,而不是压迫壁冠状动脉的下压力。也有人认为这一说法是不正确的。

心肌桥下方的壁冠状动脉通常发生形态和结构的改变。壁冠状动脉内径为 1.55 ± 0.57 毫米,中膜与内膜厚度 0.15 ± 0.07 毫米;出桥段血管起始部内径为 1.86 ± 0.51 毫米,中、内膜总厚度 0.16 ± 0.07 毫米。64.8% 的桥下血管内径小于出桥段血管起始部内径,且内膜厚薄不均。提示心肌桥对桥段血管有一定影响(图 3-3、图 3-4)。

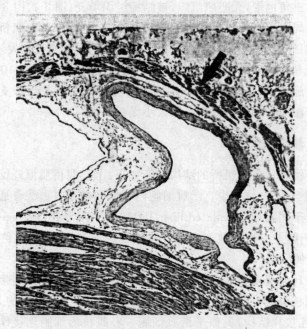

图 3-3　心肌桥(↑)纵切面,肌桥与冠状动脉相垂直,HE 染色×100

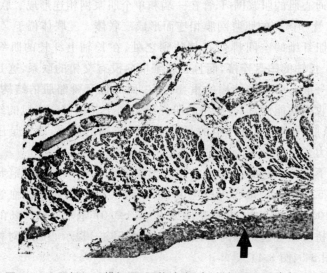

图 3-4　心肌桥(＊)横切面,冠状动脉(↑)纵切面,HE 染色×100

参考文献

[1] 陈远年,廖瑞.关于国人心肌的形态报告.解剖学报,1965,8(1):106

[2] 王海杰,谭玉珍.实用心脏解剖学.上海:复旦大学出版社,2007,125

[3] Polacek P,Steinhart J,Vysoluzil,et al. The occurrence and significance of muscular bridges and loops on coronary arteries. Bmo, University J. E Purkyne,Medical Faculty,1996:134

[4] Juilliere Y,Berder V,Suty-seltom G,et al. Isolated myocardial bridges with angiographic milking of the left anterior descending coronary artery:A long-term follow-up study. Am Heart J,1995,129:663~665

[5] 梁明,韩雅玲,佟铬,等.冠状动脉心肌桥分布特征及治疗效果分析.心脏杂志,2004,16(3):237~238,241

[6] 杨瑞峰,尚士芹,马逸,等.心肌桥的冠脉造影与临床研究.中国实验诊断学,2008,12(3):345

[7] Bourassa MG,Butnaru A,Lesperance J,et al. Symptomatic myocardial bridges:Overview of ischemic mechanism and current diagnostic and treatment strategies. J Am Coll cardiol,2003,41:351~359

[8] Ferreira AG,Trotter SE,Koning B,et al. Myocardial bridges:morphological and functional aspects. Br Heart J,1991,66:364

[9] 赵俊,孙善全.心肌桥和壁冠状动脉形态学及相关性研究.解剖学杂志,1998,21:443

[10] Ishii T,Asuwa N,Masuda S,et al. The effect of a myocardial bridge on coronary atherosclerosis and ischemia. J Pathol,1998,185:4

[11] Ishii T,Asuwa N,Masuda S,et al. The effect of a myocardial bridge on coronary atherosclesosis and ischemia. J Pathol,1998,195:4

[12] Zanins CK,Bamberger RA,Glagor S. Local effects of stenosis:increased flow velocity inhibita atherogenis. Circulation,1981,64:221

[13] Reidy MA,Langille BL. The effect of local blood flow patterns on endothelial morphology. Exp Mol Pathol,1980,32:276

[14] Greenlill NS,Stehbens WE. Scanning electron-microscope study of the anastomosed vein of arteriovenous fistulae. Atheroslerosis,1981,39:383

[15] Langille BL,Reidy MA,Kline RL. Injury and repair of endothelium at

sites of flow disturbances near abdominal aortic coarctations in rabits. Arteriosclerosis,1986,6:146

[16] Lee SS,Wu TL. The role of the mural coronary artery in prevention of coronary atherosclerosis. Arch Path,1972,93:32

[17] Yamaguchi M,Tangkawattana P,Mits M,et al. Myocardial bridges muscle on left anterior descending coronary artery differs from subepicardial myocardium of the left ventricle in dogs. Acta Anat,1997,157:238

[18] Masuda T,Ishikawa Y,Akasaka Y,et al. The effect of myocardial bridging of the coronary artery on Vasoactive agents and atherosclerosis localization. J Pathol,2001,193:408~414

[19] Reing J,Miguel CR,Moragas A,et al. Morphemic analysis of myocardial bridges in children with ventricular hypertrophy. Pediatr Cardiol,1990,11:186

[20] 姚万才,齐金莲,姜乃春.狗心肌桥及其解剖结构.解剖学进展,1998,4(1):85

[21] 张国辉,葛均波,王克强.心肌桥形态学的研究现状.解剖学进展,2001,7(4):327~330

[22] 王升平.心肌桥及其影像学评价.医学影像学杂志,2008,18(4):432~433

[23] 孔宪明,高海青,陈玉国.冠状动脉疾病与侧支循环.北京:人民卫生出版社,2006

[24] 张鸿修,黄体钢.实用冠心病学.天津:天津科技翻译出版公司,2005

[25] 郭志坤.现代心脏组织学.北京:人民卫生出版社,2007

第四章　冠状动脉心肌桥的发生机制与病理生理机制

第一节　发生机制

　　冠状动脉心肌桥是一种先天性冠状动脉解剖的变异,可能与胚胎时期血管发育位置异常有关。有文献报道,在啮齿类动物,如兔、鼠等,冠状动脉主要血管在心肌表面的心外膜下,为Ⅰ型;居支配地位动物,如反刍类动物、肉食动物、灵长目动物包括人、猿、大猩猩等,冠状动脉在心外膜层,为Ⅱ型;在山羊、绵羊、犬、猫、海豹等,冠状动脉心肌桥比人要多;在一些哺乳动物,如马、猪等无冠状动脉心肌桥或罕有,为Ⅲ型。冠状动脉心肌桥系先天起源,多半反映为一种基因密码进化的残迹。

　　也有人认为,后天某些因素可能参与其形成,尤其是在心脏移植患者和肥厚型心肌病患者中发生率较高。胡光强等通过对128例不同年龄段心脏标本冠状动脉心肌桥的观察,认为冠状动脉心肌桥是一良性的解剖结构,可能具有支持、固定冠状动脉的作用,这可能是后天性冠状动脉心肌桥出现的原因。对此,值得进一步研究。

第二节　病理生理机制

　　近些年来,不少研究认为冠状动脉心肌桥不单是一种良性病变,可导致严重的心肌缺血及有关临床事件,主要与其位置和解剖有关。表浅型心肌桥对冠状动脉压迫小,产生心肌缺血不明显;纵深型心肌桥因其与左前降支关系密切,可扭曲该血管,不仅致收缩期血流灌注减少,而且影响舒张早、中期血流,明显降低冠状动脉的血流储备。Schwarz等运用冠状动脉造影及冠状动脉多普勒检查发现,壁冠状动脉内血流速度明显增加,收缩期血管内径缩小可达80%以上,舒张期内径仍可缩小约35%,且血管最大截面积至舒张中期才出现。通常仅15%冠状动脉血流发生在收缩期,当心脏负荷增加时,心率加快,舒张期缩短,心肌灌注时间缩短,舒张期血流充盈和冠状动脉血流储备均下降,而且心肌收缩增强,可加重心肌桥对壁冠状动脉的压迫,最终导致缺血性心脏事件的发生。壁冠状动脉因反复受压或扭曲,更易发生痉挛。其近段由于存在湍流等血流动力学紊乱,更易继发动脉粥样硬化,并在此基础上发生斑块破裂、出血、血栓形成及冠状动脉痉挛,从而导致急性冠状动脉综合征的发生。

第三节　冠状动脉心肌桥与动脉粥样硬化

冠状动脉造影和病理检查发现,粥样硬化较少累及壁冠状动脉及其远段血管,这种"保护效应"可能与血流切应力及血管超微结构改变等因素有关。以往曾有作者研究了心肌桥段内冠状动脉内膜厚度及心肌桥近端冠状动脉内膜厚度的差异,以此来佐证心肌桥段冠状动脉免于发生粥样硬化病变。Risse 等报道,心肌桥段内冠状动脉内膜厚度为 $66.3\mu m$,而心肌桥近端冠状动脉内膜厚度为 $406.6\mu m$。Hongo 等报道的心肌桥内冠状动脉内膜厚度为 $0.32\pm0.10mm$,并认为该部位冠状动脉缺乏粥样硬化性病变。

有作者报道,管腔狭窄所致的高切应力可使壁冠状动脉内皮细胞形态指数改变,抗动脉粥样硬化基因表达,同时又促使内皮细胞合成一氧化氮,产生一定的动脉保护效应。有作者在组织学研究中,表明心肌桥段的冠状动脉内膜仅由收缩型平滑肌细胞和大量的间质纤维组成,不含合成型平滑肌细胞。而只有通过合成型平滑肌细胞增殖,才能在内膜上产生胶原纤维和弹性纤维来形成动脉粥样硬化。因此,内膜缺乏合成型平滑肌细胞证实了心肌桥段与动脉粥样硬化并无关联。Masuda 等研究了血管活性因子表达的变化与动脉粥样硬化形成的关系,发现壁冠状动脉内皮血管活性物质,如内皮型一氧化氮合成酶、内皮素-1和血管紧张素转化酶的表达,较其近段和远段明显降低,可对该处冠状动脉产生保护效应。由于心肌桥压迫,其远段血管长期处于低压状态,动脉粥样硬化发生率也很低。

Ge 等于 1994 年用血管内超声显像发现,86%(12/14)的心肌桥患者近段血管有粥样斑块。这是因为心肌桥近端血管壁张力很高,所以肌桥近段的血管壁很容易被累及。

关英敏等报道,在检出的冠状动脉心肌桥 92 例中,并发有冠状动脉粥样硬化病的患者 76 例,冠状动脉粥样硬化的发生率为 82.6%。心肌桥近段冠状动脉病变的发生率为 71.7%,而远段仅为 10.9%,表明心肌桥近段的冠状动脉比远段更易发生动脉粥样硬化,两者差异显著($P<0.01$)。

较多研究表明，心肌桥处冠状动脉血流在心肌收缩期血管收缩，伴有局部压力增高，该段血管收缩至舒张期，以致冠状动脉血流储备减少。由于血流动力学的作用，心肌桥段内冠状动脉内膜发生变化，壁冠状动脉内皮细胞明显被拉长，结构完整，内皮细胞几乎完全覆盖了基膜表面，不易发生冠状动脉粥样硬化性病变；而心肌桥近段的冠状动脉内皮细胞多呈扁平状或卵圆形，表面粗糙，有虫啄样缺损，易于发生冠状动脉粥样硬化性病变，冠状动脉粥样硬化的发生与心肌桥段冠状动脉收缩期狭窄程度有关。壁冠状动脉远段内皮细胞形态较不规则，表面有少量虫啄样缺损，易发生冠状动脉粥样硬化的程度次于近段。

张国辉等研究观察了壁冠状动脉及其近段内皮细胞形态和内皮下组织特征，探讨了心肌桥导致的血流动力学变化对动脉粥样硬化形成的影响。对人尸体4例心脏标本均有心肌桥的病例进行了研究，心肌桥位于前降支中段和近段行程中，长度为2.0～4.1毫米，平均为3.4毫米。通过扫描电镜观察，壁冠状动脉近段内皮细胞多呈卵圆形，长轴和血流方向一致，细胞核区隆起，细胞表面可见到许多"虫啄样"缺损（图4-1），与同一标本壁冠状动脉内皮细胞相比，细胞容易脱落，血管基膜暴露且粗糙，表面凹凸不平，形成许多"破溃样"改变（图4-2）。壁冠状动脉内皮细胞形态明显细长，呈梭形，长轴和血流方向一致，细胞较少脱落（图4-3），2例标本在内皮细胞表面见到微绒毛（图4-4），其密度相差很大，并见有特殊的桥样结构，该结构常始于细胞的一端，在管腔内游离一段后再与相邻的细胞形成连接。壁冠状动脉远段内皮细胞形态较不规则，表面有少量有"虫啄样"破坏（图4-5、图4-6），边缘境界清楚，很少脱落；壁冠状动脉内皮细胞与近段、远段内皮细胞相比，面积基本相同，但周长明显增加，形态指数显著较低，均有显著差异（表4-1）。本组观察结果显示，壁冠状动脉内皮细胞明显被拉长，结构完整，内皮细胞几乎完全覆盖了基膜表面。部分壁冠状动脉细胞表面见到突出于管腔内细指状的微绒毛。而壁冠状动脉近段的内皮细胞呈现为扁平或卵圆形，形态指数显著区别于壁冠状动脉内皮细胞，表面常有"虫啄样"缺损，容易脱落。细胞脱落后，血管表面粗糙，凹凸不平。既往的观察显示壁冠状动脉近段管壁厚度显著较壁冠状动脉厚，统计学调查显示同没有心肌桥的冠状动脉相同节段比较也显著增厚，常常发展成粥样硬化病变。本研究的结果显示，壁冠状动脉近段同壁冠状动脉相比，内皮细胞明显受到损伤，容易剥脱，血管表面不平整、僵硬，从超微结构的角度，为壁冠状动脉近段容易发生动脉粥样硬化的理论提供了有力证据。有研究表明，血管细胞和血流切应力密切相关，比较一致的结论是血管内皮细胞在切应力作用下被拉长，其长轴与流场方向趋于一致，其周长和长轴长度与血流切应力大小呈正相关，和形态指数呈负相关。

而细胞面积不因切应力的作用而变化。本组观察到的壁冠状动脉内皮细胞呈现细长的梭形,其形态指数显著低于其近段和远段,说明壁冠状动脉处血流切应力要高于其他部位,而其近段和远段的形态指数较高,提示这些部位的切应力较低。人们曾认为高切应力可能导致血管内皮的损伤,但近来发现体内血管切应力的增高程度难以达到能损伤内皮的程度。而有关流体力学对病灶分布影响的研究提示,动脉粥样硬化常常发生于低切应力的区域,本研究符合此观点。

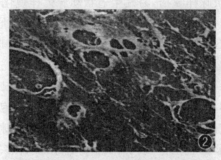

图 4-1　壁冠状动脉近段内皮细胞多呈卵圆形,表面有"虫啄样"改变

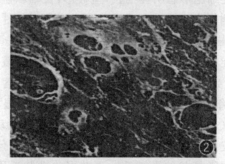

图 4-2　壁冠状动脉内皮脱落,基膜粗糙,形成"破溃样"改变

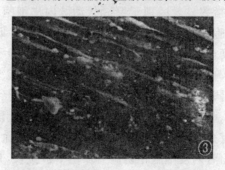

图 4-3　壁冠状动脉内皮细胞明显增长

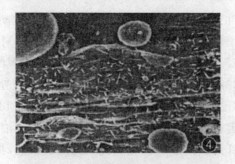

图 4-4　壁冠状动脉内皮细胞微绒毛

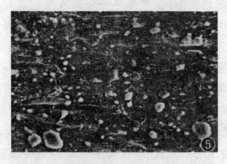

图 4-5　壁冠状动脉远段内皮细胞比较完整

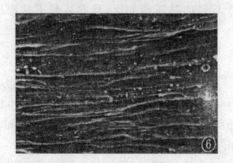

图 4-6　壁冠状动脉远段内膜完整(图 1、3、5 来自同一标本,图 2、4、6 来自同一标本)

表 4-1　壁冠状动脉与近段和远段内皮细胞形态比较($\bar{x}\pm s$,n=20)

指标	桥下内皮	近段内皮	远段内皮
面积(μm^2)	77.85±17.99	76.01±12.96	73.20±20.39
周长(μm)	71.16±9.32	49.73±7.71*	45.58±7.39*
形态指数	0.20±0.05	0.41±0.10*	0.44±0.07*

注:与桥下内皮细胞比较 * P<0.01

有人认为,血管的低切应力状态可能使脂质大量透过动脉壁导致动脉粥样硬化。当血流通过壁冠状动脉时,其近段血流速度减慢,对该处血管壁产生压力梯度改变,造成血流对血管壁侧压力的重新分布,导致该段血管壁增厚。

有研究显示,动脉血流切应力增高($>15dyne/cm^2$)将导致血管内皮处于静息状态,抗动脉粥样硬化的基因得以表达;而低切应力($<4dyne/cm^2$)将刺激致动脉粥样硬化的基因得以表达。高切应力往往增加内皮细胞表达血管舒张因子、生长抑制因子、纤维蛋白溶解物质和抗氧化剂的表达;抑制血管收缩因子、生长因子、炎症介质和黏附因子的表达,使内皮细胞不易受损伤,也不利于细胞增生、脂质摄取和血细胞黏附,促使粥样硬化的发生。近期研究证实,壁冠状动脉处的内皮细胞血管紧张素和内皮素-I的表达水平非常低,而这些因子和动脉粥样硬化的发生密切相关。

有研究表明,壁冠状动脉近段的平均压和脉压差由于心肌桥的作用而有明显上升,大量研究证明血压增高和动脉粥样硬化的发生密切相关,且有量效关系。根据流体力学原理和腔内多普勒频谱的观察结果,壁冠状动脉近段血流在收缩期突然遇到显著升高的阻力,可导致血液逆流和正向流动交替出现,使该处血液形成震荡流动。已有证据表明,震荡流动和逆流都有可能导致壁冠状动脉近段的粥样硬化的发生。而壁冠状动脉远段在心肌桥压迫时平均压下降,脉压差的幅度显著低于近段的脉压差变化,且此处属下狭窄后区域,故很少发生粥样硬化。

参考文献

[1] Yetman AT, Hamilton RM, Benson LN, et al. Long-term outcome and prognostic determinants in children with hypertrophic cardiomyopathy. J Am Coll cardiol. 1998,32:1943~1950

[2] Yetman AT, McCrindle BW, McDonald C, et al. Myocardial bridging in children with hypertrophic cardiomyopathy——a risk factor for sudden cardiac death. N Engl J Med. 1998,339:1201~1209

[3] Mohiddin SA, Begley D, Shih J, et al. Myocardial bridging does not predict sudden death in children with HCM but is associated with more severe cardiac disease. J Am Coll cardiol. 2000,36:2270~227⁹

[4] Hort W. Anatomie and pathologic der Koronararterie. B. Muskelbrüeken der koronararterien. in : W. Hort, Hrsg. Pathologic des Endokards, der

koronararterien und des Myokards. Berlin,Germany:springer-verlag,Heidelberg:2000:220～231

[5] Möhlenkamp S,Hort W,Ge J,et al. Update on Myocardial Bridging. Circulation,2002,106:2616～2622

[6] 胡光强,杨朝鲜,曾昭明,等. 心肌桥的观察及其解剖生理学意义分析. 中国临床解剖学杂志,2006,21(4),223～225

[7] Mohlenkamp S,Hort W,Ge J,et al. Update on myocardial bridging. Circulation,2002,106:2616～2622

[8] Ge J,Erbel R,Rupprecht HJ,et al. Comparison of intravascular ultrasound and angiography in the assessment of myocardial bridging. Circulation,1994,89:1725～1732

[9] Schwarz ER,Klue HG,Vom Dahl J,et al. Functional characteristics of myocardial bridging. A combined angiographic and intracoronary Doppler flow study. Eur Heart J,1997,18:434～442

[10] 董敏,钱菊英. 冠状动脉心肌桥研究现状. 中华心血管病杂志,2006,34(5):474～476

[11] Rise M,Weiler G. Coronary muscle bridge and its relations to local coronary sclerosis,regional myocardial ischemia and coronary spasm:A morphometric study[German]. Z Kardiol,1985,74:700～705

[12] 戴汝平,支爱华. 提高对冠状动脉肌桥及其临床意义的认识. 中国循环杂志,2007,22(5):321

[13] 关英敏,张清,王海昌. 心肌桥对冠状动脉粥样硬化的作用. 心脏杂志,2005,17(3):2

[14] Ge J,Jeremias A,Rupp A,et al. New signs characteristic of myocardial bridging demonstrated by intracoronary ultrasound and Doppler. Eur Heart J,1999,20:1707～1716

[15] Ku DN,Giddens DP,Zarins CK,et al. pulsatile flow and atherosclerosis responds in the human carotid bifurcation:positive correlation between plaque location and oscillating shear stress. Arteriosclerosis,1985,5:293～301

[16] 胡金麟. 平滑肌细胞流变学. 胡金麟,主编. 细胞流变学第一版. 北京:科学出版社,2000

[17] 赵俊,孙善全. 心肌桥和壁冠状动脉形态学及相关性研究. 解剖学杂志,

1998,21:443～446

[18] Malek AM,Alper SL,Izumo S. Hemodynamic shear stress and its role in atherosclerosis. JAMA,1999,282:2035～2042

[19] Tranb O,Berk BC. Laminar shear stress:mechanisms by which endothelial cells transduce am atheroprotective force. Arteriole Thromb Vase Biol, 1998,18:677

[20] 张文胜,陈槐卿. 内皮细胞应力元件的研究进展. 生物医学工程杂志,2001, 18:461～465

[21] Masuda T,Ishikawa Y,Akasaka Y,et al. The effect of myocardial bridging of the coronary artery on vasoactive agents and atherosclerosis. J Pathol,2001,193:408～414

[22] Ge JB,Erbel R,Gorge G,et al. High wall shear stress proximal to myocardial briging and atherosclerosis:intracoronary ultrasound and pressurements. Br Heart J,1995,73:462～465

[23] De Keulenaer DW,chappell DC,Ishizaka N,et al. Oscillatory and steady laminar shear stress differentialy affect human endothe lial rodox state: role of a superoxide-producting NADH Oxidase. Circ Res,1998,82: 1094～1101

[24] Depaola N,Gombone MA Je,Davies PF,et al. Vascular endothelium responds to fluid shear stress gradients. Arteriosler Thromb,1992,12: 1254～1257

[25] Chiu JJ,Wang DL,Chien S,et al. Effects of disturbed flow on endothelial cells. J Biomech Eng,1998,120:2～8

[26] 张国辉,葛均波,王克强,等. 心肌桥对冠状动脉内皮细胞形态学和粥样硬化的作用. 中华心血管病杂志,2003,31(4):293～295

第五章 冠状动脉心肌桥的血流动力学与冠状动脉血流储备

第一节 冠状动脉心肌桥的血流动力学

　　冠状动脉心肌桥对冠状动脉的作用曾有不同的看法。过去一般认为,冠状动脉心肌桥对壁冠状动脉有保护作用,壁冠状动脉处承受压力较小,心脏舒张时亦可控制血管使之不过度扩张。因此,壁冠状动脉较少发生动脉粥样硬化。随着心脏检查技术的提高,人们已开始认识到冠状动脉心肌桥对壁冠状动脉的形态学和血流动力学会产生一定影响。近年来,不少研究证明了冠状动脉心肌桥与心肌缺血、心绞痛、心律失常、左心室功能降低、心肌梗死、心肌顿抑、心脏移植后的早期心肌细胞死亡、猝死等有关。冠状动脉血管内超声图和冠状动脉内 Doppler 等新技术,揭示了冠状动脉心肌桥下冠状动脉的新特点和病理生理过程,如舒张血流的异常。在心动周期中,每一次心肌收缩,心肌桥下冠状动脉被压扁。有证据显示,心肌桥下方的冠状动脉内膜被免于发生动脉粥样硬化,但由于血流动力学的紊乱,而使接近心肌桥处的壁冠状动脉近段血管壁更易发生动脉粥样硬化。张代富等提出,冠状动脉心肌桥有可能还是早期复极综合征(early repolarization syndrome)的原因之一。从血流动力学看,心肌桥处的壁冠状动脉远段的血流储备下降,且血流受限主要发生在心收缩期,这可能是导致冠状动脉心肌桥患者在静息状态下多数无症状或症状不明显,而在心动过速或运动时症状加重,甚至发生心肌梗死等严重心肌缺血的病理生理学基础。如当增加运动量时,冠状动脉心肌桥患者可因以下因素导致心肌缺血:①心率加快,收缩期所占的时间增加,血管受压时间延长。②心肌桥收缩力增强,使壁冠状动脉的受压程度延长。③心肌耗氧量增加,但相应的壁冠状动脉的血流储备下降,供血量不能相应增加。

　　心肌桥的长度和厚度与血流动力学改变密切相关,肌桥越长或越厚者对血流动力学的影响越明显。心肌桥的肌束位置与走向也影响收缩期的压迫程度。冠状动脉痉挛、内皮损伤时诱发的血小板聚集,可加重冠状动脉心肌桥节段冠状动脉收缩期"挤奶现象"。尸体解剖、冠状动脉造影及冠状动脉内超声显像发现,动脉粥样硬化较少累及心肌桥内段及远段血管,固冠状动脉心肌桥血管壁张力很高,心肌桥近端的壁冠状动脉血管壁很容易被累及。

张国辉等研究了多巴酚丁胺对心肌桥-壁冠状动脉血流动力学的作用。观察了8例心肌桥患者在静脉滴注多巴酚丁胺前后,壁冠状动脉受压程度的变化,并运用冠状动脉腔内多普勒技术观察壁冠状动脉的基础峰值血流速率(bAPV)、最大峰值血流速率(hAPV)、冠状动脉血流储备(CFR)的变化。随机选择经过冠状动脉造影证实有心肌桥的患者8例,其中男6例,女2例,年龄为(56.9±6.7)岁。受检者壁冠状动脉受压程度在30%～90%之间,平均51.7±21.4%。受检患者均经冠脉造影未显示动脉粥样硬化斑块的存在,亦没有心动过速性心律失常、心力衰竭或其他器质性心脏病存在,未服用β受体阻滞剂类药物。获得hAPV的方法是经冠状动脉快速注射腺苷18μg,使冠状动脉最大限度地扩张,血流速率达到最大值,并立即测定充血相平均血流速率。静脉滴注多巴酚丁胺方法为起始剂量10μg·kg^{-1}·min,然后每3分钟增加剂量10μg·kg^{-1}·min,最大剂量为40μg·kg^{-1}·min。终点目标如下:①达到最大剂量。②心率＞(195－年龄)次/分钟。③出现心绞痛的症状。④出现严重心律失常,如频发室性早搏,室性心动过速等。到达终点目标时,复查冠状动脉造影,观察应用多巴酚丁胺后,壁冠状动脉收缩压程度的变化;复查壁冠状动脉远段和近段的bAPV、hAPV、CFR,比较应用多巴酚丁胺前后上述指标的变化。多巴酚丁胺使壁冠状动脉受压程度由用药前的平均(51.7±21.4)%,增加至(90.0±12.7)%,P＜0.01;壁冠状动脉近段和远段的hAPV分别由(19.83±5.84)cm/s和(20.75±4.91)cm/s,增加至(31.52±10.93)cm/s和(30.46±9.01)cm/s;壁冠状动脉近段和远段的CFR分别由(2.91±0.62)和(2.46±0.82),下降至(2.17±0.66)和(1.83±0.51),用药前后相比差异均有统计学意义(P分别为＜0.01和＜0.05)。通过本研究,运动可能使壁冠状动脉受压程度增加,CFR显著下降。心肌桥患者在运动状态下通过以下机制可诱发心肌缺血,甚至猝死发生:心肌桥纤维压迫力量增强,壁冠状动脉受压程度增加,其远段的血流受到的限制更加明显;心率增快,提供血流的灌注的舒张期缩短;CFR显著降低,壁冠状动脉远段的CFR降低尤其如此,供血量的增加幅度不能随心肌耗氧量的增加而达到相应的幅度(表5-1)、(图5-1～4)。

表 5-1　壁冠状动脉近段和远段血流速率在用多巴酚丁胺前后的变化($n=8$,$\bar{x}\pm s$)

指标	用药前	用药后	P 值
近段 bAPV(cm/s)	19.83±5.84	31.52±10.93	<0.05
近段 hAPV(cm/s)	55.92±13.03	63.67±15.86	>0.05
近段 CFR	2.91±0.62	2.17±0.66	<0.01
远段 bAPV(cm/s)	20.75±4.91	30.46±9.07	<0.05
远段 hAPV(cm/s)	51.33±22.62	52.50±9.50	>0.05
远段 CFR	2.46±0.82	1.83±0.51	<0.05

注:bAPV:基础平均峰值流速;hAPV:充血相平均峰值流速;CFR:血流储备

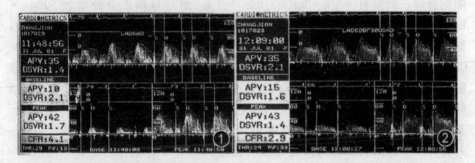

图 5-1　多巴酚丁胺对壁冠状动脉　　　图 5-2　多巴酚丁胺对壁冠状动脉
　　近段用药前 CFR 的影响　　　　　　　　近段用药后 CFR 的影响

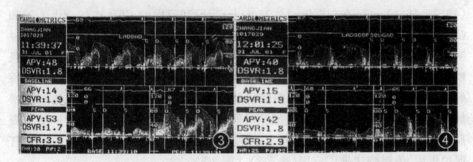

图 5-3　多巴酚丁胺对壁冠状动脉　　　图 5-4　多巴酚丁胺对壁冠状动脉
　　远段用药前 CFR 的影响　　　　　　　　远段用药后 CFR 的影响

　　张国辉等还研究了艾司洛尔对心肌桥患者壁冠状动脉血流动力学的作用。他们观察了 8 例心肌桥患者在静脉滴注艾司洛尔前后壁冠状动脉受压程度的变化,并运用冠脉内多普勒技术观察壁冠状动脉的基础峰值血流速率(bAPV)、最大峰值血流速率(hAPV)、冠状动脉血流储备(CFR)的变化。8 例心肌桥患者,其中男 6 例,女 2 例,年龄(54.9±5.8)岁。受检壁冠状动脉在收缩期的受压程度在 60%～90%,平均(77.0%±8.2%)。术前未服 β 受体阻滞剂类药物。受检查患者冠状动脉主干及其主要分支均经冠状动脉造影术显示,有动脉粥样硬化斑块存在。基础 CFR 测定是在应用艾司洛尔前后,测定壁冠状动脉近段及远段的 bAPV、hAPV、CFR。获得 hAPV 的方法是经冠状动脉快速注射腺苷 18μg,使冠状动脉最大限度地扩张,血流速率到达最大值,并立即测定充血平均峰值流速。静脉注射艾司洛尔,方法为首次静脉推注 $500\mu g \cdot kg^{-1} \cdot min^{-1}$ 后,随后静滴。剂量自 $50\mu g \cdot kg^{-1} \cdot min^{-1}$ 开始,然后每隔 2 分钟增加 $500\mu g \cdot kg^{-1} \cdot min^{-1}$,到 2.0ml/min 为止。密切观察心律、心率和血压的变化。终点目标:①达到最大剂量。②心率＜60 次/分钟,血压＜100/60mmHg(1mmHg=0.133KPa)。③血压心率乘积下降 25%。到达终点目标后,复查冠状动脉造影,观察应用艾司洛尔后对壁冠状动脉受压程度的变化。并重复检测壁冠状动脉远段、近段的 bAPV、hAPV、CFR,比较应用艾司洛尔前后上述指标的变化。艾司洛尔使壁冠状动脉受压程度由用药前(58.0±14.7)%降低到(26.0±9.8)%(P＜0.01);艾司洛尔使近段和远段的 bAPV 分别由(19.4±4.9)cm/s 和(18.4±3.6)cm/s,下降至(14.7±3.9)cm/s 和(15.1±1.5)cm/s。用药前后相比差异均有统计学意义(P 分别为＜0.01 和＜0.05)。在充血状态下,壁冠状动脉近段和远段的 hAPV 分别由(54.1±14.9)cm/s 和(44.7±9.4)cm/s,变为(49.7±16.4)cm/s 和(48.9±10.1)cm/s;远段和近段的 CFR 由(2.8±0.3)和(2.5±0.5),分别上升为(3.4±0.5)和(3.2±0.6)(P 均＜0.01)。本研究说明,艾司洛尔可使壁冠状动脉受压程度减轻,CFR 增加至正常水平。推测心肌桥患者在艾司洛尔作用下,可能由于以下因素可避免或减少心肌缺血:心肌桥纤维压迫力量的减弱使得收缩期壁冠状动脉受压程度降低,其远段的血流增加;心率减慢,舒张期延长,血流灌注时间延长;心肌耗氧量降低和 CFR 增加提高了患者的运动耐受能力。本研究表明,β 受体阻滞剂对心肌桥患者的心肌有保护作用,值得临床推广应用(表 5-2)、(图 5-5)。

冠状动脉心肌桥的血流动力学与冠状动脉血流储备

表 5-2　壁冠状动脉近段和远段血流速率在应用艾司洛尔前后的变化$(\bar{x}\pm s, n=8)$

指标	用药前	用药后	P 值
近段 bAPV(cm/s)	19.40±4.88	14.70±3.93	<0.01
近段 hAPV(cm/s)	54.10±14.97	49.70±16.44	>0.05
近段血流储备	2.77±0.25	3.36±0.50	<0.01
远段 bAPV(cm/s)	18.40±3.62	15.10±1.51	<0.05
远段 hAPV(cm/s)	44.70±9.40	48.9±10.08	>0.05
远段血流储备	2.47±0.53	3.24±0.55	<0.01

注：bAPV：基础平均峰值流速；hAPV：充血相平均峰值流速

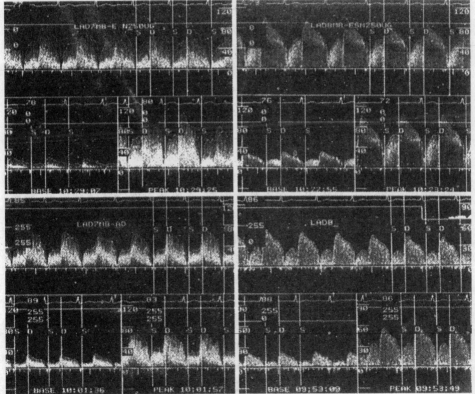

图 5-5　艾司洛尔对壁冠状动脉近段和远段 CFR 的影响

第二节　冠状动脉心肌桥与冠状动脉血流储备

国内外研究表明,冠状动脉心肌桥患者,心肌桥使冠状动脉血流储备降低,这可能是患者发生心绞痛的原因。

张奇等研究了心肌桥对冠状动脉血流储备的作用。2000 年 9 月～2003 年 1 月,对 13 例冠状动脉造影显示冠状动脉心肌桥患者即刻测定冠状动脉血流储备,与同期 32 例冠状动脉造影正常对照者比较,两组患者一般情况无差异。心肌桥患者男性 9 例,女性 3 例。以收缩期狭窄＞50％,但舒张期恢复正常或大致正常为判定标准。冠状动脉血流储备测定如下:应用 How Map Ⅱ（Cardiometrics）超声设备及 0.014 英寸多普勒超声钢丝（flowire XT,Cardiometrics）测定心肌桥冠状动脉血流速度。以腺苷作为冠状动脉微循环的激发药物（左冠状动脉 18μg,右冠状动脉 12μg,3 小时内注完）,以激发后血流平均峰值流速与基础血流平均峰值流速之比值,作为冠状动脉血流储备。心肌桥组多普勒超声钢丝置于收缩期狭窄近端 10 毫米处。所有患者注射腺苷前 5 分钟,于冠状动脉内注射 0.2 毫克。心肌桥患者临床均有稳定型心绞痛,心肌桥均位于左前降支（中段 11 例,中远段 2 例）,收缩期狭窄达（78±7）％,且舒张期也有不同程度狭窄（15±5）％;对照组测定血流储备的冠状动脉分布为左前降支 17 例、回旋支 5 例、右冠状动脉 10 例。心肌桥患者冠状动脉血流储备较对照组显著降低（2.0±0.3 和 3.3±0.6,P＜0.001）。本研究中 13 例冠状动脉心肌桥患者心电图亦有 ST—T 波变化。心肌桥患者 CFR 降低的原因可能与以下因素有关:①心肌桥对壁冠状动脉的压迫作用。在心脏收缩期,心肌桥对壁冠状动脉压迫,导致心肌桥近端冠脉血流反流,正向血流减弱。心肌桥对壁冠状动脉压迫所导致的冠状动脉狭窄,使静息状态冠状动脉内血流速度较正常为快,导致基础平均峰速度升高。②冠状动脉病理性变化的影响。本研究中 5 例心肌桥患者有高血压病史多年,长期慢性动脉压力超负荷导致冠状动脉小血管中层增厚,管壁厚度与管腔半径比值增加。研究表明,管径在 100μm 左右的冠状小动脉,其半径减少 3μm,即可使血流储备降低 30％。尽管这部分患者无明显的冠状动脉固定性狭窄,但高血压对冠状小动脉的影响不容忽视。应用冠状动脉血管内超声对心肌桥血管的研究表明,心肌桥较及其远段冠状动脉长期处于低压状态,不易引起血管硬化;但心肌桥近段冠状动脉长期处于高压状态,易导致血管内膜的不规则增厚及硬化,内皮损伤,甚至引起管腔阻塞。以往研究发现,在心肌桥合并急性心肌梗死时,常伴有心肌桥近段壁冠状动脉完全性阻塞（表 5-3）。一般认为,CFR<3.0,即视为异常;当 CFR<2.5 时,临床可有心绞痛症状。

表 5-3 冠脉造影及血流储备测定($\bar{x} \pm s$)

分组	例数	收缩期与舒张期狭窄	基础血流平均峰流速度(cm/s)	峰时血流平均峰流速度(cm/s)	血流储备
对照组	32	0	16.9±5.4	62.5±17.3	3.3±0.6
心肌桥组	13	(78±7)%/(15±5)%	21.9±5.0*	42.2±11.0*	2.0±0.3**

与对照组比较:* P<0.05;** P<0.001

张国辉等探讨了心肌桥对冠状动脉血流储备的影响,对 16 例经冠状动脉造影诊断有心肌桥患者做冠状动脉内多普勒检查,观察并记录壁冠状动脉及其远、近段血流图形及特点。壁冠状动脉的远段、近段的基础平均峰值流速(bAPV)和充血平均峰值流速(hAPV),分别计算出壁冠状动脉远段、近段的血流储备(CFR)并予以比较,做配对 t 检验。CFR 定义为冠状动脉相同节段 hAPV 和 bAPV 的比值。本组 16 例心肌桥患者均为男性,年龄为 47~79(58.9±9.8)岁。均因不同程度的胸痛或胸闷被临床疑为冠心病而接受冠状动脉造影检查。判断心肌桥的标准是在冠状动脉造影时壁冠状动脉表现为所谓的"挤奶现象",即在收缩期管腔受压迫而在舒张期恢复正常。16 例患者的心肌桥均位于冠状动脉的左前降支,管腔受压程度为(55.9±20.6)%。其壁冠状动脉段的多普勒频谱血流图形呈特征性的指尖样现象,即在舒张早期血流速率在极短的时间内上升到最高值,然后迅速下降,在舒张中晚期维持相对稳定的较高流速。当收缩期一开始,血流速率再次迅速下降(图 5-6-1~3),该现象在经冠状动脉内注入 200μg 硝酸甘油后更加明显,并在其近段可观察到收缩期反向血流的存在。壁冠状动脉近段和远段 bAPV 无明显差异[(18.8±9.2)cm/s 比 (17.5±7.8)cm/s,P>0.05],而 hAPV 的增加,明显高于其远段[(55.5±19.5)cm/s 比(41.1±17.9)cm/s,P<0.05]。壁冠状动脉近段 CFR,明显高于其远段(3.13±1.15 比 2.38±0.76,P<0.01)(表 5-4)。研究表明,心肌桥使壁冠状动脉的多普勒血流图形呈特征性指尖样现象,其远段 CFR 下降,低于其近段值,和国外报道的结果符合。壁冠状动脉远段的血流储备下降,且血流受限主要发生在收缩期,这可能是导致心肌桥患者在静息状态下多数无症状或症状不明显,而在心动过速或运动时症状加重,甚至发生心肌梗死等严重心肌缺血相关事件的病理生理基础。如当增加运动量时,冠状动脉心肌桥患者可因以下因素导致心肌缺血:①心率加快,收缩期所占时间增加,血管受压时间延长。

②心肌桥收缩力增强,使血管的受压程度增加。③心肌耗氧量增加,但相应冠状动脉的血流储备降低,供血量不能相应增加。

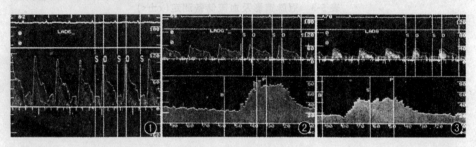

图 5-6-1　壁冠状动脉段多普勒频谱血流图形呈特征性的指尖样现象　　　图 5-6-2　壁冠状动脉近段血流储备　　　图 5-6-3　壁冠状动脉远段血流储备

表 5-4　心肌桥对冠状动脉血流速率的影响

编号	近段血管 bAPV (cm/s)	远段血管 hAPV (cm/s)	近段血管 CFR	近段血管 bAPV (cm/s)	远段血管 hAPV (cm/s)	远段血管 CFR
1	12.0	59.0	4.92	26.0	43.0	1.65
2	13.0	41.0	3.15	15.0	41.0	2.73
3	33.5	62.0	1.85	21.5	31.5	1.47
4	23.0	85.0	3.70	9.2	28.0	3.04
5	18.0	52.0	2.89	17.0	36.0	2.12
6	20.0	66.0	3.30	13.0	42.0	3.23
7	14.0	37.0	2.64	14.0	36.0	2.57
8	36.0	82.0	2.28	25.0	55.0	2.20
9	7.4	42.0	5.68	11.0	38.0	3.45
10	17.0	48.0	2.82	23.0	81.0	3.52
11	14.0	35.0	1.60	12.5	20.0	1.60
12	35.0	85.0	2.10	20.0	42.0	1.40
13	25.0	72.0	2.80	36.0	62.0	1.70
14	14.0	65.0	4.60	22.0	67.0	3.10
15	11.0	23.0	2.10	8.3	15.0	1.50
16	9.5	34.0	3.60	7.2	20.0	2.80
平均	18.8 ±9.2	55.5 ±19.5*	3.13 ±1.15**	17.5 ±7.8	41.1 ±17.9	2.38 ±0.76

注:bAPV:基础平均峰值流速,hAPV:充血平均峰值流速,CFR:冠状动脉血流储备;与远段血管比较,＊P<0.05,＊＊P<0.01

参考文献

[1] 郭志坤. 现代心脏组织学. 北京:人民卫生出版社,2007

[2] 张代富,于萍,阮长武,等. 早期复极综合征与孤立性心肌桥的关系探讨. 中华心血管病杂志,2002,30(8):459

[3] 张国辉,郭俊芳,真亚,等. 多巴酚丁胺对心肌桥-壁冠状动脉血流动力学的作用. 中华心血管病杂志,2006,34(10):899~901

[4] Yamaguchi M,Tangkawattana P,Hamlin RL,et al. Myocardial bridging as a factor in heart disorders:critical review and hypothesis. Acta Anat(Basel),1996,157:248~274

[5] 简文豪. 负荷超声心动图. 见:王新房,主编. 超声心动图,第3版. 北京:人民卫生出版社,1999,263~274

[6] Noble J,Bourassa MG,Retitclere R,et al. Myocardial bridging and milking effect of the left anterior descending coronary artery:normal variant or obstruction. Am J Cardiol,1976,37:993~999

[7] Ge J,Jeremias A,Rupp A,et al. New signs characteristic of myocardial bridging demonstrated by intracoronary ultrasound and Doppler. Eur Heart J,1999,20:1707~1716

[8] Weissman NJ,Nidorf SM,Guerrero JL,et al. Optimal stage duration in dobutamine stress echocardiography. J Am Coll Cardiol,1995,25:605~609.

[9] Schwarz ER,Klues HG,Vom OJ,et al. Functional characteristics of myocardial bridging. A combined angiographic and intracoronary Doppler flow study. Eur Heart J,1997,18:434~442

[10] Ernst RS,Heinrich GK,Vom Dahl-J,et al. Functional,angiographic and intracoronary Doppher flow characteristics is symptomatic patients with myocardial bridging:effect of short term intravenous beta-blocker medication. J Am Coll Cardiol,1996,27:1637~1645

[11] 张奇,沈卫峰,张建盛. 心肌桥患者冠状动脉血流储备研究. 上海第二医科大学学报,2003,23(5):436~438

[12] Felmeden DC,Lip GY. Myocardial bridging. Int J Clin Pact,2000,54:542~543

[13] Zhang Q,Shen WF,Zhang JS,et al. Coronary flow reserve in the patients

with early abnormal glucose metabolism. Chinese J Cardiol, 2001, 29:
577～579

[14] Ge J, Erbel R, Rupprecht HJ, et al. Comparison of intravascular ultra-soand and angiography in the assessment of myocardial bridging. Circula-tion, 1994, 89: 1725～1732

[15] Mohlenkamp S, Hort W, Ge J, et al. Update on myocardial briging. Circu-lation, 2002, 106: 2616～2622

[16] 张国辉, 钱菊英, 樊冰, 等. 心肌桥对冠状动脉血流储备的影响. 中华心血管病杂志, 2002, 30(5): 279～281

[17] Ofili EO, Labovita AJ, Kern MJ. Coronary flow velocity dynamics in nor-mal and diseased arteries. Am J Cardiol, 1993, 71: 3D～9D

[18] 张志寿, 杨瑞峰. 冠状动脉心肌桥的研究进展. 心脏杂志, 2009, 21(3): 417～420

第六章　冠状动脉心肌桥的缺血机制

第一节　心肌桥压迫壁冠状动脉引起狭窄

　　心肌桥压迫壁冠状动脉引起狭窄造成心肌缺血,与心肌桥的位置、宽度和厚度,壁冠状动脉受压狭窄程度有直接关系。心肌桥的位置离冠状窦越近,长度越长,尤其是厚度较大的心肌桥,对血管的压迫越明显。有作者认为,心肌桥的厚度应视为决定血管收缩期狭窄程度的指标之一,但心肌桥具体多厚时才能引起临床症状的心肌缺血尚不明确。心肌桥愈长或愈厚者,对血流动力学影响愈明显。Ferreira 所提出的"纵深型"覆盖的肌束更长、且深,影响更甚于"表浅型"。Nobel 等根据壁冠状动脉"挤奶效应"的严重程度,将肌桥分为三级。一级狭窄<50%;二级狭窄 50%～75%;三级狭窄>75%。有学者认为,二级以上者将导致心肌缺血并有相应临床症状。表浅型心肌桥一般不会引起心肌桥段冠状动脉收缩期狭窄,但纵深型心肌桥可能压迫并扭曲血管,不仅导致收缩期壁冠状动脉狭窄,血流灌注减少,而且影响舒张早、中期血流,从而导致心肌缺血。心肌桥的肌束位置与走向影响收缩期压迫程度,当肌纤维横向跨过血管朝向心尖及心肌桥较深围绕前降支近段时,管腔受压程度重。有时心肌桥不仅仅覆盖冠状动脉,有研究心肌桥还可同时跨过动脉和静脉,当剧烈运动时,可以引起心肌缺血和血液同流,导致心肌供氧不足。有文献报道,多发型心肌桥较单发型心肌桥发生心肌缺血的机会更多。

　　1981 年,Bourassa 等通过冠脉造影发现,有临床症状的 20 例心肌桥病人中,有 17 例(占 85%)左前降支有≥75%的"挤奶现象",梗阻范围延长至舒张期,平均为 136ms 或为舒张期的 26%(范围 4%～50%)。在 1986 年,Navarolopez 等研究,在肌桥段冠脉狭窄后,三分之一舒张期血流受到影响。1983 年,Rouleau 等研究狗左回旋支一过性收缩期压迫,可以使舒张期血流时间延长69±4ms,使舒张期再压迫远段冠状动脉,这可以成为心动过速时及冠脉最大扩张时心肌灌注的限制因素。大组定量冠脉造影及冠脉内超声检查,有 4 组有症状的冠状动脉心肌桥病人共 90 例,冠状动脉左前降支狭窄均＞50％,收缩期桥血管段狭窄最明显时为 71％～83％,舒张期平均腔径减少 34％～41％。Morales 等研究,随着心肌桥段内深度增加,发生心肌缺血的可能性也在增加,在 29 例心肌桥患者中,有 22 例在心肌桥的远段发现有心肌纤维化及收缩带坏死。在这些病人中,13 例猝死,6 例在剧烈运动中死亡。猝死者心肌桥位置明显较深。

偶有既无心肌桥近段血管狭窄,亦无心肌桥段血管收缩期受压而产生严重心肌缺血症状的病人。

第二节 心肌桥近段冠状动脉继发粥样硬化

研究发现,心肌桥内血管受到"保护",很少发生动脉粥样硬化,这一点在尸检和外科手术中得到了证实。但是相反,血流对心肌桥近段的冠状动脉冲击作用加强,涡流造成内膜损伤,内皮功能紊乱,易发生血管痉挛,引发动脉粥样硬化。Ge 等经冠状动脉血管内超声检测心肌桥近段发生动脉粥样硬化高达 86％。

关于冠状动脉粥样硬化的发病机制,目前公认的一个重要因素,是由于血管内局部高速分流所致的壁面切应力使动脉壁内皮受损和渗透性增加,导致内皮细胞从基膜脱落,血小板聚集于裸露的基膜,进一步发展导致冠状动脉粥样硬化斑块和血栓形成。

心肌桥近段壁冠状动脉更易受压迫,使血液流速减慢,对血管壁侧的压力重新分布,易引起胆固醇沉积,造成血管内膜增厚,形成动脉粥样硬化。

从血流动力学方面可以解释为心肌桥近段血管易发生动脉粥样硬化。此处内皮细胞是扁平的,多角形,多样形态的,有低的切应力;而心肌桥段下血管内皮系螺旋形,纺锤形,产生一种层流和高切应力。低切应力可以诱发释放内皮活性物质,如内皮一氧化氮合成酶(eNOS),内皮素-1(ET-1)和血管紧张素转化酶(ACE)。将心肌桥近段和远段冠状动脉与心肌桥下血管段相比,上述活性物质是明显高的。这样,低切应力可以促进心肌桥近段冠状动脉粥样斑块形成,而心肌桥下血管的高切应力则对此段壁冠状动脉具有保护作用。此外,心肌桥近段壁冠状动脉的局部血管壁张力和伸展力可以诱发近段壁冠状动脉内皮损伤、斑块破裂,以及血栓形成,这点从尸检及临床研究中均得到了验证。

第三节 心肌桥内血流速度异常

心肌桥引起心肌缺血,还与心肌桥内壁冠状动脉血流异常有关。早期有学者指出,大多数冠状动脉血流发生在舒张期。研究显示,心肌桥对冠状动脉的压迫并非单纯收缩期事件,而是一直持续到舒张早、中期。1981年,Bourassa首次通过对整个心动周期中的逐幅造影图像分析,发现心肌桥引起的收缩期管腔狭窄现象一直延至舒张期,平均136ms,约占舒张期的26%。1983年,Rowleau在收缩期短暂压迫大的回旋支,导致舒张期[平均(69±4)ms]血管仍受压。并在心动过速或冠脉最大舒张时,心肌灌注显著受限。一些学者利用血管内超声和冠状动脉内多普勒,对有症状的心肌桥患者进行检查。发现尽管心肌桥在心肌收缩期压迫冠状动脉,但其压迫导致血流受阻的效应可持续至舒张期,从而冠状动脉血流灌注的大部分时段均受到影响。有学者利用心电图QRS积分评价心肌桥患者,发现其QRS积分要远远高于正常对照组,也间接证明了心肌桥和心肌缺血之间具有密切相关性。

由于冠状动脉供血主要在舒张期,心肌桥外冠状动脉血流在心肌收缩期壁冠状动脉收缩,伴有局部压力增高,该段血管收缩至舒张期以致冠状动脉血流储备减少,从而引起远段心肌冠状动脉血流储备减少,导致心肌缺血。Nobel等观察到心肌桥患者壁冠状动脉收缩期狭窄超过75%的患者,在静息状态下多无症状或症状轻微,而心动过速及运动时症状加重,认为其冠状动脉血流储备降低是重要原因。这是由于心率快时舒张期显著缩短,心肌收缩力增加,冠状动脉内多普勒血流测定显示,心率增快时舒张早、中期血流速度紊乱加重,冠状动脉灌注时间不足,加剧冠状动脉血流储备减少,从而会加重心肌缺血。

有学者通过黏性流体运动微分方程(Navier-stokes方程),利用有限软件CFD建立血管系统血流动力学环境在非定常流情况下的流体动力学模型,并利用心肌桥模拟装置建立壁冠状动脉受压迫状态的收缩实验模型,对冠状动脉内的血流动力过程做了研究。研究表明,在心肌桥狭窄部位主要为高速层流,且高速层流区的流速随压迫度增大而加快。在同一心率,同一血压范围内,流速随着压缩程度的加大而加快。无论血管截面积压缩度为50%还是80%,在动态收缩过程中,随着压缩比的增加,血流速度也随之加快,认为壁冠状动脉管内流体分布主要与压缩程度有关。当血管大幅度收缩时,近端流体出现紊乱压力增大,远端出现明显涡流,并且出口端的涡流使远端压力反向增大,近端压力、狭窄区压力同时增大,提示心肌桥是造成冠状动脉狭窄和血流动力学异常的一个重要原因。此外,冠脉痉挛、内皮损伤时诱发的聚集增加,也可加重心肌桥节段收缩期血流动力学异常。

由于血流动力学的作用,心肌桥段内冠状动脉内膜会发生相应变化,壁冠状动脉内皮细胞明显被拉长,长轴和血流方向一致,细胞较少脱落,结构完整,内皮细胞几乎完全覆盖了基膜表面,不易发生冠状动脉粥样硬化性病变,即心肌桥对壁冠状动脉的所谓"保护效应"。但由于心肌桥近段压力增高,根据流体力学原理和冠状动脉内多普勒频谱的观察结果,壁冠状动脉近段血流在收缩期突然遇到显著升高的阻力,可导致血液逆流和正向流动交替出现,使该处血液形成震荡流动。已有证据表明,震荡流动和逆流都有可能导致心肌桥近段的冠状动脉内皮细胞变型和受损,多呈扁平状或卵圆形,表面粗糙,有"虫啄样"缺损,细胞容易脱落,血管基膜暴露且粗糙,表面凹凸不平,形成许多"破溃样"改变,易于发生冠状动脉粥样硬化性病变;壁冠状动脉远段内皮细胞形态较不规则,表面有少量"虫啄样"缺损,也易发生冠状动脉粥样硬化,但其程度次于近段。

总之,心肌桥对冠状动脉血流动力学的影响,特点表现为周期性收缩期血管压缩,伴有局部的峰压,持续的舒张期血管直径减少,增快的血流速度,衰减的血流以及冠状动脉血流储备的减少,这些特征可以解释心肌桥病人出现的症状和缺血发作。心肌桥部位冠状动脉受压可用一个病理过程以示受压程度的演变,即心绞痛—心动过速—心律失常—心肌缺血—心肌梗死—猝死,从而揭示了心肌桥的临床意义。

参考文献

[1] Ge J,Erbel R,Gorge G,et al. High wall shear stress proximal to myocardial bridging and atherosclerosis,intracoronary ultrasound and pressure measurement. Br Heart J,1995,73(5):462~465

[2] 邢波. 心肌桥研究的新进展. 中华内科杂志,2000,40(1):55~57

[3] Eggebrecht H,Vort Birgelen G,Ge J,et al. Postextrasystolic potentiation of vessol compression in myocardial bridging:detection by intravascular sonography. J Clin Ultrasound,2002,30:312~316

[4] 张国辉,葛均波,王克强. 心肌桥对冠状动脉内皮细胞形态和粥样硬化的作用. 中华心血管病杂志,2003,31:293~295

[5] Bourassa MG,Bernard P,Brevers G,et al. Systolic and early diastolic in-

flow obstruction in patients with muscular bridging of the left anterior descending artery. in: Bruschke AVG, Van Herpen G, Vermeuleu FEE, editors. Coronary Artery Disease Today. Princeton, NJ: Excerpta Medica, 1981:380~94

[6] Navarro-Lopez F, Soler J, Magrina J, et al. Systolic compression of coronary artery in hypertrophic cardiomyopathy. Int J Cardiol, 1986,12:309~20

[7] Rouleau JR, Roy L, Dumesnil JG, et al. Coronary vasodilator reserve impairment distal to systolic coronary artery compression in dogs. Cardiovasc Res, 1983,17:96~105

[8] Ge J, Jeremias A, Rupp A, et al. New signs characteristic of myocardial bridging demonstrated by intracoronary ultrasound and Doppler. Eur Heart J, 1999,20:1707~1716

[9] Bourassa MG, Butnaru A, Lesperance J, et al. Symptomatic myocardial bridging: Overview of Ischemic mechanism and current dignostic and treament strategies. J Am Coll Cardiol, 2003,41:351~359

[10] Möhlenkamp S, Hort W, Ge J, et al. Update on myocardial bridging. Circulation, 2002,106:2616~2622

[11] Ischii T, Asawa N, Masuda S, et al. The effects of a myocardial bridge on coronary atherosclerosis and ischemia. J Pathol, 1998,185:4~9

[12] Ishikawa Y, Ishii T, Asuwa N, et al. Absense of atherosclerosis evolution in the coronary arterial segment covered by myocardial tissue in cholesterolfed rabbits. Virchows Arch, 1997,430:163~171

[13] Masuda T, Ishikawa Y, Akasaka Y, et al. The effect of myocardial bridging of the coronary artery on vasoactive agents and atherosclerosis localization. J Pathol, 2001,193:408~414

[14] Malek AM, Alper SL, Izumo S. Hemodynamic shear stress and its role in atherosclesosis. J Am Med Assoc, 1999,282:2035~2042

[15] Klues HG, Schwarz ER, Vom Dahl J, et al. Disturbed intracoronary hemodynamics in myocardial bridging. Early normalization by intracornary stent placement. Circulation, 1997,96:2905~2913

[16] Agirbasli M, Martin GS, Stout JB, et al. Myocardial bridge as a cause for thrombus formation and myocardial infarction in a young athlete. Clin

Cardiol,1997,20:1032~1036

[17] Desseigne P,Tabib A,Loire R. Pont myocardique sur l'interventricular anterieure et mort subite. A propos de 19 cas autopsies. Arch Mal coeur, 1991,84:511~516

[18] Nayar G,Nyamu P,Venkitachalam L,et al. Myocardial infarction due to myocardial bridging. India Heart J,2002,54:711~712

[19] Thomson V,Botnar R,Croisille P. Usefulness of MRI to demonstrate the mechanisms of myocardial ischemia in hypertrophic cardiomyopathy with myocardial bridge. Cardiology,2006,107:159~164

[20] 王升平.心肌桥及其影像学评价.医学影像杂志,2008,18(4):432~437

[21] 戴汝平,支爱华.提高对冠状动脉肌桥及其临床意义的认识.中国循环杂志,2007,22(5):321~322

[22] Mays AE,Mehale P,Greenfield JC. Trasmural myocardial blood flow in a canine model of myocardial bridging. Circ Res. 1981,49:726~732

[23] Krawczyk JA,Dashoff N,Mays A,et al. Reduced coronary flow in a canine model of"muscle bridge"with inflow occlusion extending into diastole:possible role of downstream vascular closure. Trans Assoc Am phys, 1980,93:100~109

[24] Morales AR,Romanelli R,Tate LG,et al. Intramural LAD:significance of depth of the muscular tunnel. Hum Pathol,1993,24:693~701

[25] Farugui AMA,Malay WC,Felner JM,et al. Symptomatic myocardial bridging of coronary artery. Am J Cardiol,1978,41:1305~1310

[26] Ishimori T,Raizner AF,Chaine RA,et al. Myocardial bridges in man: clinical correlations and angiographic accentuation with nitroglycerin. Cathet Cardiovasc Diagn,1977,3:59~65

[27] Carvalho VB,Macruz R,Decourt LV,et al. Hemodynamic determinants of coronary constriction in human myocarial bridges. Am Heart J,1984, 108:73~80

[28] Grover M,Mancicini GBJ. Myocardial bridge associated with pacing-induced coronary spasm. Am Hear J,1984,10:1540~1543

第七章　冠状动脉心肌桥
与肥厚型心肌病

　　冠状动脉心肌桥在肥厚型心肌病患者中检出率较高,文献报道可达30%~50%。目前,肥厚型心肌病的发病率正在上升。肥厚型心肌病患者合并冠状动脉心肌桥有何临床特征,有何临床意义,成人型和儿童型肥厚性心肌病患者合并冠状动脉心肌桥有何临床特征,有何临床意义,预后有何区别等,这些都是心血管医生关心的问题,以下就相关文献作一介绍。

第一节　冠状动脉心肌桥合并成人肥厚型心肌病

　　有文献报道,冠状动脉心肌桥在一般人群的发生率为1%~3%,而肥厚型心肌病患者大约有30%合并有冠状动脉心肌桥。许多西方国家及中国、日本等均有报道,肥厚型心肌病的患病率约为1/5 000,是一种全球性疾病。中国8 080例人群超声心动图调查结果显示,全国约有肥厚型心肌病患者100万人。调查显示,多数肥厚型心肌病患者能够过正常或接近正常人的生活,有与常人相近的生命,即使高危患者,绝大多数经过手术及安装体内除颤起搏装置(ICD),亦能解除危及他们生命的左室流出道梗阻及恶性心律失常,获得与正常人相近的生活质量与寿命。

　　成人肥厚型心肌病患者合并冠状动脉心肌桥较多,有学者对此进行了研究。Sorajja等研究了Minnesota Rochester Mayo心脏中心从1978年至2001年2 356例肥厚型心肌病患者,对≥18岁的435例患者进行了冠状动脉造影,对其中425例有典型临床特征及心电图、超声心动图特征的肥厚梗阻型心肌病患者进行了分析。当冠状动脉狭窄≥50%时,则诊为冠心病;当冠状动脉收缩期在心肌内出现吸吮现象时,则诊为心肌桥壁冠状动脉。本组64例(15%)病人有心肌桥,361例(85%)病人没有心肌桥。心肌桥组的平均年龄为53±14岁,男性38例(59%),女性26例(41%)。心绞痛Ⅲ/Ⅳ级为23例(36%),心功能(NYHA)Ⅲ/Ⅳ级为30例(47%),晕厥9例(14%)。肥厚型心肌病家族史14例(22%),由于肥厚型心肌病猝死家族史8例(13%)。超声心动图发现,平均

MLVWT 为 19.5±4.9mm，LVOT 梗阻 30 例（47%），非对称性室间隔肥厚 32 例（50%），向心性肥厚 17 例（27%），其他部位肥厚 6 例（9%）。既往史中心房颤动 8 例（13%），心脏停搏 1 例（2%），脑血管意外和/或短暂性脑缺血发作 2 例（3%），室间隔心肌切除术 6 例（9%），无人安装 ICD，安装永久型人工起搏器 7 例（11%），现代药物治疗 60 例（94%）。在无心肌桥组，平均年龄为 61±14 岁，男性 169 例（47%），女性 179 例（53%）；心绞痛Ⅲ/Ⅳ级为 125 例（35%），心功能（NYHA）Ⅲ/Ⅳ级为 182 例（50%），晕厥 47 例（13%）。肥厚型心肌病家族史 4 例（13%），由于肥厚型心肌病猝死家族史 21 例（6%）。超声心动图发现，平均 MLVWT 为 20.6±5.1，LVOT 梗阻 180 例（50%），非对称性室间隔肥厚 154 例（43%），向心性肥厚 129 例（36%），其他部位肥厚 33 例（9%）。既往史中心房颤动 72 例（20%），心脏停搏 5 例（1%），脑血管意外和/或短暂性脑缺血发作 25 例（7%），室间隔心肌切除术 11 例（3%），植入 ICD 2 例（1%），安装永久性人工起搏器 22 例（6%），现代药物治疗 328 例（91%）。从两组对比中可以看出，心肌桥组年龄较轻，P<0.0001，肥厚型心肌病家族史及由于肥厚型心肌病猝死家族史较高，P<0.1，室间隔心肌切除术较多，P<0.05。64 例心肌桥患者心肌桥段具有以下特征：1 支血管心肌桥患者 61 例（95%），2 支血管心肌桥患者 1 例（2%），3 支血管心肌桥患者 2 例（3%）；心肌桥血管位于左前降支中段 44 例（68%），位于左前降支中段和远段 11 例（17%），位于左前降支远段 3 例（5%），位于中间支血管 3 例（5%），位于钝缘支血管 2 例（3%），位于回旋支近段 1 例（2%），位于后降支动脉 1 例（2%），位于对角支血管 1 例（2%），位于右冠状动脉远段 1 例（2%）。每个患者心肌桥血管总长度为 14.5±12.8mm，每个患者心肌桥血管总长度范围为 1.5～83mm，涉及血管径 2.73±1.19mm，血管径减少为 68%±20%，合并冠心病 9 例（15%）。随访病例 424 人（99.7%），随访时间 6.8±5.4 年，随访方式通过问卷或电话，或尸检报告。存活者分析，肥厚型心肌病伴有冠状动脉心肌桥患者，5 年存活率为 90.5%，而不伴有冠状动脉心肌桥患者为 84.7%；肥厚型心肌病伴有冠状动脉心肌桥患者，终点死亡为 93.3%，而不伴有冠状动脉心肌桥患者为 86.9%，以上数据不伴有统计学差异，说明成人肥厚型心肌病伴有冠状动脉心肌桥患者与不伴有冠状动脉心肌桥患者相比，并没有并发不良长期预后，也没有增加猝死后果，这是目前研究成人肥厚型心肌病伴冠状动脉心肌桥病人数量最多的报告。有几个单独肥厚型心肌病人伴有冠状动脉心肌桥，当运动时，并不支持心肌桥存在与死亡有关。但儿童肥厚型心肌病伴有心肌桥病人预后不佳，常伴有严重疾病，包括心肌灌注异常、胸痛、室性心动过速等，猝死率增加。

第二节　冠状动脉心肌桥合并儿童肥厚型心肌病

肥厚型心肌病是一种肌节收缩蛋白的多相性疾病,最初发现于成年人,认为儿童不多见。其特征是左室肥厚而无其他原因。左室肥厚在出生后很短时间就能发现,或在儿童期发生,而此前超声心动图可不正常。

现已发现,多数(50%～70%)肥厚型心肌病由基因突变所致。故有人把肥厚型心肌病定义为"先天性心脏病"。目前,已发现至少有 13 个基因 400 多种突变可导致肥厚型心肌病。编码下列蛋白的基因突变可致肥厚型心肌病:β-肌球蛋白重链、肌球蛋白结合蛋白、肌钙蛋白 T、肌钙蛋白 I、α-原肌球蛋白、肌球蛋白轻链必需链、肌球蛋白轻链调节链、肌动蛋白、α-肌球蛋白重链、肌性 LIM 蛋白、肌联蛋白。以下两种基因突变以左室肥厚为主,常伴预激综合征:①PRK-AG2 突变(AMP 激活的蛋白激酶 R-2 调节亚单位)。②溶酶体相关蛋白-2(LAMP-2)基因突变。肥厚型心肌病呈常染色体显性遗传,按统计学计算,后代有 50%概率遗传到该病。但并非 4 个子女中一定有 2 个受累,2 个子女中一定有一个受累。

有作者通过冠状动脉造影对 36 例肥厚型心肌病的儿童患者进行了回顾性研究,其中有 10 例患儿发现了冠状动脉心肌桥。与无冠状动脉心肌桥的患儿相比,有冠状动脉心肌桥的患者发生胸痛、心脏骤停、室性心动过速、运动诱发的收缩压下降及运动诱发的 ST 段下移的几率要高一些,而冠状动脉心肌桥与左室肥厚或左室流出道梗阻程度的关系未做相关报道。自从肥厚型心肌病被确诊后,有冠状动脉心肌桥的患儿比无冠状动脉心肌桥的患儿 5 年生存率明显下降(分别为 67%和 94%,P=0.004)。在这 36 例患儿中,其中有 9 例接受了左室肌切除术,5 例安置了埋藏式复律除颤器,2 例进行了左右室肌束切除术。

Yetman 等于 1998 年进行了《儿童肥厚型心肌病长期预后判定》的研究。他们认为,虽然成人肥厚型心肌病经过积极的治疗效果和预后是好的,但在新生儿和少儿死亡率存在差异,从 0%～50%,对这部分患者危险分层困难,死亡率预测不一致。他们对研究中心的 1958～1997 年,小于 18 岁的 99 例肥厚型心肌病患者进行了回顾性分析,从临床、冠脉血管造影、超声心动图等方面预测存活结果。本组男 71 例,女 28 例,平均年龄为 5 岁,有 83 例进行了超声心动图检查,有 62 例进行了冠脉心血管造影检查,随访 4.8 年。37 例患者有肥厚型心肌病家族史,78 例患者进行了动态心电图检查,16 例有阵发性室上性心动过速,21 例有室性心动过速。本组研究是通过病史记录,包括心血管症状发作和诊断,实验室检查,包括 12 导联心电图、动态心动图、运动试验、^{201}铊心肌显像、超声心动图、心导管检查等。本组有 18 例病人死亡或复苏后猝死。8 岁后猝死率为 2.7%。本研究发现,心电图上 QT 间期离散度增加,动态心电图上发现有室性心动过速,冠脉造影上发现有左前降支心肌桥是死亡或复苏后猝死的危险因素。

Mohiddin 等研究了儿童肥厚型心肌病伴有冠状动脉心肌桥病人猝死预测因素,此前有研究提示儿童肥厚型心肌病伴有冠状动脉心肌桥是心肌缺血和猝死重要原因。本组研究中,57 例儿童肥厚型心肌病患者进行了冠状动脉造影,对于壁冠状动脉收缩受压≥50%者,为冠状动脉心肌桥。对儿童肥厚型心肌病患者合并或未合并冠状动脉心肌桥者进行了对比研究,包括 QT 间期指数、超声心动图、平板运动试验、运动核素显像、动态心电图、心导管检查、电生理检查等。有冠状动脉心肌桥患儿 23 例(40%),4 例有多支冠状动脉受累及。28 支受累及血管中,有 16 例(57%)在左前降支。30 例儿童肥厚型心肌病不合并冠状动脉心肌桥患者,其中 14 例(47%)心肌灌注异常,而 22 例合并有冠状动脉心肌桥患者中有 17 例(94%)心肌灌注异常。伴冠状动脉心肌桥患者有严重的室间隔肥厚(19±8mm 对 28±8mm,P<0.001),室间隔与左室后壁比率较高(2.7±1.2 对 1.8±0.9,P<0.001),左室流出道压力梯度较高(45±37mmHg 对 16±28mmHg,P=0.002)。儿童中有 37 人(65%)室间隔左前降支受压,这与伴有冠状动脉心肌桥、左室肥厚严重程度、左室流出道梗阻严重性密切相关。多参数分析表明,^{201}铊心肌灌注异常独立于左室肥厚、间隔支受压、无冠状动脉心肌桥。采用^{201}铊灌注异常测定心肌桥,其阳性率为 90%,误差为 5%。冠状动脉心肌桥与明显临床症状、QT 间期、QTc 间期延长、QT 离散度增大、动态心电图检查有室性心动过速、电生理检查阳性或预后不良并没有什么联系。本研究说明,儿童肥厚型心肌病常伴有左前降支的间隔支受压,与左室肥厚程度有关,可以造成心肌灌注异常。通过研究表明合并冠状动脉心肌桥不一定造成儿童肥厚型心肌病患者心肌缺血、心律失常或猝死。

肥厚型心肌病常伴有胸痛和心肌缺血。2/3 的成年人肥厚型心肌病患者,通过^{201}铊运动核素检查、PET 检查,证明有区域性心肌灌注异常。进一步心肌缺血是由应激诱发的厌氧代谢伴有心肌乳酸消耗或生成减少。儿童肥厚型心肌病患者比成人肥厚型心肌病患者猝死率高,^{201}铊运动心肌核素灌注异常多,晕厥或心脏骤停者多。

肥厚型心肌病心肌缺血机制主要有心肌代谢需要增加,冠状动脉微血管功能障碍及血液供应减少,左室舒张压升高减少了血管扩张储备,冠状动脉心肌桥,左前降支间隔支血管受压。

最近有学者报道,冠状动脉心肌桥是心绞痛和心肌缺血的重要原因,常伴有儿童肥厚型心肌病,常见有 QT 间期延长,QT 离散度增大,明显室性心律失常和猝死。

参考文献

[1] Kitazume H, Kramer JH, Krauthamer D, et al. Myocardial bridges in obstructive hypertrophic cardiomyopathy. Am Heart J, 1983, 106: 131~135

[2] Alegria JR, Hermann J, Holmes DR, et al. Myocardial bridging. Eur Heart J, 2005, 26: 1159~1168

[3] 董敏, 钱菊英. 冠状动脉心肌桥研究现状. 中华心血管病杂志, 2006, 34(5): 474~476

[4] 武娟. 心肌桥研究的新进展. 心血管病进展, 2007, 28(1): 145~149

[5] Irving GJ. The angiographic prevalence of myocardial bridging in man. Chest, 1982, 81: 198~202

[6] Kramer JR, Kitazume H, proudfit WL, et al. Clinical significance of isolated coronary bridges: benign and frequent condition involving the left anterior descending artery. Am Heart J 1982, 103: 283~288

[7] Nobel J, Bourassa MG, Petitclere R, et al. Myocardial bridging and milking effect of the left antirior descending cornary artery: normal variant or obstraction. Am J Cardiol, 1976, 37: 993~999

[8] Kitazume H, Kramer JR, Krauthamer D, et al. Myocardial bridges in obstructive hypertrophic cardiomyopathy. Am Heart J, 1983, 106: 131~135

[9] Navarro-Lopez F, Soler J, Magrifia J, et al. Systolic compression of coronary artery in hypertrophic cardiomyopathy. Int J Cardiol, 1986, 12: 309~320

[10] Zou Y, Song L, Wang Z, et al. Prevalence of idiopathic hypertrophic cardiomyopathy in china: a population-based echocardiographic analysis of 8080 adults. Am J Med, 2004, 116(1): 14~18

[11] Maron BJ, Towbin JA, Thieme G, et al. Contemporary definitions and classification of the cardiomyopathies: an American Heart Association scientific statement from the council on clinical cardiology, Heart Failure

and Transplantation commiccee; Quality of care and Outcomes Rescarch and Functional Genomics and Translation Biology interdisciplinary working Groups; and council on Epidemiology and prevention. Circulation, 2006,113(14):1807~1816

[12] Maron BJ. Hypertrophic Cardiomyocathy: a systematic review. JAMA, 2002,287(10):1308~1320

[13] Sorajja P,Omen SR,Nishimura RA,et al. Myocardial bridging in adult patients with hypertrophic cardiomyopathy. J Am Coll Cardiol,2003,42: 889~894

[14] Yetman AT,McCrindle Bw,Macdonald C,et al. Myocardial bridging in children with hypertrophic cardiomyopathy. N Engl J Med, 1998, 229: 1201~1209

[15] Mohidin SA,Begley D,Shih J,et al. Myocardial bridging does not predict sudden death in children with hypertrophic cardiomyopathy but is associated with more severe cardiac disease. J Am Coll Cardiol,2000,36:2270~2278

[16] Yetman AT, Hamilton RM, Benson LN, et al. Long-term outcome and prognostic determinants in children with hypertrophic cardiomyopathy. J Am Coll Cardiol 1998,32:1943~1950

[17] 惠汝太. 肥厚型心肌病的诊断与治疗进展. 中华心血管病杂志,2007,35 (1):82~85

[18] Anversa P,Sussman MA,Bolli R. Molecular genetic advance in cardiovascular medicine:focus on the myocyte. Circulation,2004,109(23):2832~2838

[19] Yetman AT,McCrindle BW,Macdonald C,et al. Myocardial bridging in children with hypertrophic cardiomyopathy——a risk factor for sudden death. N Engl J Med,2004,339:1201~1209

[20] Cannon RO,Dilsizian V,O'Gara PT,et al. Myocardial metabolic hemodynamic,and electrocardiographic significance of reversible thallium-201 abnormalities in hypertrophic cardiomyopathy. Circulation,1991,83:1660~1667

[21] Nienaber CA,Gambhir SS,Mody FV,et al. Regional myocardial blood flow and glucose utilization in symptomatic patients with hypertrophic

cardiomyopathy. Circulation,1993,87:1580~1590

[22] Dilsisian V,Bonow RO,Epstein SE,et al. Myocardial ischemia detected by thallium sintigraphy is frequently related to cardio arrest and syncope in yong patient with hypertrophic cardiomyopathy. J Am Coll Cardiol, 1993,22:796~804

[23] Krams R,Kofflard MJ,Duncker DJ,et al. Decreased coronary how reverse in hypertrophic cardiomyopathy is related to remodeling of the coronary microcirculation. Circulation,1998,97:230~233

[24] Takemura G,Takatsu Y,Fujiwara H. Luminal narrowing of coronary capillaries in buman hypertrophic hearts:an ultrastructual morphometrical study using endomyocardial biopsy speciments. Heart,1998,79:78~85

[25] Schwartzkop ff B,Mundhenke M,Strayer BE. Alterations of the architecture of subendocardial arterioles in patients with hypertrophic cardiomyopathy and impaired coronary vasodilator reserve:a possible cause for myocardial ischemia. J Am Coll Cardiol,1998,31:1089~1096

[26] Yamanari H,Kakishita M,Fujimoto Y,et al. Effect of regional myocardial perfusion abnormalities on regional myocardial early diastolic function in patients with hypertrophic cardiomyopathy. Heart Vassels, 1997, 12:192~198

[27] Crowley JJ,Dardas PS,Harcombe AA,et al. Transthoracic Doppler echocardiographic analysis of phasic coronary blood flow velocity in hypertrophic cardiomyopathy. Heart,1997,77:558~563

[28] Akasaka T,Yoshikawa J,Yoshida K,et al. Phasic coronary flow characteristics in patients with hypertrophic cardiomyopathy:a study of by coronary Doppler catheter. J Am Soc Echocardiogr,1994,7:9~19

[29] Meyer M,de Moor MM,Human DG. Hypertrophic cardiomyopathy in infancy and childhood. S Afr Med J,1987,71(8):490~493

[30] Shaffer MS,Freedom RM,Rowe RD. Hypertrophic cardiomyopathy presenting before 2 years of age in 13 patients. Pediatr Cardiol,1983,4:113~119

[31] Maron BJ,Tajik AJ,Rutenberg HD,et al. Hypertrophic cardiomyopathy in infants clinical features and natural history. Circulation,1982,65(1):

7~17

[32] Mckenna WJ,Deanfield JE. Hypertrophic cardiomyopathy:an important cause of sndden death. Arch Dis child,1984,59(10):971~975

[33] Spirito P,Chiarrella F,Carratino L,et al. Clinical course and prognosis of hypertrophic cardiomyopathy in an outpatient population. N Engl J Med, 1989,320(12):749~754

第八章　冠状动脉心肌桥的临床表现

第一节　症　状

　　冠状动脉心肌桥的临床表现多种多样,差异较大。许多患者可长期无明显症状,也有不少患者有心肌缺血表现,特别在劳累、运动、情绪激动时,心肌缺血症状加重,可导致类似心绞痛、劳力型心绞痛、不稳定型心绞痛、室性心动过速、房室传导阻滞、急性冠状动脉综合征、心肌顿抑(即心肌短时间内缺血再灌注后出现一过性可逆的收缩功能降低),甚至心源性猝死。大部分患者多于劳累或活动后发生,也有的在夜间睡眠、情绪激动时发生。其症状各异,较常见的为不典型胸痛和劳力型心绞痛,且使用硝酸甘油疗效欠佳,有的使用后症状加重。通常在 30 岁以后才表现出症状,无常见的冠心病危险因素。亦有表现为左室功能障碍。

　　Bourassa 等报道了大组冠状动脉心肌桥临床症状,共 6 组 163 例,均经冠状动脉造影证实。他们临床症状各异,包括不稳定型心绞痛、急性心肌梗死、致命性心律失常和猝死。大多为男性,比有症状的冠心病患者年轻 5～10 年,均有严重的心绞痛症状,55%～70%患者有典型心绞痛症状,不典型心绞痛常表现为静息时心绞痛。经冠状动脉造影发现,冠状动脉心肌桥至出现症状平均在 18 个月以上。患者为心绞痛或可疑急性心肌梗死,平均住院 2.5 次。有些病人患过前壁或前间壁非 Q 波急性心肌梗死。除 12 例病人心肌桥近段壁冠状动脉有明显狭窄外,这些选择的病人有孤立性心肌桥,壁冠状动脉收缩期腔径减少大于 50%,而冠状动脉造影并未显示有意义的冠状动脉粥样硬化病变和左室肥厚。

　　李玉峰等报道了 120 例经冠状动脉造影而确诊的心肌桥患者,男 75 例,女 45 例,年龄 30～63 岁,平均(45±4)岁。壁冠状动脉狭窄 I 级的 6 例(5%),II 级的 78 例(65%),III 级的 36 例(30%)。心肌桥分布于前降支 114 例(95%),其中近中段 108 例,远段 6 例。回旋支 6 例(5%)。同时合并有动脉粥样硬化的 24 例,18 例为心肌桥近段壁冠状动脉血管粥样硬化。18 例中,肌桥 I 级 2

例,Ⅱ级 8 例,Ⅲ级 8 例,粥样硬化狭窄程度小于 30%者 6 例,狭窄 30%~50% 的 8 例,狭窄 50%~70% 的 2 例,狭窄大于 70% 的 2 例。6 例为心肌桥以外其他分支动脉粥样硬化,狭窄程度均小于 50%。心肌桥长度小于 10mm 的 78 例,10~20mm 的 30 例,大于 20mm 的 12 例。本组患者具有胸闷、胸痛,心悸,呼吸困难,头晕乏力,晕厥等不同症状。诱因主要包括劳累、剧烈运动、情绪激动、紧张、焦虑等。

戴启明等对 55 例冠状动脉心肌桥进行了临床分析。其中男 39 例,女 16 例,年龄 38~78 岁,平均(61±11)岁。除 1 例为右冠状动脉心肌桥外,其余均为左前降支心肌桥。壁冠状动脉狭窄程度为Ⅰ级 13 例,无心绞痛表现;Ⅱ级 18 例,4 例有心绞痛病史;Ⅲ级 8 例,临床均有心绞痛表现。55 例患者心肌桥长度 15~30 毫米,平均(24.5±3.5)毫米;心肌桥部位壁冠状动脉血管收缩期狭窄在 30%~99%,平均(55±18)%。左前降支心肌桥均位于左前降支中段或中远段,1 例右冠状动脉心肌桥位于后三叉前。12 例有心绞痛症状,其收缩期狭窄均在 75% 以上,且其中长度均在 20 毫米以上。

杨瑞峰等对 62 例冠状动脉心肌桥进行了临床分析。其中男 35 例 (56.46%),女 27 例(43.55%),心绞痛者 49 例(79.04%),心律失常者 9 例 (14.52%),发现左室舒张功能减低者 30 例(48.39%)。其中孤立性心肌桥 43 例(69.36%),心肌桥合并冠状动脉病变 19 例(30.65%),冠状动脉直径在 1.5 毫米以上,狭窄≤50% 有 10 例,狭窄≥50% 有 9 例,其中严重狭窄 6 例(含三支病变和心肌桥合并同支严重狭窄大于 80%)。59 例心肌桥均发生在左冠状动脉(占 95.17%),其中前降支 38 例(占 61.29%),回旋支 11 例(占 17.75%),发生在对角支 10 例(16.13%)。发生在前降支近段 6 例,中段 24 例,远段 8 例;其中第一对角支 7 例,第二对角支 3 例;3 例心肌桥发生在右冠状动脉(4.84%),其中 1 例在右冠脉中段,2 例在远段。心肌桥长度 8~31 毫米。根据 Noble 分级方法,15 例为Ⅰ级,40 例为Ⅱ级,7 例为Ⅲ级。43 例孤立性心肌桥年龄在 34~78 岁;其中 11 例患者出现心肌缺血症状(20.0%),表现形式各不相同,多为运动后胸闷,心前区疼痛反复发作,活动受限,心律失常等。32 例无心肌缺血症状(80.0%)。心肌桥合并冠状动脉病变 19 例(30.65%),有心肌缺血症状 14 例(73.7%),4 例心肌桥合并同支严重冠脉病变,胸闷、胸痛、心悸症状明显。

郭丽君等对 35 例冠状动脉心肌桥进行了临床分析。其中男 29 例,女 6 例,平均年龄 52.0±9.5 岁(21~72 岁)。有心肌桥前段血管粥样硬化者 15 例,包括冠心病者(固定狭窄≥50%者)9 例。此 9 例中急性下壁、后壁心肌梗死 2 例,急性下壁、右室心肌梗死 1 例,均为右冠状动脉粥样硬化病变所致;急性前间壁心肌梗死 1 例,由肌桥前段血管粥样硬化病变所致;其余 5 例表现为心绞痛或不典型胸痛,24 例为孤立性心肌桥,其中急性前侧壁心肌梗死 1 例;不典型胸痛和/或胸闷、心悸者 13 例;典型心绞痛症状者 10 例。

目前认为,临床表现的轻重与冠状动脉心肌桥的长度、深度、厚度及壁冠状动脉收缩期受压程度有关。心肌桥合并壁冠状动脉近段血管病变的患者,临床症状较明显,劳累、运动、激动易诱发心肌缺血症状,但亦有在夜间睡眠时发病。研究认为,心绞痛的严重程度有时不一定与冠状动脉心肌桥的长度、深度、厚度、壁冠状动脉收缩期狭窄程度成正比。此外,冠状动脉心肌桥还可与心肌病、冠心病及心脏瓣膜病等其他器质性心脏病合并存在,从而使其临床表现更加复杂化。

第二节 体 征

关于冠状动脉心肌桥的体征,文献缺乏对这方面的研究。根据作者对部分病例的观察及研究认为,大多数无症状的冠状动脉心肌桥病人,也缺乏阳性体征。对于有心绞痛表现的病人,心绞痛发作时常伴心率增快,血压升高,也有的表现心动过缓,血压降低。如心肌供血影响到乳头肌供血,造成乳头肌功能障碍,形成一过性二尖瓣关闭不全,心尖部可以听到Ⅱ、Ⅲ级收缩期杂音。如患者表现心律失常时,可以听诊心率和心律的变化。疑有问题时,如心动过速、心动过缓、早搏、传导阻滞。为判定是室上性心律失常,还是室性心律失常或是病态窦房结综合征等,遇此情需要迅速做心电图检查,以便准确判断,相应处理。如患者表现有左心功能不全,病人除有呼吸困难外,可有发绀、心动过速,心尖第三心音,$P_2 > A_2$,肺底或肺内湿性啰音。如患者表现有右心功能不全,应有体循环淤血表现,如颈静脉怒张、肝大、肝颈回流阳性、下肢水肿等。如患者表现为急性心肌梗死时,要确定患者为 ST 段抬高的心肌梗死,还是非 ST 段抬高的心肌梗死,以及心肌梗死的部位、范围、严重程度,有无合并症而有不同的体征。一般心脏浊音界可轻度至中度增大,心率增快或减慢,心尖区第一心音减弱,可出现第三或第四心音奔马律。有 10%～20%的病人在发病后 2～3 天出现心包摩擦音者,多在 1～2 天内消失,少数持续 1 周以上。发生二尖瓣乳头肌功能失调者,心尖区可出现粗糙的收缩期杂音。发生心室间隔穿孔者,胸骨左下缘出现响亮的收缩期杂音。发生心律失常、休克或心力衰竭者,可出现有关的体征和血压变化。急性心肌梗死患者多有低至中度发热,有特征性心电图动态改变及心肌酶、肌钙蛋白的特征性动态变化。

第三节　合并症

冠状动脉心肌桥患者常合并有心肌病、冠心病、高血压、糖尿病、心脏瓣膜病等心血管疾病，使其临床表现更加复杂化，应认识这些特点，有利于临床诊断与治疗。

冠状动脉心肌桥在肥厚型心肌病患者中检出率较高，文献报道可达 30%～50%，也有报道为 15%～28%。对成人肥厚型心肌病、儿童肥厚型心肌病患者是否合并冠状动脉心肌桥，分别进行了长期预后对比研究。成人肥厚型心肌病伴有冠状动脉心肌桥患者与不伴冠状动脉心肌桥患者相比，并没有增加不良长期预后与猝死；而儿童肥厚型心肌病伴有心肌桥患儿，预后不佳，常伴有严重疾病，猝死率增加。

肖佐生等对 64 例冠状动脉心肌桥进行了临床分析。患者系 2005 年 1 月～2006 年 3 月入院的不稳定型心绞痛患者，入院后均行 64 层螺旋 CT 冠脉成像而确诊。其中男 43 例，女 21 例。年龄 36～80 岁（平均年龄 64.2 岁）。其中 62 例患者出现不同程度胸闷、胸痛及心前区不适等症状，2 例表现为头昏、恶心。以症状出现的诱因、性质、疼痛部位、持续时间及缓解方式来判断患者症状是否为典型心绞痛，其中 31 例为典型心绞痛，33 例为非典型心绞痛。本组患者中高血压 33 例（51.6%），糖尿病 15 例（23.4%），高脂血症 14 例（21.9%）。在本组病人中，孤立性冠状动脉心肌桥 29 例，而合并冠状动脉粥样硬化 35 例，通过对比发现，孤立性冠状动脉心肌桥患者高血压、糖尿病、高脂血症的发病人数明显低于冠状动脉心肌桥合并冠状动脉粥样硬化患者。发病年龄、临床表现、心电图及心脏超声异常比较亦有显著性差异（P＜0.05）（表 8-1）。这些高危因

表 8-1　孤立性心肌桥-壁冠状动脉与心肌桥-壁冠状动脉
合并冠状动脉硬化患者临床特点比较[例(%)]

患者	例数	发病年龄 <60 岁者	冠心病易患因素			临床表现 （典型胸痛）	心电图	心脏超声
			高血压	糖尿病	高脂血症			
孤立性 MB-MCA	29	14(48.3)*	7(24.1)*	2(6.9)*	4(13.8)*	4(13.8)*	9(31.0)*	6(20.7)*
MB-MCA 合 并冠脉硬化	35	4(11.4)	26(74.3)	13(37.2)	10(28.6)	19(54.3)	27(77.2)	24(68.6)

注：与 MB-MCA 合并冠脉硬化比较 * P＜0.05。括号内为百分类。MB-MCA：心肌桥-壁冠状动脉

素可能同一般冠心病患者一样,是冠状动脉粥样硬化的主要诱因,冠状动脉心肌桥对冠状动脉粥样硬化的形成也起到一定的作用(图 8-1)。

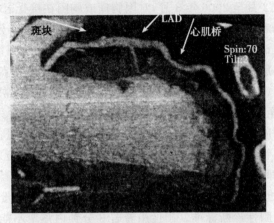

图 8-1　多层螺旋计算机断层摄影术成像显示前降支中段心肌桥-壁冠状动脉
(↑),近段偏心性粥样硬化斑块导致管腔狭窄

李玉峰等研究的 120 例冠状动脉心肌桥中,合并高血压病者 48 例(40%),高脂血症(28.33%),糖尿病 24 例(20%),痛风 6 例(6%)。

郭丽君等研究的 35 例冠状动脉心肌桥中,合并冠心病者 9 例(25.71%),肥厚型心肌病者 3 例(8.57%),高血压者 13 例(37.14%),有左室肥厚者 7 例(20%)。

杨瑞峰等研究的 62 例冠状动脉心肌桥中,合并高血压者 18 例(29.04%),糖尿病 13 例(20.96%),肥厚型心肌病 6 例(9.68%),孤立性心肌桥 43 例,心肌桥合并壁冠状动脉病变 19 例(30.65%)。

总之,孤立性心肌桥的临床合并症少,而心肌桥合并有壁冠状动脉粥样硬化者,则其合并冠心病、高血压、糖尿病、高脂血症等比例增高,使临床症状加重,如合并肥厚型心肌病、心脏瓣膜病或其他心脏病等,更使患者的临床表现多样化、复杂化,应注意识别。

第四节　心肌桥合并冠脉痉挛临床特点

1984 年,Grover 和 Mancini 报道了心肌桥患者在心脏起搏过程中发生了肌桥段冠状动脉痉挛,之后不断有冠状动脉心肌桥合并变异型心绞痛及急性心肌梗死等急性心脏事件的报道。其中,部分病例经过麦角碱或乙酰胆碱激发试验证实了痉挛部位位于肌桥段血管，且与心电图定位诊断一致。但上述报道仅为个案。向定成等进一步研究了心肌桥合并冠状动脉痉挛患者的临床特点。作者从2001年12月至2006年3月，对因胸痛或胸闷在接受冠状动脉痉挛激发试验的118例患者，根据冠状动脉造影显示是否合并心肌桥分为肌桥组（n=26）和非肌桥组（n=92），比较两组乙酰胆碱激发试验、心电图活动平板运动试验和核素灌注心肌显像负荷试验的结果及临床症状发作的特点。同时，测定患者的血浆内皮素（ET-1）及一氧化氮（NO）水平。冠脉造影按常规Judkins法进行，左冠状动脉至少采用4个以上投照角度，右冠状动脉至少采用2个以上相互垂直的投照角度进行造影，以充分暴露冠状动脉各节段。冠状动脉造影肌桥定义为收缩期血管狭窄但舒张期恢复正常，乙酰胆碱激发试验采用本研究组的阶梯剂量方案，即每间隔3分钟分次向左右冠状动脉内注射稀释后的乙酰胆碱（CibaNorvatis，批号：C2106，C2121）10、30和60μg的阶梯剂量方案，直至达到最大剂量或达到阳性诊断标准。阳性患者若3分钟内痉挛不能自行缓解者，立即冠状动脉内注射硝酸甘油150～200μg，直至解除冠状动脉痉挛。冠状动脉痉挛阳性诊断标准为注射乙酰胆碱后，冠状动脉局限性或弥漫性痉挛，血管狭窄程度达到90%以上。同时，出现与平时性质相同或类似的胸痛，或胸闷发作，伴或不伴有心电图的缺血性改变，数分钟后自动或冠状动脉内注射硝酸甘油后，当血管痉挛解除后胸痛缓解。心电图活动平板试验采用改良的Bruce方案，核素灌注心肌显像负荷试验采用[201]铊核素灌注心肌显像双嘧达莫试验。血浆ET-1，采用均相竞争放射免疫分析法。一氧化氮测定，采用Griess法，用比色法计算一氧化氮含量。结果肌桥组与非肌桥组患者的一般资料、负荷试验、冠状动脉造影及乙酰胆碱试验结果见表8-2。其中肌桥组男性比例（69%）明显高于非肌桥组（46%，$P<0.05$），平均年龄明显低于非肌桥组（$P<0.01$）。两组患者的临床症状，发作特点明显不同，静息性胸痛或胸闷是两组患者共同的主要临床表现，但肌桥组同时伴有典型劳力性心绞痛者，显著高于非肌桥组（$P<0.01$），劳力性胸痛持续时间相对较短，在停止活动后症状可逐渐缓解，对硝酸甘油反应不恒定；而非肌桥组患者多表现以劳累过后或静息状态下、尤其是夜间胸闷为主，症状持续时间相对较长，轻微活动或呼吸新鲜空气等可缓解，对硝酸甘油反应良好。肌桥组心电图活动平板运动试验阳性者，明显高于非肌桥组（$P<0.01$），肌桥组多为运动中出现心电图缺血性改变，2例为运动停止后的恢复期出现心电图缺血性改变；非肌桥组7例阳性中4例为恢复期出现心电图缺血性改变。核素灌注心肌显像负荷试验显示，缺血性灌注缺损者肌桥组明显高于非肌桥组（$P<0.01$）。肌桥组乙酰胆碱试验阳性率（81%）明显高于非肌桥组

(57%，P<0.05)。21 例肌桥组中位于前降支中段 19 例,钝缘支及右冠状动脉后降支各 1 例,痉挛部位多位于肌桥及其近段血管。

表 8-2 肌桥组及非肌桥组一般资料[例(%)]

项　目	肌桥组(n=26)	非肌桥组(n=92)	P 值
男性	18(69)	42(46)	<0.05
年龄(岁,$\bar{x}\pm s$)	46(8)	55±13	<0.01
合并危险因素			
高血压	10(38)	46(50)	>0.05
血脂代谢紊乱	17(65)	62(67)	>0.05
糖尿病	8(31)	39(42)	>0.05
吸烟	18(69)	58(63)	>0.05
典型劳力性胸痛	21(81)	2(2)	<0.01
静息状态下胸痛	24(92)	90(98)	>0.05
运动心电图阳性	19(73)	7(8)	<0.01
核素灌注心肌显像			
心肌缺血	20(77)	9(10)	<0.01
反相再分布	23(88)	68(74)	>0.05
冠状动脉造影狭窄程度(%)	25±18	28±13	>0.05
乙酰胆碱试验阳性	21(81)	52(57)	<0.05

血浆 ET-1 和一氧化氮测定结果,肌桥组 ET-1 总体水平高于非肌桥组,两组的痉挛亚组均高于非痉挛亚组,而一氧化氮水平与之相反,其中心肌桥合并痉挛亚组 ET-1 水平最高而一氧化氮水平最低(表 8-3)。

表 8-3 两组及其亚组血浆 ET-1 和 NO 测定结果($\bar{x}\pm s$)

项　目	肌桥组		非肌桥组	
	痉挛亚组 (n=16)	非痉挛亚组 (n=5)	痉挛亚组 (n=30)	非痉挛亚组 (n=13)
ET-1(ng/L)	132.1±6.5[bd]	101.1±5.8[c]	108.5±8.2[b]	88.7±6.5
NO(ng/L)	84.7±17.5[ad]	94.4±10.0[c]	99.8±18.2[a]	110.6±14.2

注:ET-1:血浆内皮素　NO:一氧化氮;与同组的非痉挛亚组比较,[a]P<0.05,[b]P<0.01;与非肌桥组相同亚组比较,[c]P<0.05,[d]P<0.01

本文 26 例心肌桥患者中,21 例在肌桥段血管诱发出冠状动脉痉挛,说明肌桥是冠状动脉痉挛的重要危险因素,这与其血管内皮细胞功能紊乱有关。此外,肌桥患者还存在血管内膜的发育缺陷,共同导致了血管平滑肌细胞的易激惹性,从而易于发生冠状动脉痉挛。同时具备静息性胸闷或胸痛,心电图运动试验阴性和心肌显像负荷试验呈反相再分布三个特征,可作为非创伤性诊断冠状动脉痉挛的标准。本文结果表明,对于肌桥合并痉挛患者,心电图及心肌显像负荷试验均可呈现缺血性改变,心肌显像可同时呈现反相再分布特征,前者可能与肌桥导致的收缩期血管狭窄有关,后者与静息状态下冠状动脉处于轻度痉挛状态有关,表现出与单纯冠状动脉痉挛患者显著不同的临床特征。上述研究结果有助于临床医师根据患者的临床特点进行鉴别诊断。

参考文献

[1] Marchionni N, Cheshi T, Falai M, et al. Myocardial stunning associated with a myocardial bridge. Int J Cardiol,2002,82:65~67

[2] Cutler D, Wallace JM. Myocardial bridging in a young patient with sudden death. Clin Cardiol,1997,20:581~583

[3] 董敏,钱菊英.冠状动脉心肌桥研究现状.中华心血管病杂志,2006,34(5):474~476

[4] 武娟.心肌桥研究的新进展.心血管病学进展,2007,28(1):145~149

[5] Rossi L, Dander B, Nidasio GP, et al. Myocardial bridges and ischemic heart disease. Eur Heart J,1980,1:239~245

[6] Arnau Vives MA, Martinez Dolz LV, Almemar Bonet L, et al. Myocardial bridging as a cause of acute ischemia:description of a case and reviaw of the litcratue. Res Esp Cardiol,1999,52:441~444

[7] Yano K, Yoshino H, Taniuchi M, et al. Myocardial bridging of the LAD in acute inferior wall myocardial infarction. Clin Cardiol,2001,24:202~208

[8] Ge J, Erbel R, Ruppercht HJ, et al. Comparison of intravascular ultrasound and angiography in the assessment of myocardial bridging. Circulation,1994,89:1725~1732

[9] Hage PK, Schwarz ER, Vom Dashi J, et al. Long-term angiographic and clinic follow-up in patients with sten implantation for symptomatic myocardial bridging. Heart,2000,84:403~408

[10] 李玉峰,王士雯,卢才义,等.心肌桥临床特点分析.中国循环杂志,2007,22
(5):370～372

[11] 戴启明,马根山,冯毅,等.冠状动脉心肌桥 55 例临床分析.实用心脑肺血
管病杂志,2006,14(9):732～733

[12] 杨瑞峰,尚士芹,马逸.心肌桥的冠脉造影与临床研究.中国实验诊断学,
2008,12(3):345～347

[13] 郭丽君,谭婷婷,毛节明.冠状动脉心肌桥的临床和预后分析.中华医学杂
志,2003,83(7):553～555

[14] Ferreira AG Jr,Trotter SE,König B,et al. Myocardial bridge:morpholog-
ical and functional aspects. Br Heart J,1991,66:364～367

[15] Roberts WC,Dicicco BS,Waller BF,et al. Origin of the left main from the
right coronary artery or from the right aortic sinus with intramyocardial
tunneling to the left side of the heart via the ventricular septum. The case
against clinical significance of myocardial bridge or coronary tunnel. Am
Heart J,1982,104:303～305

[16] Kitazume H,Kramer JR,Krauthamer D,et al. Myocardial bridge in ob-
structive hypertrophic cardiomyopathy. Am Heart J,1983,106:131～135

[17] Paul S,Steve R,Rick N,et al. Myocardial bridging in adult patient with
hypertrophic cardiomyopathy. JACC,2003,42:889～894

[18] Sorajja P,Ommen SR,Nishimura RA,et al. Myocardial bridging in adult
patients with hypertrophic cardiomyopathy. J Am Coll Cardiol,2003,42:
889～894

[19] Mohiddin SA,Mrcp MC,Begley D,et al. Myocardial bridging does not
predict sudden death in children with hypertrophic cardiomyopathy but is
associated with more severe cardiac discase. J Am Coll Cardiol,2000,36:
2270～2278

[20] Yetman AT,Hamilton RM,Benson LN,et al. Long-term outcome and
prognostic determination in children with hypertrophic cardiomyopathy. J
Am Coll Cardiol 1998,32:1943～1950

[21] 肖佑生,杨立,赵玉生.心肌桥-壁冠状动脉 64 例临床分析.中国循环杂志,
2007,22(2):103～106

[22] Low AF,Chia BL,Ng WL,et al. Bridge over troubling spasm:is the asso-
ciation of myocardial bridging and coronary artery spasm a distinct enti-

ty? Three case reports. Angiology,2004,55:217～220

[23] Leber AW,Knez A,Von Ziegler F,et al. Quantication of obstructive and nonobstructive coronary lesions by 64-slice computed tomography: A comparative study with quantitative coronary angiography and intravascular ultrasound. J Am Coll Cardiol,2005,46:147～154

[24] 向定成,何建新,阮云军,等.心肌桥合并冠状动脉痉挛患者的临床特点.中华心血管病杂志,2008,36(1):40～42

[25] Kodama K,Morioka N,Hara Y,et al. Coronary vasospasm at the site of myocardial bridge-report of two cases. Angiology,1998,49:659～663

[26] Sakuma M,Kamishirado H,Inoue T,et al. Acute myocardial infarction associated with myocardial bridge and coronary artery vasospasm. Int J Clin Pract,2002,56:721～722

[27] Xiang DC,Yin JL,Teng AP,et al. Rest chest pain,negative treadmill exercise electro cardiogram and reverse redistribution in dipyridamole myocardial perfusion imaging might be the features of coronary artery spasm. Clin Cardiol,2007,30:522～526

第九章 冠状动脉心肌桥 心电图检查

　　静息心电图是检查冠状动脉心肌桥患者伴有心肌缺血、心肌梗死、心律失常等一项简单而重要的检查方法。多数冠状动脉心肌桥患者无临床症状，静息心电图正常，少数冠状动脉心肌桥患者临床上可表现有心绞痛，甚至心肌梗死、心律失常、左心功能不全、猝死等。静息心电图可有缺血性 ST—T 改变、心肌梗死动态衍变或各种心律失常等表现，要注意及时检查，动态观察，并做相应处理，这十分重要。

第一节 心肌缺血型心电图改变

　　心肌缺血、缺氧所致的代谢失常，首先影响其复极过程，即电生理的[2]、[3]相，在心电图上表现为 ST 段及 T 波的改变。心肌缺血部位不同，心电图的改变也不一样。

　　正常心电图 ST 段在基线上，在以 R 波为主的导联上，T 波向上，T 波的近侧上升支较平斜，远侧支较陡直，故不对称，T 波的顶端稍钝圆(图 9-1A)。心内

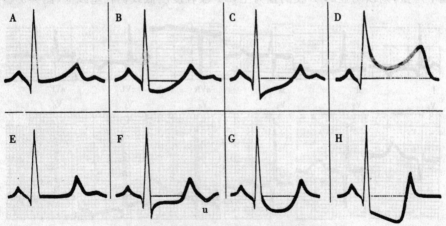

图 9-1　心肌缺血时 ST 段改变的类型

A:正确波型　　B～H:各种异常改变

膜下缺血早期，T波向上变尖，上升支与下降支对称（图9-1E）；进一步发展，ST段向下压低，或ST段与T波融合，构成凹陷下移的ST—T波形（图9-1B、C、F、G、H）心外膜下缺血ST段向下移位，ST段与T波融合，构成抬高的ST—T波形（图9-1D）。

　　心肌缺血以心内膜下为主，有时波及心外膜。全层均缺血，心内膜下较心外膜下严重。上述两种图形混合出现，ST段压低，T波低平或双向（9-2）。

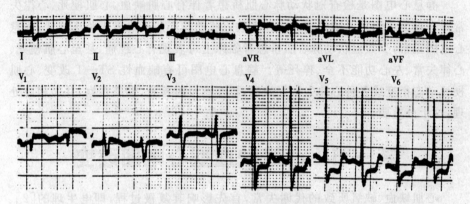

图9-2　窦性心动过速，I、aVL、V₄～V₆ST段压低，T波低平，
显示前侧壁心肌全层缺血，以心内膜下为主，心内膜下较心外膜下严重

　　心肌缺血以心外膜下为主，波及心内膜下。全层均缺血，心外膜下较心内膜下严重，则以明显的T波倒置为主，ST段轻度压低或仍在基线上（图9-3）。

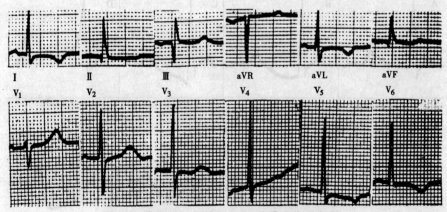

图9-3　前侧壁心肌缺血，以心外膜下缺血为主，
波及心内膜下，显示I、aVL、V₄～V₆T波倒置

一、ST 段改变的类型

正常的 ST 段在基线上逐渐移行于 T 波,坡度较大,两者无明确的交接点。心肌缺血时的异常 ST 段改变,有以下几种类型(图 9-1)。

(一) ST 段压低

1. 水平型 ST 段压低　以 R 波占优势的导联中,QRS 波终了部分至 T 波水平压低,T 波与 ST 段的交角陡直,致使 T 波的上升支与下降支比较对称(图 9-1E),或 T 波后 U 波倒置(图 9-1F)、ST 段与 R 波顶点垂线所成的交角为 90°。冠心病诊断参考标准(1979 年)规定,ST 段下降超过 0.05mV 为阳性。在普查中有一个统一标准是必要的,但在临床上要结合其他资料,不宜受这个限制,因为水平型 ST 段压低即使≤0.05mV,也有重要意义。

2. 下垂型 ST 段压低　ST 段与 R 波顶点垂线所成的交角＞90°,如图 9-1H。乳头肌功能失调常有下垂型 ST 段压低。

3. 类缺血型 ST 段压低　在以 R 波占优势的导联上,ST 段与 R 波顶点垂线所成的交角介于 81°~90° 之间,呈斜上形 ST 段压低,称之为类缺血型 ST 段压低(图 9-1B、C)。1979 年,冠心病诊断参考标准规定,下降超过 0.075mV(0.75mm),诊断为可疑冠心病。

(二) ST 段升高

临床上对这一标准不易掌握,主要是斜上型的客观指标 81°~89° 之间的交角难以判定,这就要求要更好地与其他临床资料相结合,进行诊断。除了上述交角之外,还要参考 ST 段压低的长度,如果伴有压低的时间＞0.08s,意义就比较大。也有人将该项作为诊断标准,而不是可疑标准。在遇到类缺血型 ST 段压低时,在诊断不易判定时,可进一步做负荷试验,有助于对缺血的诊断。

ST 段升高是心外膜缺血的一种表现(图 9-1D),常见于变异型心绞痛,或见于心肌梗死的早期过急期。

二、T 波变化

(一) T 波形态的变化

1. T 波低平及平坦　T 波测定,也是选择以 R 波占优势的导联,正常 T 波向上,近侧支上升的坡度较平斜,远侧支下降坡度陡直。T 波的高度应＞1/10R 波。

(1)T 波低平:T 波向上,电压＞0.1mV,但高度＜1/10R。如果其上升支陡直,与下降支对称,意义更大。

(2)T波平坦：T波向上，电压<0.1mV或看不出明显的T波。

2.T波倒置或双向　T波向下，或先向上后向下，或先下后上。

T波是心肌复极过程在心电图上的反应，心肌恢复极化状态是需要能量的（QRS波群是不需能量的除极过程），能量来源得自心肌有氧代谢。如果心肌代谢受到影响，T波便可发生改变，由原来的直立转变为低平或倒置。有人饮一杯冰水后，贴近心肌处的温度骤然变化，即可对心肌产生短暂影响，致使T波改变，其他如体液电解质的改变，神经内分泌失调等，均可使T波变化。上述各种异常T波改变，均可见于冠心病，但由于影响T波变化的因素较多，故根据心电图的轻度T波变化，诊断冠心病或心肌缺血时要慎重。

（二）T波规律的改变

观察T波规律的改变，较单纯某一导联的改变意义更大，如$T_{I、II、aVF}$反映隔面心肌，$T_{I、aVL}$反映高侧壁心肌，$T_{V4、V5、V6}$反映前壁心肌。T波如果是在某一组导联中普遍出现明显的平坦、倒置等改变，意义就大。

此外，T波在对应导联发生改变，如T_I平坦或倒置，$T_{I、II}$是直立的（T_I<$T_{I、II}$）或伴有T_{aVL}平坦或倒置，T_{aVF}直立（T_{aVL}<T_{aVF}）或$T_{V5、V6}$<$T_{V1、V2}$，在某些病例可能是心肌缺血的惟一指标，对诊断有一定帮助。

三、急性冠状动脉供血不足

（一）ST段改变

1.ST段下降　急性心内膜下心肌缺血、损伤，引起ST段下降。其形态呈水平型、下斜型及低垂型。ST段下降≥0.10mV，持续时间在1分钟以上。QX/QT≥50%，R—ST夹角≥90°。

原有ST段下降者，在原有基础上再下降大于0.10mV。原有ST段抬高者，急性冠状动脉功能不全时，ST段可暂时回到基线，或下降的幅度接近0.05mV。ST段下降可以单独出现，也可同时伴有T、U或QRS波群的改变。

根据ST段下降的导联，可以判定心内膜下心肌损伤的部位。ST段下降至少出现在2个或2个以上相邻的导联上。因心肌损伤大多发生于左室前壁、心尖部及下壁心内膜下心肌，故ST段下降多见于V_3～V_6及II、III、aVF导联。急性前间壁内膜下心肌损伤，V_1～V_4导联ST段下降多在0.20mV左右。急性前壁内膜下心肌损伤，V_3～V_5导联ST段下降，多以V_4导联下降显著，可达0.50mV以上。急性前侧壁内膜下心肌损伤，V_4～V_6或V_5、V_6导联ST段下降多在0.10～0.30mV。急性广泛前壁心内膜下心肌损伤，I、aVL、V_1～V_6导联ST段下降，以V_3、V_4导联下降最显著。急性下壁心内膜下心肌损伤，II、

Ⅲ、aVF 段导联 ST 段下降。ST 段下降的程度Ⅲ大于 aVF 大于Ⅱ。

一般将 ST 段下降的幅度大于 0.20mV 以上列为心肌缺血的强阳性，ST 段下降的程度越重，内膜下心肌损伤的程度越重（图 9-4）。

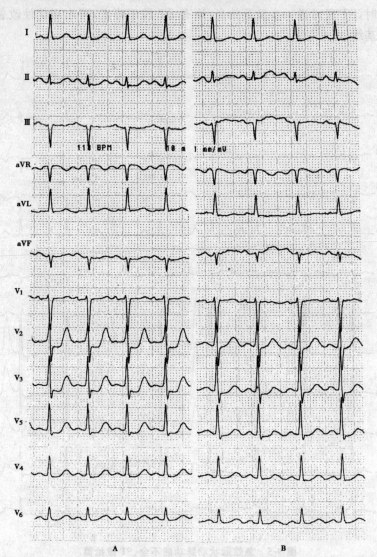

图 9-4 急性冠状动脉功能不全，ST 段下降

男性，47 岁。冠心病、稳定型心绞痛、前降支中段局限性狭窄 90%。图 A 记录于心绞痛发作时，$V_2 \sim V_5$ 导联 ST 段呈水平型下降 0.05～0.30mV，显示急性前壁心内膜下心肌损伤。心绞痛缓解以后记录图 B，ST 段回到原位

2.ST 段抬高 急性冠状动脉功能不全引起的 ST 段抬高的同时有严重心绞痛发作,见于变异型心绞痛及自发性心绞痛。ST 段抬高的程度多在 0.20～1.0mV。症状缓解以后,ST 段立即回至基线。原有 ST 段抬高者,变异型心绞痛发作时,ST 段可进一步显著抬高;原有 ST 段下降者,可出现伪性改善,即暂时回至基线(图 9-5)。

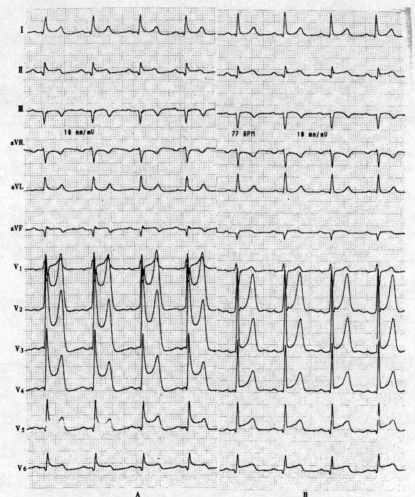

图 9-5 急性冠状动脉功能不全,ST 段抬高

男性,47 岁。冠心病、陈旧性下壁、前侧壁心肌梗死。右冠状动脉中段及回旋支远段均已闭塞,前降支近段至远段弥漫性狭窄 76%～89%

A:心绞痛发作时,V₂～V₄ 导联 ST 段抬高 0.60～1.1mV,为急性前壁穿壁心肌损伤

B:记录于症状缓解后,V₂～V₄ 导联回至原位,显示陈旧性下壁及侧壁心肌梗死波形

ST 段抬高比 ST 段下降少见,它是穿壁性心肌损伤的表现。ST 段抬高的导联上 T 波高耸,QRS 振幅增大及时间延长,常伴有心律失常;有时也可伴有 T 波倒置或正负双向,ST 段凸面向上。

部分患者心电图可有早期复极综合征的表现。

(二)T 波改变

急性冠状动脉功能不全引起的缺血性 T 波改变为一过性,缺血缓解以后,T 波又很快恢复原形。

1. 急性心内膜下心肌缺血　缺血部位的导联上 T 波异常高尖,两肢对称,基底部变窄,Q—T 间期缩短。

2. 急性心外膜下心肌缺血　缺血区的导联上 T 波倒置,呈冠状 T 波。

3. 急性透壁性心肌缺血　在缺血部位的导联上 T 波倒置进一步增深,伴有 Q—T 间期延长。

(三)U 波改变

急性冠状动脉功能不全时原无 U 波者可出现明显 U 波,或 U 波由直立转为倒置,或 U 波直立振幅增大,时间增宽(图 9-6)。

(四)一过性异常 Q 波

严重冠状动脉功能不全,可使损伤区心肌暂时丧失除极能力,出现一过性急性心肌梗死的 q、Q 或 QS 波。持续时间短者只有几十分钟,长者可达数日。

(五)一过性心律失常

1. 窦性心律失常　多为一过性窦性心动过速、窦性停搏或窦房阻滞。

2. 早搏　多为室性早搏,可为单形性、多形性或多源性,此时发生的 R-on-T 现象显示室性早搏有诱发扭转型室性心动过速或心室颤动的危险性。

3. 室性心动过速　单形性室性心动过速的频率多在 150bpm 左右,室性 QRS—T 波形相同,R—R 周期基本匀齐,多由 3～10 个室性 QRS 波群构成,常由成对单形室性早搏诱发。多源性、多形性及扭转型室性心动过速比较少见。Q—T 期间正常或缩短时发生的多形室性心动过速的频率较快,可达 180～280bpm,持续时间在 10 秒钟以上者可引起晕厥,或发作阿—斯综合征。在 Q—T 间期延长基础上发生的多形性室性心动过速,基本心律多为缓慢心律失常及房室阻滞。心脏人工起搏增快心室率,随着 Q—T 间期的缩短,心室肌非同步复极化现象趋向一致,可以制止激动折返,中止室性心动过速(图 9-7)。

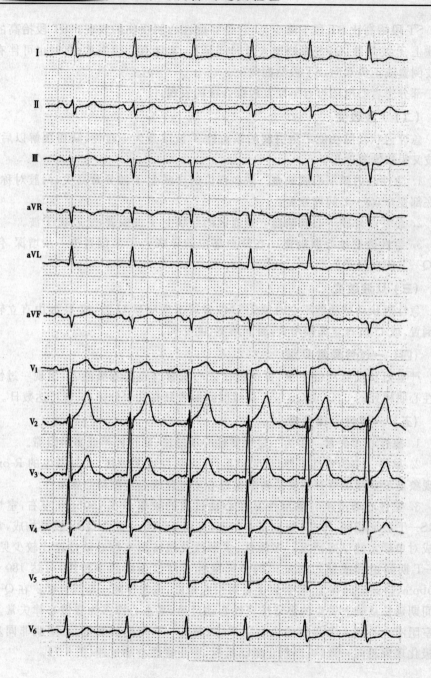

图 9-6 急性冠状动脉功能不全,U 波倒置

男性,66 岁。冠心病、稳定型心绞痛。心电图记录于心绞痛发作时,V₂~V₄ 导联 U 波倒置。V₂、V₃ 导联 T 波增高

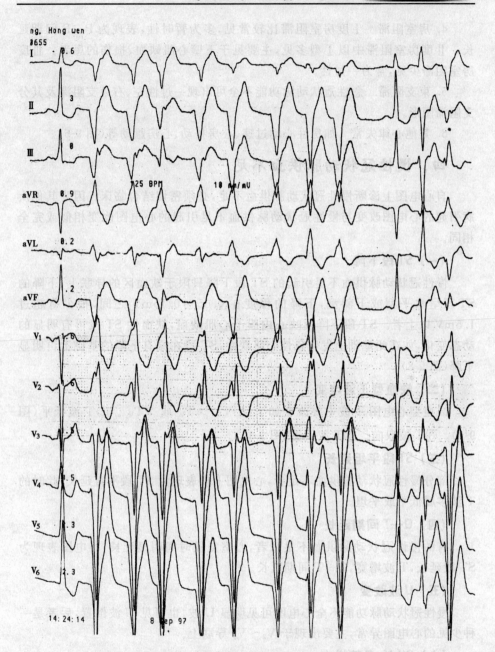

图 9-7　急性冠状动脉功能不全,发生多形性室性心动过速

男性,43 岁。冠心病。心绞痛发作时 I、II、III、aVF、V$_4$～V$_6$ 导联 ST 段呈下斜型下降 0.05～0.35mV。
宽大畸形的 QRS 波群为室性心动过速,频率 116bpm。室性心动过速呈多形性,QRS-T 波形不同

4.房室阻滞 Ⅰ度房室阻滞比较常见,多为暂时性,表现为 P—R 间期延长。Ⅱ度房室阻滞中以Ⅰ型多见,主要见于下壁心肌缺血、损伤的患者。Ⅲ度房室阻滞少见,常为一过性。

5.束支阻滞 急性冠状动脉功能不全可出现一过性左、右束支阻滞及其分支阻滞图形。

6.其他心律失常 如房性心动过速、心房扑动、心房颤动等(图 9-6)。

四、慢性冠状动脉供血不足

自心电图上诊断慢性冠状动脉供血不足,必须密切结合临床。因为其他疾病引起的心电图改变与慢性冠状动脉供血不足引起的心电图改变相似或完全相同。

(一) ST 段下降

慢性冠状动脉供血不足引起的 ST 段下降只限于缺血区的导联上,下降的 ST 段呈水平型或下斜型,下降的程度在 $0.05 \sim 0.15mV$ 之间,很少有超过 1.5mV 以上者。ST 段下降反映心内膜下心肌缺血,缺血性 ST 段可有明显的动态变化,如在此基础上发生急性心肌缺血,ST 段在原有下降的基础上再明显下降(图 9-8)。

(二) 缺血型 T 波改变

缺血型心电图 T 波主要改变如下:①$T_{V_1} > T_{V_5}$ 或 $> T_{V_6}$。②T 波低平(图 9-9)。③T 波双向。④T 波倒置(图 9-10)。

(三) ST 段平坦延长

部分慢性冠状动脉供血不足者,心电图上仅表现为 ST 段平直延长,此时的 T 波多属低平或平坦。

(四) Q—T 间期延长

有的慢性冠状动脉供血不足患者,心室复极时间明显延长,心电图表现为 ST 段延长,T 波增宽,Q—T 间期延长。

(五) U 波改变

慢性冠状动脉功能不全心电图可见明显 U 波,也可见 U 波倒置,后者是一种少见的心电图异常,主要出现于 $V_2 \sim V_6$ 导联上。

(六) Ptf-V₁ 负值增大

在 V_1 导联中,P 波呈正负双向时,负性 P 波电压与时间的乘积,称为 Ptf-V_1 或 P_1 的 P 波终末电势(图 9-11)。

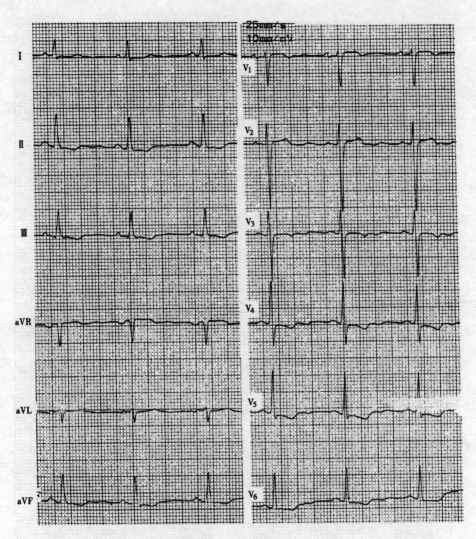

图 9-8　慢性冠状动脉功能不全, ST 段下降

　　女性, 60 岁。冠心病。$V_4 \sim V_6$ 导联 ST 段呈下斜型下降 $0.05 \sim 0.10 \text{mV}$。Ⅱ、Ⅲ、aVF、$V_3 \sim V_6$ 导联 T 波倒置

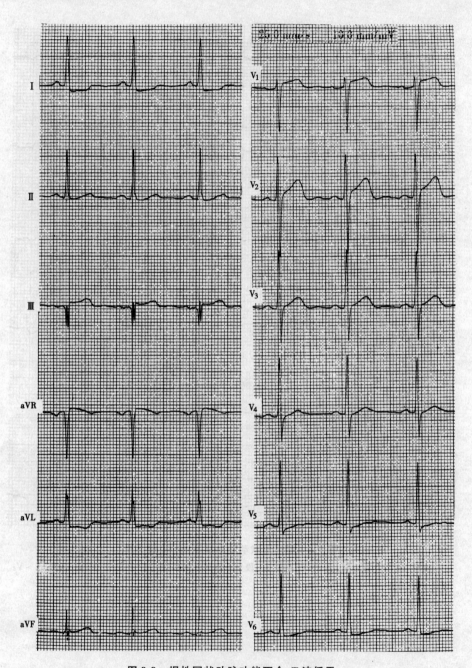

图 9-9　慢性冠状动脉功能不全，T 波低平

女性，57 岁。冠心病。ST_{LaVL} 水平型下降 0.10mV。T_{LaVL}、V_5、V_6 导联 T 波低平

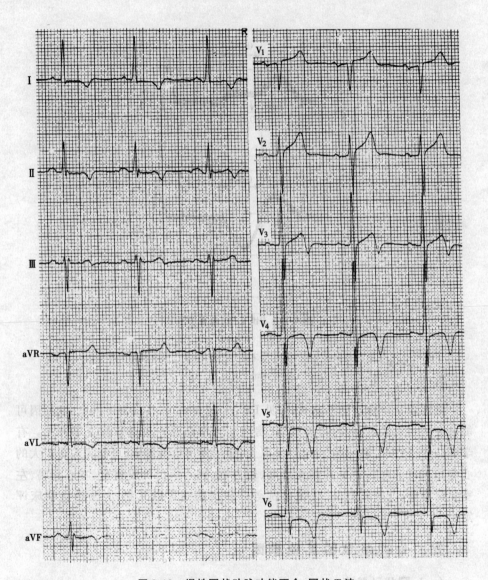

图 9-10　慢性冠状动脉功能不全，冠状 T 波

男性，67 岁。冠心病。Ⅰ、Ⅱ、aVF、V₄～V₆ 导联 T 波倒置，呈冠状 T 波，V₃ 导联 T 波正负双向

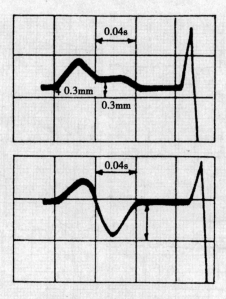

图 9-11　Ptf-V$_1$ 的测算方法

上图：0.04s×(+0.3mm)＝+0.012mm·s

下图：PV$_1$ 波终末电势＝PV$_1$ 终末部分时间 s×PV$_1$ 终末部分振幅 mm

0.04s×(−0.8mm)＝−0.032mm·s

　　慢性冠状动脉功能不全时，可见 Ptf-V$_1$ 绝对值＞−0.03mm·s。其原因可能与左房心肌缺血、房内传导延缓、房内压力增高及左房退行性变等有关。有学者认为，Ptf-V$_1$ 在−0.04mm·s 以上，提示左房负荷增重，可能为左房扩大的心电图表现。此种特征在高血压病、冠心病、风心病二尖瓣狭窄、左心衰竭、左室负荷增重、电解质紊乱、代谢紊乱等许多疾病中可以见到，必须结合临床评定。

五、心肌缺血的其他原因

（一）冠状动脉炎

　　某些感染性或非特异性炎症，往往可能侵犯冠状动脉，致使发生狭窄或闭塞性改变，引起心肌缺血。梅毒性主动脉炎 25％～30％波及冠状动脉开口及其起始部分。非特异性大动脉炎病变亦可波及冠状动脉，引起冠状动脉狭窄或闭塞，发生心绞痛或心肌梗死。结节性多发性动脉炎、红斑性狼疮、风湿热，均可累及冠状动脉，发生心肌缺血。

（二）瓣膜病

在心脏瓣膜病中，主动脉瓣狭窄最常引起心绞痛，约占 20%，有的甚至发生心肌梗死。明显的主动脉瓣关闭不合、左心室舒张中期及末期压力增高，冠状动脉舒张期灌注低下，亦可引起弥漫性心内膜下心肌缺血及其他严重的临床症状。二尖瓣狭窄病人，冠状动脉血流可因肺血管阻力增高而减少，导致心肌缺血。

（三）先天性冠状动脉畸形

青少年发生心绞痛者，应多考虑先天性冠状动脉畸形，其中以左冠状动脉起源于肺动脉者常见，有的可生长到成年。其他有单一冠状动脉开口或左、右冠状动脉开口于同一乏氏窦者。上述这些冠状动脉畸形，不仅可引起心肌缺血，还可导致猝死。近年通过冠状动脉造影可在生前做出临床诊断及必要处理。

（四）冠状动脉痉挛

冠状动脉造影开展以来，可逆性冠状动脉痉挛报告日益增多，也是发生变异型心绞痛的原因之一。它可发生于完全正常的冠状动脉，亦可发生于冠状动脉粥样硬化病变的基础上或其附近，情况更为严重，容易引起血管的完全闭塞，发生急性心肌梗死或猝死。

（五）冠状动脉栓塞

感染性心内膜炎、风湿性心瓣膜病变的赘生物、主动脉钙化物质、黏液瘤，以及由心脏以外来的空气、脂肪珠等，均可能成为栓子，随血流进入冠状动脉，发生冠状动脉栓塞，致急性心肌缺血或坏死。

（六）其他

严重贫血时，红细胞明显减少，携氧能力低下，不敷心肌需要，可发生心肌缺血的临床症状与心电图表现。有些伴有贫血的冠心病患者，一旦贫血纠正，缺血性心脏病的有关症状即大为改善或消失。急性失血，可诱发急性心肌缺血或坏死。

一氧化碳中毒发生心肌缺血的原理和贫血相似，也是携氧能力低下所致。

还有报道，某些心肌缺血患者，乃由于血红蛋白释放氧发生障碍所致。

药物所致的心肌缺血，一是可引起冠状动脉收缩或痉挛，减少了血流量；二是增加心肌耗氧量，使心肌氧的供需失调，如儿茶酚胺类。

六、引起 *ST—T* 改变的其他原因

（一）心肌炎

包括风湿性心肌炎、病毒性心肌炎及其他感染引起者,如白喉、伤寒、波浪热、葡萄球菌菌血症或败血症,发生 ST—T 改变,并且往往随着感染的进展和减轻而改变。

（二）心肌病

特发性心肌病,产后心肌病、克山病等,都可有 ST—T 改变。

（三）药物性

使用洋地黄制剂病人,可有 ST 段降低,T 波平坦、双向或倒置,多伴有 Q—T 间期缩短。

应用奎尼丁后可有 ST 段下移及延长、T 波低平或倒置、Q—T 间期延长。普鲁卡因酰胺对于 ST—T 的影响较轻。

吐根碱可使心电图的 T 波平坦、双向或倒置,深尖 T 波,ST 段上移或下降。

接受氯喹治疗的病例中,60％～90％心电图可呈 T 波平坦或倒置、ST 段压低、QT 延长,严重病例有心脏骤停。

足量锑剂治疗,几乎 100％的病人心电图有 QT 间期延长、T 波低平或倒置、ST 段偏移。

（四）低血钾

根据血钾减低的程度,T 波可为平坦、倒置和 ST 段降低,出现 U 波。

上述各种原因,都有自己的特殊病史及临床表现,只有密切结合病史及其他临床资料,方可得到较准确的诊断。

七、心电图诊断心肌缺血的局限性

根据尸检报告,冠状动脉粥样硬化的发生率在 40.0％以上,但普查 40 岁以上人群冠心病的患病率为 4％～7％,而且大多是隐性冠心病,这是因为冠状动脉有很大的储备能力。正常人在剧烈体力活动时,心肌需氧量极度增加,冠状动脉供血量可增长 10 倍,不至于发生心肌缺血。一般体力活动的人,轻微的冠状动脉粥样硬化病变,不至于影响供血功能,也就不会出现临床症状,只有在粥样硬化斑块明显时(一般认为使动脉管腔狭窄＞75％),方可发生冠状动脉供血不足。

冠状动脉粥样硬化的程度,与临床表现及心电图改变往往不成平行的关系。有的人冠状动脉粥样硬化病变范围很广泛,经尸检已经证明,其生前可无临床症状,心电图也完全正常,而范围较小的局限性病变,反而出现了严重的临床症状,甚至发生了心肌梗死。有研究,冠状动脉造影显示多支冠状动脉病变而无穿壁性心肌梗死的患者中,休息心电图正常者达 16%~66%。通常认为,最威胁生命的左冠状动脉狭窄时,1/3 的患者休息时心电图正常,随着狭窄的严重度和发生狭窄的冠状动脉支数增加,代偿功能降低,休息时的心电图异常率则增高。冠状动脉狭窄发生的速度和发生的血管支数,直接影响到代偿功能,如单一冠状动脉缓慢地发生狭窄,可完全由侧支循环来代偿。如果狭窄发生得快,或是多支病变,则不易建立足够的侧支循环。

心电图是诊断冠心病的重要方法,可表现为各种心律失常及缺血型 ST—T 的改变。但有一定限度,一些冠心病不能从休息时的心电图上反映出来,其他原因所致的心肌缺血以及某些非缺血性疾病也可有类似的心电图改变,必须结合病史及其他资料诊断冠心病。

八、冠状动脉心肌桥的心电图改变

据研究,冠状动脉心肌桥患者静息心电图多数正常,重症或有临床症状者 $V_3 \sim V_6$ 或 $V_4 \sim V_6$ 有缺血性 ST—T 改变。

李玉峰等研究,经冠状动脉造影确诊的 120 例冠状动脉心肌桥患者中,87 例(72.5%)有不同程度的心电图或动态心电图异常,主要为 ST 段水平型压低 $\geq 0.05mV$,心房颤动 16 例(13.33%),频发室性早搏 14 例(11.67%)。前降支心肌桥 114 例(95%),回旋支心肌桥 6 例(5%)。狭窄Ⅰ级:6 例(5%),Ⅱ级:78 例(65%),Ⅲ级:36 例(30%)。本组狭窄≥2 级 114 例,占 95%。

黄维义等研究 11 例冠状动脉心肌桥患者中,静息心电图示 3 例(27.27%)有 ST 段压低及 T 波改变。其余 8 例中有 4 例负荷心电图显示有心肌缺血性改变。依据 Nobel 分级法,Ⅰ级 2 例,Ⅱ级 4 例,Ⅲ级 5 例。同时,并发冠状动脉粥样硬化者 3 例(占 27.27%),其中 2 例粥样硬化病变处管腔狭窄<50%,1 例狭窄程度达 70%。

肖佑生等对经 64 层螺旋 CT 冠脉成像确诊的 64 例心肌桥-壁冠状动脉进行了分析,患者行心电图检查发现有 35 例(54.69%)患者有 ST—T 改变,表现为 $V_3 \sim V_6$ 导联 T 波倒置,ST—T 下降,其中孤立性心肌桥心电图改变 9 例,肌桥长度均≥12mm。浅表型 14 例中仅 1 例有心电图改变,1 例表现为 2 度Ⅰ型房室传导阻滞。

郭丽君等对 35 例冠状动脉心肌桥进行了临床分析,12 例心电图(静息和/或发作时)大致正常。12 例心电图异常(34.28%),包括 2 例胸前导联 $V_3\sim V_6$ ST 段弓背向下抬高,T 波高尖,呈早期复极样,静息和发作期无明显变化。7 例于静息和/或发作时出现胸前导联 $V_3\sim V_6$ 或 $V_4\sim V_6$ ST 段压低 $0.05\sim 0.1mV$,T 波双向或倒置或直立;其余 3 例中 1 例为急性前侧壁、高侧壁心肌梗死图形。1 例仅见 $V_1\sim V_4$ 导联 T 波倒置,另 1 例表现为 Ⅱ、Ⅲ、aVF、$V_4\sim V_6$ 导联 ST 段弓背向上抬高 $0.1\sim 0.2mV$,T 波明显倒置,近似心肌梗死图形,但无动态演变。这 24 例为孤立性心肌桥病例中,不典型胸痛/或胸闷,心悸者 13 例;典型心绞痛症状者 10 例,急性心肌梗死 1 例。心肌梗死和心绞痛组和不典型胸痛组的肌桥狭窄程度(58%±15% 和 54%±15%),以及肌桥长度(22mm±11mm 和 20mm±6mm)无明显统计学差异。心电图异常组的肌桥狭窄程度重于正常组(63%±13% 和 49%±13%,P<0.05),但两组的肌桥长度(22mm±10mm 和 20mm±7mm)差异无统计学意义。

刘幼文等对有 10 例明显心肌缺血表现的冠状动脉心肌桥患者行支架置入术治疗的临床资料中,冠状动脉造影显示心肌桥均位于前降支,心脏收缩时壁冠状动脉狭窄率为 75%~100%,狭窄长度 8~20 毫米。所有患者均有较典型的心绞痛症状,其中临床诊断为不稳定型心绞痛 5 例,稳定型心绞痛 4 例,陈旧性心肌梗死 1 例。心绞痛发作时,所有患者的心绞痛均有明显的 ST 段下移,发生的导联与心肌桥的部位相对应。

从上述资料中可以看出,部分冠状动脉心肌桥患者心电图有缺血性 ST—T 改变,壁冠状动脉心肌桥收缩时狭窄重者,心电图缺血改变明显,也有受其他因素影响。

第二节　心肌梗死型心电图改变

冠状动脉心肌桥亦可发生急性心肌梗死,及时识别心电图改变有重要意义。

一、心肌梗死心电图改变与病理的关系

不论心肌梗死发生的急缓,心肌病变都将有一个发展过程。首先是心肌的急性缺血,如果此时不能逆转,便会进一步损伤心肌,最后发生坏死型改变而致死(图 9-12、图 9-13)。

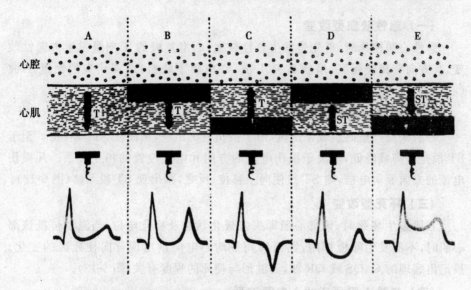

图 9-12　心肌梗死心电图改变与病理关系（对 T 波及 ST 段的影响）

A. 正常心肌及心电图波形　　B. 急性心内膜下缺血,T 波高尖

C. 急性心外膜下缺血,T 波倒置深而尖　　D. 急性心内膜下损伤,ST 段压低

E. 急性心外膜下损伤,ST 段升高

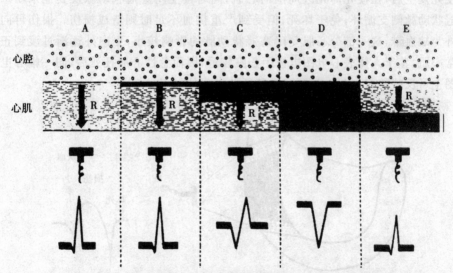

图 9-13　心肌梗死心电图改变与病理关系（对 QRS 波的影响）

A. 正常心肌及心电图波形　　B. 小片心内膜下心肌坏死,可无明显改变,或仅 R 波变低

C. 明显心内膜下心肌坏死,病理性 Q 波伴 R 波减低　　D. 穿壁性心肌梗死,呈 QS 波

E. 心外膜下心肌坏死,R 波变低

（一）急性缺血型改变

急性心肌梗死时，首先是发生急性缺血，心室复极的 T 向量发生方向性改变，其方向背离梗死区，呈现高尖 T 波（心内膜下缺血）或深而尖的倒置 T 波（心外膜下心肌缺血），在和其相对应的导联上则反之。

（二）急性损伤型改变

心肌缺血严重而造成损伤时，由于损伤电流出现，从而使 ST 段移位。至于 ST 段是升高或降低，取决于损伤电流的方向和电极位置的相互关系。凡损伤电流的方向面向电极，则 ST 段便向上移位；反之，则出现 ST 段下移（图 9-12）。

（三）坏死型改变

心肌发生坏死时，该部心肌即失去极化状态及极化电位，当激动传抵该部心肌时，不能发生除极作用，因而瞬间平均心电向量出现背向梗死区的变化。描记出病理的 Q、QS 或 QR 波，其波形与梗死的程度有关（图 9-13）。

（四）急性心肌梗死的心电图波型

上述心电图改变，急性缺血、急性损伤及坏死，可反映急性心肌梗死发生后的发展过程。这三种心电图改变亦可描记于同一幅心电图上。因为急性心肌梗死发生后，在梗死坏死区周围的心肌，同时接受闭塞冠状动脉及其他未闭塞冠状动脉侧支循环，免于坏死，但受到严重供血不足时则造成损伤。损伤再向外为缺血带，这一部分心肌受闭塞冠状动脉的影响较小；更向外逐渐过渡到正常心肌，鉴于人体表心电图电极距心脏较远，因而急性心肌梗死后，同一幅心电图上可反映缺血、损伤、坏死三种特征性表现（图 9-14）。

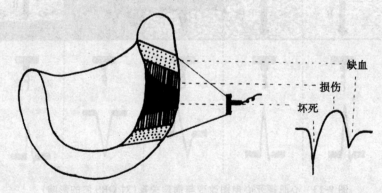

图 9-14　急性心肌梗死心电图示意

同一帧心电图上有缺血、损伤、坏死 3 种特征性表现

一、心肌梗死的心电图分期

(一)早期过急期

早期过急期是急性心肌梗死的最早期的心电图表现,当心肌细胞供血突然急剧减少时,细胞内无氧代谢增加,酸性产物堆积,细胞膜的通透性改变,细胞内钾外溢,细胞外钠进入细胞内,细胞内钾/钠比值减小,如细胞内失钾超过50%,就没有生物电活动了。心电图有以下三种变化。

1.急性损伤阻滞 急性损伤阻滞发生时可有以下几种情况:①损伤区 R 波的上升支缓慢,类本位曲折≥0.045s。②QRS 波时间延长,可达 0.12s。③QRS波幅度增加。这种改变,发生在病理 Q 波出现和 T 波倒置之前,同时发生 ST 段斜上形升高(图 9-15)。如果病理性 Q 波出现或 T 波倒置,急性损伤阻滞即消失。

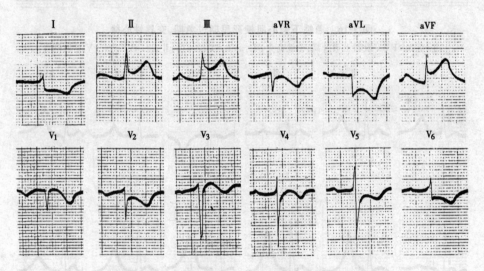

图 9-15 急性下壁心肌梗死早期过急期伴一度房室传导阻滞

Ⅱ、Ⅲ、aVF R波上升支缓慢,QRS时间延长,ST 段斜上抬高;与之相对应的前侧壁导联 ST 段压低

2.ST 段斜上形升高 在缺血区的导联上,ST 段呈斜上形升高,也可进一步发展为全部 ST 段升高;与其相对应的导联,ST 段呈反向改变(图 9-16)。

3.T 波的改变 T 波幅度增大、高耸,以 R 波为主的心前导联上尤为明显,可发生于 ST 段升高之前,故并非 ST 段升高的继发表现。当此 T 波恢复时,病理性 Q 波可不出现(图 9-17)。

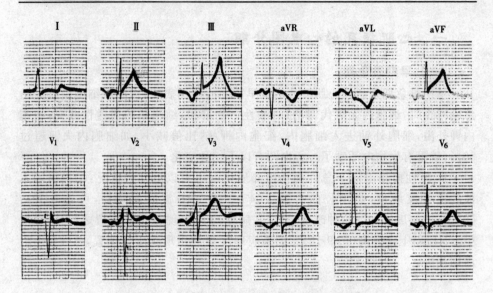

图 9-16　急性下壁心肌梗死早期过急期,交界性心律

Ⅱ、Ⅲ、aVF ST 段斜上形升高,T 波高尖;Ⅰ、aVL ST 段压低;Ⅱ、Ⅲ、aVF、V₂~V₆P 波倒置

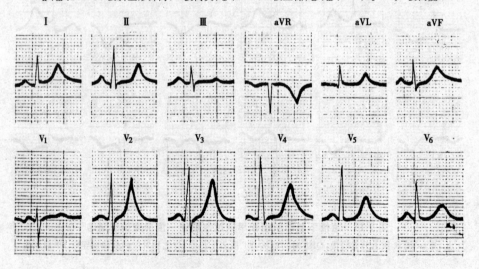

图 9-17　急性心肌梗死早期过急期广泛性心内膜下心肌缺血

T Ⅰ、Ⅱ、v₂~v₆上升支与下降支对称,V₂~V₄ 高尖,以后发展为广泛性前壁心肌梗死

　　早期过急期心电图改变时间多持续数小时或 1~2 天,罕有延长至数天或数周。此阶段对于临床防治极为重要:部分不稳定型心绞痛患者,经积极治疗后,可不向心肌梗死发展;急性心肌梗死患者,经积极治疗后,一般梗死范围较

小,合并症少,预后较好;损伤区心室自律性增加,容易发生原发性心室颤动而猝死,应积极防治。

（二）充分发展期

典型的表现有病理性 Q 波,ST 段凸面向上的弓形升高,对称性深而尖的倒置 T 波。分别反映了急性心肌梗死的三个不同区带。①梗死中心的心肌梗死死。②与坏死区紧连的损伤区。③距坏死中心较远的缺血区。图形演变的过程是高尖的 T 波逐渐降低以至倒置,升高的 ST 段呈凸面向上的弓形升高,但升高的程度有所减轻。在这个过程中,甚至可有暂时的正常心电图表现(图 9-18)。该期标志着急性心肌梗死已经形成,梗死中心区的坏死心肌已不可逆转,如果梗死范围并不太小,反映心肌坏死的病理性 Q 波将持续存在。坏死周围损伤区带的命运则有不同,它可能随着侧支循环的建立、微循环的改善而恢复正常;又可因血液供应继续减少,进一步发展为坏死。此时积极治疗的重要目标是千方百计地挽救这一部分心肌,缩小梗死面积。T 波到达一定深度以后,将随着病情的恢复而逐渐变浅、直立,这取决于缺血的恢复情况。一般 3～6 个月,ST 段即恢复到等电位上,有些可能恢复得更早;6 个月不恢复者,就应疑有室壁瘤的可能性。

（三）慢性稳定期（陈旧性心肌梗死）

随着心肌梗死的恢复愈合,心电图上仅残留有病理性 Q 波,大多数长期存在。它提示从前发生过急性心肌梗死,病情稳定,但不能从图形上判断距急性心肌梗死发病有多长时间(图 9-18)。梗死面积较小者,病理性 Q 波也可能消失,心电图形基本正常。若仔细与梗死前对比,R 波可能较前有所减低。由于冠状动脉粥样硬化基本病变的影响,非梗死区可持续有缺血型 ST—T 的改变。ST 段弓形升高及 T 波深倒的损伤型改变已不复存在。病理上,通常认为疾病的第 6～8 周后坏死心肌由瘢痕组织替代,——即为陈旧性心肌梗死。而临床则规定,急性心肌梗死发病 1 个月后即称为陈旧性心肌梗死(图 9-19、图 9-20)。

近年来,由于急性冠脉综合征(Acute coronary syndrome, ACS)在临床上广泛出现,将急性心肌梗死分为 ST 段抬高的急性心肌梗死(ST-segment elevation myocardial infarction, STEMI),和无 ST 段抬高的急性心肌梗死(Non-ST segment elevation myocardial infarction, NSTEMI)。前述急性心肌梗死的心电图变化,为 ST 段抬高的急性心肌梗死心电图衍变,而非 ST 段抬高的急性心肌梗死心电图表现为 ST 段下移及 T 波倒置的动态衍变,即心内膜下或心壁内心肌梗死(图 9-21)。

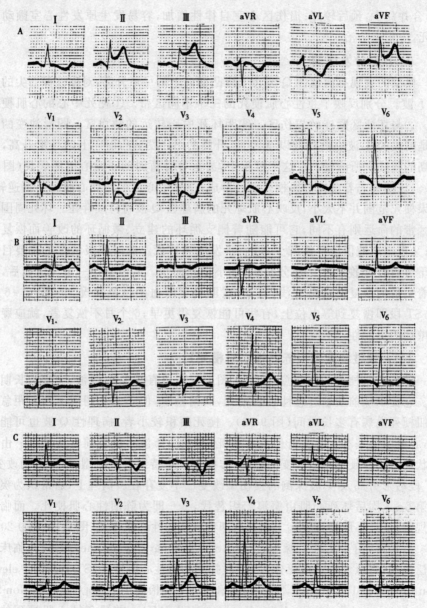

图 9-18 急性下壁心肌梗死心电图改变

A.下壁心肌梗死,早期过急期,Ⅱ、Ⅲ、aVF 导联为 qR 型,ST 段明显抬高,T 波高大。其他各导
联 ST 段压低或伴 T 波倒置

B.次日描记的心电图明显恢复,仅Ⅱ、aVF、V5、V6 导联 ST 段轻度压低,T 波低小

C.第 6 天示心肌梗死的充分发展期,Ⅱ、Ⅲ、aVF 导联为病理性 Q 波,ST 段轻度升高,T 波倒置

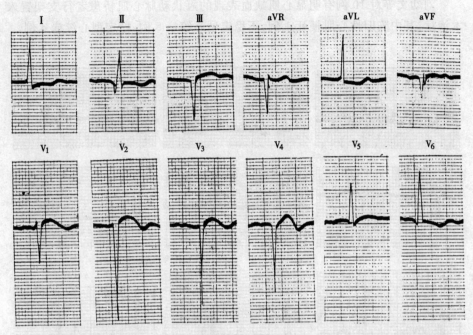

图 9-19 下壁及前侧壁陈旧性心肌梗死(慢性心肌梗死稳定期、慢性冠状动脉供血不足、心房纤颤)，Ⅲ、V_3、V_4 导联为 QS 波，Ⅱ、aVF 导联亦为病理性 Q 波，多数导联 T 波低平，ST 段压低

郭丽君等对 35 例冠状动脉心肌桥进行了研究，其中 24 例为孤立性心肌桥，急性心肌梗死 1 例，表现为急性前侧壁、高侧壁心肌梗死图形。合并冠心病者 9 例，其中 4 例有急性心肌梗死，急性前间壁心肌梗死 1 例，急性下壁、后壁心肌梗死 2 例，急性下壁、右室心肌梗死 1 例，其余 5 例表现为心绞痛或不典型胸痛。

姚道阔等报道 1 例冠状动脉心肌桥引起急性心肌梗死伴晕厥患者。男，57 岁，因突发晕厥 2 次，胸闷、胸痛 1 天，于 2006 年 2 月 10 日入院。入院后心电图显示胸前导联 $V_{2\sim6}$ ST—T 改变，肌酸激酶(CK)482U/L，肌酸激酶同功酶(CK-MB)37U/L，肌钙蛋白 T 0.80ug/ml。诊断为急性前壁心肌梗死、血管迷走性晕厥。冠状动脉造影示左前降支(LAD)中段可见 2 处肌桥(图 9-22)。造影过程中出现晕厥，心率 60 次/分钟，血压 40/20mmHg，经用多巴胺后 3 分钟血压恢复至 100/60mmHg。

刘幼文等对 10 例有明显心肌缺血表现的冠状动脉心肌桥患者行支架置入术治疗,其中陈旧性心肌梗死 1 例,不稳定型心绞痛 5 例,稳定型心绞痛 4 例。

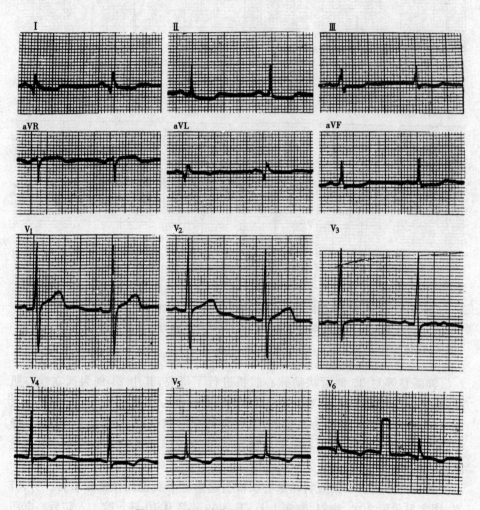

图 9-20　陈旧性高侧壁、真后壁心肌梗死

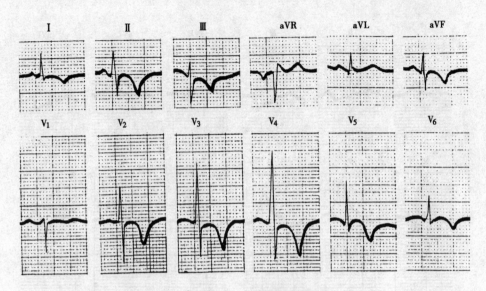

图 9-21　广泛性心内膜下心肌梗死

表示Ⅰ、Ⅱ、Ⅲ、aVF、V_2～V_6 导联 ST 段压低，T 波倒置，aVR ST 段升高，T 波直立，即无 ST 段抬高的急性心肌梗死或非 Q 波急性心肌梗死

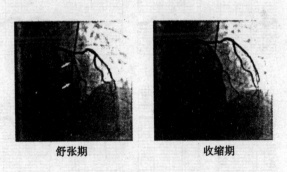

舒张期　　　　　　　　收缩期

图 9-22

三、心肌梗死定位

（一）前壁心肌梗死

1. 广泛前壁心肌梗死　　QS 波呈现于 V_1～V_6、aVL 及Ⅰ导联（图 9-23），甚至在 V_7 导联上亦可见 Qr 波，提示左心室壁及间隔部大面积穿通性心肌梗死。当左心室心肌丧失量达 30％以上时，一般出现左心衰竭，达 40％以上时并发休克。广泛性前壁心肌梗死易于发生泵衰竭，在治疗措施上应及早考虑。

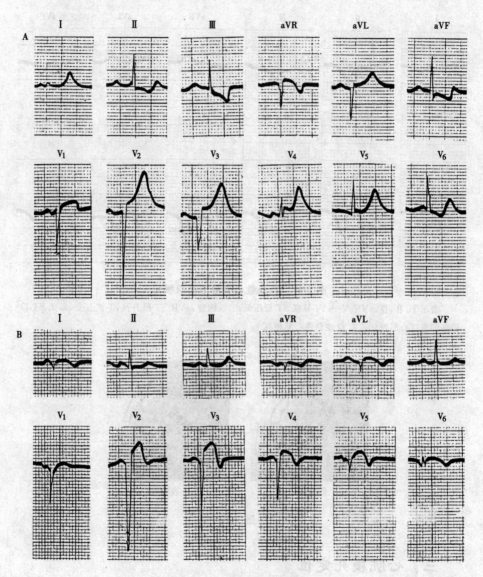

图 9-23　广泛性前壁心肌梗死

A. 早期过急期，$V_2 \sim V_5$ 高尖 T 波，多数导联有 ST 段改变

B. 充分发展期，Ⅰ、aVL、$V_2 \sim V_5$ QS 波，ST 段呈弓形升高，T 波倒置

　　2. 前间隔心肌梗死　充分发展期是在 V_1、V_2 呈现 QS 波，V_3、V_4 可有 QR 波。正常应表现为 qR 的 V_5、V_6，其 q 波消失及 R 波的幅度减低（图 9-24）。

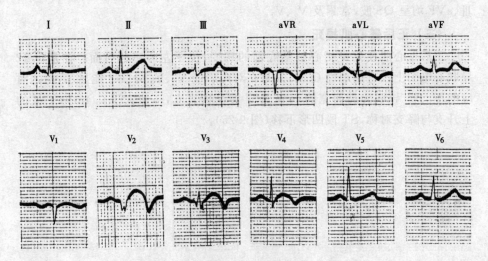

图 9-24　急性前间隔心肌梗死充分发展期

如果 $V_1 \sim V_4$ 为 QS 波，V_5、V_6 仍保持有初始的 q 波，提示侧壁心内膜下有广泛的梗死。

有时表现为 V_1、V_2 的 r 或 R 波大于 V_3 或 V_4，应该同右室肥厚相鉴别。

正常 V_1、V_2 导联为 rS 波，如果前面有 q 波呈 qrS 型，则提示前间隔心肌梗死；如果 V_3、V_4 为 Q 或 QS 波诊断意义更大。在心前导联上正常的初始小 q 波，V_6 较 V_4 深；反之，如果 V_4 导联的小 q 波较 V_6 深，则提示前间隔低部位的梗死。

3. 前侧壁心肌梗死

(1)高侧壁心肌梗死：主要是 Ⅰ、aVL 两个导联出现梗死波形，可能累及 V_5、V_6。

(2)心尖部心肌梗死：主要是 V_5、V_6 出现梗死波形，可能累及 Ⅰ、aVL。亦可能 3 个标准导联均伴有 $>0.04s$ 的 q 或 Q 波。

前侧壁心肌梗死时，V_5、V_6 为 QR 或 Qr 波，并不出现 QS 波，如为 QS 波，其右侧心前导联往往被累及，为广泛性前壁心肌梗死。

（二）下壁心肌梗死

下壁心肌梗死亦称膈面心肌梗死，位于心脏的下面贴近横膈面。其梗死图形表现于 Ⅱ、Ⅲ、aVF 3 个导联，这些导联电极距心脏较远，其病理性 Q 波一般较前壁梗死者小。一般 $Q_Ⅲ$ 大于 Q_{aVF}，而 Q_{aVF} 又大于 $Q_Ⅱ$。QS 波常见于 Ⅲ，Ⅱ 及 aVF 多呈 QR 或 Qr 型，甚至 Ⅲ 也有终末 R 波。广泛性下壁心肌梗死，Ⅱ、

Ⅲ、aVF 均呈 QS 波,常累及 V_5、V_6。

(三) 正后壁心肌梗死

正后壁心肌梗死是指心脏基底部的病变,位于左心室的后面。在常规 12 导联心电图上没有病理性 Q 波,只是在对向后壁 V_7、V_8 导联才能显示,与之对应的 V_1、V_2 导联为高而宽的 R 波及 T 波高尖直立,一般大于 0.4mV,T 波的上升支与降支对称,ST 段凹形下移(图 9-25)。

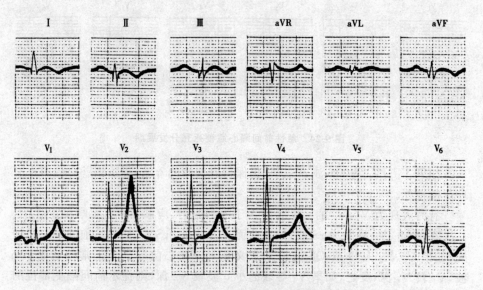

图 9-25　急性下侧壁心肌梗死及正后壁心肌梗死

表示 Ⅱ、Ⅲ、aVF 为病理性 Q 波,示下壁心肌梗死;V_5、V_6 波减低,无 q 波伴 ST 段弓形抬高,亦累及侧壁;V_1~V_4 波及 T 波高大,示正后壁心肌梗死

RV_1、RV_2 可见于右心室肥厚、右束支阻滞、A 型预激综合征,以及正常变异。当疑为正后壁心肌梗死时,宜加做 V_7~V_9,有助于确诊。

(四) 右心室心肌梗死

右心室心肌梗死的心电图表现,主要是 V_{3R}~V_{6R} 呈损伤型 ST 段抬高 > 1mm 及其演变过程。它多合并下壁或后壁心肌梗死,临床上易并发右心衰竭、心动过缓或不同程度的房室传导阻滞。

(五) 多发性心肌梗死

1. 梗死部位相邻　同时在各相应导联上表现出典型改变,诊断并不困难(图 9-26)。

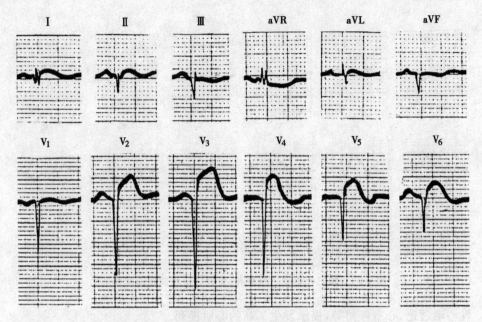

图 9-26　广泛性前壁、侧壁、心尖部及下壁急性心肌梗死

2. 梗死部位相对　由于病变广度及深度不同,心电图主要表现出梗死范围及深度较大部位的坏死型改变。一般不致影响心肌梗死的诊断,但临床表现较严重,与心电图表现不成平行关系。在范围与深度上均相近似,两者 QRS 波群的初始向量改变互相"中和"而抵消,不出现深 Q 波,ST—T 改变也不典型,容易漏诊和误诊。

（六）复发性心肌梗死

1. 除原有陈旧心肌梗死图形外,另又新增不同部位急性心肌梗死的图形(图 9-27)。

2. 原有部位陈旧性心肌梗死的病理性 Q 波消失,出现了损伤性 ST 段及缺血型 T 波改变,提示陈旧性心肌梗死相对部位发生了急性心肌梗死,两者涉及范围相似。

3. 在陈旧性心肌梗死相对部位发生心肌梗死,范围相近,可使原有的病理性 Q 波"中和"消失。ST、T 改变不典型,甚至原有的改变反而转而"正常"。

4. 原有陈旧性心肌梗死范围较大,在相对部位新发生较小的梗死时,可被掩盖,心电图没有新的改变。

5. 并发心律失常。陈旧性心肌梗死突然并发室内阻滞、频发室性早搏、室

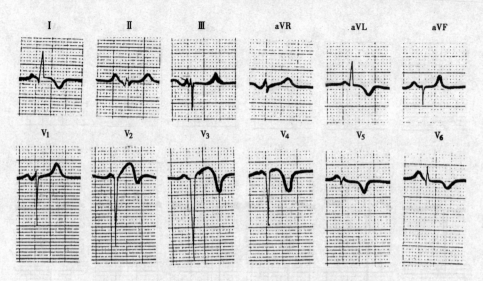

图 9-27　陈旧性下壁心肌梗死，急性广泛性前壁心肌梗死

性心动过速、心室停搏等，提示发生了新的心肌梗死。

（七）心肌梗死合并束支传导阻滞

心肌梗死合并束支传导阻滞为 8％～15％。有研究不合并束支传导阻滞者，心电图诊断心肌梗死的准确率为 79％，合并有束支传导阻滞时，其准确率下降为 57％～74％。

1. 心肌梗死伴有右束支传导阻滞　兼有心肌梗死及右束支传导阻滞的两种特征，如前壁心肌梗死时，V_{1r}、V_{2r} 波消失，V_5、V_6 的 q 波消失（图 9-28）；下壁心肌梗死时，Ⅱ、Ⅲ、aVF 有深的 Q 波（图 9-29）。急性心肌梗死时 ST 段及 T 波改变虽然可受右束支阻滞的继发性影响，但不至于将急性心肌梗死的特征完全掩盖，并注意随访，还可看到急性心肌梗死的演变过程。

2. 心肌梗死伴有左束支传导阻滞　右束支传导阻滞时，心室除极的初始程序正常，而左束支传导阻滞时，正常自左向右前的初始向量消失。心肌梗死的典型病理性 Q 波，反映在与梗死部位相关导联上 QRS 波群的初始部分。两者若同时存在，则表现为左束支阻滞的基本图形，不容易认出心肌梗死的存在，特别是陈旧性心肌梗死。急性心肌梗死时，可由 ST 段及 T 波的演变来辨认。

(1)前壁心肌梗死伴有左束支传导阻滞：在左束支传导阻滞图形的基础上，可有下述一些改变（图 9-30）。①在 Ⅰ、aVL 及 V_5、V_6 导联上出现 Q(q)波。②R波的振幅降低。③反映前壁导联的波形，有明显的损伤型 ST 段升高或合并有缺血性 T 波改变,并有心肌梗死的 ST—T 演变过程。

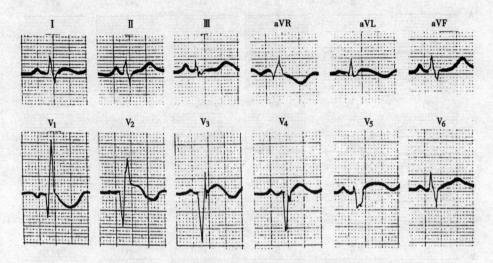

图 9-28   急性前间隔心肌梗死合并右束支传导阻滞

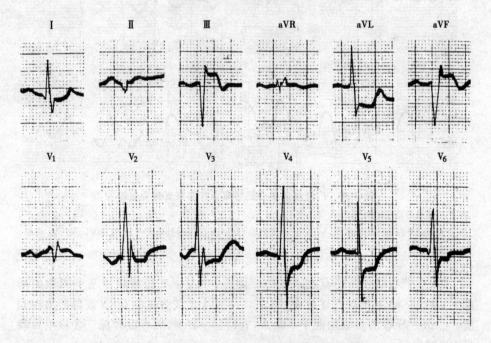

图 9-29   急性下壁心肌梗死合并右束支传导阻滞

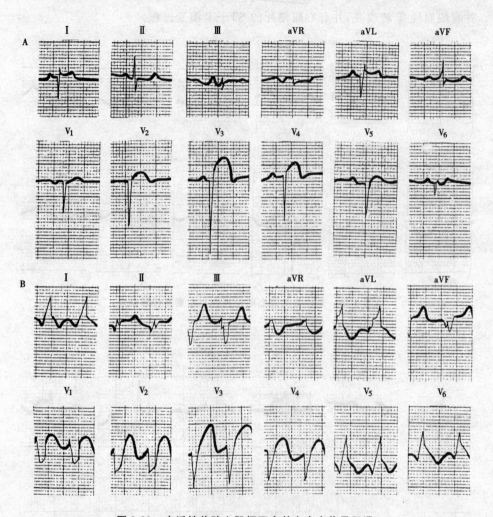

图 9-30　广泛性前壁心肌梗死合并左束支传导阻滞

A. 广泛性急性前壁心肌梗死

B. 两天后合并左束支传导阻滞，$V_1\sim V_3$ 出现初始 r 波，ST 段弓形升高更明显，I 、aVL、V_5、V_6 导联为 q 波

　　（2）下壁心肌梗死伴有左束支传导阻滞：在左束支传导阻滞基本图形的基础上，II 、III 、aVF 出现下述改变（图 9-31）：①以 R 波为主的 QRS 波群前出现 Q 波。②该三导联的振幅均低于 5 毫米，有时呈 rsr′ 型，而 S 波较深。③该三导联呈 RS 型。

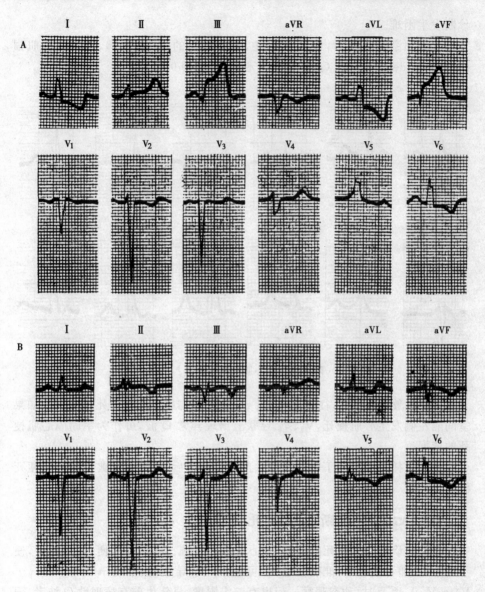

图 9-31　下壁心肌梗死合并左束支传导阻滞

A.早期过急期　B.充分发展期

（八）心肌梗死伴有预激综合征

预激综合征是心房激动通过异常捷径"抢先"传入心室，使 QRS 波的初始
向量发生方向变化。心肌梗死的病理性 Q 波也是发生在 QRS 的初始部分，使

诊断发生困难。

　　A 型预激综合征时，以 R 波为主，都有继发的 ST 段下移，说明有心肌损伤，如果在 delta 波前有 Q 波，提示有心肌梗死（图 9-32）。

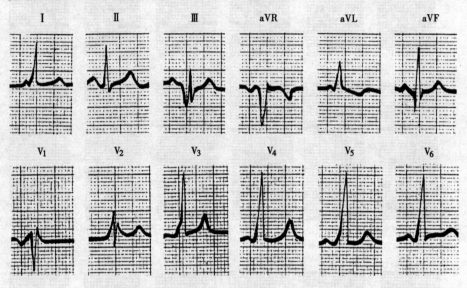

图 9-32　陈旧性下壁心肌梗死合并 A 型预激综合征

　　B 型预激综合征时，往往出现 $Q_{II、III、aVF}$，很难与膈面心肌梗死相鉴别。如果室间隔左侧发生心肌梗死，V_5、V_6 导联上出现异常 Q 波，可作为室间隔心肌梗死的依据。

　　使用阿托品或奎尼丁等药物消除预激综合征后，可显示出典型的心肌梗死波形。

四、心电图诊断心肌梗死评价

　　在临床诊断心肌梗死的方法中，心电图为首选。其操作简便，费用低廉，便于携带，当即看到结果，准确性也大，可做十八个导联（除常规＋二导＋$V_{7\sim9}$＋$V_{3R}\sim V_{5R}$），要及时、动态观察。但也有一定限度，早年生前有病理性 Q 波者，阳性率仅 61%～69%。北京对 717 例心肌梗死病人随访复查心电图，其中 163 人已无陈旧性心肌梗死的心电图表现，恢复率 29.4%。至于非 ST 段抬高急性心肌梗死，始终没有 Q 波出现。除急性 ST 段抬高外，急性心肌梗死可以出现病理性 Q 波，心肌病、广泛性心肌炎、克山病、B 型预激综合征、左室负荷过重、肺心病等亦可出现，应予鉴别。如果密切结合临床、动态观察，了解不典型病例的变化,这样就可将诊断符合率提高到90%以上。其他就是观察血清心肌生化标志物(CK、CK-MB、cTnT、cTnI)的变化,以及心电向量图、超声心动图、放射性核素等互相配合,可以进一步提高急性心肌梗死的诊断率。

姚道阔等报道,一例左前降支(LAD)中段可见两处心肌桥的57岁男性患者发生了急性前壁心肌梗死,心电图显示胸前导联 $V_{2\sim6}$ ST—T 改变,经及时救治恢复。郭丽君等报道了35例冠状动脉心肌桥患者,其中24例为孤立性心肌桥,发生1例急性前侧壁、高侧壁心肌梗死,心电图表现有相应图形,经治疗恢复良好。

第三节　心律失常型心电图改变

冠状动脉心肌桥患者中,有部分病人可在心电图上表现各种心律失常,如快速心律失常、缓慢心律失常、窦性心律失常、异位心律失常、室上性心律失常、室性心律失常,亦可表现为传导阻滞,应注意识别。

黄维义等报道了11例冠状动脉心肌桥患者,10例有发作性胸痛,1例表现为心律失常,心电图表现为阵发性频发性室性期前收缩。

李玉峰等报道了120例冠状动脉心肌桥患者,其中30例(25%)心电图表现有心律失常,心房颤动16例(13.33%),频发室性早搏14例(11.67%)。

杨瑞峰等报道了62例冠状动脉心肌桥患者,其中心律失常者9例(14.52%)。

冠状动脉心肌桥患者亦可表现有致命性心律失常,如室性心动过速、心室颤动、完全性房室传导阻滞、心室停搏等。

第四节　普萘洛尔试验

一、适应证

用于鉴别器质性与功能性 ST—T 的异常改变。如前所述,某些自主神经功能失调的病人休息或运动试验心电图,可能出现类似冠心病的 ST 段、T 波变化,对该类病人,可做此试验。

二、机制

功能性心脏病系交感神经张力亢进,迷走神经张力减低,心肌发生一时性的相对缺氧,故心电图可出现 ST—T 异常。普萘洛尔(心得安)为 β-受体阻滞剂,能使窦房结处交感神经作用部分受阻滞,而迷走神经占优势。故心肌缺氧获得改善,使心电图的这种功能性的 ST—T 改变恢复正常。而冠心病、高血压性心脏病等器质性心脏病的发病原因并非由于自主神经功能紊乱,而是由于血管病变所致的心肌长期缺血,所以心电图出现的 ST—T 异常不会发生改变,冠状动脉心肌桥引起的 ST—T 异常也不会因应用普萘洛尔发生改变。

三、方法

一是口服法。受检前 3d 停用影响心电图 ST 段及 T 波改变的药物,试验前做休息常规 12 导联心电图对照。口服普萘洛尔 20 毫克,服后 0.5 小时、1 小时、2 小时复查心电图各 1 次。临床多用此法。

二是静脉注射法。静注前准备同口服法。普萘洛尔 2.5～5 毫克,加入 25% 葡萄糖 20 毫升缓慢静注,静注后即刻、15 分钟、30 分钟复查心电图各 1 次。

四、评定

凡常规心电图各导联出现 ST—T 异常改变,而用普萘洛尔后恢复正常者,为普萘洛尔试验"阳性",可排除冠心病或心肌缺血。若至少有一个"R"波占优势的导联,其 ST—T 改变恢复正常者,或低平的 T 波于服药后升高≥50%者,为普萘洛尔试验"改善"。改变不明显,不足以上标准者,为普萘洛尔试验"阴性"。

临床试验证明,本法用以鉴别器质性与功能性 ST—T 改变的确是一种简便、安全而可靠的方法,具有一定的参考价值,但两者存在着重叠现象。本法必须结合临床资料(包括心电图的其他改变)、性别、年龄、家族史等,进行全面综合分析判断,才能进一步提高普萘洛尔试验的临床价值。对心电图运动试验阳性的可疑患者,隔日在同样条件下服普萘洛尔试验 20 毫克,2 小时再做运动试验,这时如运动试验后心电图正常,也属普萘洛尔试验阳性,具有相似的意义。

五、注意事项

注意事项有以下几点:①该试验尽可能于进餐 2 小时之后进行,以避免进餐对心电图的影响。②重症器质性心脏病尤其心力衰竭、严重低血压、严重窦性心动过缓或房室传导阻滞、支气管哮喘等慢性阻塞性肺部疾患、肺气肿和肺心病等禁用。③糖尿病、孕妇及肝肾功能不良者慎用。④普萘洛尔与格列本脲(优降糖)合用可引起低血糖反应,与异搏定合用可引起窦性停搏。⑤药物学研究提示,口服普萘洛尔从肠道吸收迅速而安全,口服法适宜可靠,优于静脉注射法(图 9-33～35)。

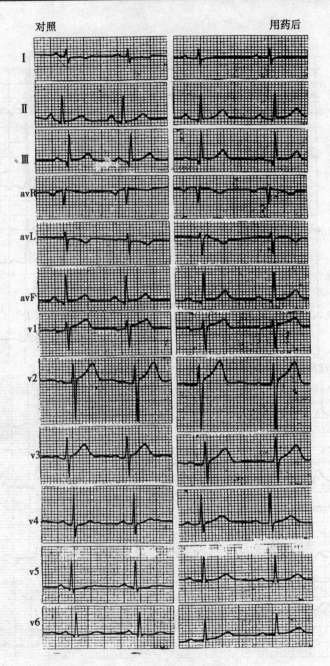

图 9-33　普萘洛尔试验

口服普萘洛尔 20mg　1.5 小时

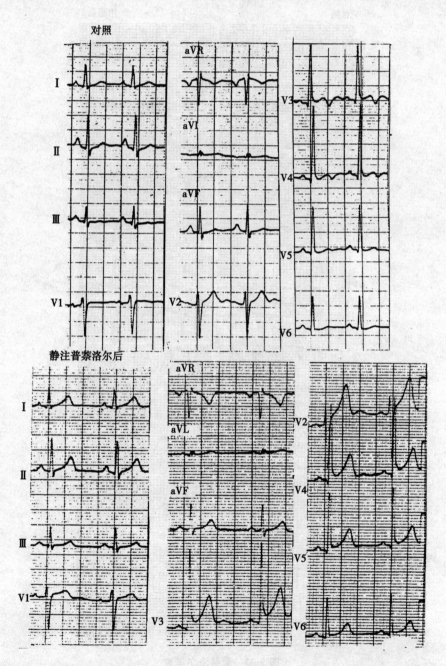

图 9-34　普萘洛尔试验对比观察　普萘洛尔试验后心电图恢复正常　普萘洛尔试验阳性

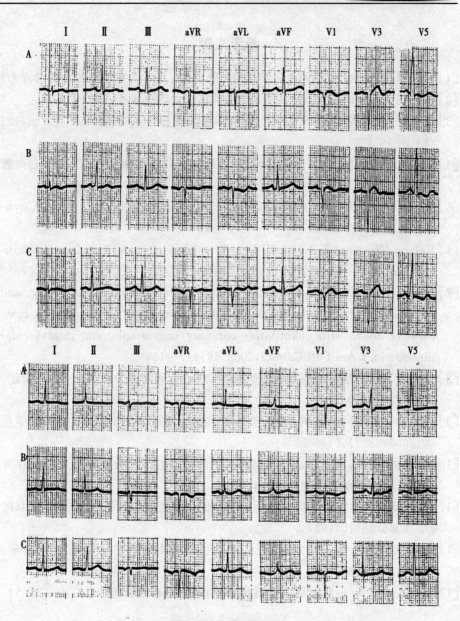

图 9-35　普萘洛尔试验

上图:男,41 岁,前间隔心肌梗死恢复期,慢性冠状动脉供血不足,口服普萘洛尔 20mg 后,1h
及 2h 心电图无明显改善,普萘洛尔试验阴性;

下图:女,41 岁,自主神经功能失调,ST Ⅱ 、aVL、V₅ 压低,T 波普遍低平,口服普萘洛尔 20mg
后,1h 及 2h 心电图转为正常,普萘洛尔试验阳性

参考文献

[1] 张鸿修,黄体钢.实用冠心病学,第四版.天津:天津科技翻译出版公司,2005

[2] 杨庭树.冠心病实验诊断学.北京:科学技术文献出版社,2002

[3] 李玉峰,王士雯,卢才义,等.心肌桥临床特点分析.中国循环杂志,2007,22(5):370～372

[4] 黄维义,石娟,彭永权,等.冠状动脉心肌桥的临床诊断与治疗.临床心血管病杂志,2005,21(6):344～345

[5] Möhlenkamp S,Hort W,Ge J,et al. Update on myocardial bridging. Circulation,2002,106:2019

[6] Kalaria VG,Karadia N,Breall JA. Myocardial bridge a clinical review catheter cardiobasc. Inter,2002,57:552～556

[7] Leber AW,Knez A,Von Ziegler F,et al. Quantification of obstructive and nonobstructive coronary lesions by 64-slic computed tomography:A comparative study with quantitative coronary angiography and intravascular ultrasound. J Am Coll Cardiol,2005,46:147～154

[8] 肖佑生,杨立,赵玉生.心肌桥-壁冠状动脉 64 例临床分析.中国循环杂志,2007,22(2):103～106

[9] 郭丽君,谭婷婷,毛节明.冠状动脉心肌桥的临床和预后分析.中华医学杂志,2003,83(7):553～555

[10] 刘幼文,刘强,金光临,等.支架置入术治疗有心肌缺血症状心肌桥的疗效观察.临床心血管病杂志,2004,20(6):332

[11] 姚道阔,南方,赵敏,等.心肌桥引起急性心肌梗死伴晕厥一例报告.北京医学,2006,28(10):637

[12] 杨瑞峰,尚士芹,马逸.心肌桥的冠脉造影与临床研究.中国实验诊断学,2008,12(3):345

[13] 董敏,钱菊英.冠状动脉心肌桥研究现状.中华心血管病杂志,2006,34(5):474

[14] Möhlenkamp S,Hort W,Ge J,et al. Update on myocardial bridging. Circulation,2002,106:2616～2622

[15] Endo M,Lee YH,Hayashi H,et al. Angiographic evidence of myocardial squeezing accompanying tachyarrhythmia as a possible cause of myocardi-

al infarction. Chest,1978,73:431～433

[16] Tauth J,Sullebarger JT. Myocardial infarction associated with myocardial bridging:case history and review of the literature. Cath Cardiovasc Diagn,1997,40:364～367

[17] Bourassa MG,Butnaru FA,Lesperance J,et al. Symptomatic myocardial bridges:overview of ischemic mechanisms and current diagnostic and treatment strategies. J Am Coll Cartiol,2003,41:351～359

第十章　冠状动脉心肌桥
心电图负荷试验

心电图负荷试验(electrocardiographic stress test,EST)作为冠心病诊断的一种手段很受重视。其原理是通过增加心肌耗氧量揭示冠状动脉的血供限制。研究证实,冠状动脉血流量在正常人与心肌需氧量的增加是成比例的。心脏负荷增加时,心肌对氧的需要量亦增多,冠状动脉血流量也随之提高。而当冠状动脉病变时血流相对减少或固定,不能满足心肌对氧的需要,乃呈现心肌供血不足,可在心电图上显示出来。由于冠状动脉的循环功能有很大的储备能力,正常人体力活动增加时,心脏负荷加重,心肌耗氧量也相应增加。此时,冠状动脉发挥其储备功能,增加血流量,以供心肌过多的氧消耗,不致发生缺血。某些冠心病患者,虽然冠状动脉粥样硬化性狭窄对血流量有一定的影响,但因有代偿功能(包括侧支循环的建立),可无临床症状,休息时心电图也可无缺血的表现。据报道,经过详细的查体、X线检查及休息的心电图检查后,仍有25%～60%的患者表现为正常,心电图负荷试验可以提高冠心病的诊断,已广泛应用于临床。

心电图负荷试验的用途,不仅限于明确冠心病的诊断,而且可用之评估冠状动脉储备、冠心病病变程度估计、预后判断、筛选高危病人及选择病人做冠状动脉造影、经皮冠脉成形术、经皮冠脉支架术,冠脉搭桥术,以及疗效评定、心功能估测,病人劳动力鉴定、体疗处方、运动员体力状态鉴定,及特种人员(如飞行员)体检等。

冠状动脉心肌桥患者,有部分病人静息心电图表现正常,当进行心电图负荷试验时可以呈现阳性改变,说明壁冠状动脉在心肌收缩时受压比较明显或伴有明显的冠状动脉粥样硬化,这对心肌缺血的检出有相当帮助。

心电图负荷试验有多种。包括运动负荷(如蹬梯试验、踏车试验、平板运动试验等),药物试验(如双嘧达莫试验、腺苷试验、异丙基肾上腺素试验等)、心脏调搏负荷等。其中运动负荷试验最为常用,平板运动试验和双嘧达莫试验亦较常用。

第一节　活动平板运动试验

在运动负荷试验中,目前常采用分级运动试验。分级运动试验是在连续心电图监测下,从低负荷量逐渐增加负荷量的运动方法。可人为的控制运动进程及规定受检者的功能性运动耐量,重复性好、安全、应用普遍。

通常,分为极限及次极限量运动试验。前者系逐渐增加运动量,氧耗量也平行增加,直至生理极限,氧耗量达到最大,继续运动时不再增加;后者为人工制定运动量,相当于极量运动的 85%～90%(相当于最大耗氧量的 85%～90%)。

在临床实践中,以心率和收缩压乘积代表每分钟耗氧量,由于正常血压者运动引起血压升高较轻且较稳定,故可以心率来反映心肌耗氧量。在运动时,心率与耗氧是平行的,最大心率时心肌耗氧量亦达最高值。因而在运动试验时的运动量估算可以心率为准,以运动后预期的最大心率作为目标心率。极量运动以达到按年龄预计的生理极限出现不能耐受的症状时的最大心率为运动终点;次极量运动则以其最大心率的 85%～90%为试验中止指标。由于两者在临床和应用意义上比较并无显著差异,故一般选用次极限运动。

目前,通用的分级运动试验中,按年龄预计的目标心率如表 10-1。

表 10-1　预期目标心率(次/分钟)

年龄(岁)	25	30	35	40	45	50	55	60	65
最大心率(极限量)	200	194	188	182	175	171	165	159	153
最大心率的 85% (次极限量)	170	165	160	155	150	145	140	135	130

此目标心率也可用以下公式计算:

$$最大心率＝220-年龄(岁) \qquad (公式1)$$
$$最大心率的 85\%＝195-年龄(岁) \qquad (公式2)$$

一、活动平板试验方法

让受检者在带有能自动调节坡度和转速的活动平板上,按预先设计的运动方案,规定在一定时间提高一定的坡度和速度,以逐渐增加心率和心脏负荷,最后达到预期的运动目标。它符合生理要求,而且速度和等级可根据需要调整,耗氧量大,容易达到预期最高心率,可在较短时间内完成运动试验,这是其优点。

二、活动平板试验方案

由于分级运动试验中,负荷量的增加是通过加快速度和提高坡度而获得的,故学者们提出了很多方案。它们的区别在于工作递增方式(变速度斜率、恒速变斜率、恒速变速等)递增运动量、每1级持续时间和做功总量等方面,最常用者为 Bruce 方案(表 10-2)。

表 10-2　改良 Bruce 分级标准表

量级别	速度(MPH)	坡度(%)	持续时间(min)	氧耗量(ml·mm^{-1}·kg^{-1})	代谢当量(MET)
1	1.7	10	3	18	5.1
2	2.5	12	3	25	7.1
3	3.4	14	3	34	9.7
4	4.2	16	3	46	13.1
5	5.0	18	3	55	15.7
6	5.5	20	3		
7	6.0	22	3		

上表中,代谢当量(MET)为基础代谢的倍数,用来表示运动方案中各种等级的工作负荷,一般休息时能量消耗为 1MET,相当于每千克体重耗氧 3.5 毫升左右。大多数冠心病患者 8METs 负荷就足以对心绞痛做出评价,健康人非体力活动负荷很少超过 10~11METs,运动员则可以达到 16METs 以上。

Bruce 方案是变速变斜运动,每级运动时间 3 分钟,运动坡度和速度逐级增加。其耗氧值及做功递增量较大,易于达到预定心率。但对重症、心功能差者因运动速度递增过快,病人不易耐受,亦不易精确测定缺血阈值,所以不适用本方案。

三、活动平板试验适应证

(一)协助可疑冠心病的诊断

根据大系列综合分析,经冠状动脉造影确诊冠心病的运动试验结果,运动试验对冠心病诊断的敏感性平均为 70%,特异性为 79%。

据报道,运动试验在冠状动脉单支病变的敏感性只有 37%~60%,双支病变为69%,左主干或三支病变的敏感性可达90%以上。前降支病变阳性率高,回旋支病变阳性率低。同一支冠状动脉病变在近端者易出现阳性,远端者阳性率则较低。冠脉病变伴有侧支循环阳性率低,无侧支循环者阳性率高。年轻女性假阳性很多,中老年男性假阳性较少。要结合症状、冠心病危险因素、年龄、性别进行综合评估。

(二)评估冠心病的病情

对稳定型劳累型心绞痛者,运动试验有助于评估冠心病的病情,为选用保守治疗或介入治疗或外科手术治疗提供参考。

1. 一般大运动量才出现缺血反应者为低危组;低运动量(SMETs)时,即出现严重缺血反应(如重度 ST 下降或血压下降等)为高危组,提示多支病变或左主干病变。

2. 患者能完成的运动总量也是反映病变严重程度及缺血相关的心功能状态的重要指标。当受试者不能完成 Bruce 方案二级相似的运动量(小于或等于6.5METs)者则提示多支病变。

3. 美国心脏病学会认为,运动中或运动后测得以下心功能、血流动力学和心电图参数者,常提示有严重冠状动脉病变,且预后较差:①不能完成 Bruce 氏方案第二阶段或运动负荷≤6.5METs。②在出现限制性运动试验症状时,心率<120 次/min(未用 β 受体阻滞剂)。③在心率<120 次/min 或运动负荷≤6.5METs 时,在多导联上(≥5 导联)出现水平型或下垂型 ST 段压低≥2.0mm且持续到运动后 6min 以上。④在运动中或运动后收缩期血压较安静时或前一级运动时持续降低 10mmHg;或在运动量加大过程中,血压上升不明显(<130mmHg)。⑤其他可能的重要指标,如除 aVR 外的导联中 ST 抬高,运动中出现严重心绞痛,U 波倒置,室性心动过速等。

(三)评定冠心病疗效

评定应包括对心绞痛、急性心肌梗死、PCI、CABG 等疗效,此重点指对药物治疗效果。

1. 抗心绞痛药物治疗前后做运动试验对照观察,能准确客观的评价药物能否改善心肌缺血,提高运动耐量和心绞痛阈值。

2. 应用系列分级运动试验可评定心功能改善程度。

3. 药物溶栓后血管再通者,运动试验阳性有助于识别相关血管残余狭窄或有多支病变的可能性。

(四)估测冠心病的预后

1. 据对冠状动脉造影证实的冠心病患者进行运动试验并随访 10 年的结

果,运动试验阳性比阴性者死亡率高 3 倍。

2. 运动试验引起的 ST 段压低与死亡率的增加相平行,若 ST 压低≥0.2mV 以上,其死亡率可增加 20 倍。

3. 运动试验中 ST 段显著抬高,常常反映冠状动脉功能不全,且处于不稳定期,预后较差,易在 1 年内出现心肌梗死或死亡。

4. 有报道 107 例接受冠状动脉造影的心绞痛患者,心电图运动试验中 ST 段压低均超过 0.2mV。随访 5 年,发现生存率与出现 ST 段压低时的运动时间密切相关。具体如下:能完成 Bruce 4 级(>541s)者存活 100%,完成 3 级(361~540s)者存活 86%,完成 2 级(118~360s)者存活 73%,完成 1 级(<180s)者存活仅 52%。说明对已明确诊断的冠心病患者,心电图运动试验测出的心肌缺血负荷值与病人预后有极大的相关性,可用于评价冠心病的预后。

(五) 评价心功能及劳动力鉴定

1. 以运动试验中所达到的最大心率评估心功能。以 NYHA 心功能分级标准衡量,则正常人(心功能Ⅰ级)极量运动试验时平均心率增加 109 次/min;随着心功能下降,心率增加减少,Ⅱ级心功能者运动中最大心率平均增加 56 次/min;心功能Ⅲ级者,平均增加 43 次/min;心功能Ⅳ级者,平均增加 34 次/min。

2. 以运动试验中所达到的最大负荷量(代谢当量)推测心功能储备。仅能完成 1METs 者,相当于心功能Ⅳ级;能完成 2~3METs 者,相当于Ⅲ级心功能;能达到 4~5METs 者,相当于Ⅱ级心功能;能完成 6~10METs 者,为心功能Ⅰ级。

(六) 急性心肌梗死后患者应用选择

1. 平板运动试验的时机　国外一般分急性期(心肌梗死后 7~10 日)和恢复期(心肌梗死后 3~6 周)两个阶段进行,国内多在恢复期(出院前或半年后)进行。

2. 平板运动试验病倒选择　应选择心肌梗死急性期无严重并发症(如休克、心力衰竭),近期内无较严重心绞痛、严重心律失常、重度高血压(>180/100mmHg),无重度主动脉狭窄、二尖瓣关闭不全,年龄<70 岁,运动前病人已能下床自由活动并无不适感者。

3. 平板运动试验方案　通常采用次级限量分级运动试验方案,从低负荷量开始逐渐增加负荷的方法。运动强度采用以下限量:①症状限量。以出现心绞痛,呼吸困难,或疲惫不能坚持为限。②心率限量。以达到按年龄预计最大心率的 60%~70%,或<40 岁限制在 130~140 次/min,>40 岁限制在 120~130

次/min,或比静息心率>30 次/min 作为运动终点。③心电图限量。以运动试验时 ST 段下降>0.2mV 或上升>0.1mV,或出现室性心动过速。④血压限量。收缩压下降>1.3Kpa(10mmHg)。⑤代谢负荷限量。≤40 岁者,运动量7METs 为限;>40 岁者,以 3~5METs 为运动终点。以上以症状限量最安全、简便、实用,其阳性率也较心率目标高。

4. 平板运动试验目的

(1)评估病情和预后,检出高危病人,预测今后若干年内发生再梗死或死亡的危险性,以便采取适当的防治措施。

当某支冠状动脉闭塞后,如其供血范围内的心肌全部坏死,并无残存心肌,而且其他冠状动脉正常时,运动试验应为阴性。因此,心肌梗死后运动试验阳性说明尚有缺血心肌,如梗死周围心肌缺血或并有其他支冠状动脉病变(即多支病变)存在,预示有不稳定型心绞痛、再发心梗或死亡的危险。有报道,心肌梗死运动试验阳性者,45% 在随访过程中发生冠心病事件,而阴性者则无。心肌梗死后运动试验阳性常提示多支病变,阴性者多支病变机会较少或侧支循环较好。

(2)评估心功能,以此作为康复治疗中运动处方及劳动力鉴定的依据。据研究,在无并发症的心肌梗死后 3 周运动试验阴性的病人,若运动负荷量达7METs,通过 2~3 周即可恢复其原来工作。通过运动试验,可消除病人紧张心理,增强信心,也有利于康复锻炼及恢复工作。

(七)介入治疗或冠状动脉搭桥术患者应用

1. 术前运动试验

(1)协助选择手术对象:一般冠状动脉多支病变或主干病变的指征如下:①运动负荷<3min,即出现胸痛及 ST 段缺血型下降>0.2mV,且 ST 段下降持续 6min 以上。②ST 段下降导联>5 个。③血压下降,或收缩压×心率的峰值<2 300。结合冠脉造影,以选择做介入治疗或搭桥手术治疗。

(2)协助了解缺血部位及受累血管的判定:可通过 12 导联心电图记录运动中的缺血性 ST 段改变,来大致估测缺血部位。如果在运动试验中前壁导联阳性,多提示前降支病变;侧壁导联阳性,提示左回旋支病变;下壁导联阳性,多为右冠状动脉病变所致。

(3)评估有无存活心肌:血管重建术的主要目的是挽救存活心肌,故需术前了解缺血或梗死区是否有存活心肌。方法是运动试验中出现 ST 段缺血型下移及 T 波倒置为主要指标,而运动所诱发的梗死区导联 ST 段抬高、T 波假性正常化,也提示梗死区存在残余心肌缺血。

(4)了解心功能状态以评估手术风险

①患者若能耐受 14METs 以上的负荷量,多不会因心功能不全而增加手术风险。

②若能达到 7METs 以上级别的运动试验(相当于 HYHA 心功能Ⅱ级),一般可耐受大多数手术操作,手术并发症也相对较少。

③若仅能耐受 4METs 以内的负荷量(相当于 NYHA 心功能Ⅲ级),则说明心功能储备较差,手术风险明显增加。

④对完全不能进行心电图运动试验的心功能Ⅳ级患者,手术死亡率和并发症发生率极高,不宜做手术治疗。

(5)检测最大运动负荷量及缺血阈等以便术后随访对照

①从运动心电图上出现 ST 段的缺血性改变时,所达到的负荷量可用来测定缺血阈。

如仅在极量运动时出现心肌缺血,说明冠状动脉血流能适应从静止到接近极量运动的工作负荷。缺血阈值越高,反映冠脉病变越轻。在低运动水平时(运动时间<6min)出现的心肌缺血,往往反映冠状动脉病变严重狭窄。若在动态观察中见缺血阈值降低,则反映冠状动脉病变呈进行性加重。在治疗前后尤其介入治疗或冠脉搭桥术前后做运动试验对照,如治疗后运动耐量增加,缺血阈提高,则说明心肌缺血有明显改善。

②心肌缺血阈值亦可用运动试验发生缺血时的心率值代表。因为作为缺血负荷的指标,运动引起缺血时达到的心率,也能较好地反映引起心肌缺血时的心肌氧耗阈值,而且应用比较方便。

2. 术后运动试验 一般经皮冠脉成形术(包括冠脉支架术)后 1~2 周,或搭桥术后 4~5 周,均能安全进行症状限制性运动试验。在介入治疗或冠脉搭桥术 3~6 个月进行运动试验与术前对比不但有助于评估疗效,指导康复,还可检出介入治疗后的再狭窄或搭桥术后移植血管闭塞及非闭塞血管出现新病变的可能。

(1)搭桥术后运动试验有助于了解血管再通情况:冠脉造影显示血管完全再通的病人,运动试验也有明显改善,运动能力提高,无心绞痛运动负荷增加(一般可增加 2 倍),运动引起的 ST 段压低消失,心绞痛减少等。搭桥术后运动试验无改善或发生心绞痛的病人,提示移植血管堵塞或原有血管病变进展。

(2)经皮冠脉成形术(包括冠脉支架术)后运动试验与术前对比:①早期有助于检测近期疗效,如治疗后运动耐力及缺血阈值提高,说明缺血有改善。②3~6 个月后则可观察是否再狭窄。有报道,单支血管病变经皮冠脉成形术如运动引起的心肌缺血消失,常伴有良好冠状动脉造影结果,且运动试验的改善一般能维持 4 年。但如反复出现运动引起的心肌缺血,很可能发生再狭窄。对多支血管病变,尤其是再通不完全的病例,术后仍呈缺血反应者,则可用运动核素心肌显像来确定缺血血管部位。

运动试验预测冠状动脉造影的再狭窄的敏感性仅 40%～55%,而由于血管成形术后再狭窄的发生,尤其无症状的狭窄很常见。美国心脏病学会仍推荐冠脉成形术后常规进行运动试验。当前,PCI 广泛开展,大多采用药物涂层支架(DES),大大减少了术后血管再狭窄。

(八) 协助对冠状动脉心肌桥患者心肌缺血、疗效及预后判定

Bourassa 等研究对冠状动脉心肌桥患者在进行冠状动脉造影前,73%～100%病人要进行心电图运动试验,28%～67%病人在前壁导联显示 ST 段下移 >0.1mV。

MöhlenKamp 等报道,冠状动脉心肌桥患者静息性心电图经常正常,而运动试验可以诱发非特异性缺血征象、传导障碍或心律失常等。

为了评价孤立性心肌桥的临床意义,Kramer 等回顾了 658 例冠脉造影和左室功能均正常的病人,结果发现 81 例(12%)患者有左前降支的心肌桥。在这 81 例中,仅仅有 11 例收缩期管腔直径狭窄大于 50%,而 15 例有典型的心绞痛发作。但有关闭塞的长度未做报道。虽然提供心肌缺血的试验未做,但确实有少于 1/3(25/81)的患者做了运动诱发试验,试验结果有 3 例心肌缺血阳性,随访 5 年,生存率为 95%,且无心源性猝死的发生。

黄维义等研究了 11 例冠状动脉心肌桥患者,静息心电图示 3 例有 ST 段压低及 T 波低平或倒置,其余 8 例中有 4 例平板运动试验显示有心肌缺血性改变。

李斌等报道一组有 6 例冠状动脉心肌桥患者,心绞痛症状明显,平板运动试验有缺血性 ST—T 改变,置入支架后,壁冠状动脉受压影像完全消失,随访 6～18 个月,胸痛无复发,复查平板运动试验无缺血性 ST—T 改变。

四、活动平板运动试验心电图监测

运动中主要观察 ST 段改变,故其阳性结果与监测导联的多少相关。

(一) 监测导联

1. 单导心电图　可用修正的双极 V_5 导联"CM$_5$"。其探查电极用左下肢导联置 V_5 处,无干电极用右上肢导联置胸骨柄处,用 Ⅱ 导记录。其阳性率约为 12 导心电图的 90%左右,不少下壁缺血可能被遗漏。也可用 CC5:以左下肢导

联线做探查电极置 V_5 处,右上肢导联线做无干电极置 V_{5R} 处,以Ⅲ导记录。

2. 二导心电图　可记录 CM_5 及 L_{II}(或 aVF)。

3. 三导心电图　记录 CM_5、V_5、L_{II}(或 aVF)。

4. 六导心电图　记录 L_{II}、aVF、$V_3 \sim V_6$,(其阳性率约和12导相同)。

5. 十二导心电图　记录 $L_{I, II, III}$,aVR、aVL、aVF、$V_1 \sim V_6$。目前应用较多,更能准确反映缺血的部位、程度,意义更大。

(二)心电监测

1. 运动前描记常规 12 导联心电图及与监护导联心电图做对照。

2. 安置监护导联。不同导联反映心肌缺血的部位不同,从而可反映病变的血管。

3. 运动过程中以示波器监测观察心电图,如有异常变化,随时描记。

4. 每递增运动级以前,先描记 1 次监护导联心电图。

5. 运动过程中,除监测观察心电图、心率、血压的变化外,还要注意患者症状的变化。

6. 运动后即刻、2、4、6、8、10min,各描记 1 次心电图。

7. 运动前要准备好心脏抢救设备及药物,以防发生意外。患者应空腹,并做好解释工作。

五、活动平板运动试验中止指征及阳性标准

(一)中止指征

活动平板运动试验中止指征如下:①达到目标心率。②达到预期负荷量。③心电图出现阳性结果(ST 段下降＞1mm)或心电图 ST 段抬高＞0.1mV。④出现典型心绞痛。⑤出现严重心律失常,如室性二联律、多源性室性早搏、R 波落在 T 波上的室性早搏、室性心动过速等。⑥血压下降或剧升,较运动前血压下降≤1.33KPa(10mmHg),或运动中血压超过 28KPa(210mmHg)。⑦出现恶性神经系统症状(如晕厥)、低灌注(如发绀、苍白、步态不稳、下肢无力)。⑧患者不能坚持。

(二)活动平板运动试验阳性标准

活动平板运动试验的阳性标准如下:①运动中出现典型心绞痛。②运动中或运动后心电图出现 ST 段水平型或下垂型下降≥0.1mV。或原有 ST 段下降者在原基础上再下降 0.1mV。③运动中血压下降者。

有以上条件之一,即可评定为运动试验阳性(图 10-1～3)。

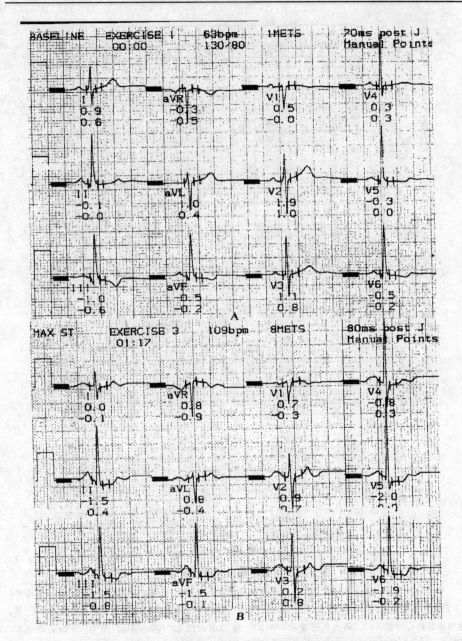

图 10-1　活动平板运动试验心电图阳性改变

　　男性,67 岁。冠心病。活动平板运动试验 7min18s 发生心绞痛。图 B 显示 Ⅱ、Ⅲ、aVF、
V_5、V_6 导联 ST 段呈水平型下降 0.10～0.20mV。冠状动脉造影显示前降支狭窄 50％,回旋支
狭窄 80％,右冠状动脉狭窄 70％

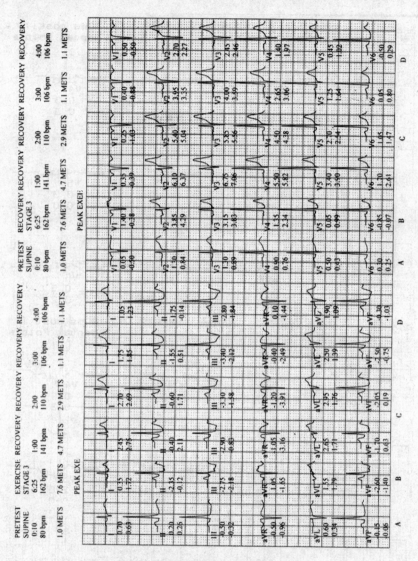

图 10-2　活动平板运动负荷试验阳性

　　男,53 岁,临床诊断:冠心病。图 10-2A 为运动前静态心电图示:窦性心律,$T_{II、III、aVF、V_5、V_6}$略低平,ST 段未见明显异常;采用 Bruce 运动方案,运动时间 6 分 24 秒,运动 III 级,运动中峰值心率为 162 次/分,达极量目标心率的 98%,最大负荷量 7.60MET。运动前血压 120/90mmHg。图 10-2B 为运动终末,$ST_{II、III、aVF、V_6}$水平型压低 0.08~0.27mV,T 波无异常;图 10-2C 为 1~2 分钟,ST_1上斜型抬高 0.27mV,ST_{II}上斜型压低 0.06mV,$ST_{III、aVF}$类水平型压低 0.25~0.34mV;图 10-2D 为 3~4 分钟,ST_1上斜型抬高,$ST_{II、aVF}$下垂型压低 0.13~0.17mV,ST_{III}下斜压低 0.30mV;7 分钟后心电图仍未恢复至运动前水平。为活动平板运动负荷试验阳性。

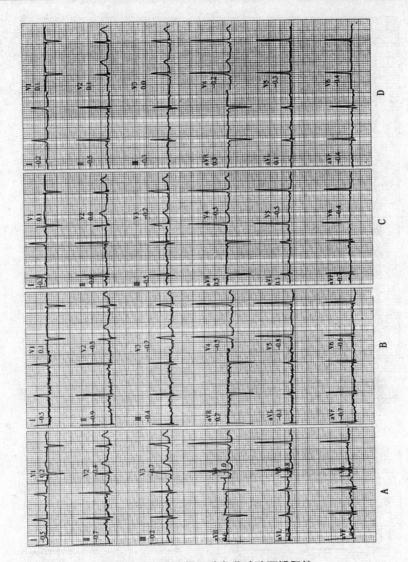

图 10-3 活动平板运动负荷试验可疑阳性

男,24 岁,临床诊断:预激综合征。图 10-3A 为运动前静态心电图示:窦性心律,心率 88 次/分钟,P-R 间期缩短(P-R 间期<0.12s)=,$T_{II、III、avF}$、$V_4 \sim V_6$ 倒置或低平,预激综合征。采用 Bruce 运动方案,运动时间 12 分 37 秒,运动中峰值心率为 179 次/分钟,达极量目标心率的 86%,最大负荷量 10MET。图 10-3B 为运动中,$ST_{II、III、avF}$,$V_4 \sim V_6$ 水平型压低 0.07~0.11mV,上述导联 T 波倒置较前加深;图 10-3C 为运动后即刻,$ST_{II、III、avF}$,$V_4 \sim V_6$ 水平或下斜型压低 0.08~0.21mV;图 10-3D 为 2~8 分钟,2 分钟始 $ST_{II、III、avF}$,$V_4 \sim V_6$ 逐渐恢复,8 分钟时完全回复至运动前;ST 段压低≥0.10mV 持续 1 分钟以上。为活动平板运动负荷试验可疑阳性。

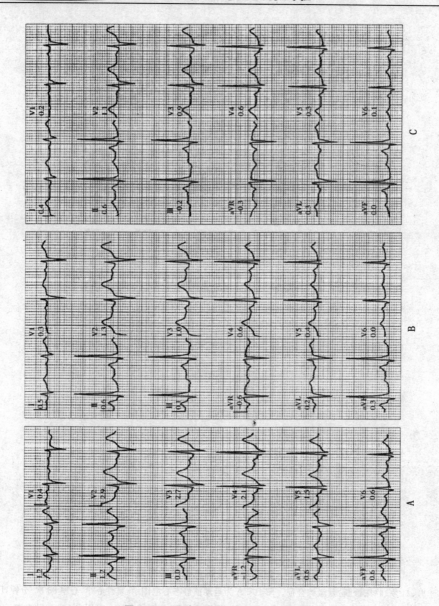

图 10-3　活动平板运动负荷试验阴性

男,40 岁,临床诊断:冠心病。图 10-3A 为运动前静态心电图示窦性心律伴不齐,心率 82 次/分钟,$ST_{II、III、avF、V_4～V_6}$ 凹面向上抬高 0.04～0.17mV,早期复极综合征。采用 Bruce 运动方案,运动时间 8 分 30 秒,运动中峰值心率为 176 次/分钟,达极量目标心率的 88%,最大负荷量 9.0MET。图 10-3B 为运动中,$ST_{II、III、avF}$ 水平型压低 0.04～0.08mV;图 10-3C 为运动后即刻,ST 段接近等电位线;2～6 分钟始逐渐恢复至接近运动前水平,为活动平板运动负荷试验阴性。

六、活动平板运动试验禁忌证

活动平板运动试验的禁忌证如下：①不稳定型心绞痛，近日有频繁发作者。②急性心肌梗死进展期，或有严重并发症者。③明显的充血性心力衰竭。④严重心律失常，如室性心动过速、高度房室传导阻滞、室内双束支或三分支阻滞等。⑤严重高血压病。⑥严重主动脉瓣狭窄。⑦急性肺动脉栓塞。⑧急性心肌炎、心包炎。⑨急性主动脉夹层。⑩静息心电图已有明显的冠状动脉供血不足。⑪洋地黄、奎尼丁等药物过量。⑫电解质紊乱。⑬严重脑、肝、肾及肺部疾病，不能承受运动者。⑭年迈体弱，行动不便者。

七、运动试验中心电图及血流动力学意义

（一）ST 段压低

1. 运动诱发 ST 段在 J 点后 80ms 下斜型，或水平型 $\geqslant$0.1mV，持续 2min 是心肌缺血的可靠指标。

2. ST 段压低幅度越大，出现越早，涉及导联越多，持续时间越长，说明缺血的程度与范围越大。

3. 下垂型较水平型反映缺血更重。

（二）ST 段抬高

运动致 ST 段上抬的发生率仅 3％～5％。

1. 透壁型缺血致使 ST 段上抬，常由运动引起的局部透壁性严重缺血所致。也包括由运动诱发的冠状动脉主干的严重痉挛（变异型心绞痛）。

2. 节段性心肌收缩功能障碍所致的 ST 段抬高，主要与原先存在的局部心肌瘢痕形成或收缩无力有关，常有病理性 Q 波。少数可因运动引起大面积心肌缺血，导致缺血区大块心肌收缩无力。

3. 如安静时 12 导联心电图普遍存在 ST 段较高，而运动后变平直，则常常是"早期复极"表现。

（三）U 波变化

运动时出现一过性 U 波倒置，高度提示心肌缺血，特异性很好，并被认为是左前降支冠状动脉严重狭窄的标志。

（四）T 波改变

T 波受影响因素较多，故运动后 T 波倒置不能作为诊断心肌缺血的独立指标。但在运动诱发缺血型 ST 段改变的恢复期伴有的 T 波深倒置，继而逐渐恢

复至运动前图形,是缺血恢复的征象。原有倒置 T 波在运动诱发心绞痛时,其 T 波较前直立,也被认为是心肌缺血的反应。

(五) 运动诱发心律失常

1. 运动试验可出现多种心律失常。健康人剧烈运动时,室性早搏发生率为 36%～42%,并随年龄和心率增加而增多,其诊断及预后意义甚小。运动后诱发室上性心律失常也多无诊断价值。若低运动负荷量(心率低于预计最大心率的 70%)出现频发、多源、连发性室性早搏或阵发性室速伴缺血型 ST 段改变,则提示有多支冠状动脉病变,发生猝死的危险性大。但不伴缺血型 ST 段改变者,则不能作为判断预后不良的独立因素。

2. 运动试验可诱发室内传导阻滞和心电轴改变。除外频率依赖性者,运动可诱发一过性心肌缺血所致。Boran 等研究认为,运动时出现的一过性室内传导阻滞多见于冠心病。Ogino 等认为,冠心病患者运动后出现电轴左偏(>15°)者,80%示有左前降支冠状动脉病变或三支血管病变。若电轴右偏(>+15°)则 64%有右冠状动脉或左回旋支病变。

(六) 运动试验中血压未能相应升高

正常运动试验的血压反映为收缩压随运动量增加而进行性增加,每增加 1MET,收缩压增加 $0.933\sim1.33$KPa(7～10mmHg),舒张压改变相对较小。

以下情况均为异常:①如收缩压较运动前或前一级运动时降低 1.33KPa(10mmHg)。②收缩压峰值<17.3KPa(130mmHg)。③SBP 上升<2.7KPa(20mmHg)。④DBP 上升>2.0KPa(15mmHg),且与 SBP 反应不相关。

以上情况除个别自主神经失调反应过高者及应用血管扩张药或其他心血管病者外,或与 ST 段等其他指标伴同出现时,则常提示严重心肌缺血引起左室功能障碍。可以作为冠心病的重要诊断根据。有研究,在无心梗病史的病人,收缩压低常反映冠状动脉左主干或三支病变。在有心肌梗死者,则反映存在大块心肌缺血性损伤而引起左室功能不全。出现异常低血压反应的工作负荷量越低,反映病情越重。而且此指标在存在各种假阳性的心电图指标(如 WPW、LBBB 等)时,对冠心病诊断有特殊价值。有研究,这类病人的猝死发生率也较高。不少学者指出,运动时最大收缩压是较 ST 段标准更可靠的指标,或可靠性仅次于 ST 段标准。

(七) 运动试验心率未能相应增加

据研究,运动试验时心率未能相应加快至预期水平或心率效应不足与冠心病存在与否及左心功能减退相关。如引起窦性静止或窦房阻滞可能为病态窦房结。

Linhart 等在 24 例冠状动脉造影证实的冠心病患者及 72 例正常人中,发现两组静息心率虽然相似,但冠心病组运动中所达到的最大的心率远较正常人为少,这类病人多有严重冠心病(3 支病变)。有的运动后并无缺血性 ST 段下降,只有心率效应不足,其心脏性猝死的发病率也提高。

McNeer 等也发现,运动时心率未能增至 120 次/min 以上者,日后发生冠心病的危险性增加,而运动时心率≥160 次/min 者,则危险性明显减少。

第二节 双嘧达莫试验

自 1976 年,德国学者 Tauchert 等首次提出用双嘧达莫试验(潘生丁试验,DP-T)诊断冠心病以来,已取得了不少研究成果。普遍认为,此种方法不良反应小,阳性率及准确性都较好。此后,在双嘧达莫心电图负荷试验的基础上,又发展了双嘧达莫超声心电图试验、双嘧达莫心肌核素灌注显像试验等。

一、试验机制

冠状动脉窃血起主导作用。双嘧达莫抑制红细胞、肺和心脏中的腺苷脱氢酶对腺苷的灭活作用,减慢腺苷在体内的代谢。此外,双嘧达莫也直接使冠状动脉对腺苷的血管扩张作用更敏感。双嘧达莫尚可抑制细胞内的磷酸二酯酶,使细胞内 cAMP 浓度升高,后者通过影响 Ca^{2+} 转运亦具有扩张血管作用。上述两种途径均可使冠状动脉系统的阻力血管显著扩张,使冠状动脉血流量大增。但双嘧达莫对于已发生粥样硬化性狭窄的冠状动脉,由于病变血管已处于有缺血相关的代谢因子所介导的持续性"扩张"状态,在此基础之上,腺苷及 cAMP 的进一步扩张作用已十分有限。因此,双嘧达莫对正常冠状动脉的扩张作用远大于对已有狭窄病变冠状动脉的扩张作用,其结果是使非缺血区血管阻力下降较缺血区明显,非缺血区血流增加而缺血区血流减少,形成所谓"冠状动脉窃血"(coronary artery steal),从而诱发心肌缺血现象。冠状动脉窃血存在两种方式。一是垂直窃血(Vertical steal),即正常冠状动脉窃取心内膜下血流。二是水平窃血(Horizontal steal),即指从侧支循环窃取血流。

另一方面,给双嘧达莫后缺血反应持续存在时,可反射性的引起交感神经兴奋,心率加快,心率与收缩压乘积显著增加,故潘生丁试验后期所导致的心肌缺血,可能是通过心肌耗氧增加使氧供需失衡的结果。

二、试验的适应证与禁忌证

（一）适应证

1. 可疑冠心病患者,尤其年老体弱、下肢骨关节疾患、神经与肌肉疾病者。

2. 对择期进行心血管或非心血管大手术的中老年患者,进行冠状动脉储备能力及可能发生心脏事件的评估。

3. 从无症状或无并发症的心肌梗死患者中筛选高危患者。

4. 评价冠心病患者治疗效果。

5. 筛选可能存在的经皮冠状动脉介入术(PCI)或冠状动脉旁路手术(CABG)后再狭窄。

6. 冠状动脉心肌桥患者。

（二）禁忌证

1. 不稳定型心绞痛。

2. 有并发症的急性心肌梗死。

3. 未控制的心力衰竭及严重的心律失常。

4. 低血压。

5. 支气管哮喘。

6. 不能停用氨茶碱等黄嘌呤类药物的重症呼吸系统疾患。

7. 对氨茶碱过敏或不能耐受氨茶碱的不良反应者。

三、试验方法与判定标准

（一）试验方法

1. 准备

(1)试验前 48 小时停用氨茶碱类药物,24 小时停用血管扩张剂,12 小时禁饮茶、可乐、咖啡等饮料。

(2)试验前 3 小时禁食。

(3)试验前须准备好双嘧达莫、稀释液体、氨茶碱及硝酸甘油。

(4)心脏常用急救药品及设备。

(5)试验前描记 12 导心电图作对照,并持续心电监护。

2. 试验步骤　最初双嘧达莫用口服,由于敏感性低已经不用,现均采用静脉注射法。

(1)静脉注射双嘧达莫剂量不一,最初用 0.5mg/kg,于 10min 内注入,前

3min 注入 1/2 量;后 7min 注入 1/2 量。如阴性,将总量增至 0.75mg/kg;或按潘生丁 0.75mg/kg,于 10min 内注入;也可按 0.56mg/kg,于 4min 内注入,观察 4min。如阴性,则于 2min 内再注入 0.28mg/kg。目前认为,以 0.75mg/kg 于 10min 内注入较好。

(2)静脉注射完双嘧达莫,即刻、2min、4min、6min、8min、10min 分别描记 12 导联心电图,同时记录心率、血压、受试者症状。

(3)注射过程中或注射后若出现典型心绞痛或心电图达到阳性诊断标准,或受试者出现剧烈头痛等不良反应,应立即将氨茶碱 250mg(稀释至 20ml)于 3min 内将注入。此时尚需观察受试者的反应情况,随时记录心电图、心率与血压。

(二)判定标准

1. 阳性标准

(1)出现典型心绞痛,经静脉注射氨茶碱后 3min 内缓解者。

(2)心电图 ST 段下垂型或水平型压低≥0.1mV,并能在静脉注射氨茶碱 30min 内恢复原态者。

(3)心电图 ST 段缺血型压低≥0.05mV,但小于 0.1mV,同时具备可疑阳性条件之一者。

2. 可疑阳性标准

(1)出现心绞痛,但未经使用氨茶碱自动缓解者。

(2)出现不典型心绞痛,但在注射氨茶碱后 3min 内缓解者。

(3)心电图 R 波占优势的导联 T 波由直立变平坦、双向或倒置者。

四、不良反应与试验评价

(一)不良反应

双嘧达莫试验引起的不良反应轻微,多为头胀、头痛、头晕,亦有心悸、面部发热、恶心、微热感、脐周隐痛等。国内刘一玮等报道为 60%,张志寿等报道为 58.25%~76.2%。有 1 例稳定型劳累性心绞痛者,平静心电图有左前分支阻滞,静脉注射潘生丁后,心绞痛发作较明显,心电图 $ST_{II、III}$、aVF、V_2、V_5、V_6 水平型下移 0.1mV,而 ST V_3、V_4 下移 0.4mV。静脉注射氨茶碱后恢复,为了巩固给予硝酸甘油静脉滴注。陈建中等报道 720 例潘生丁试验过程中,仅有 6 例出现一过性窦性停搏、不完全性房室传导阻滞、短阵房性心动过速等。作者等先后进行潘生丁心电图负荷试验 600 多例,患者无严重不良反应发生,均安全。

本试验的主要不良反应是心绞痛的发生和 ST 段的下移,少数可出现室性早搏。文献报道曾有 2 例发生严重反应,1 例患者在静脉注射潘生丁过程中出现典型心绞痛伴严重窦性心动过缓,心电图 ST 段水平型下移 0.1mV,心率减慢到 37 次/min;另 1 例受试前已有 ST_{V_5} 下移 0.1mV 及 T 波对称性倒置,在静脉注射潘生丁 10min 时,出现持续心绞痛伴左心功能不全,心电图表现"伪性改善",静脉注射氨茶碱后仍不能缓解症状,舌下含服硝酸甘油 0.6mg 后胸痛缓解,30min 后心电图恢复受试前形态。患者心绞痛和 ST 段下降发生率与病情有关,多发生于冠状动脉狭窄严重或多支血管病变者。故潘生丁试验安全性是相对的,应严格掌握适应证。偶有严重不良反应发生,为避免意外,试验应在有复苏抢救设施的条件下进行,医务人员应该进行严密心电监护及仔细观察,以便做好应急处理。氨茶碱是潘生丁的竞争性抑制剂,具有抗腺苷作用,对有明显不良反应者,可给予静脉注射氨茶碱 250mg,大多迅速消除。

(二)试验评价

据报道,双嘧达莫试验对冠心病的敏感性为 67%～93%,特异性为 67%～100%,对冠状动脉多支病变预测的敏感性高于单支病变。假阴性多见于单支病变或轻度狭窄者,其诊断价值一般认为与平板运动试验相似。它不仅可检测潜在的冠状动脉供血不足,了解心肌的血流储备,辅助诊断冠心病,而且可用于对冠心病治疗方案的选择(如保守治疗、介入治疗及手术治疗)与疗效评估,及对不能运动又无症状的冠心病患者进行危险分层,如进行心脏储备功能的评价。与平板运动试验相比,双嘧达莫试验还具有以下优点:①方法简便。②对心电图图像干扰少。③适用于因其他疾病或运动系统功能障碍,不能进行运动试验者,或不能耐受次极量运动试验者。④其诱发心肌缺血的作用和不良反应可被氨茶碱拮抗,安全性相对较大。

双嘧达莫试验是应用最广泛的药物负荷试验,对冠状动脉心肌桥患者有广阔的应用前景,不仅可以检出壁冠状动脉受压严重造成的心肌缺血,而且对于壁冠状动脉近段动脉粥样硬化造成严重狭窄或合并冠心病者有重要价值(图10-4～6)。

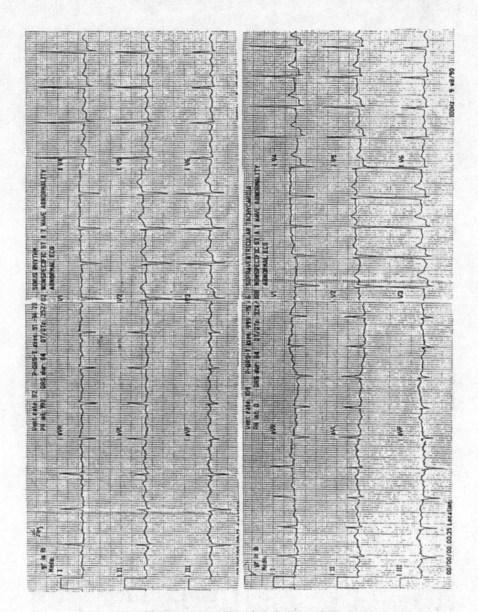

图 10-4　PTCA 前双嘧达莫试验心电图

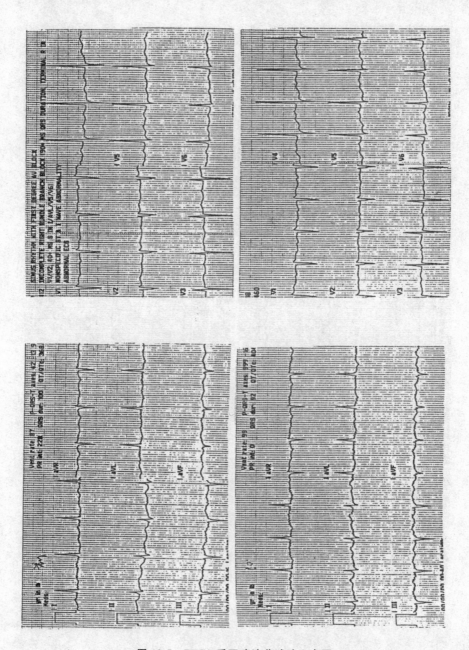

图 10-5　PTCA 后双嘧达莫试验心电图

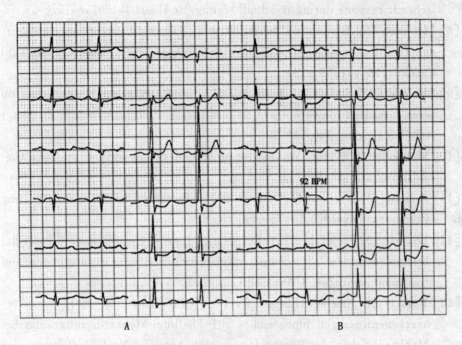

92 BPM

A   B

图 10-6　双嘧达莫负荷试验阳性

　　男,52 岁,临床诊断:劳累性心绞痛。图 10-6A:试验前 12 导联静态心电图示窦性心律,$V_4 \sim$ V_6 导联 ST 段压低 0.05mV,T 波低平;图 10-6B:试验中心绞痛发作,$V_3 \sim V_6$ 导联 ST 段呈水平型压低 0.2～0.6mV。为双嘧达莫负荷试验阳性。后经冠状动脉造影显示,左前降支近段狭窄94%,右冠状动脉狭窄 60%～80%。

参考文献

[1] 沈文锦,徐成斌.现代心功能学.北京:人民军医出版社,2002

[2] 张鸿修,黄体钢.实用冠心病学,第四版.天津:天津科技翻译出版公司,2005

[3] 杨庭树.冠心病实验诊断学.北京:科学技术文献出版社,2002

[4] 马景林.临床心电图快速阅读.北京:科学技术文献出版社,1993

[5] Pina IL,Madonna DW,Sinnamin EA. Exercise test interpretation. Cardiol Clin,1993,11(2):215

[6] Gibbons L,Blair SN,Kohl HW,et al. The safety of maximal exercise testing. Circulation,1989,80:846～852

[7] Chandrasekhar Y,Kalita HC,Anand IS. Left anterior fascicular block:An

ischemic respone during treadmill testing. Br Heart J,1991,65:51~56

[8] Mckiman MD,Sullivan M,Jensen D,et al. Treadmill performance and cardiac function in selected patients with coronary artery disease. J Am Coll Cardiol,1984,3:253~261

[9] Shavelle DM,Budoff MJ,Lamont DH,et al. Exercise testing and elcctron beam computed tomography in the evaluation of coronary artery disease. J Am Coll Cardiol,2000,36:32

[10] Möhlenkamp S,Hort W,Ge J,et al. Update on myocardial bridging. Circulation,2002:2616~2622

[11] Angelini P,Tivellato M,Donis J,et al. Myocardial bridge:a review. Prog Cardiovasc Dis,1983,26:75~88

[12] Bourassa MG,Butnaru FA,Eesperance J,et al. Symptomatic myocardial bridges:overview of ischemic mechanisms and current diagnostic and treatment strategies. J Am Coll Cardiol,2003,41:351~359

[13] Voss H,Kupper W,Hanrath P,et al. Klinik, Laktatmetabolismus, Koronarvenenfluss and biphasisches 201-Thallium-Myokardscintigramm bei Myokardbricken des Ramus Descendent Anterior:Verlanfsvariante oder obstruktion. Z Kardiol,1980,69:347~352

[14] Kramer JR,Kitazume H,Proudfit WL,et al. Clinical significance of isolated coronary bridge:benign and frequent condition involving the left anterior descending artory. Am Heart J,1982,103:283~288

[15] 武娟.心肌桥研究的新进展.心血管病学进展,2007,38(1):145~149

[16] 黄维义,石娟,彭永权,等.冠状动脉心肌桥的临床诊断与治疗.临床心血管病杂志,2005,21(6):344~345

[17] 张志寿,淳玉林,李岩,等.潘生丁试验对冠心病诊断的临床研究.心功能杂志,1990,2(增刊):228

[18] 张志寿,贺学英,李岩,等.潘生丁试验对冠心病诊断的临床研究.心功能杂志,1994,6(增刊):217~218

[19] 张志寿,贺学英,李岩,等.潘生丁试验改进后对冠心病的诊断价值.临床心血管病杂志,1994(增刊):9~11

[20] 张志寿.潘生丁-心电图负荷试验.心功能杂志,1993,5(增刊):123~125

[21] 张志寿,高伟.潘生丁试验研究进展.心脏学会与心功能学会学术会议专题报告资料,2000 年 3 月,54~58

[22] Tavazzil. Dipyridamole test in angina pectoris：diagnostic value and patho-physilogical implications. Cardiology，1982，60：34

[23] Tauchert M. A new pharmacorogical test for diagnosing coronary artory disease. Dtsch Mdel Wochenschr，1976，101：35

[24] 张开滋，肖传实，王红宇，等. 临床心脏负荷试验学. 北京：中国医药科技出版社，2007

第十一章 冠状动脉心肌桥动态心电图检查

动态心电图(dynamic electrocardiogram,DCG)是一种病人可以在医院外的日常生活和工作中,连续记录其心电图的仪器。该仪器由美国理学博士 Norman J Holter 于 1957 年发明,1961 年在美国用于临床。因此,也有人将此项检查称为 Holter 心电图检查。经过几十年的发展,现在该技术已经比较成熟,克服了常规心电图只能短时间记录静止状态下仅数十次心动周期,信息量少及一过性缺血或心律失常易被遗漏的缺点,大大提高了心电信号记录的质和量,是心电诊断技术的一个重大进展。目前,在国内外广泛用于心血管病诊断检查,治疗研究及医学监护等方面,特别是在临床上监测心肌缺血和心律失常,成为非创伤性检查的重要诊断方法之一。

第一节 动态心电图的特点

一、动态心电图与普通心电图比较

普通心电图是在一定场合,于静态下记录,记录时间短,通过人工分析,可即时得出报告。而动态心电图是以随身携带的记录仪,在日常活动中连续地、长时间记录心电图资料后,经回放系统高速回放,并由电子计算机处理分析而获得结果。

(一)动态心电图较普通心电图的优长

1. 能获得大量心电资料,异常心电图检出的机会多。

2. 可检出普通心电图不易捕捉到的一过性、间歇性心电异常信息,如一过性缺血、心律失常等。

3. 不受活动限制,可监测日常生活中自然状态下(如活动、睡眠、情绪改变等)和一些特定的情况下(如潜水、登山、飞行等)所发生的心电变化。

4. 长时间连续记录的动态心电图资料,更能充分反映受检查者的临床症状与心电变化之间的关系,并有助于鉴别某些待查主诉,协助诊断,指导用药和观察疗效。

（二）动态心电图较普通心电图缺点

1. 不能识别 P 波，不易准确判断房性、交界性及 QRS 增宽的室上性心律失常。

2. 如导联少，不能反映心电活动的全貌，不能观察心肌梗死和缺血的定位、分支阻滞等情况，12 导联动态心电图应尽快普及。

3. 其结果为回顾性，不能即时获得报告。

二、动态心电图与运动试验比较（表 11-1、11-2）

表 11-1　动态心电图与运动试验的差别

条　件	动态心电图	运动试验
检查环境	日常生活环境中	特定的环境
检查中的精神状态	处于自然状态	处于紧张状态
持续时间	24～72 小时	30 分钟左右
危险性	无	有一定危险性
参加人员	检查过程中不需医务人员监护	需医务人员操作及监护
分析结果	不能即时得出结果	能及时得出结果
段阳性率	低	高
费用	较高	低廉

表 11-2　动态心电图与运动试验应用价值的比较

条　件	动态心电图	运动试验
检出心律失常	最有用	一般
观察缺血性 ST 段变化	一般	最有用
心悸、昏厥的鉴别	最有用	无价值
药物疗效判定	最有用	一般
评定心脏贮备力	一般	最有用
行动不便	最有用	无价值

第二节 动态心电图检查方法

一、导联选择与电极安置

(一)通用双极胸导联以双通道同步记录

常用模拟 V_1(MV_1)和模拟 V_5(MV_5)导联联合。MV_1 正极置胸骨右缘第 4~6 肋骨处(选 P 波清楚点),负极置胸骨柄左上方,地极置右腋前线第 5 肋骨处。MV_5 正极置左腋前线第 5 肋骨处,负极置胸骨柄右上方,地极与 MV_1 公用。

组合中 MV_1 的 P 波清楚,有利于心律失常的诊断;MV_5 能较好地反映 ST 段及 QRS 形态变化,适于观察心肌缺血、室内激动或传导异常。另外,也可根据检查目的和既往心电图所见采用其他导联组合,如 MV_5 与 M_{aVF} 组合有利于检查下壁缺血。

(二)三通道导联系统

优于双通道导联,可以反映双通道导联所不能反映的其他部位心肌缺血、损伤、坏死情况,对某些心律失常分析也很有帮助。

双极三通道系统有 7 个电极,单极三通道有 5 个电极。可记录 XYZ 心电图,也可记录 $V_5+V_3+V_1$,V_5+V_2+aVF,$V_3+V_2+V_1$,$V_5+V_2+V_3$ 导联。也有人建议采用 V_5+V_2+Y 导联,可使敏感性更提高。

(三)12 导联动态心电图

可与常规 12 导联接轨,可以反映出不同部位心肌缺血、损伤、坏死的心电图变化,对心律失常的发源部位,传导情况,诊断与鉴别诊断有极大帮助,应予以推广。

二、记录回放装置与记录分析方法

(一)记录装置

1. 磁带记录 用便携式小型磁带记录仪,由于用电池供电,以电极电缆与受检者的体表导联电极连接。记录器上附有由病人启动的标志通道、时间标志通道。在记录过程中,如病人出现症状或发生其他事件,可按记录器上的按钮使之标记在磁带上,并填写生活日记,从而有助于将心电图改变与病人症状相联系,以提高分析诊断的准确性。磁带盒式记录器,投入临床应用时间最长,经

过多次重大改进,记录器重量已减少到不足 0.5kg。过去存在的计时不准、波形
失真等技术问题已被逐一解决。磁带记录仪的特点是信息量大,可长久保存原
始资料,有利于科研和教学工作。缺点是回放速度慢,因有马达机械装置,易发
生故障。

2. 固态记录器记录　固态记录器兼具记录和分析功能。由电池启动,配有
微机处理系统,把心电信息转换成数字储存在芯片上,在记录储存过程中同时
做实时的初步分析。近年来才投入临床应用,具有后来居上的发展趋势。优点
是处理速度快,故障率低,记录质量好,回放省时。缺点是容量小,误判率高,价
值昂贵。

3. 硬盘记录器　将心电信息以数字方式储存在硬盘上,结构简单,成本较低。

4. 数字型闪光卡记录　随半导体器件的发展而研制成,目前最新式记录
器。兼有磁带记录器和一般固态记录器的优点,避免了它们的不足,体积小,只
有火柴盒大小,厚度仅有火柴盒的四分之一,信息储存量大,用数字化全息记录
储存在芯片上(图 11-1)。

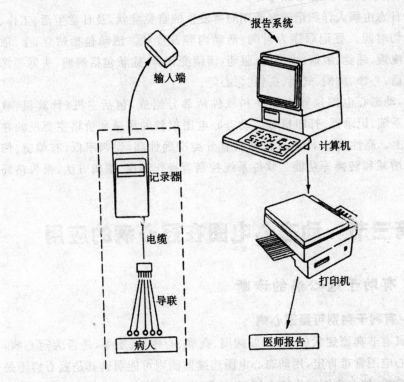

图 11-1　Holter 仪

（二）回放分析

回放分析系统由计算机、分析软件、显示器、打印机等组成。

心电信息的储存、分析和处理均由计算机进行。盒式磁带记录可通过磁带读入器经机内 A/D 转换，将心电信号输入计算机硬盘。固态记录盒则通过专用的接口电缆或光纤把数据输入计算机进行回放分析。

回放过程中，通过软件功能分析心电图波形，包括 QRS 识别、分类（心律失常检测）、测算心率、计量 ST 段偏移情况及起搏脉冲的检测（起搏功能分析）等。同时，由显示器监视计算机的分析结果，通过人机对话进行修正，并编辑、描记、打印报告。

三、生活日志

生活日志是分析动态心电图不可缺少的资料，需让病人详细填写。内容包括一般记录，如病人姓名、性别、年龄、住址、病案号、用药情况、检查日期、记录起止时间、记录仪编号、磁带编号等。

生活日志由病人详细记录佩戴期间所发生的自觉症状，及日常生活、工作、活动的确切时间。登记顺序为时间、活动内容及症状。活动包括站立、坐、散步、锻炼、吃饭、睡觉、吸烟、大小便、服药、情绪变化等，症状包括胸前、头臂等部位疼痛不适，心悸、胸闷、气短、头昏、恶心等。

总之，动态心电图仪器由硬件和软件两部分组成，包括主机（计算机、软件）、操作系统、记录器、打印机等。动态心电图仪器的质量和价格主要反映在它的软件上。高性能的 Holter 仪器具有分类准确性高，误判率低，有编辑、修改、合并、增减和转换等功能。软件系统控制着操作程序、编辑方法、报告格局等。

第三节　动态心电图在冠心病的应用

一、有助于冠心病的诊断

（一）有利于判别可疑冠心病

有些具有非典型症状的病人，如胸闷、胸痛、心悸、气短等，是否为冠心病，应用常规心电图常难肯定，用动态心电图连续监测则可能明确其是冠心病还是其他原因造成，如二尖瓣脱垂综合征、肋软骨炎、及循环神经官能症等。动态心电图诊断冠心病心肌缺血的指标如下：

1. 缺血性 ST 段下移。须符合三个"1"标准。一是 ST 段呈水平型或下垂型下移≥1mm；二是 ST 段压低时间至少持续＞1min；三是两次缺血发生时间至少间隔＞1min。

2. 变异型心绞痛。其 ST 段抬高应≥1.5mm，并持续 12s。

3. 持续性 T 波倒置。

4. U 波倒置。

据研究，冠状动脉造影证实之动态心电图 ST 段改变者，93％有不同程度冠状动脉狭窄。对年老体弱，不能做运动试验的冠心病患者早期诊断更有价值。

典型心绞痛发作时，心肌缺血区域的导联上，ST 段下降及 T 波倒置，症状缓解以后 ST—T 立即恢复正常，一般持续几分钟至十几分钟。ST 段下降愈重，T 波倒置愈明显，冠状动脉造影显示冠状动脉病变愈重（图 11-2）。

（二）有助于提高冠心病的检出率

1. 动态心电图由于其具有随时随地、长时间、连续检测的功能，对冠心病缺血发作引致 ST—T 改变的检出机会明显高于普通心电图。

2. 动态心电图有助于诊断无症状性心肌缺血。无症状心肌缺血具有以下特点：①常在日常生活中发生。②发作时持续时间可以较长，有时超过 20min。③发作时 ST 段下移可超过 2mm。④发作时心率多不增快。⑤发作频繁者可能预后不良。⑥发作可有昼夜节律，以上午 6：00～12：00 最多，0：00～6：00 最少。⑦与运动试验之间密切相关，两者符合率可达 98％（图 11-3）。

3. 有助于诊断变异型心绞痛。变异型心绞痛发作时动态心电图出现损伤型 ST 段抬高，冠状动脉造影激发试验可显示某一支冠状动脉发生痉挛性狭窄或闭塞。这种血管痉挛可发生在病变血管基础上，也可发生在无明显影像学冠状动脉狭窄基础上。冠状动脉痉挛可导致局部心肌细胞缺血损伤，如痉挛持续存在，可发展成为急性心肌梗死。

同时，变异型心绞痛发作时约有半数患者可出现频发多源室性早搏、房室阻滞、束支阻滞、室性心动过速等心律失常，严重者可发生心室颤动而猝死（图 11-4）。

4. 与运动试验结合，可明显提高确诊率。动态心电图与运动试验联合可以明显提高冠心病诊断的敏感性、特异性及准确性，减少运动试验的假阳性和假阴性率，如自发性和变异型心绞痛者运动试验可以阴性，而动态心电图检查却很有价值。另对不能运动的病人早期诊断，动态心电图更独具优势。

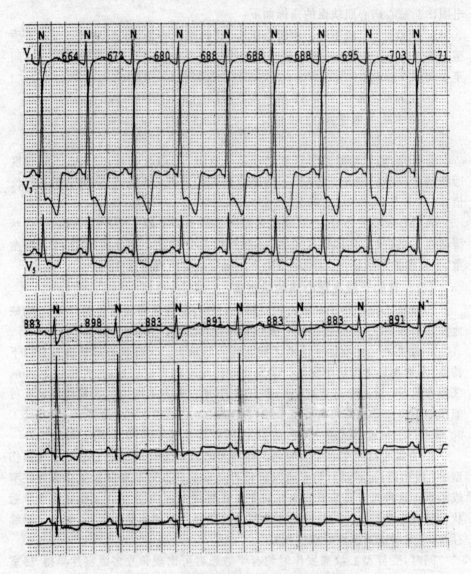

图 11-2　心绞痛发作时 Holter 记录 ST-T 改变

A. 心绞痛发作时 CM$_3$、CM$_5$ 导联 ST 段下降，T 波倒置

B. 症状缓解以后，ST 回至原来位置，显示出慢性冠状动脉供血不足

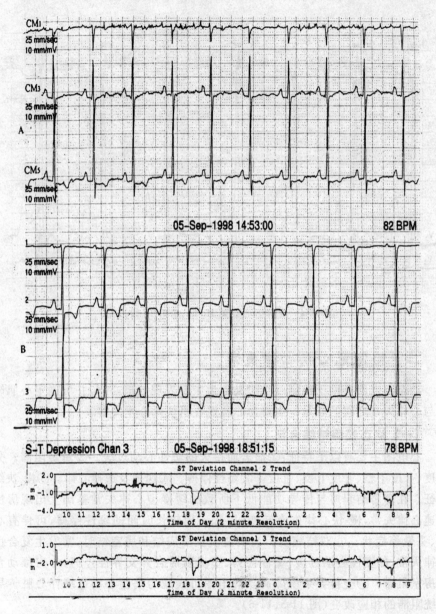

图 11-3　无症状性心肌缺血 Holter 记录 ST-T 改变

　　患者男性,71 岁。冠心病、三支病变。心电图取自 24h 动态心电图,图 A 窦性心律,慢性冠状动脉供血不足。图 B 显示症状心肌缺血发作时,CM$_3$ 导联 ST 水平型下降 0.10mV,T 波倒置,CM$_5$ 导联 ST 在原有基础上又呈水平型下降 0.15mV,T 波倒置增深。下方的 ST 段趋势图显示有 2 次 ST 段明显下降,分别发生于 18：50 及次日 8：00。2 次心肌缺血均无症状

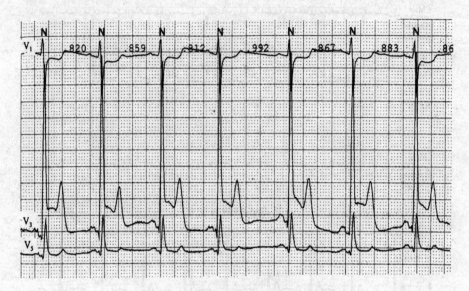

图 11-4　变异型心绞痛 Holter 监测 ST 段抬高

二、检测冠心病心律失常

动态心电图有助于检测以心律失常为主要表现的冠心病,并可确定心肌缺血与心律失常之间的联系。主要为非急性心肌梗死心律失常。

(一)病态窦房结综合征

心电图主要有以下特征:①显著而持久的窦性心动过缓。②窦房阻滞。分Ⅰ度、Ⅱ度Ⅰ型、Ⅱ度Ⅱ型、Ⅲ度。③窦性停搏。④逸搏及逸搏心律。⑤慢-快综合征。在窦房结起搏与传导功能低下所致的缓慢型心律失常基础上出现房性快速心律失常,慢-快心律失常转变时,常出现较长时间的窦性停搏,可伴有心悸、头晕等症状。⑥双结病变。当病变波及窦房结和房室结时,常发生复合性心律失常,如窦性心动过缓、窦性停搏、窦房阻滞合并交界性停搏,心房颤动合并房室阻滞。⑦全传导系统障碍。心电图可表现为窦性心动过缓伴心脏传导系统阻滞的相应改变(图 11-5、11-6)。

(二)房性心律失常

1. 房性早搏　在各类早搏中,以房性早搏最多见,最常见的病因是风心病、心肌病,其次才是冠心病。多发偶发单源房性早搏,少数患者可出现频发单源或多源房性早搏,有时可形成二联律或三联律(图 11-7)。

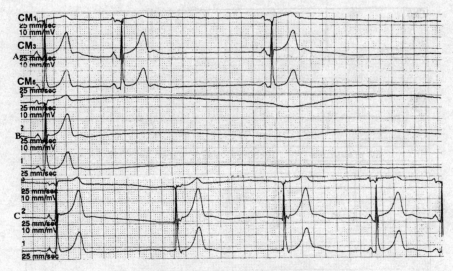

图 11-5　晕厥发作时,动态心电图显示窦性停搏

A～C条连续记录,窦性停搏引起晕厥发作

2. **房性心动过速**　Holter 鉴别结果显示,10%～30%的冠心病患者有房性心动过速,大多数患者为偶发性房性心动过速,持续时间短暂,一般不超过1min,心房率 100～250bpm。少数房性心动过速为持续性或短暂反复发作。

3. **心房颤动与心房扑动**　一组 2 352 例冠心病患者 Holter 监测资料分析,检出心房扑动 53 例,占 2.3%,心房颤动 180 例,占 7.7%,包括阵发性、持续性两种类型。

(1)心房颤动:发生率约 8%。心电图特点为 P 波消失,代之以形态、间距、振幅及方向均不相同的 f 波,其频率 350～700bpm;R—R 间隔绝对不规则(图11-8)。

心房颤动出现规则的心室率时,见于下列情况:①合并干扰性房室脱节,心室率大于 60bpm。②房颤合并高度房室阻滞,心室率小于 40bpm。③出现心室起搏心律。

(2)心房扑动:发生率约 3%,分为Ⅰ型与Ⅱ型。Ⅰ型心房扑动多见,特点为F 波在Ⅱ、Ⅲ、aVF 导联中为负向;心房率 250～350bpm。射频消融术效果较好。Ⅱ型房扑少见,特点为 F 波在Ⅱ、Ⅲ、aVF 导联中为正向;心房率 250～420bpm。射频消融术效果欠佳(图 11-9、图 11-10)。

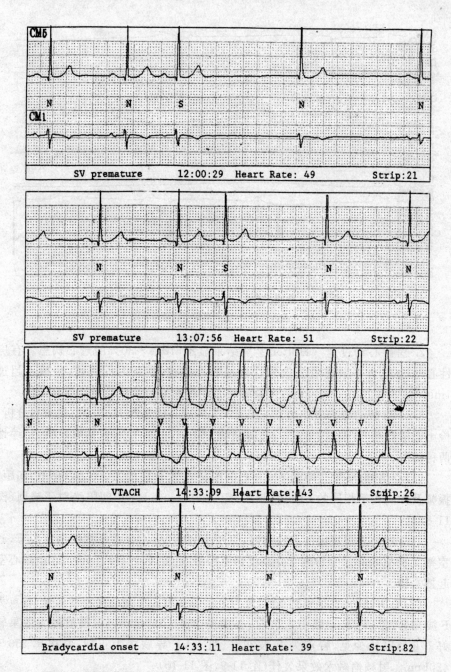

图 11-6 窦性停搏 交界性逸搏心律 房性早搏 阵发性室性心动过速

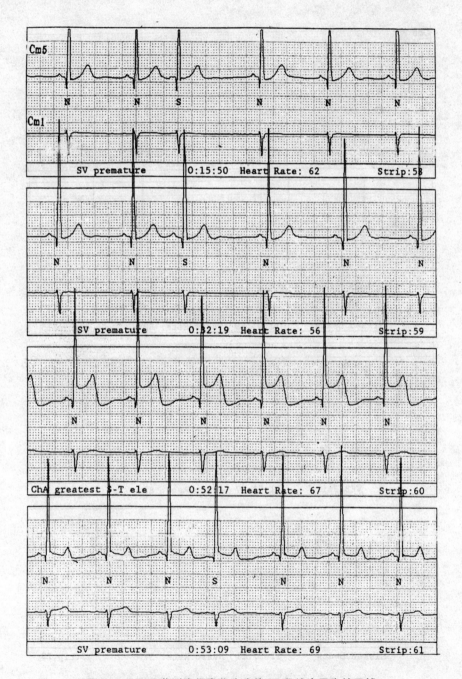

图 11-7　DCG 监测夜间发作胸痛伴 ST 段抬高及房性早搏

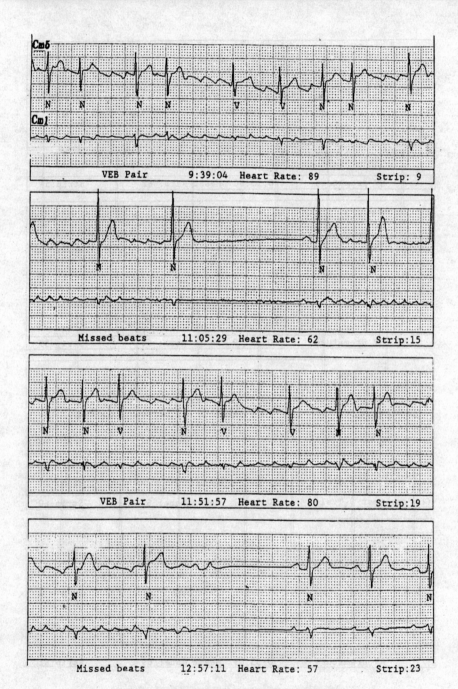

图 11-8   DCG 监测中出现阵发性心房颤动

冠状动脉心肌桥动态心电图检查

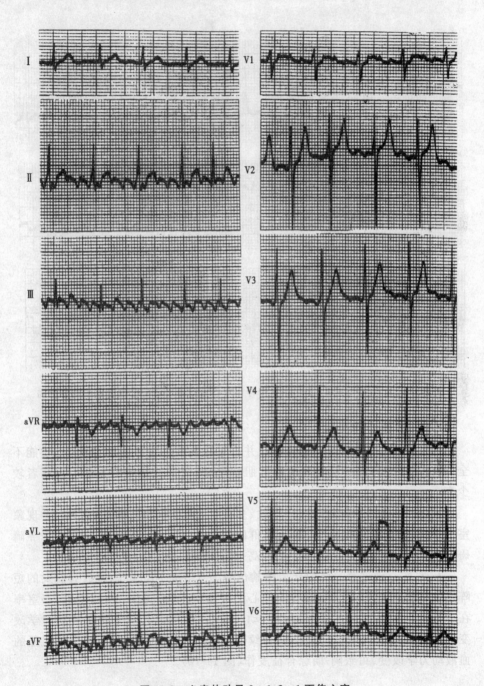

图 11-9　心房扑动呈 2：1,3：1 下传心室

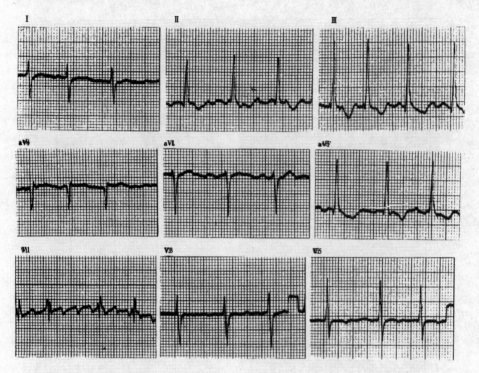

图 11-10 心房扑动呈 2：1～4：1 传导 右心室肥厚 不完全性右束支传导阻滞

（三）室性心律失常

通常见于心肌梗死后（尤其是合并心室壁瘤者），急性心肌缺血，心功能不全，或由于慢性弥漫心肌缺血所致心肌病患者，而一般稳定劳力性心绞痛者较少有。

1. 室性早搏 有单形性、多形性、多源性、成对室性早搏，以及 RonT 现象室性早搏，特宽型室性早搏（QRS 波群时间＞0.16s，提示心室肌弥漫性传导障碍，冠心病伴心功能不全时发生率较高）（图 11-11）。

2. 室性心动过速 Holter 监测检出率为 3.3％～10.0％，多数为偶发的短阵室性心动过速，少数为持续性室性心动过速（持续时间在 30s 以上）。心室率在 100～150bpm 之间的短阵室性心动过速，一般不引起明显的血液动力学改变。心室率大于 180bpm 以上的、持续 8s 以上的室性心动过速，可引起明显的血液动力学改变，可致阿-斯综合征发作（图 11-12）。

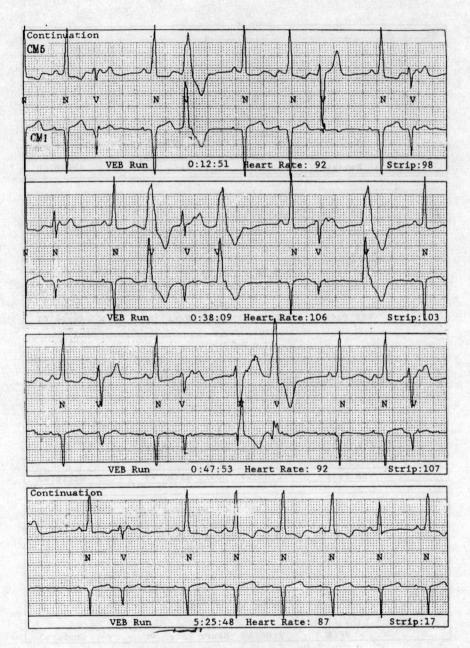

图 11-11　夜间发生多源性室性早搏
起床后室性早搏消失、病人无自觉症状

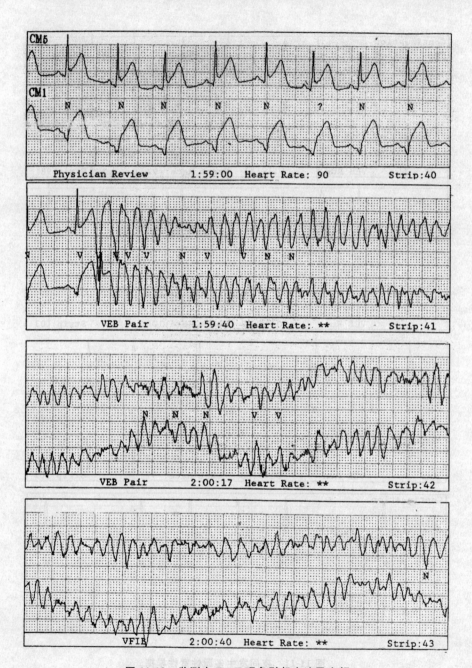

图 11-12　监测中 RonT 现象引起室速及室颤

3. 心室扑动与心室颤动　心室扑动与心室颤动是一种致命性心律失常,一旦发生,循环立即陷于停顿,如不及时处置,可致迅速死亡(图11-13)。

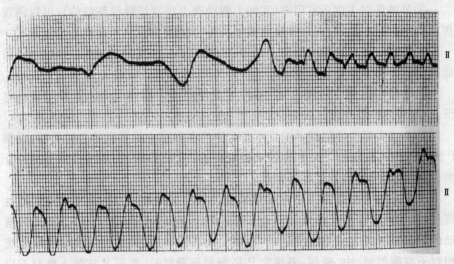

图 11-13　心室扑动与心室颤动
上条:心室扑动　下条:心室颤动

(1)心室扑动:心电图上 QRS—ST—T 无法辨认,代之以快速、规则、连续、波间无等电位线的大扑动波,波形呈正弦型,心室率 200~300bpm。波形振幅较大者,电击除颤成功率高。心室扑动波幅小者,常迅速转为心室颤动。

(2)心室颤动:心电图上 QRS—T 波群消失,代之以波形不同、间距不等、振幅大小不一的心室颤动波,频率在 180~500bpm 之间。又分为粗细两种波型。

①粗波型心室颤动。心室颤动波幅大于 0.5mV,见于心肌舒缩功能相对较好的病倒,心室波频率大于 100bpm,电击复律效果较好。

②细波型心室颤动。心室颤动波幅小于 0.5mV,见于心肌舒缩功能较差的病例,电击疗效差,预后不佳。

(四)心脏传导阻滞

心脏传导阻滞也是冠心病患者常见的心律失常,可见窦房阻滞、房内阻滞、房室阻滞、束支阻滞或分支阻滞。根据阻滞程度不同,每一种类型的传导阻滞又可进一步分为不完全性或完全性传导阻滞两类。

1. 房室传导阻滞

(1)不完全性房室传导阻滞

①部分Ⅰ度房室阻滞可持续多年不变,少部分发展成为Ⅱ度以上房室阻

滞,需要置入人工心脏起搏器。

②Ⅰ度房室阻滞与室内阻滞并存,心房扑动或心房颤动的发生率高。

③早搏伴发Ⅰ度房室阻滞(实际上激动改由房室结慢径路前传),可以诱发房室结内折返现象,形成房性反复搏动及慢-快型房室结内折返性心动过速。

④实性心动过速伴Ⅰ度房室阻滞,T波与P波重叠在一起不易辨别时,可能被误诊为交界性心动过速。

⑤卧位引起的Ⅰ度房室阻滞,与迷走神经引力增高有关。立位记录心电图,房室传导恢复正常。

⑥Ⅱ度房室传导阻滞 属于不完全性房室阻滞中最常见的一种类型,根据P波未下传心室前后有无P-R间期逐渐延长,又将Ⅱ度房室阻滞分为Ⅰ型与Ⅱ型。Ⅰ型较多见,但Ⅱ型更具有意义。

Ⅱ度Ⅰ型房室阻滞。房室传导系统绝对不应期和相对不应期均有病理性延长,以相对不应期延长为主。文氏周期开始,室上性激动落入反应期,下传激动的P-R间期正常或有轻度延长,自第二个心搏开始,激动进入房室传导系统相对不应期的早、中、晚期,表现为P-R间期逐渐延长,直至P波落入绝对不应期,脱落一次QRS波群,结束一次文氏周期,以后又开始新的周期性变化。希氏束电图证明,房室结是文氏周期好发部位。希氏束电图显示A-H间期逐渐延长,直至A波后至H波及V波,说明阻滞部位在希氏束近端,较多见。如希氏束电图显示A-H间期正常,而H-V间期逐渐延长并出现H波后无V波,说明阻滞部位在希氏束远端,比较少见。可见于病理情况,如冠心病、心肌梗死(特别是急性下壁心肌梗死)、洋地黄中毒、高钾血症等,也可见于生理情况,如卧位型Ⅱ度Ⅰ型房室阻滞可见于健康人,预后良好。

Ⅱ度Ⅱ型房室阻滞。房室传导系统绝对不应期病理性延长,而相对不应期正常。因为延长的绝对不应期间歇地延伸,超过一个心房的心动周期时,下一个P波因阻滞则不能不传心室,所以心电图出现成比例的QRS波脱落。由于房室结相对不应期不延长,下传P-R间期正常。多由器质性心脏病引起,在缺血性损害、纤维化、高钾血症及药物毒性反应易发生,可发展成为高度以上房室阻滞。

(2)高度房室阻滞:半数以上P波因阻滞未下传心室,称为高度房室阻滞。由于Ⅱ度房室阻滞合并隐匿性房室传导或房室传导系统绝对不应期延长,房室传导系统绝对不应期异常延长大于两个或两个以上心动周期,致使半数以上P波因阻滞而不能传导至心室。如果绝对不应期间歇地异常延长,可引起连续2个或2个以上P波不能下传心室,易发展为几乎完全性房室阻滞或完全性房室阻滞。伴有过缓的交界性逸搏心律或室性逸搏心律者,可引起明显的血流动力学改变,需置入人工心脏起搏器治疗。

(3)几乎完全性房室阻滞:在以阻滞因素为主的房室脱节中,偶有室上性激动夺获心室者,称为几乎完全性房室阻滞,其阻滞程度比高度房室阻滞重。逸搏心律的频率往往缓慢而又不稳定者,应置入人工心脏起搏器。

(4)完全性房室阻滞:全部室上性激动均因阻滞未下传心室者,称为Ⅲ度房室阻滞或完全性房室阻滞。

由于房室传导系统绝对不应期延长。指房室传导系统绝对不应期无间断地持续性延长占据全部心动周期,全部室上性激动受阻于房室传导系统未下传心室。亦有交界区的连续性中断,如心脏手术并发Ⅲ度房室阻滞者,亦有电学损伤房室结。多为后天性,亦有先天性房室传导系统缺陷致(图11-14)。

一过性完全性房室阻滞可在病情好转以后消失,持久性Ⅲ度房室阻滞伴过缓的逸搏心律者,应置入人工心脏起搏器。

(五)束支传导阻滞

1. 右束支传导阻滞　右束支阻滞分为完全性与不完全性两种类型,比左束支阻滞更多见,这与右束支细长、分支少、不应期长、接受单一血管供血而易受损伤有关。大多为器质性,儿童中多见于先心病、心肌炎、心脏手术后等;成人常见于高血压病、冠心病、心肌病、药物毒性因素等。右室扩大、右室肥厚也常引起。心率的变化、右室压力突然改变,机械性刺激,负荷试验,右室造影,心导管刺激,冠状动脉造影,射频消融术等可引起一过性右束支阻滞。传导系统退行性变也是重要原因之一。

(1)完全性右束支传导阻滞(complete right bandle branch block,CRBBB)心电图:①QRS波群时间≥0.12s。②室上性激动下传者则 P-R 间期>0.12s。③QRS波群终末部分增宽变形,V_1 或 V_2 导联可呈 rsR' 型或 M 型,Ⅰ、V_5、V_6 导联的 S 波多增宽而不深,Ⅲ与 aVR 导联呈 qR 型,R 波一般增宽不高,Ⅰ、Ⅱ 及 aVL 导联可出现宽而不深的 S 波。④可有继发性 V_1 或 V_2 导联ST 段下降,T 波倒置,对应性的 V_5、V_6ST 段抬高,T 波直立。⑤V_1 导联室壁激动时间(VAT)>0.03 秒以上。

(2)不完全性右束支传导阻滞(incomplete right bandle branch block,IRBBB)心电图:①QRS 波群时间<0.12 秒钟。②QRS 波群形态符合完全性右束支传导阻滞图形改变。③有时 V_1 导联可呈 rSr 型或 rSR 型。④一般无ST—T 改变(图 11-15)。

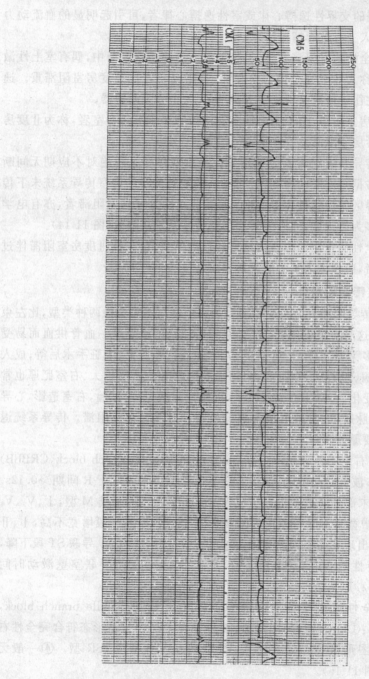

图 11-14　阵发性完全性房室传导阻滞,致一过性晕厥心电图

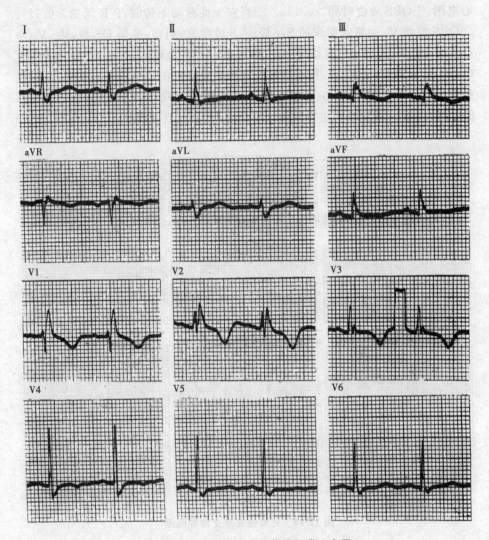

图 11-15　完全性右束支传导阻滞心电图

2. 左束支阻滞　左束支阻滞比右束支阻滞少见,但其临床意义比右束支阻滞更为重要。45 岁以上发生的左束支阻滞,猝死的发生率为无束支阻滞者的 10 倍。绝大多数左束支阻滞是由器质性心脏病引起的,常见有冠心病、高血压病、心肌病、主动脉瓣疾病、原发性传导束退化症、先天性心脏病、心脏术后等,极少数无明显器质性心脏病证据。

(1)完全性左束支传导阻滞(complete left brandle branch block,CLBBB)

心电图:①QRS 波群时间>0.12s。②当室上性激动下传时,P-R 间期≥0.12s。③QRS 波群 V$_1$ 呈宽大而深的 S,r 极小,S 波增宽、粗钝,或呈 QS 型,V$_5$、V$_6$ 导联无 q 波,R 波增宽,顶端粗钝,I、aVF 导联大致与 V$_5$、V$_6$ 导联相同。QRS$_{II、aVF}$导联多呈 QS 波,胸前导联图形改变是诊断的主要依据。④V$_5$ 导联室壁激动时间(VAT)>0.05s。⑤在以 R 波为主的导联中,可见继发性 ST 段下降,T 波倒置。以 S 波为主导联中,ST 段上升,T 波直立(图 11-16)。

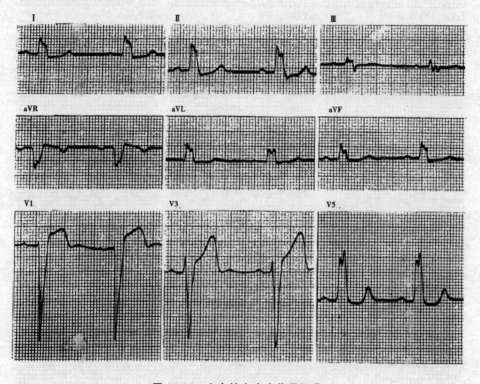

图 11-16　完全性左束支传导阻滞

(2)不完全性左束支传导阻滞(incomplete left brandle branch block,IL-BBB)心电图:①QRS 波群时间<0.12s。②QRS 波群形态和完全性左束支传导阻滞基本相同,但 R 波畸形程度较轻。③I、V$_5$、V$_6$ 导联中无 q 波。④ST 段和 T 波改变不显著,而 T 波可低平或倒置。⑤须与左室肥厚区别及前后心电图对比,如出现间歇性或交替性不完全性左束支阻滞图形时,诊断较为可靠。

三、冠心病病情观察与疗效评价

（一）病情观察

动态心电图监测可证实心绞痛发作时有缺血性改变，而且可了解缺血性 ST 移位的形态、程度、发生的频率、持续时间及发展、变动情况，以及与日常活动的关系等。有助于观察研究冠心病心肌缺血的病情及其变化。同时根据其发作特点，可确定心绞痛的类型及程度。

（二）疗效评价

ST—T 改变可受日常生活中活动、体位、饮食、情绪变化及运动等生理因素的影响。用一次常规心电图检查评定治疗效果不很可靠。动态心电图则可细微地对比观察治疗（包括药物治疗、介入治疗、冠脉搭桥术等）前后的心率及 ST—T 变化情况，以及症状和缺血型 ST—T 之间的关系，有助于客观地评价疗效。

现已认识到，胸痛不是心肌缺血的敏感指标，无痛性 ST—T 改变的发生率远高于心绞痛发作。因而临床治疗不仅应针对有症状的缺血，也要治疗无症状的缺血，即针对所谓缺血的"总负荷"。"缺血总负荷"是缺血的定量指标，它是 24 小时有症状和无症状性心肌缺血的总阵次和总时间，它必须用动态心电图检查才能得到结果。24 小时"缺血总负荷"的计算方法为：①24 小时 ST 段下降幅度×发作阵数×持续时间。②在 24 小时 ST 段趋势图上，计算 ST 段下移的面积。

四、指导冠心病的康复

动态心电图检测可以了解 ST 及 T 波变化、心律失常、自觉症状和活动的关系，以及心肌缺血阈［心率×平均动脉压（或收缩压）×心肌收缩射血时间］等，判定允许的运动量和评价治疗效果，从而合理指导病人的康复。

五、识别高危病人和预测猝死的发生及预后判断

（一）对心肌梗死后心律失常的检测及预后估计

据研究，心源性猝死的最主要因素为左室功能较差及心律失常，心肌梗死后合并心律失常者预后较差，应做动态心电图检测。一般认为，急性心肌梗死后出现 Lown 分级 3 级以上的室性早搏死亡率高。动态心电图显示有频发和复杂性室性早搏者，其后的猝死发生率较无此类早搏者高 2～4 倍。

由于心肌梗死后 6～12 个月死亡率高,动态心电图监测十分重要。但监测时机最好选在稳定期后。因为早期监测得到的室性早搏、短阵室速等,多为心肌梗死急性期的心电不稳定所致,预后意义较小。有研究,动态心电图、左室射血分数、晚电位三者联合应用,能明显提高预后预测的可靠性与准确性。

(二)对心肌缺血病人的监测

1. 冠心病心肌缺血、尤其无症状缺血发作频繁者,往往预后不良。有人认为无症状心肌缺血发作频繁≥60min 者是预测急性心肌梗死和心源性猝死危险的最好指标。

2. 心肌梗死后有心肌缺血比无缺血者新的冠脉事件增加,预后不良。动态心电图监测出短暂心肌缺血是急性心肌梗死后筛选危险分级的有用信息,也是最特异的预后指标,故心肌梗死后即使无症状,也应定期做动态心电图监测,以便及时处理,改善预后。

第四节　动态心电图在冠状动脉心肌桥应用

冠状动脉心肌桥中有部分病人可以发生心绞痛、心肌梗死、心律失常,甚至猝死,动态心电图对发现心肌缺血、心律失常、观察治疗效果,判断预后等方面具有重要意义。

李玉峰等对经冠状动脉造影确诊的 120 例冠状动脉心肌桥患者进行了临床分析,120 例均进行了心电图、动态心电图、超声心动图、血生化等检查。其中 87 例(72.5％)有不同程度的心电图或动态心电图异常,主要为 ST 段水平型压低≥0.05mV,心房颤动 16 例,频发室性早搏 14 例。

Yetman 等报道,儿童肥厚梗阻型心肌病患者并有冠状动脉心肌桥,QTc 离散度增加,动态心电图检查发现,本型室性心动过速发生率较高。

张志寿等报道,冠状动脉心肌桥患者行 24 小时动态心电图检查,可发现一过性心肌缺血。

参考文献

[1] 沈文锦,徐成斌.现代心功能学.北京:人民军医出版社,2002

[2] 张鸿修,黄体钢.实用冠心病学,第四版.天津:天津科技翻译出版公司,2005

[3] 杨庭树.冠心病实验诊断学.北京:科学技术文献出版社,2002

[4] 王留义,吴淑伦.无创伤性心血管诊断技术.北京:中国医药科技出版社,

1996

[5] 马景林.临床心电图快速阅读.北京:科学技术文献出版社,1993

[6] 董敏,钱菊英.冠状动脉心肌桥研究现状.中华心血管病杂志,2006,34(5): 475

[7] Yetman AT,McCrindle Bw,McDonald C,et al. Myocardial bridging in children with hyportrophic cardiomyopathy——a risk factor for sudden cardiac death. N Engl J Med,1998,339:1201~1209

[8] Möhlenkamp S,Hort W,Ge J,et al. Update on myocardial bridging. Circulation,2002,106:2619

[9] 张志寿,杨瑞峰.冠状动脉心肌桥的研究进展.心脏杂志,2009,21(3):417~420

[10] 李玉峰,王士雯,卢才义,等.心肌桥临床特点分析.中国循环杂志,2007,22(5):370~372

[11] Dimarco J P,Philbrik J T. Use of ambulatory electrocardiographic(Holter)monitoring. Ann Intern Med,1990,113:53~68

[12] Raby KE,Barry J,Treasure CB,et al. Usefulness of Holter monitoring for detecting myocardial ischemia in patients with nondiagnostic exercise treadmill test. Am J Cardial,1993,72(12):889

[13] Goodman SG,Freemorn MR,Armstrong Pw,et al. Does ambulatory monitoring contritube to exercise testing and myocardial perfusion scintigraphy in the prediction of the extent of coronary artery disease in stable cmgina Am J Cardiol,1994,73:747

[14] Currie P,Ashby D,staltissi S. Prognostic significance of transient myocardial ischemia on ambulatory monitoring after acute mydardial infarction. Am J Cardial,1993,71(10):773

第十二章 冠状动脉心肌桥 超声心动图检查

超声心动图(echocardiography 或 ultrasound cardiography)自 1955 年由 Ealer 首先提出,并获得 M 型二尖瓣狭窄特征图像起,已有 50 多年历史,由于超声诊断技术的发展,相继形成了 M 型、二维型、超声造影、多普勒型超声心动图、彩色多普勒血流显像及食管超声心动图技术。近年来,超声新技术发展更快,血管腔内超声影像技术已在临床广泛应用,心脏结构的三维、四维重建正在深入研究。总之,超声心动图在心血管疾病的诊断、治疗中日益发挥着重要的作用,本章重点讲述无创性超声心动图在检查冠心病心肌缺血、心肌梗死及冠状动脉心肌桥方面的作用。有创性超声心动图对冠心病、冠状动脉心肌桥方面的作用,将在以后章节中叙述。

第一节 超声心动图概论

一、基本原理与检查方法

声源在人耳的听觉频率范围内(20~20 000Hz)的振动即产生声振动,由声振动激起的疏密波称为声波(acoustic wave)。超声波亦属于一种疏密波,但频率在 20 000Hz 以上,超出了人的听觉感受范围,因此称为超声波(ultrasonic wave)。超声心动图检查常用的频率为 2.25~3.25MHz,婴幼儿检查时可采用 5MHz 的频率,外用血管超声检查采用的频率为 5~7MHz,经食管超声心动图采用 5~7MHz,心腔内超声检查采用的频率为 10~12MHz,而血管内超声的频率高达 20~40MHz。压电晶体是现代超声探头的主要部件。超声探头可分为机械探头和电子相控阵探头两大类。但在超声心动图仪器中,目前以数字化的电子相控阵探头占绝大多数,均采用可穿孔径技术和电子动态聚焦技术以提高分辨力。在电能和机械能的相互转换过程中,探头既可作为超声的发生器,也可作为从界面反映回来的超声的接收器。在超声向介质的传播过程中,遇到声阻差的界面将发生反射,形成的反射波亦为一种超声,返回到探头时,声压作用于压电晶体,使其表面产生正负电荷。随着反射波压强的变化,将在压电晶体的两表面出现交替电压,电信号的频率等于反射波的频率,而电压的高低取决于反射波的振幅,将这种压电晶体产生的电信号加以放大并且显示在荧光屏上,即可形成超声心动图的图像。

超声心动图对于心血管结构的显示基于心内结构的以下4种反射类型:①心腔内的血液属无反射型。②心壁与间隔的心肌组织结构较均匀,属少反射型。③心内膜、瓣膜及大血管壁与血液间有声阻差较大的界面,属多反射型。④心脏与肺(含气组织)之间的界面则属全反射型。

超声心动图检查是通过观察与分析心脏与大血管的位置、瓣膜口的位置与大动脉的走向、心脏各腔室的内径大小、瓣膜形态及其活动规律、心壁的厚度、心壁的异常活动,以及心脏结构中附加的异常反射等,探讨形成机制、分析原因及推动血液动力学的变化,对正确诊断有重要意义。

超声在心内结构中传播时,依次产生强弱不同的反射,如声束方向固定不变,可显示出一条线(即一维空间)上心脏结构的活动曲线,此即 M 型超声心动图(M-mode echocardiography)。如声束有规律地左右摆动,即可观察所扫描的平面(二维空间)上的结构形态,此即二维(或切面)超声心动图(two-dimensional or cross-sectional echocardiography)。反映血流动态的为多普勒超声心动图(Doppler echocardiography),可分频谱型多普勒超声心动图(Spectral Dopple echocardiography)与彩色多普勒超声心动图(Color Doppler echocardiography)两种。前者分为脉冲多普勒(Pulsed wave Doppler,PW)与连续多普勒(Continuous wave Doppler,CW);后者又可分为二维彩色多普勒血流成像(two-dimensional color Doppler flow imaging)与 M 型彩色多普勒超声心动图(M-mode color Doppler echocardiography)。

二、正常图像

(一) M 型超声心动图

探头发射声束的位置与角度基本固定,其发射电路、接受电路与时基扫描电路三者同时开始工作,荧光屏上回声信号沿扫描线依次排列,显示为一串光点。递质中界面声阻差大者,则反射光点强;声阻差小者,则反射光点弱。反射面距探头近者,反射光点距始脉冲近;反射面距探头远者,反射光点距始脉冲远。因此,由垂直扫描线上光点的强弱、多少及远近,即可推知递质中质地的均匀程度,组织结构及各界面之间的距离与其厚度。如加用慢扫描电路,使时基扫描线由左向右周而复始地运动,可将时基扫描线上活动的光点依时序展开,成为能观察声束所穿过的组织结构活动情况的光点轨道图像,此即 M 型超声心动图,它可与心电图、心音图、Doppler 频谱等同步记录。

目前,常在二维超声心动图左心室长轴断面引导下进行。常见波群与曲线如下:

1. 心底波群　将取样线置于主动脉根部,通过主动脉瓣,转换为 M 型。可见的解剖结构自前至后分别为胸壁、右心室流出道、主动脉根部及左心房。主要观察右心室流出道宽度、主动脉根部内径、主动脉壁及主动脉瓣活动情况。主动脉壁呈两条平行的回声,其内可见主动脉瓣开放与关闭的纤细回声(图 12-1A、B)。

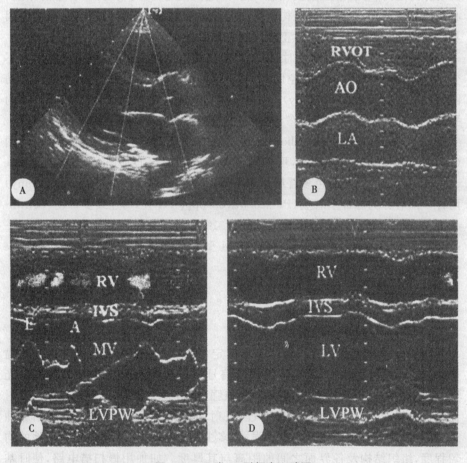

图 12-1　正常 M 型超声心动图

2. 二尖瓣前叶波群　将取样线移至二尖瓣前叶水平,转换为 M 型。可见的解剖结构自前后分别为胸壁、右心室、室间隔、左心室流出道、二尖瓣前叶及左心室后壁。正常人二尖瓣前叶舒张期呈双峰(E、A 峰),E 峰发生于快速充盈区,A 峰发生于心房收缩期。收缩期表现为前后中闭合的一条直线(图 12-1C)。

3. 心室波群　取样线移至二尖瓣腱索水平,转换为 M 型。可见的解剖结构自前至后分别为右心室、室间隔、左心室、左心室后壁,是测量右心室前后径、左心室前后径、室间隔及左心室后壁厚度及搏幅的标准区(图 12-1D)。

(二)二维超声心动图

探头声束的方向与位置有规则、快速地扫过心脏结构,借以获得心脏各个部位及平面的回声。与此同时,显示屏上时基扫描线的方向与部位亦做相应的改变,此即能显示心脏解剖结构实时快速活动的二维超声心动图(又称切面超声心动图)。这种成像方法主要用于实时观察心脏不同断面上的解剖轮廓,形态结构,空间方位,房室大小以及心血管壁之间的连续关系和活动情况。

1. 左心室长轴断面　将探头置于胸骨左缘第三四肋间,声束与心脏长轴平行,纵断心脏获断面。显示的结构为主动脉根部、左心房、左心室、室间隔、右心室、主动脉瓣和二尖瓣等。该切面用途广泛,为最先常规检查断面。其特点如下:①主动脉前壁与室间隔相延续,后壁与二尖瓣前叶相连续。②主动脉腔内见回声纤细的主动脉瓣叶。③室间隔与左心室后壁呈逆向运动。④二尖瓣前叶较后叶长且活动度大,两瓣叶形态柔软(图 12-2A)。

2. 心底短轴断面　将探头置于胸骨左缘第二三肋间,检查平面在心底水平,为声束与心脏长轴垂直,横断心脏所获断面。显示的结构为主动脉根部横断面、主动脉瓣、左心房、房间隔、右心房、三尖瓣、右心室、右心室流出道、肺动脉瓣及主肺动脉和左、右肺动脉。其特点如下:①主动脉根部横断面位于图像中央,其内可见三个瓣叶。②右心室流出道位于主动脉前方,与其相连为肺动脉瓣口、瓣叶和肺动脉主干。③右心室流入道处见三尖瓣叶(图 12-2B)。

3. 二尖瓣水平短轴断面　将探头置于胸骨左缘第三四肋间,为声束与心脏长轴垂直,横断左心室所获的断面。显示的结构有二尖瓣前、后叶,左心室,右心室和室间隔。其特点如下:①二尖瓣前、后叶舒张期开放呈开口形状,收缩期闭合呈单一线样回声。②左心室横断面呈圆形,右心室呈月牙形。此图对观察二尖瓣的形态、厚度、开放面积有重要作用。

4. 乳头肌水平短轴断面　探头置于胸骨左缘第四五肋间,探查方法同二尖瓣水平断面。显示的结构有左心室、左心室前外和后内乳头肌、右心室。其特点是左心室前外和后内乳头肌分别位于左心室壁横断面的"3"点和"8"点处,呈突向左心室腔的高回声结构,此图对观察左心室壁的运动协调性具有重要作用(图 12-2C)。

5. 心尖四腔断面　探头置于心尖搏动处,为声束与心脏长轴平行,心脏冠状断面所获的图像。显示的结构为左、右心室及左、右心房,房间隔,室间隔,二尖瓣,三尖瓣。探头若略向前倾,可显示含有左心室流出道和主动脉根部的心尖五腔断面。图像特点如下:①左心房与左心室相通,其间见二尖瓣前、后叶。②左心房与右心房相隔,其间有房间隔。③左心室与右心室间可见室间隔。④右心房与右心室相通,其间有三尖瓣前叶和隔叶。⑤房、室间隔连线和二尖瓣、三尖瓣连线形成十字交叉。⑥右心室腔径略小于左心室,右心室腔近心尖部可见调节束(图 12-2D)。

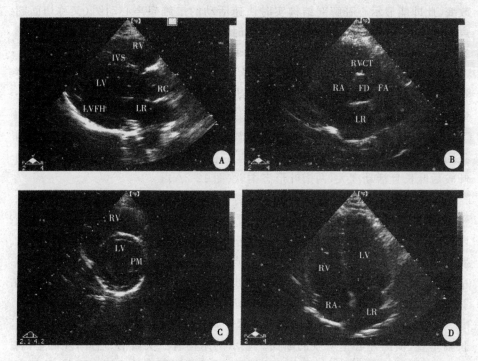

图 12-2　正常二维超声心动图

6. 心尖两腔断面　探头在心尖位四腔断面位置逆时针旋转 90°,可获得左心房和左心室两腔断面。图像可显示左心室流出道,左心房,二尖瓣和左心室。

7. 主动脉弓长轴断面　将探头置于胸骨上窝,声束平面呈右前左后方向,与主动脉弓走行平面平行,可显示升主动脉、主动脉弓、降主动脉及主动脉弓部无名动脉、左颈总动脉、左锁骨下动脉的开口。

（三）多普勒超声心动图

目前,临床常用的多普勒超声心动图有频谱多普勒(脉冲式、连续式)和彩色多普勒血流显像。

1. 频谱多普勒超声心动图

(1)脉冲式多普勒超声心动图:将取样容积置于心脏大血管的不同部位,可获得该部位的血流频谱曲线。曲线横轴代表时间,纵轴代表血流速度,从频谱曲线上可了解血流性质、方向、流速等。

①二尖瓣口血流频谱。将取样容积置于心尖四腔断面二尖瓣口左心室侧,可见位于基线上方的正向舒张期双峰(E、A 峰)频谱。E 峰位于舒张早期,为左心室快速充盈血流流动形成,A 峰位于舒张晚期,由心房收缩而形成。正常时峰值流速和射血时间 E 峰均大于 A 峰(图 12-3A)。

②主动脉瓣口血流频谱。将取样容积置于心尖五腔断面主动脉瓣上方,可见位于基线下方的负向频谱,呈收缩期单峰(图 12-3B)。

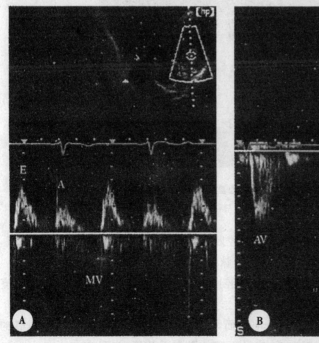
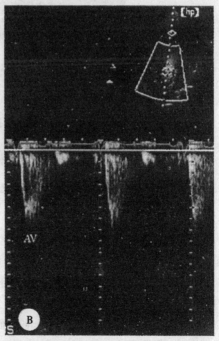

图 12-3　正常频谱多普勒超声心动图

③三尖瓣口血流频谱。将取样容积置于心尖四腔断面三尖瓣口右心室侧，频谱形态与二尖瓣口相类似，只是速度偏低，受呼吸影响较大。

④肺动脉瓣口血流频谱。将取样容积置于心底短轴断面肺动脉瓣上方，可见位于基线下方的负向频谱，呈收缩期单峰，其形态与主动脉瓣口血流频谱类似。

(2)连续式多普勒超声心动图：有测量高速血流能力，因超声发射无时间延迟而不能精确定位。正常人不做连续多普勒超声测量。

2.彩色多普勒超声心动图　将血流信息叠加于二维或 M 型超声心动图上，以颜色表示血流方向，朝向探头的血流显示为红色，背离探头的血流显示为蓝色，以亮度表示血流速度，层流为单一颜色，紊乱血流为色彩明亮或五彩镶嵌。

(1)左心室流入道血流：在心尖四腔断面可见舒张期经二尖瓣口红色明亮的宽带血流，起源于左心房至左心室(图 12-4)。

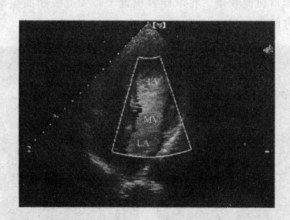

图 12-4　正常左心室流入道彩色血流
LA. 左心室；LV. 左心室；MV. 二尖瓣

(2)左心室流出道血流：在心尖五腔断面可见收缩期蓝色明亮的宽带血流，起源于左心室，经主动脉瓣口至升主动脉(图 12-5)。

(3)右心室流入道血流：在心尖四腔断面可见舒张期经三尖瓣口红色明亮的宽带血流，起源于右心房至右心室。

(4)右心室流出道：在心底短轴断面可见收缩期经肺动脉瓣口蓝色明亮的宽带血流，起源于右心室流出道，充盈于肺动脉主干及分支(图 12-6)。

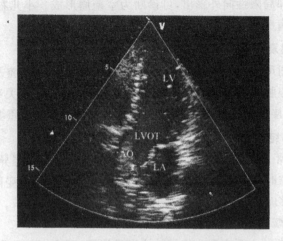

图 12-5　正常左心室流出道彩色血流

LA. 左心室；LV. 左心室；LVOT. 左心室流出道；AO. 主动脉

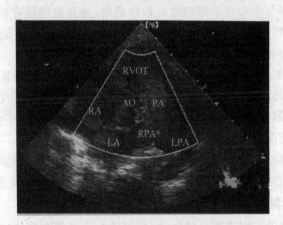

图 12-6　正常右心室流出道彩色血流

RVOT. 右心室流出道；PA. 肺动脉；RPA. 右肺动脉；

LPA. 左肺动脉；AO. 主动脉；LA. 左心室；RA. 右心房

三、基本病变表现

（一）形态、大小异常

超声心动图可观察心脏各房室腔、升主动脉、主动脉弓及胸主动脉近段的形态、大小，并可准确测量其内径、形态、大小的异常，有助于疾病的诊断，如心肌梗死后心尖部局限性向外膨出，可诊断为室壁瘤形成。小儿右心系统扩大则首先考虑先心病房间隔缺损。

（二）位置及连接关系异常

超声心动图可根据心腔大血管的结构特征确定各房室腔及主动脉、肺动脉。在先天性心脏病检查时要注意有无房室位置异常、连接关系异常，大血管位置、走行和连接关系是否正常，对复杂型先心病的诊断具有重要价值。

（三）内部结构异常

1. 瓣膜异常　主要表现为位置、形态、厚度、回声、活动等异常。风湿性心脏病二尖瓣狭窄时，可见二尖瓣前后叶增厚、粘连、钙化、开放受限、瓣口面积变小。三尖瓣下移畸形时，可见三尖瓣环下移及三尖瓣前叶过长。肺动脉瓣狭窄时，可见收缩期瓣膜呈圆顶状凸向肺动脉。

2. 间隔异常　主要表现为连续性中断及厚度、回声、形态、位置异常。房间隔、室间隔缺损时，可见房间隔或室间隔的回声连续性中断。肥厚型心肌病时，常表现为室间隔与左心室后壁的非对称性肥厚，并且室间隔有回声异常，呈"毛玻璃样"改变。扩张型心肌病时，左心室呈球形扩张，室间隔呈弧形突向右心室。肺心病右心扩大时，室间隔突向左心室。

3. 心壁异常　主要表现为厚度、回声、运动异常。心壁厚度增加主要见于肥厚型心肌病、高血压性心脏病及主动脉瓣狭窄。回声异常可见于肥厚型心肌病、尿毒症性心肌病、陈旧性心肌梗死。运动异常见于心功能不全、扩张型心肌病、心肌缺血、缩窄性心包炎等。

4. 心腔异常　主要指心腔大小异常、心腔内异常回声；如黏液瘤时肿块回声，心肌梗死时心尖部血栓形成，二尖瓣狭窄时并发左心房血栓形成等。

（四）运动异常

超声心动图可实时观察室壁运动，可评估心室局部和整体的收缩功能。节段性室壁运动异常是超声诊断心肌缺血的可靠征象。扩张型心肌病时，常表现为左心室壁的弥漫性运动减弱。心肌缺血和梗死时，表现为局部室壁的运动减弱、运动消失或矛盾运动。高动力状态时，表现为心室壁的运动增强。

（五）血流异常

1. 血流速度异常　指所测流速高于或低于正常范围。大多数心脏疾患都会产生血流速度异常，如二尖瓣狭窄时，舒张期瓣口的血流速度明显增高。扩张型心肌病时，各瓣口的流速明显减低。

2. 血流时相异常　指血流的持续时间长于或短于正常，或者出现于正常情况下不应出现的时期。在正常情况下，舒张期左心室流出道内无血流信号，但主动脉瓣反流可产生左心室流出道内舒张期异常血流。

3. 血流性质异常　指血流失去正常的层流状态而变为湍流状态，如二尖瓣反流的血流在左心房内产生血流紊乱，形成湍流。

4. 血流途径异常　指血流流经正常心脏中不存在的血流通道，如左心房的血流经过房间隔缺损流入右心房，左心室的血流通过室间隔缺损流入右心室。

第二节　心肌缺血超声心动图

探查缺血心肌的基本方法是注意缺血节段的异常运动和心肌收缩期收缩时厚度变化异常。

一、M 型超声心动图探查室壁运动异常

（一）室壁运动幅度

正常时室间隔运动幅度为 3～8mm，平均 5mm。左室后壁运动幅度 7～15mm，平均 10mm。缺血节段的运动幅度异常可分为减低、消失、失调，少数患者可呈现运动失调（矛盾运动），即出现收缩期向外扩张的反方向运动。

（二）室壁运动速度

正常时，室间隔收缩期的向后运动速度慢于舒张期的向上运动速度，表现为收缩期室间隔向左室后壁运动，呈较缓慢的斜坡形；舒张期背离左室后壁运动，运动速度较快，呈较陡峭的斜坡。

（三）室壁收缩期增厚率减低

收缩期室间隔及左室后壁均增厚，其增厚率分别为 30%～60% 及 30%～80%，增厚率低于 30% 均为异常。增厚率计算公式如下：

室壁增厚率＝（收缩期厚度－舒张期厚度）/舒张期厚度

个别患者甚至在收缩期室壁反而变薄。也可用室壁的收缩末期厚径与舒张末期厚径比值衡量，如比值小于 1 即为异常。

二、二维超声心动图探查室壁运动异常

心室壁运动与心肌供血密切相关，心肌缺血、缺氧时，心肌收缩运动异常。由于缺血只限于心肌的一部分，故表现为相应节段室壁运动障碍（RWMA）。根据缺血严重程度，表现为收缩力减弱，无收缩运动或呈反常运动（收缩期局部

向外膨出),同时正常部位的心脏收缩力可能有代偿性增强,表现为左室局部收缩幅度增大,左室整体收缩活动不协调,短轴切面显示运动异常节段的室壁顺时针或逆时针扭动。早在 1935 年,Tenuamt 和 Wiggers 在实验中就观察到,在冠状动脉阻断后数秒钟即出现缺血节段的室壁运动异常,其出现时间早于心电图及自觉症状。Hansez 用二维超声检测出,RWMA 始于冠状动脉阻塞后(19±8)s,心电图异常出现于 30s,典型心绞痛则出现于(39±10)s。十余年来认为,二维超声心动图所显示的 RWMA 是无创性方法诊断室壁缺血及(或)心肌梗死的极好指标,其敏感性和特异性均高于心电图。一般认为,当冠状动脉狭窄>50%,缺血深度超过室壁厚度的 20%,缺血区大小占左心室 6%以上时,普通二维超声心动图可以检测出 RWMA,若能与负荷试相结合,可以检出更早期的病例。

亦有文献报道,将狗的冠状动脉一支血管用微米狭窄器缩窄冠状动脉至临界狭窄,即冠状动脉血流量减少超过 40%,二维超声心动图切面显示心室壁肉眼可视的异常。冠状动脉血管管径狭窄程度与冠状动脉血流量并非线性关系,在冠状动脉狭窄<70%时,冠状动脉血流量相对稳定;当冠状动脉进一步狭窄时,才会出现冠状动脉血流的急剧下降。根据实验研究,限定冠状动脉血流量<40%,为轻度缺血;减少至 40%~70%,为中度缺血;>70%为重度缺血。而超过 90%,即可发生心肌梗死。在临床观察中,患者有一过性心肌缺血,出现心绞痛症状,但超声心动图检测,无心室壁运动异常表现。这种情况有两种可能,一是属轻度心肌缺血范围,二是超声检查时缺血已经恢复。冠状动脉造影显示心肌缺血患者以单支病变所占比例较大,其次为两支血管病变,三支血管病变较少见。典型心绞痛是心肌缺血主要症状。临床及实验证实,二维超声心动图检出的 RWMA 部位与病理解剖的心肌梗死部位和心电图梗死部位相关性较好,与心血管造影及核素造影缺血部位相关性亦较好。但心肌缺血程度与异常室壁运动范围并非完全一致。轻度心肌缺血(<40%),通常无心室壁运动异常。中度心肌缺血,出现室壁运动异常,但局限于冠状动脉血管灌注区域的远端心肌节段,超声心动图切面仅显示 1~2 个节段运动减低。重度心肌缺血,则出现某支冠状动脉整个灌注区域的室壁运动异常。严重心肌缺血,由于机械牵引作用,可使邻近正常灌注区域出现运动减低。这可能是超声心动图较其他检查高位心肌梗死或缺血范围的原因之一。

(一)室壁的分级

为便于进行定位、定时分析左室运动,对室壁运动的分段建立了多种体系,如 9 段划分法、16 段划分法、20 段划分法、22 段划分法等。目前,常见的为美国超声心动图学会所推荐的 16 节段划分法。检查时,重点显示胸骨旁左室长轴、心尖四腔与心尖两腔等 3 个长轴切面及其对应的 3 个短轴,将左室分为 16 节段。左室被分为基底部、中部及心尖部三部分。基底部和中部被分为 6 个节段,而心尖部分则分为 4 个节段。人们既可从长轴切面也可从短轴切面上观察到这 16 个节段,每一节段可在 1 个以上的切面显示且检查可互为补充。4 个心尖节段由四腔和两腔切面划分,因为胸骨旁左室长轴不能显示心尖,故不能评价心尖活动(图 12-7、图 12-8)。

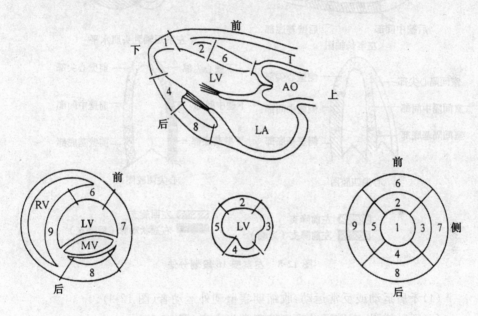

图 12-7　左室壁 9 段划分法

(二)室壁运动分析方法

1. 目测定性分析　应用目测法观察心脏收缩与舒张过程中各节段的室壁运动情况,主要以心内膜的运动幅度来进行分析。室壁运动分为以下几种:

(1)运动正常:收缩期心内膜向内运动幅度≥5mm,收缩期增厚率>30%者。

(2)运动减弱:收缩期心内膜运动幅度 2~4mm,室壁增厚率<30%者。

(3)运动消失:收缩期心内膜运动幅度<2mm 者。

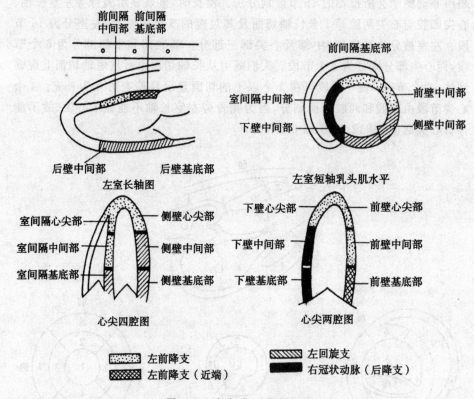

图 12-8　左室壁 16 段划分法

（4）矛盾运动或反常运动：收缩期室壁朝外运动者（图 12-9）。

（5）运动增强：室壁运动幅度较正常为大者（图 12-10）。

2. 缺血心肌的半定量分析　美国超声心动图推荐的是 16 节段基础上的室壁记分法，即应用上述室壁运动评判标准，对各节段室壁运动进行记分。记分方法为运动增强记 0 分，运动正常记 1 分，运动减低记 2 分，运动丧失记 3 分，矛盾运动记 4 分，室壁瘤记 5 分。另外分类中将伴瘢痕化的运动丧失和伴瘢痕化的矛盾运动列出，但前者仍记为 3 分，后者仍记为 4 分。评判公式如下：

室壁运动记分指数〔（wall motion score index）WMSI〕

＝各节段运动得分的总和/评分节段总数

一般将 WMSI＝1.0 判定为正常，＞1.0 为异常，≥2.0 为显著异常，与既往比较，如果 WMSI 降低，说明室壁异常运动有所好转。研究表明，室壁运动记分指数与左室射血分数显著相关，室壁运动记分指数越高者，射血分数越低。

3. 室壁运动的定量分析　许多研究开展室壁运动的定量分析，试图进行更为精确客观的室壁运动的评价，常用的包括以固定轴和浮动轴为参照轴系统的两种方法，均需在标准切面上勾画心内膜，并在不同的心脏收缩与舒张时相参照心内膜相应轮廓计算节段 EF。由于分析程序复杂费时，需借助计算机软件，且心脏除自身的收缩与舒张运动外，尚具有在胸腔内的移动与沿长轴的旋转运动的影响，使定量分析结果误差较大，重复性不佳，限制了临床的实际应用。

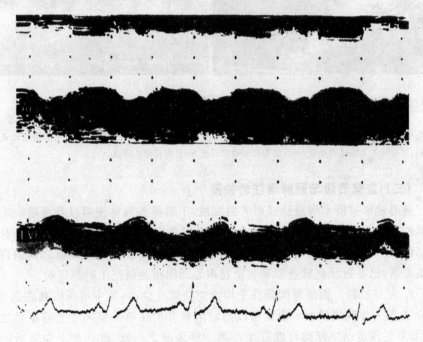

图 12-9　心尖部心肌梗死的 M 型超声心动图

为心肌梗死患者的双通道 M 型超声心动图。上为心尖后壁（APEX）的活动曲线，见有运动失常、收缩期向后膨出、舒张期向前回缩，呈现矛盾运动；下为左室后壁活动曲线，收缩期向前、舒张期向后，呈正常状态，与心尖部的异常活动形成明显对照，符合心尖部后壁心肌梗死

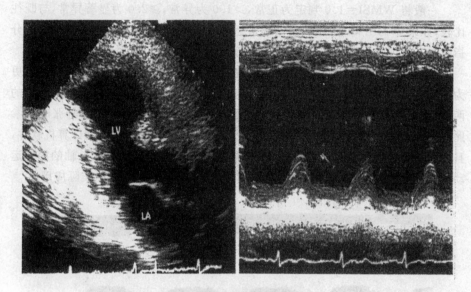

图 12-10　前间壁心肌梗死

此图为前间壁、心尖部及部分下壁急性心肌梗死患者的超声心动图。左图为左心长轴切面，显示左室前壁变薄，活动减弱，向外轻度膨出；右图为同一患者的 M 型活动曲线，见前壁活动减弱，并有轻度矛盾运动现象，而后壁中段活动方面正常，且有代偿性增强

（三）室壁节段与冠脉灌注的关系

随着冠脉搭桥术和冠脉成形术的发展，了解哪条冠脉梗阻以及梗阻位于哪个部位变得日益重要。二维超声心动图通过观察心肌做功异常来判断动脉梗阻部位，是一良好手段。二维超声的室壁节段运动与供血冠状动脉之间的特定联系关系，已在冠状动脉造影和运动超声心动图相关研究中得到证明。

1. 左室长轴　前部室间隔几乎均由左前降支供血，其中室间隔基底部 1～2mm 由第一穿隔支供血。由此可以判定阻塞发生在第一穿隔支之前还是之后（例如基底段运动良好则可能发生在第一穿隔支之后）。此切面上左室后壁常由左旋支供血，它并非常规地导致典型下壁心梗，后者通常由后降支冠状动脉血流阻断引起。

2. 左室短轴　可探查到 3 支冠状动脉供血心肌。

（1）前降支：位于右室壁与左室壁附着点之间的前凹槽，供应左室游离壁的前部及室间隔的前半。

（2）后降支：位于后凹槽，供应左室游离壁后中部分及室间隔的后半部。

（3）左回旋支：所供应的心肌范围是可变的，但通常供应短轴上的后侧壁。

后降支通常是右冠状动脉的分支,在左优势型中,则起源于左回旋支。

3. 两腔切面 对应于冠状动脉造影的右前斜位。这一特殊检查位置观察的是几乎无一例外由前降支和后降支供血心肌,后降支供应此切面上后壁基底的 1/2 或 2/3,其余左室壁由前降支供应。前壁基底部 1～2cm 由前降支近端供应。

4. 四腔切面 也可观察到所有 3 支冠状动脉灌注的心肌。室间隔心尖/远端的 1/2 或 2/3 由前降支供应,室间隔近端 1/3 通常由后降支分布,游离壁、侧壁通常由回旋支分支供应。

三、缺血左心室心功能的评价

(一) 左心室收缩功能

左心室功能是冠心病患者远期预后的主要决定因素,整体左心室功能正常或接近正常患者预后较好。而左心室功能严重受损者,无论自然转归、抑或药物与介入以及手术治疗,其死亡率均很高。

二维超声心动图测定左室容积和射血分数,是临床上最常用和最重要的心功能指标。其基本原理是以二维超声中测得的左室腔各内径与面积值为基础,依据不同的左室几何模型公式,计算左室舒缩末期容量,从而计算出心搏量和左室射血分数。冠心病存在节段室壁运动异常患者的左室容量和左室射血分数的测量方法,首推美国心脏病学会推荐的双平面 Simpson 公式。在无节段性室壁运动异常的患者,单平面 Simpson 公式和面积长度公式亦可采用。

1. 每搏量(SV) 左心室的舒张末期容积(Vd)减去收缩末期容积(Vs)即等于每搏排血量,正常值为 60～120 毫升。

2. 心输出量(CO)、心脏指数(CI)及射血分数(EF) 见以下公式:
$$CO = SV \times HR(心率)$$
正常值为 3～7L/min。
$$CI = CO/BSA(体表面积)$$
正常值为 2.5～5.5L/(min·m)。
$$EF = SV/Vd \ 或 \ EF = \frac{Vd - Vs}{Vd} \times 100\%$$
BSA 可根据计算公式求出。
$$BSA(m^2) = [0.0061 \times H(cm) + 0.0128 \times W(kg)] - 0.1529$$
式中 H=身高,W=体重。

射血分数反映的是左心室泵血效率,即心脏收缩时左心室排空的程度,间接反映心肌收缩力。本项指标不受身高、体重、心率和心脏大小的影响,受心脏负荷的影响亦较小,因此较 SV、CO、CI 更为灵敏和可靠。除用于一般心功能检查外,还常用于评估心血管疾病的内科疗效,决定心血管外科手术指征等。其正常值为 50%~80%。40%~50% 为左心室功能轻度降低,30%~40% 为左心室功能中度降低,<30% 为左心室功能明显降低。

3. 左心室短轴缩短率 又称缩短分数(△D%或 FS)FS 即左室前后径向心缩短率,由左室舒张末期短轴径(Dd)减去收缩末期短轴径(Ds),所得的差值占 Dd 的百分数,正常值为 25%~35%。计算公式如下:

$$FS(\triangle D\%) = \frac{Dd-Ds}{Dd} \times 100\%$$

FS 是左心室心肌纤维缩短程度的指数,与 EF 有线性相关性,是一种较泵血功能指标更为简便、准确和敏感的指标,而当心室收缩不对称或心腔形态改变时,则极不可靠。

Doppler 有助于评价左室整体功能,主要用于测量心搏量和心输出量。根据流体力学原理计算主动脉瓣或二尖瓣环血流量,即瓣环面积与通过瓣环的流速积分的乘积。心搏量正常值为每搏 60~120ml,或 3.5~8.0L/min。但此指标不宜用于主动脉瓣或二尖瓣反流患者。此外,应用多普勒技术尚可获得主动脉血流参数,如最大速度、最大加速度、平均加速度或速度时间积分等,可丰富心脏收缩功能信息。

心肌缺血时,可能有左心室整体泵血功能轻度减低,或虽有但并不明显。心肌梗死患者其左心室大小、收缩功能等依据梗死的部位、范围、时间、侧支供血等不同有很大的差别。一般陈旧性心肌梗死、室壁瘤或广泛急性心肌梗死等患者,左心室收缩功能常明显下降。

(二)左心室舒张功能

1. 左心室顺应性低下

(1)左心室流入血流异常:由于心脏的舒张是一个消耗能量的主动过程,心肌供血不足对于舒张功能的影响常早于心室收缩功能。当左心室顺应性减退时,左心室充盈阻力增大,在脉冲多普勒频谱曲线上 E 峰峰值速度减低。如左心室充盈尚可代偿,则 E 波下降缓慢,E 波持续时间延长且 A 峰峰值上升。其结果是频谱曲线下面积即流速积分并无减小;如左心室充盈已失代偿,则 E 波和 A 波均显著降低,E 峰持续时间无延长,流速积分明显减小。心肌缺血时,二尖瓣口血流频谱常呈现舒张早期血流 E 峰幅度低于舒张末期血流 A 峰幅度,A/E 比值明显大于 1,表明舒张功能减低(图 12-11),常伴有 E 峰频谱持续时间延长(正常 A/E 比值只有 0.5~0.7)。但当左心室衰竭或二尖瓣反流时 E 峰可升高,甚至大于 A 峰。

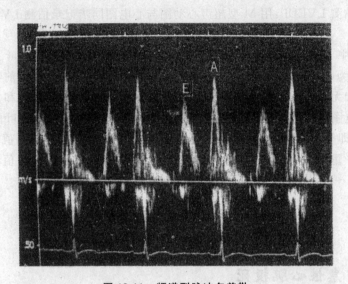

图 12-11　频谱型脉冲多普勒

冠心病患者的二尖瓣口血流频谱,见 E 峰较低,而 A 峰较高,二者比值小于 1

(2)左心室顺应性低下:其顺应性低下可由下式计算值来估测:

$$V/P = LV1Dd \quad index/P \sim Q - A \sim C$$

LV1Dd 为左心室舒张期内径,Index 为除以体表面积所得的内径指数,P~Q-A~C 为心电图 PQ 间期与二尖瓣前叶 AC 段的时间差值。如计算值≥65,即为左心室顺应性低下。

2. 左心室舒张末期压升高　左心室舒张末期压(LVEDP)的升高,是心肌缺血时左心室舒张期功能改变的重要表现。用超声估测 LVEDP 的方法如下:

(1)二尖瓣前叶曲线变化:二尖瓣关闭与左室充盈模式密切相关,左心房收缩引起的异常二尖瓣关闭是冠心病人及左室舒张压升高的常见表现。

①AC 时间延长,和(或)在 A、C 点之间有一清晰的中断,伴随着 B 点处呈一"平台"或"凹陷"样曲线,具有诊断意义。

②DE 斜率减慢,特异性小。

③计算心电图 PQ 间期与二尖瓣前叶 AC 段的时间差值即 P~Q-A~C,正常值>0.06s。如≤0.06s,提示 LVEDP≥2.7KPa(20mmHg),左房压力至少为 1.1KPa(8mmHg)。PQ 间期过短(<0.15s)时,可出现假阳性。

④A 峰减低,甚至消失。

上述变化中,以 B 点呈平台或凹陷样改变的诊断意义较大。

(2)估测 LVEDP:用 M 型超声心动图与心电图同步记录估测 LVEDP。

$$LVEDP = 21.6(QC/A_2E) + 1.1(mmHg)$$

公式中 QC 为心电图 QRS 波的起点到 M 型超声的二尖瓣前叶 C 点的时间。A_2E 为心音图的第二心音主动脉瓣成分至 M 型超声的二尖瓣前叶的 E 点的时间(如无心音图,也可采用双幅 M 型同时记录主动脉瓣曲线和二尖瓣曲线,由心电图上 QRS 波起点至主动脉瓣关闭的 G 点与至二尖瓣前叶的 E 点之间的差值即等于 A_2E)。该 LVEDP 估测值与 X 线心血管造影法测值相比相关密切,但严重的主动脉瓣病变或左束支传导阻滞不适用。正常值为 0.5～1.1KPa(4～8mmHg)。

第三节　心肌梗死超声心动图

一、急性心肌梗死

超声心动图目前是系列研究急性心肌梗死的理想工具。在急性心肌梗死早期,可帮助确定急性心肌梗死的诊断,并提供预后信息。评价梗死心肌与未被累及心肌的状况,局部和整体功能。特别是检出那些心电图未能表现的坏死区域。检出伴随心肌梗死可能出现的并发症,识别并发症所致高危患者。负荷超声心动图还能提供该患者远期预后的评价。另外,最主要的作用是对药物治疗、介入治疗、手术治疗实行再灌注治疗的疗效评价。特别是对顿抑心肌或冬眠心肌的检测,识别心肌存活性,对是否接受再灌注治疗具有重要意义。

心肌梗死超声特点主要包括:①局部—整体心内膜壁运动力学改变,运动减弱,运动消失,运动障碍,射血分数减低。②局部正常收缩壁厚度,在缺血时变薄。③心脏代偿失调并发心腔容积增大。④再灌注损害征象,如心肌晕厥,梗死不可逆征象,突然的舒张期局部壁膨出局部回声增强。

(一) 节段性室壁运动异常

急性冠状动脉闭塞后,立即出现和心绞痛一样的室壁节段性运动异常。和心绞痛发作不同的是节段性运动异常持久存在,且含服硝酸甘油也不能消除室壁运动异常。节段性室壁运动异常(Reginal Wall Motion Abnormality,RWMA)的特征是心内膜运动的振幅和速度降低,以及室壁增厚率减低,可以肯定为 ST 段抬高的急性心肌梗死,非 ST 段抬高的急性心肌梗死不一定发生 RW-

MA。

早期研究数据已显示,在 ST 段抬高的急性心肌梗死患者超声心动图,检出左心室壁运动异常者达 89%～100%。最主要影响是心室壁收缩期向心性运动幅度减低和消失。可以初步判定心肌梗死的部位,和可能相关冠状动脉血管阻塞及心肌梗死程度。与心肌梗死病理改变相对应,梗死灶中心室壁运动消失,环绕其中心的心肌严重缺血则表现心室壁运动显著减低。急性心肌梗死 24 小时内,由于心肌细胞间质充血坏死,二维超声心动图观察心室壁无明确减薄。

研究表明,反映异常室壁运动程度的室壁运动记分和记分指数,是很好的稳定的预测急性心肌梗死后并发症和死亡事件的指标,无论心肌梗死的类型还是超声心动图检测时限,对多支冠状动脉血管的评价 WMSI 有较高的特异性(95%)和敏感性(77%)。实验发现,梗死范围达到正常心肌的 20%～40%时,室壁增厚率开始减小,并且在开始阶段并不是所有心内膜节段都缩短。

(二) 心肌梗死心功能评价

1. 收缩功能评价　心肌梗死时如全面评价左心室功能,应采用二维超声心动图面积公式方法。二维超声心动图计算左室容积和射血分数常采用单平面公式法和双平面公式法。单平面公式法较双平面公式法高估左室容积,且低估左室射血分数。急性心肌梗死如心肌缺血和损伤数量达到足够多时,左心室泵功能就会受到抑制,表现心排出量、每搏心排出量以及左心室射血分数减少,而左室收缩末期容积增大。

左室射血分数在异常室壁运动超过 15%时即可出现减低。左室舒张末期容积也是急性心肌梗死预测死亡率的有价值指标。

超声心动图近年发展起来新技术,在评价心肌梗死收缩功能方面显示其重要价值,如组织多普勒超声、AQ 和 CK 技术、实时三维超声等。

2. 舒张功能评价

(1)急性心肌梗死后左心室早期充盈方式:AMI 后左心室早期充盈方式可有三种不同类型的异常改变。根据多普勒超声心动图记录二尖瓣过瓣血流速度检测分型如下:Ⅰ型 E/A<1,E 峰减速时间>220ms;Ⅱ型 E/A>1,E 峰减速时间为 150～220ms;Ⅲ型 E/A>2.0,E 峰减速时间<150ms。Ⅰ型肺毛细血管压正常,Ⅱ型和Ⅲ型均伴肺毛细血管楔压增高,以Ⅲ型最为显著。Ⅰ型属左室松弛功能减退,通常发生于心肌缺血和心肌梗死初期,此时左心室顺应性是增加的,表现左房收缩异常增大(A 峰速度增大,左心室早期充盈分数减低)与左心室初期舒张末期压增高相关。然而,急性心肌梗死面积过大时,心室壁硬度增加,左心室舒张末期容积增大,可使左心室舒张功能向Ⅱ型甚至Ⅲ型转变。

（2）二尖瓣血流减速时间的预测价值：多普勒超声检测二尖瓣过瓣血流 E 峰减速时间（DT），反映左心室顺应性和充盈类型。二尖瓣 DT≤130ms 是最好的鉴别急性心肌梗死发生充血性心力衰竭危险的指标。急性心肌梗死早期，二尖瓣血流减速时间缩短，预示恢复期左室扩大。

（3）AMI 左心室限制性舒张功能预测的重要性：左心室限制性舒张功能障碍，表现为多普勒超声检查主要指标二尖瓣过瓣血流 E 峰速度增快，E/A≥2.0，E 峰减速时间≤140ms。检测肺静脉血流收缩指数≤40%，心房收缩速度＞40cm/s。研究表明，限制性左心室充盈与室壁运动记分指数，左心室射血分数，左心室舒张末期及收缩末期容积指数和心肌酶学检查 CK 峰值及 CK-MB，有同样好的相关性，并且是很好的独立预测心脏死亡的因素。

（三）确定心肌梗死的转归（自然和治疗后）

急性心肌梗死后异常室壁运动的进程，根据众多超声心动图研究有以下五种不同反应类型：

1. 梗死伸展　梗死面积增加而无梗死区的延展或正常功能心肌面积无明显改变，全部心内膜面积（ESA）增加至少 5%，在异常室壁运动区大于伸展 5% 以上。

2. 心室扩大　正常和异常心内膜节段均衡扩大（比正常 ESA 增加超过 5%，而无异常室壁运动区百分率的增加）。

3. 梗死延展　异常室壁运动区的增加超过 5% 并 AWM 的延展至先前超声心动图未显示异常运动节段的室壁。

4. 随时间推移无明显改变　AWM 的绝对伸展面积变化小于 5%。

5. 梗死消退　AWM 的绝对面积低于 5%。

超声心动图亦可评价早期再灌注治疗的效果。

二、陈旧性心肌梗死

陈旧性心肌梗死由于心肌坏死瘢痕形成，心肌细胞代偿性增大，纤维增生。二维超声心动图显示心室壁运动异常，与急性期一样分为运动减低、消失和反常运动。不同于急性期的是坏死心肌回声明显增强，舒张期心室壁进一步变薄（＜7mm 或较周围正常区薄 30%），运动僵硬感更明显。梗死心肌段与正常心肌段交界较急性期更明确。急性心肌梗死后进入陈旧区可有几种结果，一是心室重构更明显，大面积心肌梗死呈现室壁瘤，且瘤体较急性期突出更明显，瘤体边界与正常心肌边缘更明确。二是坏死心肌瘢痕化，梗死区面积较急性期缩小，室壁运动及室壁增厚率均减低，室壁运动异常节段数减少或程度减轻。三是进展至缺血性心肌病,由于冠状动脉硬化致心肌缺血、心肌梗死、广泛心肌纤维化引起心脏扩大和心力衰竭。超声心动图主要特点是左心室明显扩大,节段性室壁运动异常并室壁运动普遍减低,二尖瓣开放幅度减少,并 EPSS 增宽,左心室射血分数低于 35% 或更低。

三、心肌梗死的并发症

(一)室壁瘤

约 20% 急性心肌梗死后并发室壁瘤,多发生于梗死后 5 天至 3 个月内,多侵犯左室前壁,80% 在心尖部。超声心动图表现为心室壁变薄,向外膨出,运动消失或呈矛盾运动。超声心动图可确定其部位、大小及范围,并可测室壁占左室面积的比值,了解有功能室壁的数量,预测外科切除室壁瘤的效果。与左室造影对照,超声心动图检出室壁瘤的敏感性为 93%,特异性 94%~100%(图 12-12)。

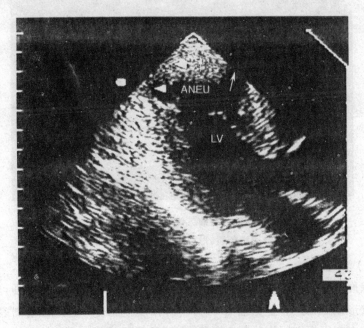

图 12-12　心肌梗死后室壁瘤形成

心尖三腔心切面显示心尖部心肌明显变薄,收缩功能消失,
呈瘤样向外膨出(箭头所示)ANEU:室壁瘤

（二）假性室壁瘤

假性室壁瘤是新近心肌梗死的一种少见并发症。常发生于下后壁及侧壁，系心脏游离壁破裂后被血块堵塞和心包包裹而成，有窄道与心室相通，具有猝死可能。超声心动图可鉴别真性和假性室壁瘤，鉴别点如下：①与心室腔相通的口径较宽者为真性，较窄者为假性。②真性室壁瘤瘤体与心内膜相连，而假性者则在通道连接处心内膜中断。③假性室壁瘤呈袋状或球形腔，内多有血块和血栓。④假性室壁瘤可压迫右室向前转位（图 12-13）。

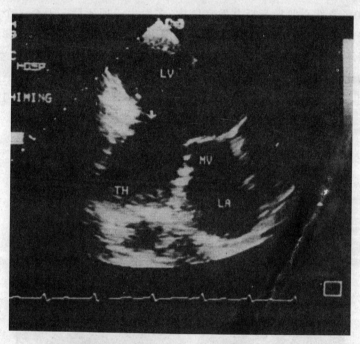

**图 12-13　假性室壁瘤二维超声心动图显示其所在
部位室壁回声断裂，形成一小瘤口与一大瘤体相通**

（三）附壁血栓

附壁血栓是心肌梗死常见的合并症，在急性心肌梗死数小时后即可在心尖部或前壁形成血栓。有室壁瘤者30％～50％发生血栓。超声心动图表现在薄壁段心腔内有不规则团块状回声影像，亦可呈分层状。超声心动图对血栓的检出率很高，对其附着部位、大小和形状均能作出准确判断（图 12-14）。

（四）室间隔穿孔

为急性心肌梗死的少见合并症，发生率约1％。临床表现为突然于胸骨左缘出现响亮、性质粗糙的收缩期杂音,可伴有急性心衰。超声心动图表现多为室间隔肌部回声中断(图 12-15),以多普勒技术可于中断处右室腔面检出收缩期湍流频谱或左向右彩色血流影像,对小的穿孔常需多切面仔细探查方能确诊。

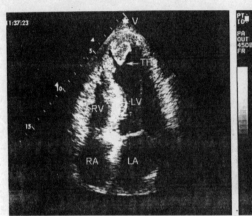 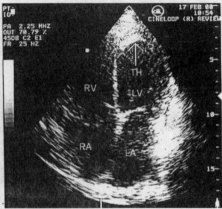

图 12-14　心肌梗死合并附壁血栓形成

A.心尖四腔心切面心尖部新近形成的附壁血栓

B.机化血栓,回声增强(箭头所示)TH:血栓

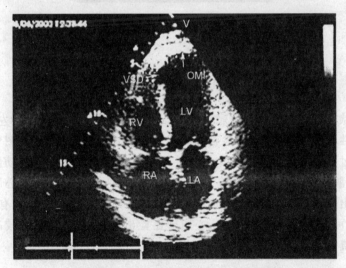

图 12-15　心肌梗死后合并室间隔缺损

心尖四腔心切面显示室间隔近心尖部回声中断,断端极不规则

VSD:室间隔缺损;OMI:陈旧性心肌梗死

（五）乳头肌断裂

为急性心肌梗死少见而严重的并发症。乳头肌断裂引起急性二尖瓣关闭不全。超声心动图特征为受累二尖瓣在收缩期翻转至左房，呈连枷状运动，因而产生反流。有时可见到乳头肌断端（图 12-16）频谱及彩色多普勒可了解反流程度，其他所见与腱索断裂相似。

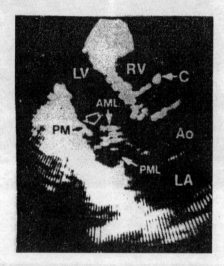

图 12-16　急性心肌梗死后乳头肌断裂（箭头指乳头肌坏死断裂）

第四节　超声心动图负荷试验

静息状态下冠心病病人或冠状动脉心肌桥病人可能具有正常的左室功能，如无永久性心肌损害发生，或检查当时无左室缺血存在，超声心动图常呈阴性结果。通过增加体力运动或其他方法使心肌耗氧量增加或使冠状动脉供血减少，诱发心肌缺血，从而大大提高超声心动图对冠心病或冠状动脉心肌桥心肌缺血的检出率。超声心动图负荷试验（Stress echocardiography）具有安全、无创、直观且可重复，对冠心病诊断、心肌缺血检出、心功能变化具有较高的定性及定量价值等优点，近十余年发展迅速。

一、运动试验超声心动图

运动试验超声心动图（exercise echocardiography，EE）是超声心动图负荷试验的一种。正常情况下,运动可增加心脏负荷,使心肌收缩力和心率增加,交感神经张力增加,使心肌耗氧量增加,当超过冠状动脉能力时即可诱发出心肌缺血,以此辅助临床对心肌缺血作出诊断。

(一)运动试验超声心动图适应证

1. 疑有冠心病,但静息超声心动图结果阴性。

2. 心电图负荷试验阴性或可疑阳性。

3. 诊断冠心病后,为了明确其缺血区和波及范围。

4. 识别左主干病变或多支病变。

5. 评价药物治疗、介入治疗、CABG疗效。

6. 判断心肌梗死患者的预后。

7. 心肌梗死后患者是否需要行介入治疗的筛选等。

8. 协助确定心肌梗死病人运动计划或运动处方等。

9. 冠状动脉心肌桥。

(二)运动试验超声心动图禁忌证

1. 绝对禁忌证

(1)急性心肌梗死发病后1周内。

(2)不稳定型心绞痛病情尚未控制者。

(3)严重心律失常(室性心动过速或高度房室传导阻滞)。

(4)重度高血压,收缩压大于200mmHg者。

(5)心脏明显扩大伴心力衰竭。

(6)有症状的严重主动脉瓣狭窄。

(7)急性肺栓塞。

(8)急性主动脉夹层。

(9)急性心肌炎、心包炎、心内膜炎、肥厚梗阻性心肌病、严重全身疾患。

(10)严重运动障碍者。

2. 相对禁忌证

(1)冠状动脉左主干狭窄。

(2)中度狭窄的心脏瓣膜病。

(3)中度高血压或肺动脉高压,血压160/100mmHg以上者。

(4)频发多源或连发室性早搏,窦性心动过速大于120次/min。

(5)癫痫或脑血管病、不合作者。

(6)固定频率起搏器植入者。

(7)合并轻-中度主动脉瓣狭窄、心肌病、中度左心功能不全者。

(8)电解质异常。

(9)年老、体弱、行动不便者。

（三）运动试验超声心动图试验方法

1. 踏车超声心动图负荷试验方法

(1)记录基础状态下卧位超声心动图影像,包括胸骨旁左室长轴切面、左室短轴切面、心尖四腔和两腔心切面。

(2)记录基础状态的血压、心率和 12 导联心电图。

(3)坐在踏车上,记录基础状态下超声心动图心尖四腔心切面、两腔心切面和左心室短轴切面图像。

(4)开始踏车运动,起始负荷量为 25 瓦。

(5)每 2 分钟增加 25 瓦负荷量。

(6)记录峰值超声心动图影像。采取坐位姿势,记录同样上述切面。

(7)共 8 级,踏车速度保持在 30～100r/min。

(8)每级运动前、运动后即刻、运动后 5 分钟观察记录相关指标。

(9)终止运动后立即卧位,于运动后 60 秒钟内记录相关指标。

(10)记录每级负荷量及运动后的心率、血压和 12 导联心电图。

(11)以上过程同步录像并于试验后逐帧回放对比分析。

2. 平板超声心动图负荷试验方法　受检查者在带有能自动调节坡度和转速的活动平板仪上行走,按 Bruce 或修订的 Bruce(适于年龄较大者)方案,在一定时间内提高一定坡度和速度。运动前、运动后即刻观察超声心动图改变。

平板运动负荷超声心动图试验的缺点是不能在负荷过程中取像,丢掉了运动中节段室壁节段性运动异常的信息,但由于其负荷所致的心肌缺血在运动后持续时间相对较长(约 1 分钟),弥补了以上不足。

（四）终止试验指征

1. 诱发出中-重度心绞痛或进行性胸痛。

2. 诱发出严重心律失常。

3. 无病理性 Q 波的导联出现 ST 段抬高≥1.0mm(V_1 及 aVF 导联除外)。

4. 随运动负荷增加收缩压较基础状态下降＞10mmHg,伴随其他缺血证据。

5. 出现头晕、眩晕、共济失调等神经系统症状。

6. 出现发绀、苍白等灌注不良征象。

7. 心电图出现 ST 段压低(≥2mm)。

8. 达到极量。

(五)运动试验超声心动图阳性标准

1. 出现节段性室壁运动异常或原有室壁运动异常加重,室壁运动异常出现越早,表示病情越重。

2. 左室收缩末期内径和舒张末期内径较运动前明显加大。

3. 左室短轴缩短率较运动前明显减小。

4. 主动脉血流速度较运动前明显降低。

5. 出现明显二尖瓣反流。

6. 出现典型心绞痛。

7. 收缩期血压不升高或下降≥10mmHg,出现室性奔马律、心尖部全收缩期杂音或心率不升(120 次/min,除外病态实房结综合征或服用 β 受体阻滞剂未停药者)。

8. 低负荷水平(运动心率小于最大心率 70％)出现频发或成对室性早搏或室性心动过速。

9. 心电图 S-T 段呈水平型或下斜型下移≥0.1mV 或抬高≥0.1mV。

超声心动图运动负荷试验检出心肌缺血的敏感性在 74％～100％之间,特异性在 64％～100％之间,多支血管病变时其敏感性可达 97％,特异性达 100％,检测心肌缺血的敏感性高于运动心动图,与核素检查及选择性冠状动脉造影结果有高度一致性。有文献报道,运动负荷超声心动图试验在鉴别心肌缺血上优于负荷同位素试验。

二、药物负荷超声心动图

药物负荷超声心动图(pharmacologic stress echocardiography)是超声心动图诊断中的重要部分。20 世纪 80 年代开展此项检查主要用于冠心病的诊断,90 年代以后,随着超声仪器的进步和临床经验的积累及丰富,临床应用更为广泛,其诊断的敏感性和特异性不断提高。因此,目前已成为检测和诊断心绞痛、梗死心肌、心肌缺血后存活心肌(包括冬眠心肌和顿抑心肌)和检测冠状动脉血流储备等的重要手段,对于评价冠心病介入治疗后的疗效和判断预后有重要价值。尤其对不能进行运动负荷试验的病人,药物负荷试验则很好地解决了此问题。目前,药物负荷试验的种类主要有双嘧达莫和多巴酚丁胺负荷试验。

（一）双嘧达莫负荷试验

1. 试验原理　同双嘧达莫心电图试验。由于双嘧达莫注入后引起狭窄冠状动脉供血区的心肌缺血进一步加重，诱发室壁运动障碍，从而提高超声心动图对冠心病的检出率。目前认为，超声心动图双嘧达莫负荷试验也可用于评价心肌存活性，当用药后导致冠状动脉血流重新分布，将加重或恶化缺血坏死心肌运动的功能，而具有存活心肌运动则可因供血的改善而改善，双嘧达莫即使大剂量（0.84mg/kg）静脉注射时，对心率、血压和正常室壁运动的影响都很小，而局部血流可增加 3～4 倍。

2. 适应证、禁忌证　基本同双嘧达莫心电图试验。已有心肌病者，中、重度高血压者亦属禁忌。

3. 试验前准备　基本同双嘧达莫心电图试验，停用 β 受体阻滞剂 1 周。

4. 试验步骤

（1）于 4min 内静脉注射双嘧达莫 0.56mg/kg，4min 后无室壁节段性运动异常时，可于 2min 内再入 0.28mg/kg，总量达 0.84mg/kg。

（2）试验前及注药过程中测心率、血压，描记心电图，并观察胸骨旁长轴、胸骨旁短轴、心尖四腔图及两腔图的各室壁节段。

（3）注射完双嘧达莫每 2min 记录心率、血压、心电图 1 次，至 10min，再次采集超声心动图并存盘或心电图恢复时为止。

（4）试验过程中出现心绞痛、心电图呈缺血型改变，超声心动图发现新的心肌室壁运动异常或原有节段性室壁运动异常加重情况之一者，可立即静脉注射氨茶碱 250mg，以迅速对抗双嘧达莫的作用，如不能使心肌缺血消失，可含硝酸甘油。

（5）常见试验不良反应有头昏、头痛、面红、恶心、胸闷、胸痛和低血压，少见有室性心律失常，罕见有致命性心律失常、心肌梗死或支气管痉挛，如不良反应较明显，给予氨茶碱 100～250mg，稀释后静脉注射，可终止双嘧达莫作用。

5. 判断标准

（1）超声心动图分区与记分：超声心动图记录四平分面（胸骨旁长轴、胸骨旁短轴、心尖四腔图、心尖两腔图），分十六个节段。采用半定量记分方法，运动增强记 0 分，运动正常记 1 分，运动减低为 2 分，运动丧失为 3 分，矛盾运动为 4 分，室壁瘤为 5 分。

（2）阳性标准

①给药过程中或用药后出现典型心绞痛，静注氨茶碱后 1～3min 缓解。

②出现新的节段性室壁运动异常，或原有室壁运动异常范围扩大或程度加

重,静注氨茶碱 3min 内恢复或自行缓解。

③监护导联 ST 段(2 个以上)缺血型下降≥0.1mV,或 ST 段抬高≥0.1mV。

(3)可疑阳性标准

①未用氨茶碱自行缓解的心绞痛。

②不典型心绞痛,但静注氨茶碱后 5min 内缓解。

③T 波由直立变为低平、双相或倒置,静注氨茶碱后 3min 内不能恢复和部分恢复,但不能恢复到试验前水平。

④ST 段呈现缺血性改变但下降幅度<0.1mV。

6. 临床评价

(1)用于诊断冠心病:研究证明,心内膜下缺血可致区域性室壁运动失调,发生于心电图缺血性改变出现之前,甚至于无心电图改变时。当用小剂量双嘧达莫(0.56mg/kg)时,检出心肌缺血的敏感性为 30%~60%,而应用大剂量(0.84mg/kg)时诊断冠心病的敏感性提高到 74%,并且特异性不降低,危险性也不增加。大剂量双嘧达莫超声心动图负荷试验对单、双和三支冠状动脉病变检出的敏感性分别为 37%~50%、71%~86%、100%,总的特异性高达 95%~100%。双嘧达莫药物负荷试验有助于无创性地估计冠状动脉病变的范围和程度。对于多支病变者有更高的准确性,而且安全性、重复性均好。

(2)急性心肌梗死:通过此试验可确定与梗死相关血管解剖效应,亦可用于溶栓治疗前后观察。

(3)评定心功能及运动耐量:一组研究双嘧达莫试验可明显增加冠状动脉血流速度,从而可有效地评价冠状动脉血流储备。

(4)评价冠脉介入或搭桥术后治疗效果及检测再狭窄率:一组检测再狭窄敏感性为 89%。

(5)预测冠心病患者非心脏手术围手术期心脏并发症的发生率:一组敏感性为 78%,特异性为 81%。

7. 副作用　大量文献报道,该试验安全、可靠,不良反应轻微。一组报告,5 年间做了 1 200 例本试验,均安全,有 2/3 的患者发生轻微不良反应。但国外有报道,试验后发生急性冠状动脉综合征,甚至出现心室颤动和猝死。对此必须予以重视。

(二)多巴酚丁胺药物负荷试验

1. 试验原理　多巴酚丁胺为异丙肾上腺素衍生物,是人工合成的儿茶酚胺类药物,具有较强的 β_1 受体兴奋作用,即正性肌力作用,对周围血管张力影响小。其药代动力学研究证实,静脉滴入后 1～2min 开始生效,8～10min 达高峰,血浆半衰期约 2min,停药后 5～10min 作用消失。以上特点非常适于药物负荷试验。静脉注射 2.5～10μg/kg·min 时,可使心肌收缩力增强,心输出量增加,左室充盈压、肺毛细血管楔压和中心静脉压下降,以此可检出存活心肌。当应用 20μg/kg·min 以上时,可使心率加快,血压增高,心肌需氧增加,流向狭窄冠状动脉的血流减少,使本血管供血的心肌缺血,从而可检测出缺血心肌。

2. 适应证

(1)确定冠心病的诊断。

(2)早期检出无临床症状的冠心病。

(3)早期检出不稳定型心绞痛。

(4)评价心功能。

(5)评价心脏介入治疗的效果。

(6)预测心肌梗死患者的预后。

(7)心肌梗死后患者是否需要介入检查和治疗的筛选等。

3. 禁忌证

(1)绝对禁忌证

①急性心肌梗死或近期静息心电图有变化。

②不稳定型心绞痛伴近期休息时胸痛。

③严重心力衰竭。

④严重心律失常。

⑤重度主动脉瓣狭窄。

⑥急性心肌炎或心包炎。

⑦严重肥厚型梗阻性心肌病。

⑧未控制的严重高血压。

⑨肺动脉栓塞。

⑩左室附壁血栓。

⑪严重心脏瓣膜病。

⑫急性系统性疾病。

(2)相对禁忌证

①症状明显的非心脏疾病。

②中度高血压。

③肺动脉高压。

④中度主动脉狭窄或特发性主动脉瓣下狭窄。

⑤快速心律失常或明显缓慢性心律失常。

⑥使用非心脏性药物过量(如止痛、镇静、麻醉、酒精等)。

⑦固定频率的心脏起搏器植入术后等。

4. 试验方法　首先记录静息状态下各超声心动图切面,包括胸骨旁长轴切面、左室短轴、心尖四腔和两腔切面,同时监测 12 导联心电图、血压、心率。然后用注射泵静脉注射多巴酚丁胺。常用剂量为起始浓度 5μg/kg·min,之后每 3min 递增 5μg/kg·min,至出现新的节段性室壁运动异常为阳性。如无室壁运动障碍,剂量达到 40μg/kg·min 为终点。若仍达不到次极量心率,可加用阿托品 0.5mg 静脉推注以达到满意心率。以上各用药阶段后,均依次记录各切面超声心动图图像,同时录像以备分析。亦有报道,应用小剂量多巴酚丁胺评价存活心肌,起始浓度为 2.5μg/kg·min,每次递增 2.5μg/kg·min 至 10 或 15μg/kg·min,每个剂量维持 5min。

5. 终止试验标准

(1)达到目标心率[(220-年龄)×85%]。

(2)出现典型的心绞痛发作。

(3)出现新的室壁运动异常。

(4)心电图出现典型心肌缺血图形(缺血型 ST 段压低或抬高≥0.1mV)。

(5)收缩压≥220mmHg 和/或舒张压≥130mmHg。

(6)出现严重心律失常,如室性心动过速、室颤、异位室上性心动过速等。

(7)达到负荷试验的用药极量。

(8)心率减慢和/或收缩压进行性并可重复的下降≥10mmHg。

(9)出现患者难以耐受的头痛、心悸等症状。

如出现上述任何一种情况,应立即终止试验,并采取相应的措施,以避免不良事件的发生。

6. 结果判定　将左室分为 16 节段。记录如下,1 分:室壁运动正常或增强(normal or hyperkinetic);2 分:室壁运动减弱(hypokinetic),即室壁心内膜运动幅度小于 5mm;3 分:室壁运动消失(akinetic),即心内膜运动幅度小于 2mm;4 分:室壁矛盾运动(dyskinetic);5 分:室壁瘤(aneurysm)。评分后计算室壁运动记分指数(Wall motion score index;WMSI)。WMSI=各节段室壁运动记分之和/检查的室壁节段数记分之和。患有心肌梗死时,计算梗死区室壁运动积分指数(infarct-zone wall motion score index;IWMSI)。IWMSI=梗死节段室壁运动记分之和/梗死节段总数。

①存活心肌的判定。应用小剂量(5~10μg/kg·min)多巴酚丁胺后,至少相

临两个节段的室壁运动记分减少1分,或梗死区室壁运动记分指数减少>0.22。

②缺血心肌的判定。应用大剂量($30\sim40\mu g/kg \cdot min$)多巴酚丁胺后,出现新的室壁运动异常,或原有的室壁运动障碍加重。同时观察室壁收缩期增厚率($\triangle T\%$)。正常时$\triangle T>35\%$;心肌缺血时减低,$<25\%$即为异常。$\triangle T\%$越小,说明心肌缺血越严重,若为负值则说明室壁出现反常运动。应用多巴酚丁胺任何剂量时,出现心绞痛发作,心电图ST段缺血型下降$\geqslant0.1mV$或ST段抬高$\geqslant0.1mV$亦判为阳性结果。

7. 临床评价

(1)对因身体或病情不能进行运动试验的患者,本试验是早期诊断冠心病敏感而特异的方法。

(2)判断心肌梗死患者的预后。近年研究表明,梗塞区内存活心肌对防止心室重构,进行性心室扩大,改善左室收缩功能均明显有益,而小剂量多巴酚丁胺负荷试验可有效识别梗死区内存活心肌,进一步判断患者的预后。

(3)对血管重建术有指导意义。心肌梗死患者在行PCI或CABG术前,有必要对梗死区内有无存活心肌进行评价,有存活心肌的患者梗死相关动脉(IRA)血运重建后获益更大。大剂量多巴酚丁胺负荷试验可对缺血心肌识别,提示对相应的血管进行血运重建。

多巴酚丁胺超声心动图预测存活心肌的准确率和PET及201TI-SPECT相似,总阳性预测率为83%,总阴性预测率为81%。

8. 不良反应　多巴酚丁胺试验的最常见不良反应为心悸、头胀、早搏等。因多巴酚丁胺的半衰期仅为$1\sim2min$,故停药后症状很快缓解。一般本试验是安全的,亦有报道诱发室性心动过速、室颤、严重心绞痛,甚至心肌梗死等严重事件。因此,入选病人应严格掌握适应证和禁忌证,试验时应严密监测病人情况,必要时及时终止试验,以减少严重不良反应的发生。

9. 局限性　目前超声心动图负荷试验的超声图像的分析均采用半定量目测法,其结果有一定的主观性,难以十分准确。少数患者超声图像不满意,影响结果判定。冠状动脉旁路移植术后,室间隔运动异常亦影响多巴酚丁胺负荷超声心动图对存活心肌检测的准确性。有学者认为,CABG术后6周~3个月进行随访较为适宜。

第五节　冠状动脉心肌桥超声心动图

超声心动图对于冠状动脉心肌桥患者心肌缺血、心肌梗死、存活心肌、心功能、治疗效果、预后评定等方面,具有重要的临床意义。

黄维义等回顾性分析 317 例冠状动脉造影中检出的 11 例心肌桥患者临床资料,心肌桥的发生率为 3.5%,其中单桥 10 例,均位于前降支;双桥 1 例,位于前降支及回旋支。11 例冠状动脉心肌桥的患者中,心脏彩超检查有 7 例显示左室舒张顺应性减低,其中 2 例尚具有左室壁增厚及室壁运动不协调。

郭丽君等分析了 35 例冠状动脉心肌桥患者,其中 24 例为孤立性心肌桥。本组 33 例进行了超声心动图检查,并采用 Deverenx 校正公式计算左心室重量,当男性>250,女性>230 时,或室壁厚度>1.1 时,诊断为左心室肥厚。在 35 例病倒中,7 例有左心室肥厚,占 20%。左室肥厚可能促进本不严重的冠状动脉心肌桥的发生。

李玉峰等对经过冠状动脉造影而证实的 120 例冠状动脉心肌桥患者进行了临床分析,每例患者入院后均检查了多普勒超声心动图。超声心动图示室间隔增厚 18 例,前壁运动幅度减弱 22 例,左心室舒张功能降低 60 例。

肖佑生等对 64 层螺旋 CT 冠状动脉成像检出的冠状动脉心肌桥患者 64 例进行了临床分析,其中 56 例患者进行了超声心动图检查,21/56 例提示左心室舒张功能顺应性下降,7/56 例左心室壁增厚及左心室运动不协调,2/56 例室间隔增厚。

张志寿等研究冠状动脉心肌桥患者,超声心动图有时可显示节段性室壁运动障碍。

第六节　超声心动图检查新进展

一、心肌声学造影

心肌声学造影(myocardial contrast echocardiography,MCE)利用声学造影剂能产生强烈背向散射信号的特点,使其随冠状动脉循环灌注至心肌组织小血管中,以引起心肌视频灰度增加,定性与定量了解心肌血流灌注及冠状动脉血流储备,是超声心动图在冠心病诊断应用中发展前景良好的一种方法。近年来,MCE 研究取得实质性进展,主要表现在声学造影剂的改进,二次谐波理论的应用,以及由于声场与微泡之间的相互作用进而改善图像等方面。

(一) 心肌造影的声学造影剂

理想的心肌声学造影剂应具备安全无毒,所含微泡微小均匀,具有半衰期较长及血液溶解性和血液弥散性较差的特点。第三代(如 QW7437)由 12-氟戊烷组成,通过表面负性电荷稳定,在负性水压力下可由液体变成气体,具有可观的开发价值。

(二)心肌造影显像新技术

1. 二次谐波显像技术　声学造影剂中气体微泡在声场中具有较强的非线形传播特性,它不仅可产生与发射频率相同的回波(谐波),而人体组织无此特性。因此,在使用声学造影剂进行心肌造影时,如改变仪器接受信号的程序,只接受比发射频率高 1 倍的回波信号时,声学图像发生明显改变。常规结构的信号减弱,而含有微泡造影剂的组织信号明显增强,此即二次谐波显像技术(second harmonic imaging)。

2. 脉冲反相谐波成像技术与能量造影谐波成像技术　脉波反相谐波成像技术(pulse inversion harmonic imaging)与能量造影谐波成像技术(power contrast harmonic imaging)即分别在二次谐波基础上,通过发射相位反向的脉冲波与获得造影剂信号的振幅多普勒能量而改善心肌造影图像质量,丰富诊断信息,并为定量研究提供更高的分辨力和灵敏度,同时相对延长造影剂的显像时间,节省造影剂。

3. 瞬间反射成像　瞬间反射成像(transient response imaging,TRI)是声场与微泡之间存在着相互作用。使用门控方法控制超声脉冲的发放,使之仅在心动周期的某一部分时间瞬间成像,可使心肌影像强度均明显提高,并使微泡损失减少。其机制可能与发射能使气泡微泡体积空化相关。

(三)心肌声学造影的临床应用

1. 确定心肌灌注床大小。

2. 测定"危险区"面积及"梗死区"范围。

3. 了解冠状动脉血流状态及储备能力。

4. 判定心肌梗死后的存活心肌。

5. 了解侧支循环情况。

6. 评价经皮冠状动脉球囊成形术(percutaneous trasluminal coronary angioplasty,PTCA)、冠状动脉搭桥术(coronary arterial bypass graft,CABG)及急性心肌再灌注治疗的疗效。

7. 利用声学造影剂充填左心腔能提高左室内膜分辨率的特点,与负荷超声相结合,可准确分析室壁运动变化;心肌造影与三维超声重建系统相结合,可客观准确地确定梗死或危险心肌的重量与体积。

8. 无创性估测血管内皮功能。实验证明,超声波破碎奶白蛋白微气泡可快速通过正常心肌,而在内皮功能失调时其运动速度则较慢。

二、声学定量技术与彩色室壁动力分析技术

(一)声学定量技术的临床应用

声学定量技术(acousic quantification,AQ)是一种使用声学自动边缘检测技术分析心脏收缩舒张时面积、容积变化的定量方法,它建立在心肌的后散射特征基础上。定量分析和显示心肌后散射积分可鉴别组织信号、血液和噪音信号(即自动边缘检测系统、ABD 系统)。

1. 测定心脏收缩功能　AQ 技术能直接显示左室容积、射血分数、心搏出量、面积/容积变化率等心功能参数,临床应用直观、方便、快捷。大量研究表明,其测值与有创性检查相比准确可靠。与负荷超声心动图结合可有效揭示心功能负荷前后的变化。

2. 评估心脏舒张功能　AQ 技术可自动显示心腔面积/体积-时间曲线,而左室容积变化可以反映左室舒张功能。

(二)彩色室壁动力分析（CK）技术的临床应用

彩色室壁动力分析(Color Kenesis,CK)技术采用 ABD 系统自动跟踪心内膜位移并将其用色彩表示出来。在收缩期中,心肌收缩使心室腔变小,组织-血液界面由外向内移动,CK 技术将探测到的由心腔内血液所处位置的反射信号变为心肌组织反射信号时,每一幅图像的界面位移时相的先后,以不同的色彩表示,并逐帧积累加以叠加,最终形成贯穿整个收缩期的多层彩带,覆盖在二维图像上。

1. 室壁运动的定量分析　CK 技术能客观地分析室壁运动的轨迹,显示方法直观,图像分辨率高,检查快捷准确,为室壁运动的定量分析开辟了新的途径。

冠心病缺血或梗死心肌的 CK 图像特点如下:

(1)局部彩带变窄或缺血。

(2)收缩起始时间延迟。

(3)局部心内膜运动不协调。

(4)节段舒张时间缩短。

(5)局部室壁矛盾运动。

2. 与超声心动图负荷试验相结合　CK 技术能直观、快捷、准确地定量分析室壁运动,故可将其运用于负荷超声心动图中,提高检测心肌缺血的敏感性、

特异性和准确性。

3. 评价整体与局部的心脏功能 由于 CK 技术应用彩色显示将心内膜的运动时间和运动幅度两者关联起来,使整体或局部的心脏功能,尤其是舒张功能得以简易、准确评定。此外,CK 技术尚可评估右室壁的舒张功能,如肺动脉高压时各级彩色宽带明显变窄,部分色带缺如。

4. 其他 CK 技术还可判断心血管动力状态,实时测量大血管或心腔的排出量、存血量的多少。

三、经胸或经食管超声心动图检查冠脉

采用高灵敏度、高分辨率的超声心动图仪或经食管超声检查,均可获得实时的近端冠状动脉二维图像,也可藉频谱多普勒分析观察其血流特征。采用心底短轴主动脉断面可显示起源于主动脉的左主干、左回旋支、左前降支以及对角支,也可显示右冠状动脉,但经食管超声对冠脉的观察较经胸观察要满意得多。有报道经胸超声心动图对左主干的检出率为 77%~99%,左前降支为 63%,左回旋支为 34%,右冠状动脉近端为 46%。经食管超声心动图对左主干的检出率为 80%~100%,左前降支为 15%~80%,左回旋支为 49%~88%,右冠状动脉为 15%~20%(图 12-17)。

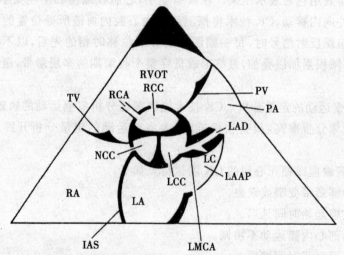

图 12-17 胸骨旁主动脉短轴显示左、右冠状动脉示意图

LMCA. 左冠状动脉主干;LDA. 左前降支;LC. 左旋支;RCA. 右冠状动脉主干;RCC、LCC、NCC 分别为右、左、无冠状动脉瓣;LA、RA 分别为左、右心室;TV、PV 分别为三尖瓣和肺动脉瓣;RVOT. 右室流出道;LAAP. 左心耳

冠状动脉粥样硬化的超声心动图对冠状动脉近端病变检查具有重要的临床意义,表现为内径变细,宽窄不均,腔内血栓或粥样斑块形成,同时管壁回声增厚加强,走行迂曲呈螺旋状。结合心脏形态学及功能改变,不仅能定性诊断,还可提示某支冠状动脉病变。

冠状动脉粥样硬化时做超声检查时,如有严重的、弥漫性的冠脉疾病时,可观察到动脉壁全程"肿块连肿块"(lumps and lumps)现象。孤立性病变时,冠脉局部增厚并可产生梗阻。彩色多普勒可显示出接近梗阻处血流加速引起的"色彩反转",主要病损常存在于左主干与左回旋支结合处,也可见于回旋支内。

四、三维超声心动图发展

三维超声心动图(3DE)被誉为 20 世纪 90 年代心脏超声诊断领域中一划时代进展,代表着未来超声心动图技术的发展方向,比二维超声技术能提供更多、更精确的有关心脏解剖结构、病理和心功能方面信息的能力。而且这种技术将是一种自动的、实时的图像采集。处理和显示技术发展,对操作者的依赖性将大大降低,使图像的重复性和可比性更好。

3DE 能从不同角度完整准确地观察左心室大小及形态,心室壁厚度及运动状况,对冠心病及其他心脏病引起的心功能改变可作出准确评估。对缺血心肌不仅可观察其形态、范围,而且可确定其重量和体积,异常室壁节段数检出率为 96%。可以连续、准确地观测心内膜面积的变化,对梗死区的伸展和左心室整体扩张作出定量观察。对心肌超声造影行三维重建,可供正常心肌、缺血心肌、坏死心肌分界更加明显,对缺血或梗死心肌组织的定量检测更为准确。对血管内超声行三维重建,可以立体观察血管内病变状况,对导管所经沿途组织、结构和性质一目了然,可使血管腔和管壁的病变更加直观、生动、准确。

预期在不久的将来,实时动态 3DE 检查将逐渐进入临床应用,这将为临床冠心病的定性和定量诊断提供强有力的工具。

参考文献

[1] 张鸿修,黄体钢.实用冠心病学,第四版.天津:天津科技翻译出版公司,2005
[2] 杨庭树.冠心病实验诊断学.北京:科学技术文献出版社,2002
[3] 张兆琪.心血管影像诊断必读.北京:人民军医出版社,2007
[4] 沈文锦,徐成斌.现代心功能学.北京:人民军医出版社,2002
[5] 王留义,吴淑伦.无创伤性心血管诊断技术.北京:中国医药科技出版社,

1996

[6] 吴雅峰.冠心病超声诊断.北京:人民卫生出版社,2002

[7] 张树彬.临床实用超声心动图学.北京:北京医科大学中国协和医科大学联合出版社,1996

[8] Distante A,Rovai D,Picano E,et al. Transient chomges in left ventricular mechanics during attacks of prinzmetal's angina:A M-mode echocardiographic study. Am Heart J,1984,107:465

[9] 周晓东,钱蕴秋,臧益民,等.两维超声心动图定量检测不同程度心肌缺血时局部左心收缩功能变化.中华超声影像学杂志,1994,3(1):41~44

[10] Nixon JV,Narahara KA,Smitherman TC. Estimation of myocardial involvement in patients with acute myocardial infarction by two-dimensinal echocardiography. Circulation,1980,62:1249

[11] Juarsman W, Visser CA, Funke kupper AJ,et al. Usefulness of two-dimensional exercise echocardiography shortly after myocardial infarction. Am J Cardiol,1986,57:86

[12] Poulsen SH,Jensen SE,Gotzsche O,et al. Evalaation and prognostic significance of left ventricalar function assessed by Doppler echocardiography in the early phase of a first acute myocardial infarction. Eur Heart J,1997,18(12):1882~1889

[13] 徐琳,吴雅峰,胡大一,等.急性心肌梗死早期二尖瓣血流减速时间预测左室扩大的价值.中华超声影像学杂志,2000,9(9):531~533

[14] Nijland F,Kamp O,Karreman AJ,et al. Prognostic implications of restrictive left ventricular filling in acute myocardial infarction:a serial Doppler echocardiographic study. J Am Coll Cardiol,1997,30(7):1618~1624

[15] Ryan T. Bicycle stress echocardiography. Echocardiography, 1992,1:107~156

[16] Crouse LJ,Kramer P. Clinical applicability of echocardiographically detected regional wallmotion abnormalities provoked by upright treadmill exercise. Echocardiography,1992,9(2):199

[17] Waggoner AD,Barzilai B,Miller JG,et al. On line assessment of left atrial area and function by echocardiographic automatic bown dary detection. Circulation,1993,69:212~214

[18] 潘文明,沈学东,施月芳,等.超声心动图自动边缘检测评价左房功能与左

房血栓.中国超声医学杂志,1997,68

[19] 张志寿,高伟.潘生丁试验研究进展.心脏学会与心功能学会学术会议,2000,54~58

[20] Picano E,Lattanzi F,Masini M,et al. Comparison of the high-dose dipyridamole-echocardiography test and exercise two-dimensional echocardiography tor diagnosis of coronary artery disease. Am J Cardiol,1987,59:539

[21] Perrone F,Pace L,Prastaro M,et al. Assessment of myocardial viability in patients chronic coronary artery disease:rest-4-hour-24 hoar [201]TI tomography versus dobutamine echocardiography. Circulation,1996,94:2712~2719

[22] 黄维义,石娟,彭永权,等.冠状动脉心肌桥的临床诊断与治疗.临床心血管病杂志,2005,21(6):344

[23] 郭丽君,谭婷婷,毛节明.冠状动脉心肌桥的临床和预后分析.中华医学杂志,2003,83(7):553~555

[24] 李玉峰,王士雯,卢才义,等.心肌桥临床特点分析.中国循环杂志,2007,22(5):370~372

[25] 肖佑生,杨立,赵玉生.心肌桥-壁冠状动脉64例临床分析.中国循环杂志,2007,22(2):103~104

[26] 张志寿,杨瑞峰.冠状动脉心肌桥的研究进展.心脏杂志,2009,21(3):418

[27] Takuna S,Zwas DR,Fard A,et al. Realtime,3-dimensional echocardiography acquires all stadard 2-dimensional images from 2 volumes sets:a clinical demonstration in 45 patients. J Am Sor Echocardiogr,1999,12(1):1~6

[28] Lang RM,Bignon P,weinert L,et al. Echocardiographic quantification of regional left ventricular wall motion with color kinesis. Circulation,1996,93(10):1877

[29] 穆玉明.超声心动图入门.北京:人民卫生出版社,2007

第十三章　冠状动脉心肌桥核素心肌显像

二十多年前，^{201}TI 心肌灌注显像开始应用于临床，以后应用越来越广泛，在心血管疾病诊断方面取得了令人鼓舞的进展。新的放射性药物的研制、单光子发射型计算机断层（SPECT）、正电子发射型计算机断层（PET）的应用，极大地促进了心肌显像在心血管病，特别是冠心病方面的应用，为冠心病的诊断、病变范围和程度的估计、疗效估计以及预后预测提供了可靠的无创性方法，而且使活体研究人体心脏的生理变化及代谢过程成为可能。为研究某些心血管疾病的病理生理提供了新的手段。冠状动脉心肌桥患者中行核素心肌显像检查，有部分患者可以反映不同部位心肌节段性灌注缺损，这是心肌缺血的有力证据。

第一节　心肌显像

一、原理

心肌细胞对某些放射性阳离子有选择性摄取能力，静脉注射后心肌细胞对他们有较高的摄取率而使心肌显像。心肌聚集放射性的多少与心肌血流灌注量呈正相关，因此这种显像称作心肌灌注显像。如局部心肌缺血、细胞坏死或瘢痕形成则表现为放射性减低或缺损，故又称冷区显像。心肌缺血时，虽然冠状动脉管腔已有狭窄，由于冠状动脉的贮备能力和侧支循环的建立，在静息状态下可不出现心肌缺血，心肌灌注显像可无异常表现。当患者进行运动时心脏增加做功，此时正常冠状动脉能自行扩张，血流量增加 3～5 倍。然而，已有病变的狭窄冠状动脉不能增加其血流量，以致该供血区心肌缺血充分呈现出来，此时心肌灌注显像上该区域出现局限性放射性减低区。除运动负荷外，还可通过药物负荷来暴露心肌缺血。急性与陈旧性心肌梗死病灶由于相应血管闭塞及心肌细胞坏死或瘢痕形成，在静息及负荷情况下，心肌灌注显像均表现为永久性放射性缺损区，用本法不能鉴别二者，但结合病人的临床情况可以区分。

二、显像剂

^{201}TI 由加速器生产,物理半衰期为 73 小时,生物特性与 K^+ 相似,为 1 价阳离子。静脉注射后能迅速从血液中清除,被心肌及体内某些脏器和组织所摄取,其心肌浓聚量与心肌血流灌注量成正相关。^{201}TI 静脉注射后有约 4% 进入心肌细胞,其余被甲状腺、肝和肌肉等软组织摄取。心肌内浓度高于血浓度 10 倍,也高于肝与肺,24 小时尿排出率为 3%～8%。运动时心肌血流量增加,所以进入心肌的 ^{201}TI 总量高于静息时。^{201}TI 在心肌的分布是一个动态过程,正常心肌于运动高峰时,摄取 ^{201}TI 最高,以后,^{201}TI 从心肌洗脱,放射性活度逐渐减少,一般在 3 小时后达到新的平衡。一般静脉注射 10～20 分钟,心肌摄取量即达到高峰,此时即可进行心肌显像。当心肌内浓度大于血液浓度时,^{201}TI 不断通过弥散作用从心肌细胞清除到血液中,其清除速度与冠状动脉血流灌注量成正相关。由于运动试验时局部血流减少,缺血心肌摄取 ^{201}TI 减少,故在运动试验后的"即刻"显像呈现局部放射性稀疏或缺损。但由于缺血心肌局部的 ^{201}TI 的洗脱明显减慢,因而,3～4 小时后,其放射性活度恢复或接近正常,"延迟"显像表现为"再分布",这是心肌缺血的特征性表现。梗死或瘢痕组织对 ^{201}TI 摄取不明显,在运动试验后的"即刻"和"延迟"显像均表现为放射性缺损或稀疏。有一部分病人再分布可能出现较早(2～3 小时),为了灵敏地发现缺损区,注射后应尽早显像。有些病人再分布时间可延到 24 小时,这种差异可能与冠状动脉狭窄程度有关,狭窄越严重,完成再分布的时间越长。心肌严重缺血患者冬眠心肌摄取 ^{201}TI 极为缓慢,运动后 2～5 小时可能再分布不明显,但延迟至 24 小时常有较明显的再分布。

(二) ^{99m}Tc-MIBI

^{99m}Tc-MIBI 也为一价阳离子,静脉注入后可以被心肌细胞摄取,心肌聚集 ^{99m}Tc-MIBI 量的多少也与该部位冠状动脉灌注量呈正相关。^{99m}Tc-MIBI 自心肌清除缓慢,半清除时间＞5 小时。除心肌外,肝、肺也摄取 ^{99m}Tc-MIBI,所以一般于注射后 1～2 小时显像,此时 ^{99m}Tc-MIBI 在心肌中浓度仍很高,而肝、肺放射性已明显减低,可以得到质量好的心肌影像。^{99m}Tc-MIBI 主要由肝、肾排泄,注射后 20～30 分钟服用脂餐,可以加速显像剂向肠道排出,减少对心肌影像的干扰。在检测心肌缺血时,运动负荷试验可提高其灵敏度。

^{201}TI 与 ^{99m}Tc-MIBI 相比,共同点是均为心肌灌注显像剂,心肌局部摄取量与血流量成正比;对冠心病的检测率相似;均可用 γ 照相机与 SPECT 进行显像。不同点是 ^{201}TI 延迟显像有明显的再分布,而 ^{99m}Tc-MIBI 再分布现象不明

显；应用剂量 ^{201} TI 一般为 1.6～3.0mci(59～111MB$_q$)，而 ^{99m} Tc-MIBI 可用到 20mci(740MB$_q$)，由于 ^{99m} Tc 较 ^{201} TI 有更适合 γ 照相机采集的 γ 射线(140kev)，图像质量较 ^{201} TI 为佳；由于 ^{99m} Tc-MIBI 没有明显的再分布，故运动和静息显像需要分 2 次检查，相对较 ^{201} TI 繁琐；由于 ^{99m} Tc-MIBI 剂量高，可以做首次通过法核素心血管造影，同时也可以做门控平面或断层显像，除能观测到心肌灌注信息，还可估计心肌收缩功能。

三、检查方法

（一）静息显像

即病人在安静状态下，由静脉注射 ^{201} TI 2.0～3.0MB$_q$(2.0～3.0mci)，一般平面显像为 2.0MB$_q$(2.0mci)，SPECT 为 3.0mci，^{99m} Tc-MIBI 15MB$_q$(15mci)。注射 ^{201} TI 10～30 分钟后，即可进行心肌断层显像，^{99m} Tc-MIBI 为注药后 1.5 小时进行 SPECT 检查。

（二）运动试验

冠状动脉狭窄 50%～80% 时，静息血流量可无明显降低，静息 ^{201} TI 与 ^{99m} Tc-MIBI 心肌显像可表现为血流分布正常。只在运动负荷下，正常冠状动脉支配的心肌血流量增加 3～5 倍，而狭窄 50% 以上的冠状动脉不能相应扩张，使局部心肌灌注减低。显像表现为病变血管支配的心肌灌注缺损。运动试验有助于冠心病的诊断，冠心病预后的估测，冠状动脉心肌桥缺血的检出，冠脉介入及手术治疗效果的估测。运动方式可用活动平板或踏车，采用 Bruce 方案，当达到 85% 峰值心率时，静脉注射示踪剂，并继续运动 30～60s，^{201} TI 即刻进行显像，3～4 小时后进行延迟显像。^{99m} Tc-MIBI 于注药后 1～1.5 小时显像，如运动试验不正常，1～2 天后行静息显像。

（三）双嘧达莫试验

1. 适应证　①病人不能进行有效的运动试验，如骨关节疾病、周围血管病变、脑卒中、严重的肺部疾病、体力太差。②运动量大可能不安全，如近期心肌梗死、主动脉瓣狭窄、近期外科手术后。③对估测冠状动脉血流储备，双嘧达莫试验优于运动试验。④冠状动脉心肌桥缺血的检出。

2. 机制　同双嘧达莫心电图试验。双嘧达莫主要的作用是使冠状动脉扩张，可使正常冠状动脉血流量增加 3～4 倍。静注 2～5min 其作用达到高峰，并可维持 10～30min。当冠状动脉存在狭窄(50% 以上)，用药后冠状动脉血流量不能相应增加，心肌对示踪剂的摄取相对减少，表现为局部放射性稀疏或缺损。

3. 方法

(1)试验准备:患者平卧位,常规记录心率、心律、血压、心电监护。

(2)双嘧达莫用法:用 4min 内静脉注射双嘧达莫 0.56mg/kg,休息 4min,如患者无心绞痛或心电图缺血性改变,于 2min 内继续注射 0.28mg/kg,总量 0.84mg/kg。

(3)注射核素:双嘧达莫注射完 4min,静脉注射[201]TI 1.5~2.5mci 或[99m]Tc-MIBI 15~20mci。

(4)密切观察受试者反应:如患者有明显胸痛等不适,可静脉推注氨茶碱 125~250mg 对抗之。

(5)采集图像:[201]TI 注射完毕后 10~15min 开始采集图像,3~4h 后再分布显像;若用[99m]Tc-MIBI,则在 1.5h 后开始显像,48~72h 后采用相同剂量进行静息显像,包括短轴、垂直长轴及水平长轴显像。

(6)进行图像分析:将心脏短轴、垂直长轴、水平长轴断层图像上左室壁划分 13 或 16 个节段,根据各个室壁节段的放射性分布情况,做出放射性分布正常、稀疏、缺损的定性诊断。亦可加用定量法,其中以圆周剖面分析法和极坐标靶心图应用最多,亦可用积分法(图 13-1、13-2)。

4. 判断标准

(1)阳性:双嘧达莫负荷显像时,呈现放射性稀疏或完全缺损,延迟或静态显像有不同程度的改善。

(2)阴性:静息(延迟)显像及双嘧达莫负荷显像时均无放射性稀疏或缺损,或双嘧达莫负荷与静息(延迟)显像比较,其放射性稀疏或缺损无明显变化。

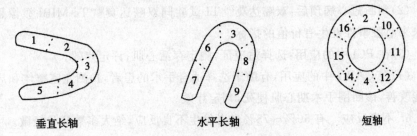

垂直长轴　　　　　　水平长轴　　　　　　短轴

图 13-1　心肌节段的划分示意图

1.前壁基底段　2.前壁前段　3.心尖部　4.下壁　5.后壁　6.间壁前段

7.间壁后段　8.侧壁前段　9.侧壁后段　10.前侧壁段　11.侧壁　12.侧壁下段

13.下壁(后)　14.下间壁段　15.间壁　16.前间壁段

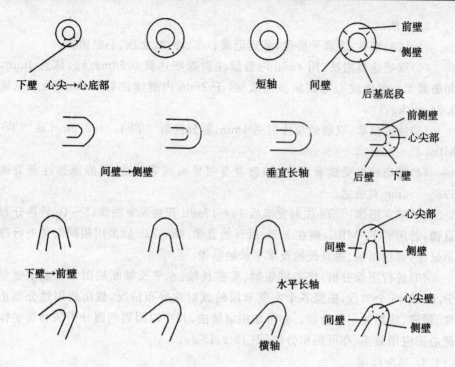

图13-2 垂直长轴、水平长轴、短轴各室壁段分布的示意图

5. 临床评价

(1)诊断冠心病:双嘧达莫[201]TI试验同[201]TI运动显像筛选冠心病敏感性相似。

(2)判断冠心病预后:双嘧达莫[201]TI试验同双嘧达莫[99m]Tc-MIBI显像是预测未来心脏事件发生有价值的指标。

(3)在PCI中的应用:选择适应证,测定存活心肌,评定疗效。

(4)在CABG中的应用:有助于选择适合手术的患者,预测左室整体和局部功能改善,诊断围手术期心肌梗死,判定疗效。

6. 不良反应 有50%~75%患者发生不良反应,绝大多数症状轻微。

第二节 心肌缺血的检出

从现代医学的观点,冠心病的诊断应包括解剖形态学诊断,如冠状动脉狭窄的程度、部位,有否侧支循环;也包括冠状动脉狭窄所致的病理生理变化,如心肌功能、心肌血流灌注、心肌代谢、心肌缺血的程度与范围。这样才能全面分析病情,评估预后以及决定治疗方案。

一、心肌缺血检测的意义

^{201}TI 或^{99m}Tc-MIBI 核素心肌灌注显像,已成为临床上诊断冠心病心肌缺血的一项重要的无创性检查,灵敏度与特异性均在 85%～90%。^{201}TI 或^{99m}Tc-MIBI 运动或药物负荷试验显像可见病变血管支配的心肌节段有明确的放射性缺损区。^{201}TI 延迟显像(3～4h)或^{99m}Tc-MIBI 静息显像示原缺损区有放射性填充时,则是冠心病心肌缺血的证据。与冠状动脉造影相比,阳性预测值在 90%～95%,准确性达 93%。

二、心肌灌注显像检测心肌缺血的特点

目前,主要应用单光子发射型(SPECT)断层显像。它较平面显像能更好地显示各个断面的心肌放射性分布,避免了由于组织重叠所引起的误差。

(一)有无心肌缺血

负荷试验可能有以下三种表现:

1. 正常 心肌灌注显像运动和静息均正常。

2. 可逆性放射性缺损(reversible defect) 即运动(药物)负荷下,心肌出现局限性按冠状动脉供血的节段分布的稀疏缺损区,静息显像可见放射性充填。

3. 不可逆性放射性缺损(irreversible defect) 运动(药物)与静息显像均有放射性缺损区,大小无变化。出现这种情况,有三种可能性,即心肌梗死(瘢痕组织)、心肌"冬眠"与技术误差(最常见为组织衰减效应)。

为了进一步明确诊断,可建议进行心肌存活测定(^{201}TI 再注射法,硝酸酯^{99m}Tc-MIBI 法,以及^{18}F-FDG SPECT/PET 法)与门电路心肌灌注断层显像(Gated SPECT)。心肌存活测定,可帮助鉴别梗死与冬眠心肌;门电路心肌灌注断层显像可观察局部室壁运动,鉴别病变与组织衰减的技术性误差(表 13-1)。

表 13-1 三种鉴别方法的应用

	心肌梗死(瘢痕)	心肌"冬眠"	组织衰减
^{99}Tc^m-MIBI 静息灌注显像	(一)	(一)	(一)
心肌存活测定	(一)	(+)	(一)
门电路 SPECT 室壁运动	(一)	(一)	(+)

（二）心肌缺血的程度与范围

1. **缺血程度**　可根据放射性降低的情况，一般采用 4 分法表示。0 分：放射性分布正常；1 分：放射性轻度减低；2 分：放射性分布明显减低；3 分：放射性缺损。

2. **缺血范围**　一般将左心室心肌分为 9 个节段（利用垂直长轴与水平长轴）或 16 个节段（同时利用短轴）（图 13-3、图 13-4）。

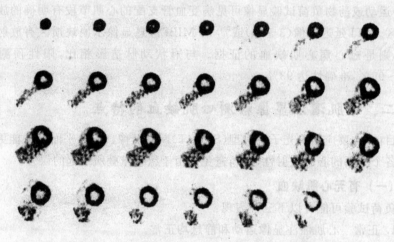

图 13-3　正常心肌⁹⁹ᵐTc-MIBI 左室短轴图显像

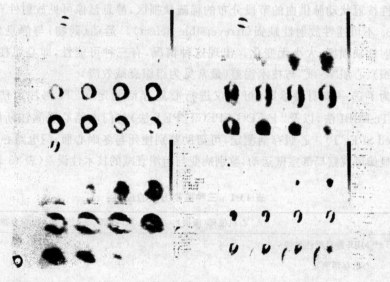

图 13-4　⁹⁹ᵐTc-MIBI 静息心肌显像示左室前壁放射性缺损区心肌缺血

一般认为,缺血程度＋缺血范围等于缺血的严重性,范围愈大,如 3 个节段以上,放射性分布愈稀疏,表明患者缺血愈严重,病人的预后愈差,应采取积极的治疗方案,例如 PCI 术或 CABG 术(图 13-5)。

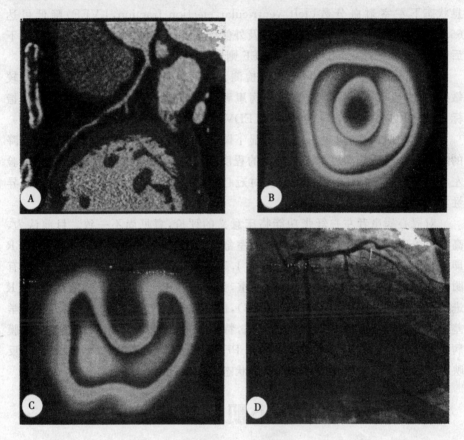

图 13-5　心肌缺血①

A.多排 CT 曲面重建显示左前降支中段重度狭窄,狭窄程度>75%　B.⁹⁹ᵐTc-MIBI 静息心肌灌注显像,左室短轴位,心肌灌注未见异常　C.同一患者⁹⁹ᵐTc-MIBI 腺苷负荷心肌灌注显像,可见左室前壁灌注缺损　D.同一患者冠状动脉造影,可见左前降支中段重度狭窄

三、核素心室造影对心肌缺血的诊断价值

核素心室造影(radionuclide ventriculography)包括首次通过法与平衡法,其中又分 r 相机法与核听诊器(r 心功能仪法)。

首次通过法可显示核素在左、右心室的通过时间(transit time)以及心室大小与形态,对评估左右心室整体功能有意义,常常在射血分数没有降低之前就可显示心室腔通过时间迟长,它仍是测定右室射血分数最可靠的方法。但对左室射血分数,仍以平衡法最好。一般来说,如病人无心肌梗死或室壁瘤形成,在静息情况下,冠心病患者的左室射血分数(LVEF)是正常的。心肌梗死患者,静息状态下左室射血分数(left ventricular ejection fraction,LVEF)降低可达66.7%。左室前壁、广泛心尖部,以及外侧壁梗死均可见 LVEF 降低,间壁及下后壁梗死,常见右室 EF 降低,左室 EF 则影响不大。

运动试验心室核素显像造影是检测无心肌梗死冠心病患者心肌缺血的较敏感方法,应用核听诊器监测冠心病患者运动试验过程中左心血液动力学指标,如舒张期末、收缩期末容积计数(EDV、ESV)、LVEF、ST 段以及心率。

由于心肌缺血,可见 LVEF 明显下降,ST 段降低,心率增快。LVEF 下降的速率以及降低的深度与心肌缺血的程度及范围相关。有研究报道,运动试验左心功能测定(主要为 EF 的反应)对冠心病诊断的敏感性为 90%～94%,特异性为 83%～90%。

对冠心病患者左心舒张功能临床意义的评价,意见尚不一致。目前认为,高峰充盈率(PFR)能较好地反映左心室舒张功能,冠心病患者静息时左室 PER 即不正常,一组单纯心绞痛组 PER 为 1.74 ± 0.57,与正常人组 2.85 ± 0.43 有明显的差别($P<0.01$)。随着病情加重,如陈旧性心肌梗死、室壁瘤形成,PFR进一步降低($1.65\pm0.53,1.43\pm0.66$),但心肌梗死组与室壁瘤组间无统计学差别。采用左心舒张功能检查冠心病,特异性差,许多高血压、心肌病变、瓣膜病患者,PFR 也可降低,不可单纯根据 PFR 降低即诊断为冠心病,但 PFR 在反映冠心病病人心功能受损方面较安静状态下的 EF 敏感。

第三节　心肌梗死的检出

一、急性心肌梗死

临床已确诊的急性心肌梗死,核素显像仍有价值,至少可以提供急性心肌梗死的部位与范围。近年研究认为,心电图对急性心肌梗死的部位诊断有一定的局限性,尤其是心尖部的梗死心电图难以发现,也不易分辨间壁梗死与前间隔或后间隔梗死,然而核素心肌断层显像就可以准确判断。心肌梗死的部位和范围对预后评价也很重要。测定心肌梗死患者恢复期心肌灌注缺损区的大小,对估测心脏事件的发生率也有很大价值。

1. [201]TI 心肌平面显像　Wakers 等于 20 多年前即证明,[201]TI 心肌灌注显像对急性心肌梗死的诊断很有价值。胸痛发作 6h 以内,阳性率为 100％,24h 后敏感性降为 78％,而且随着时间推移,^{201}TI 灌注缺损的面积逐渐减少,但平面显像难以准确地测定梗死区的大小。

　　Ritchie 于 1982 年,首先应用^{201}TI 心肌断层显像(SPECT)检查急性心肌梗死患者。Tamaki 等比较了^{201}TI SPECT 与平面显像对急性心肌梗死的诊断价值,对于 160 例梗死发作时间在 1～7 天内,^{201}TI SPECT 诊断的阳性率为 96％,而^{201}TI 平面显像为 78％,梗死灶愈小,平面显像的阳性率愈低(图 13-6)。

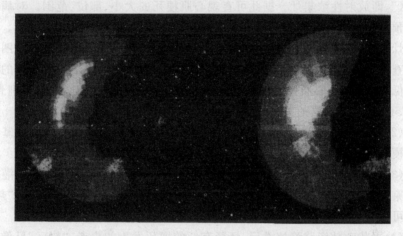

图 13-6　^{99m}Tc-MIBI 心肌断层显像靶心图
急性高侧壁心肌梗死,左图为发病 7 小时心肌显像图;右图为心肌梗死后 2 周再次显像图

　　2.^{99m}Tc-MIBI 心肌显像　^{99m}Tc-MIBI 心肌灌注显像对急性心肌梗死的诊断阳性率为 90％～95％,而且可用来估测梗死与缺血的范围与大小,与心电图结合,可以将急性心肌梗死的诊断准确率提高到 95％～98％。如果患者有陈旧性心肌梗死,则难以鉴别急性与陈旧性,需要采用亲心肌梗死的显像剂,如^{99m}Tc-焦磷酸盐、^{111}In-抗肌凝蛋白单克隆抗体。^{99m}Tc-MIBI 心肌显像在评价急性心肌梗死患者的可挽救的心肌组织大小,以及溶栓疗法血管再通的情况很有价值。Gibbons Wackers 等应用^{99m}Tc-MIBI 心肌显像在急性心肌梗死患者溶栓治疗与急诊 PTCA 治疗进行了系统研究,发现如最后 1 次灌注缺损区面积减少 15％以上,梗死相关血管的再通可能性很大,阳性预测值为 72％～79％;相反,如两次显像缺损区大小变化不大,则血管未通的可能性为 92％～100％。Gibbons 等还对比了前壁心肌梗死患者溶栓疗法与 PTCA 治疗,得到可挽救的心肌量为 27％与 31％,两者无明显差别。

3. ^{99m}Tc-焦磷酸盐心肌显像　急性心肌梗死后有 Ca^{2+} 迅速进入梗死灶,形成羟基磷灰石结晶。骨骼显像剂 ^{99m}Tc-焦磷酸盐(^{99m}Tc-PYP)静脉注入后,被吸附在羟基磷灰石结晶上,从而使梗死灶与骨骼同时显像,正常心肌不显影,故称"热区"显像。一般用量为 370～555MBq(10～15mci),静注后 2h 进行心前区多位体显像。断层显像可对病灶大小做出更准确的估计,并可排除骨骼影像的重叠干扰。

(1)急性心肌梗死发病后 10～12 小时内,病灶即可显示出很明显的局限性"热区",即放射性浓集灶。据此可直观心肌梗死的大小、部位、范围。对病情估计和预后判断极有帮助。一旦出现"热区",诊断较心肌灌注显像更明确。穿壁梗死灶在发病 2 周内阳性率为 90% 左右,2 周后转为阴性。本法对心电图和酶系检查结果分析有困难的患者诊断价值尤为突出,但心内膜下心肌梗死的阳性率较低,约 60%。心肌弥漫性放射性浓集多不是急性心肌梗死,注意识别骨骼、乳房、心包膜、心瓣膜的钙化影,可大大减低假阳性。

(2)本法可鉴别急性和陈旧性心肌梗死,对发现在陈旧性心肌梗死基础上的再梗死极有价值。

(3)心肌梗死同时有左束支传导阻滞时,心电图诊断很困难。心肌灌注显像左束支阻滞有时也表现间隔放射性缺损,与梗死不易鉴别。此时心肌"热区"显像可以鉴别。

(4)冠状动脉旁路移植术后,怀疑有新的梗死发生的患者,"热区"显像极有帮助。

(5)新近有人用 ^{111}In 或 ^{99m}Tc 标记抗肌凝蛋白单克隆抗体使心肌梗死显像成功。其特异性高,不仅能做出定性诊断,还可以进行定位、定量分析。

二、陈旧性心肌梗死

对于陈旧性心肌梗死患者,临床上需要了解心肌瘢痕组织基础上是否会合并有原部位或其他部位的心肌缺血及缺血范围,这对于治疗方案的选择很重要。一般认为,如果陈旧性心肌梗死没有严重并发症,临床上一般情况良好,核素心肌显像无明确活动性心肌缺血征象时,暂时可采用保守治疗。反之,若核素显像提示梗死区外还有其周围或其他部位的心肌缺血,则往往是 PCI 或 CABG 术的适应证。

异常 Q 波待诊患者核素检查有如下重要意义:胸痛症状及病史不典型者,特别是部分老年患者的无痛性心肌梗死(占急性心肌梗死病人的 1/10～1/5),与心电图改变不典型者这两类病人,可以通过核素心肌灌注显像确诊。异常 Q

波亦可见于心肌病、克山病、心肌炎、肺心病、预激综合征、心脏手术后和左室负荷过度等。

第四节 冠状动脉心肌桥核素心肌显像

冠状动脉心肌桥患者中有部分病人可以出现心绞痛、心肌梗死等表现，通过核素心肌显像，可以检出心肌缺血、心肌梗死、心功能等变化，这对于判断冠状动脉心肌桥患者的病情严重程度、治疗决策、预后有重要意义。

刘幼文等对经过冠状动脉造影证实的 10 例有明显心肌缺血表现的心肌桥患者行支架置入术治疗。冠脉造影示心肌桥位于前降支，心脏收缩时壁冠状动脉狭窄率为 75％～100％，狭窄长度 8～20mm。4 例行核素心肌显像均有动态心肌缺血，缺血部位与出现心肌桥的冠状动脉所灌注的心肌部位一致。术后住院期间，所有患者的心绞痛症状均明显减轻或完全消失。4 例术前行核素心肌显像有左心室前壁缺血者，术后 2 个月复查，其缺血征象消失。

Mouratidis 等报道部分冠状动脉心肌桥患者行[201]TI 心肌显像可见灌注缺损。他还报道 1 例 40 岁男性患者，有典型心绞痛，冠脉造影显示左前降支远段至第一间隔支收缩期 60％狭窄。在运动 SPECT[201]TI 显示室间隔灌注严重减少，左室前壁灌注中度减少，再分布显像证明灌注缺损明显恢复，代表心肌桥患者引起的可逆性心肌缺血（图 13-7、图 13-8）。

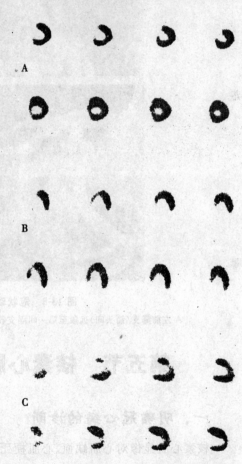

图 13-7 相应单光子发射型计算机断层（SPECT）部分在负荷（上图）和延迟 3 小时（下图）显像
A 短轴 B 水平长轴 C 垂直长轴 左前降支心肌桥引起广泛的、可逆性前间壁心肌缺血

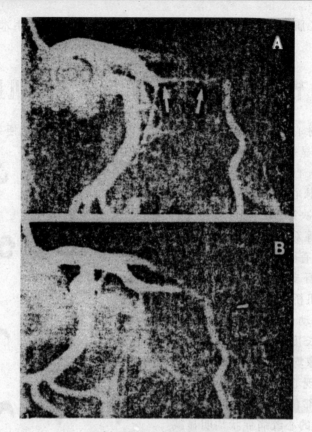

图 13-8　冠状动脉造影显示

A 左前降支(箭头间)远段至第一间隔支收缩期狭窄　B 舒张期恢复至正常管径

第五节　核素心肌显像临床应用

一、明确冠心病的诊断

　　核素心肌显像对心肌缺血、心肌梗死的诊断具有重要价值。对不稳定型心绞痛患者亦有重要意义。Berger 等研究了[201]TI 静息显像在不稳定型心绞痛的应用,29 例中 26 例有灌注缺损,76％可见再分布。Hakki 等发现,1/3 的病人在安静时见可逆性灌注缺损。Parodi 等对不稳定型心绞痛病人在发作期注射[201]TI,全部都有灌注缺损,比稳定型心绞痛患者检出率要高。[99m]Tc-MIBI 较[201]TI 应用更方便,因为[99m]Tc-MIBI 可以在急诊室症状发作时注射,2～3 小时后待病情稳定再进行显像。Bilodeau 等对 45 例病人发作期注射^{99m}Tc-MIBI,1~6 小时后再进行心肌显像。结果表明,26 例证实为冠心病患者,25 例^{99m}Tc-MIBI 心肌 SPECT 阳性,阳性率为 96%;而心电图的阳性率仅 35%,17 例证实为冠心病患者,15 例(88%)^{99m}Tc-MIBI 心肌断层阴性。

二、冠心病危险性分级和预后估测

对于冠心病患者,治疗的主要目的是要降低随后发生的心肌梗死、严重心律失常和心源性猝死的发病率,因此区分低危病人与易发生心脏事件的高危病人有助于临床医师决定最佳治疗方案。心肌灌注显像提供了一个无创的可对冠心病病人进行危险性分级和预后估测的方法。凡心肌显像正常的冠心病患者危险性低,预后良好,Brown 汇集了 3 573 例^{201}TI 心肌显像正常者的资料,平均随访 28 个月,其每年心脏事件(指心源性死亡或非致死性心肌梗死)的发生率仅 0.9%,接近于年龄期匹配的正常人群。对这类低危病人进行有创性介入治疗是不必要的,当以内科治疗为主。心肌显像示多支病变、心肌缺血范围大、肺摄取^{201}TI 增高、负荷试验左心室腔暂时性扩大等,是预后不良的表现,提示患者处于高危状态。朱玫随访了 69 例运动负荷心肌显像异常的冠心病患者,平均随访 30 个月,心脏事件的年发生率为 8.7%,明显高于心肌显像正常或仅呈不可逆缺损且范围不大者。经统计分析表明,可逆性缺损的节段数越多预后越不好。对这种处于高危状态的冠心病患者,应及时给予积极治疗。

三、判断梗死区是否有存活心肌

文献报道,^{201}TI 再注射法与 24 小时延迟显像法判断冠状动脉再通术后左室功能改善的阳性预测率为 57%~92%,阴性预测率为 62%~80%。

在冠状动脉介入与冠状动脉搭桥术中应用。

四、在 PCI 与 CABG 中的应用

(一)对再通治疗有指导意义

存在负荷试验诱发的心肌缺血及检出梗死区有存活心肌是血管再通术的适应证。核素心肌灌注显像可以帮助临床医师了解患者术前的心肌血流储备功能、心肌存活能力并检出"罪犯"血管。术后观察心肌血流灌注的改善、再通程度与并发症,以及再狭窄的诊断。

术前心肌灌注显像可提供缺血部位与范围,鉴别心肌细胞处于缺血还是坏死。这对于决定搭桥的部位、坏死心肌切除范围(如左室室壁瘤切除)均有价

值。研究表明,术前灌注显像提示心肌缺血者,术后有 73％的节段血流恢复正常。如术前检查为不可逆损伤者,术后心肌灌注改善者仅占 21％。

对于冠脉造影发现的多支血管病变患者,有时血管狭窄的程度与心肌缺血程度、部位并非完全相关。核素心肌灌注显像可以根据灌注缺损来判断哪支血管对心肌血流影响最大,找出"罪犯"血管,使 PCI、CABG 再通术有的放矢,避免盲目性。

一组 28 例心肌缺血病人,PTCA 后 75％病人心肌显像恢复正常,17.9％有不同程度改善,总的有效率达 92.9％。

(二)急性心肌梗死溶栓或 PCI 疗效判断

急性心肌梗死患者于治疗前注入^{99m}Tc-MIBI 或^{201}TI,然后立即进行溶栓或 PCI 治疗。待治疗后胸痛缓解或病情稳定后(1～6h)进行心肌显像。由于显像剂是在治疗前注入,所以显像结果是反映治疗前心肌血流灌注及心肌受损情况。数日后再次注射^{99m}Tc-MIBI 或^{201}TI 并显像,与治疗前影像比较,用以评价疗效。

五、测定心室功能、观察室壁运动

在用^{99m}Tc-MIBI 进行心肌显像时,采用首次通过技术,可以在得到心肌影像的同时测定左、右心室功能及观察室壁运动。

进行心肌门电路断层显像时,可以同时观察室壁运动情况及测定左心室功能。

六、对已做过冠脉造影患者,心肌显像意义

冠状动脉造影只是显示较大的冠脉及其分支的形态结构,有一定的局限性。如有关小动脉病变综合征,冠脉造影难以显示这种小冠状动脉的舒缩功能障碍,也不能提供心肌血流灌注与心肌存活情况,而心肌核素显像却都能够做到。在实际工作中,也常会看到冠状动脉造影结果与心肌灌注显像的差异,往往冠状动脉造影显示单支病变(如左前降支),但心肌核素显像却能显示广泛的缺血或梗死,以及左室室壁瘤形成。

七、冠状动脉心肌桥应用

有症状的冠状动脉心肌桥患者,通过核素心肌显像,可以发现心肌缺血、心肌梗死、左室功能障碍等方面的表现,有助于判断心肌桥内壁冠状动脉受压程度、狭窄严重程度,有助于指导是采用药物治疗、介入治疗或手术治疗,有助于观察治疗效果及对预后的判断。

参考文献

[1] 张鸿修,黄体钢.实用冠心病学,第四版.天津:天津科技翻译出版公司,2005

[2] 张志寿,高伟.潘生丁试验研究进展.心脏学会与心功能学术会议专题报告资料,2000,56

[3] 杨庭树.冠心病实验诊断学.北京:科学技术文献出版社,2002

[4] 沈文锦,徐成斌.现代心功能学.北京:人民军医出版社,2002

[5] 王留义,吴淑伦.无创伤性心血管诊断技术.北京:中国医药科技出版社,1996

[6] 刘秀杰.核心脏病学的进展.中国循环杂志,1994,9(9):708

[7] 刘幼文,刘强,金光临,等.支架置入术治疗有心肌缺血症状心肌桥的疗效观察.临床心血管病杂志,2004,20(6):332~333

[8] Mouratidis B,Lomas FE,McGill D. Thallium-201 myocardial SPECT in myocardial bridging. J Nucl Med,1995,36:1031~1033

[9] MöhlenKamp S,Hort W,Ge J,et al. Update on myocardial bridging. Circulation,2002,106:2616~2622

[10] 张志寿,杨瑞峰.冠状动脉心肌桥的研究进展.心脏杂志,2009,21(3):417~420

[11] Brown KA,Altland E,Kowen M. Prognostic value of normal 99^mTc-sestamibi cardiac imaging. J Nucl Med,1994,35:554~557

[12] 朱玫,潘中允,林景辉,等.运动试验心肌显像异常及其类型对冠心病患者预后判断的价值.中华核医学杂志,1998,18:95~96

[13] Munakate K,Sato N,Sasaki Y,et al. Two cases of variant form angina pectoris associated with myocardial bridge:possible relationship among coronary vasospasm,atherosclerosis and myocardial bridge. Jpn Circ J,1992,56:1248~1252

[14] Ferreira AG Jr,Trotter SE,Koning B Jr,et al. Myocardial bridges:morphological and functional aspects. Br Heart J,1991,66:364~367

[15] Rivitz MS,Yasuda T. Predictive value of dipyridamole thallium imaging in a patient with myocardial bridging but without fixed obstructive coronary disease. J Nucl Med,1992,33:1905~1913

[16] Greenspan M,Iskandrian AS,Catherwood E,et al. Myocardial bridging of the left anterior descending artery:evaluation using exercise thallium-201 myocardial scintigraphy. Cathet Cardiovase Diagn,1980,6:173~180

第十四章　冠状动脉心肌桥多层螺旋 CT 冠状动脉成像

从 X 射线诊断到 21 世纪的多层螺旋 CT(MSCT),放射心脏病诊断经历了一个多世纪。自 2000 年推出 4 层 MSCT 至 2004 年底推出的 64 层 MSCT,仅用了短短的 4 年多时间。由于 64 层 MSCT 的时间和空间分辨率大大提高,加上强大图像后处理技术的应用,使得心脏 CT 检查技术得以成熟。目前,国内已经有多家医院引进 64 层 MSCT,有少数医院引起 128 层 MSCT,国外已将 256 层 MSCT 应用于临床。MSCT 冠状动脉造影成像正成为心血管医生和影像医生共同研究的热点。这不仅为冠心病的无创检查提供了一种安全可靠的手段,而且为检出和诊断冠状动脉心肌桥提供了一项新技术,其检出和诊断冠状动脉心肌桥的价值越来越得到重视,国内外对此进行了许多研究,并广泛应用于临床。本章主要介绍 64 层螺旋 CT 冠状动脉成像(64-slice computed tomography coronary angiography)在冠状动脉心肌桥患者中的应用。

第一节　多层螺旋CT 成像原理

多层螺旋 CT 以多层排列的探测器代替以往的单层探测器,并且随着探测器的增宽,X 线球管发射的也不再是传统的扇形 X 线束,而是锥形 X 线束。多层螺旋 CT 的 X 线球管每旋转一周,就可获得探测器宽度范围上的多层图像,因此扫描速度大大提高,完成单器官扫描时间缩短到数秒至十余秒。也正是因为探测器的增宽,多层螺旋 CT 在实现快速扫描的同时,可实现大范围的扫描,所以多层螺旋 CT 也被称为容积 CT(Volume CT,VCT)。

多层螺旋 CT 的快速大范围扫描使心脏 CT 检查得以成熟,使冠脉 CT 得以发展。具体来说,针对心脏不间断有规律搏动的特点,多层螺旋 CT 主要通过软硬件技术手段在下列方面进行设计及优化:

一、提高时间分辨率

提高时间分辨率的意义在于降低心率对心脏冠状动脉成像质量的影响,提高检查的成功率。多层螺旋 CT 心脏冠状动脉成像的时间分辨率包括形成单层图像的时间分辨率(X—Y 轴时间分辨率)和完成整个心脏扫描所需的时间(Z 轴时间分辨率)。X 线球管旋转的速度越快,探测器宽度越宽,时间分辨率也就越高,同时扫描原始数据的重建算法也影响时间分辨率,采用多扇区重建算法比单扇区重建算法能获得更高的时间分辨率。现在,64 层螺旋 CT 可以在特定条件下实现最高 40 多毫秒的图像时间分辨率,5 秒钟内完成整个心脏的扫描。据文献报道,64 层螺旋 CT 冠脉成像扫描全过程为 6~13 秒钟。目前,又有双源 CT 推出,即配置两个 X 线球管及两个对应的探测器,能够进一步提高时间分辨率。

二、提高空间分辨率(尤其是 Z 轴空间分辨率)

提高空间分辨率的意义在于使心脏冠状动脉的精细结构显示得更清晰。CT 扫描获得的是 X—Y 轴图像,即轴位(横断位)图像,但心脏结构具有复杂的几何构象和空间走行,尤其是冠状动脉,需要在轴位以外的层面观察其解剖形态。因此,必须利用 Z 轴数据对轴位图像重组。过低的 Z 轴空间分辨率将使重组图像模糊且出现锯齿状边缘。自 16 层 CT 起,CT 实现了体素各向同性,即横断面图像的空间分辨率(也称 X—Y 轴分辨率)基本等同于纵向的空间分辨率(也称 Z 轴分辨率)。这就意味着扫描获得的横断面图像重组为冠状、矢状或其他方位的图像后无明显失真。多层螺旋 CT 的空间分辨率与单排探测器的采集厚度、探测器的排列方式、原始数据的插值重建算法、X 线球管的焦点尺寸形状等因素有关。目前,64 层螺旋 CT 的 Z 轴空间分辨率可以达到 0.4mm 左右,128 层螺旋 CT 的分辨率可达 0.31mm。

三、优化图像后处理技术

薄层大范围的 CT 扫描使数据量骤增,优化影像后处理技术的意义在于更高效地处理庞大的数据流,同时使 CT 诊断由二维平面模式向多维空间模式发展。在心脏 CT 领域,可以实现冠状动脉分析、心功能分析、计算机辅助诊断技术等。优化图像后处理技术主要依赖工作站的软硬件完成。

电子束 CT(Electro Beam CT,EBCT),也称超高束 CT。在 1983 年前后发明并应用于临床。它采用电子枪产生电子束,并通过聚集及偏转线图控制电子束方向,使之扫描环形阳极靶(钨靶),代替了传统 CT 上机械旋转运动的 X 线球管,没有任何机械运动,工作过程全部电子化,扫描速度快,成像时间短,其每周扫描时间最快约 50 毫秒,适合于心脏等运动器官,也是 CT 技术的巨大进步。

但电子束CT设备昂贵,国内外装机数量有限,除了扫描速度快外无其他明显优势,64层及64层以上螺旋CT的最高时间分辨率已经与电子束CT接近或相当,而多层螺旋CT的空间分辨率优于电子束CT。因此,多层螺旋CT普及率明显高于电子束CT。电子束CT在心脏CT领域的工作是开拓性的,现在多层螺旋CT对心脏检查中的许多技术和方法即源于电子束CT。

第二节 适应证与禁忌证

一、适应证

(一)冠心病诊断

1. 中年以上原因不明胸痛或劳力后心绞痛者。
2. 中年以上静息心电图ST—T改变,考虑心肌缺血者。
3. 中年以上心电图、超声心动图或核素心肌灌注并负荷试验阳性或可疑阳性者。
4. 中年以上原因不明心脏扩大,心电图异常或心力衰竭者。

(二)无症状冠心病筛查

1. 中年以上存在多项冠心病危险因素者。
2. 中年以上无症状而心电图异常者,负荷试验阳性或可疑阳性者。
3. 中年以上超声心动图检查怀疑心肌缺血者。
4. CT平扫发现冠状动脉钙化,分值超过年龄组预计分值者。

(三)先天性冠状动脉异常

1. 疑冠状动脉心肌桥者。
2. 心脏及大血管手术前除外冠状动脉病变者。
3. 各年龄组先心病治疗前除外并存冠状动脉起源、走行、分布异常者。
4. 心儿心肌梗死、心脏扩大、左心功能衰竭怀疑冠状动脉先天性畸形者。

(四)其他

1. 高龄(65岁以上),原因不明的心脏扩大,心电图异常,心力衰竭,待除外冠心病者。
2. 冠状动脉插管困难,如外周血管病变、怀疑冠状动脉开口异常导管不到位;患者过度紧张拒绝有创检查者。
3. 选择性冠状动脉造影并发症,如夹层、壁内血肿的诊断与复查。

4. 冠状动脉支架或搭桥手术后的随访手术。

5. 小儿川崎病临床怀疑冠状动脉受累者。

6. 急诊患者急性胸痛鉴别诊断。主要考虑三大类主要疾患，即冠心病（急性心肌梗死、不稳定型心绞痛等）、主动脉夹层及肺动脉栓塞。

7. 心脏外科术前、血管病外科术前除外冠心病。

8. 心脏电生理检查前后除外冠状动脉病、观察肺静脉解剖。

二、禁忌证

（一）碘过敏者为绝对禁忌证

（二）严重心、肺、肾功能异常者为相对禁忌证

（三）心律失常患者

MSCT对心率与心律有严格要求，特别是心律失常者直接影响采像，导致重建失败。64层MSCT在心率75次/分钟以下冠状动脉重建效果最佳，心率过快者必要时仍需要给予适量的β受体阻滞剂。对于窦性心律失常、早搏、房性或室性心律失常等均禁忌。

第三节　检查步骤

一、患者准备与对比剂使用

（一）患者准备

1. 患者检查前4小时禁食水、茶、咖啡等，避免引起心率过快或控制困难。

2. 患者应提前1小时到达检查室，静坐以稳定心率。当心率大于75次/分钟时，检查前1小时口服β受体阻滞剂（美托洛尔50～100mg）降低心率（有传导阻滞的患者禁用）在70～65次/分钟以下。

3. 患者应去除身上饰物及紧身内衣，使患者处于较舒适的状态，同时也可避免内衣对电极的摩擦。

（二）对比剂使用

对比剂的选择和准备将直接影响MSCT冠状动脉造影的效果，恰当选择对比剂的类型和注射方式是确保造影成功的一个重要因素。

1. 对比剂种类的选择　目前有两种碘对比剂，离子型（泛影葡胺）和非离子型（如碘普罗胺、碘海醇等）。由于离子型造影剂高渗透压，而有一定的不良反

应,包括能透过血脑屏障产生神经系统毒副作用;对心肌的毒副作用;对肾脏的毒副作用;红细胞皱缩、聚集,加重肺动脉高压;一过性血容量增加,加重心力衰竭;末梢血管扩张引起一过性低血压。因此MSCT冠状动脉造影不宜应用离子型碘对比剂,以用非离子型碘对比剂最为安全,以避免离子型碘对比剂高渗透压带来的不良反应,减少增强检查的并发症。

2. 对比剂浓度的选择　目前,常用的CT对比剂浓度分为270mgI/ml、300mgI/ml、320mgI/ml、350mgI/ml、370mgI/ml。由于冠状动脉细长曲折的解剖特点,低浓度碘对比剂不利于冠状动脉远端和小分支的显示。同时,由于管腔浓度不高而降低了与软斑块的密度差,不利于斑块的观察和测量;320mgI/ml、350mgI/ml和370mgI/ml均能提供对冠状动脉远端和细小分支的显示,但是在对比剂首次经肘静脉回流至右心室时,在上腔静脉和右心房可产生强的高密度伪影,以370mgI/ml尤为明显,特别是在使用单筒高压注射不用盐水续灌注的情况下,这种伪影会影响对右冠状动脉的观察。小儿可用低浓度对比剂及降低流速,以尽量减少对比剂的注入;超体重患者可用高浓度对比剂(370mgI/ml或400mgI/ml)并提高流速,以保证冠状动脉对比度,提高信噪比,提高重建图像。

3. 对比剂的用量　对比剂的用量包括以下几个因素:延迟时间,注射速率,扫描时间,循环时间,扫描部位、范围,高压注射器类型,年龄,体重。

应用64层MSCT心脏-冠脉扫描在5秒钟左右即可完成。因此,对比剂的用量为70~80ml即可,但是为了使设定造影的扫描延迟时间更有把握,对比剂总量约为100ml(包括循环时测定)为宜。具体如下:①单筒高压注射器。吸入100ml对比剂,其中20ml用于测定循环时间,80ml用于冠状动脉造影;也有人建议先吸入90ml对比剂,再缓慢吸入30ml生理盐水,可降低上腔静脉和右心房的伪影,促使对比剂自右心室内快速流出。②双筒高压注射器。一个筒中吸入100ml对比剂,另一个筒中吸入40ml生理盐水。

4. 对比剂的注射速率　由于扫描时间缩短(约5秒钟),所以有机会使用较高的注射速率,以增强对比剂的团注效果,通常使用4.5~5.0ml/s。小儿适当降低注射速率,相应降低对比剂总量;超体重患者适当提高注射速率,相应增加对比剂用量。

5. 对比剂注射反应的告知

(1)告知对比剂注射过程中的一些正常反应,如注射时的前臂发热感。

(2)如果发生手臂剧烈疼痛,可能发生对比剂外溢,应停止检查。

(3)注入对比剂检查完毕后,应适当观察一定时间,并询问患者有无不适

（如痒，荨麻疹出现，咽喉发紧，哮喘，气管痉挛等），将结果告知主管检查医生，无任何异常情况时，患者方可离去。

二、扫描准备

（一）患者体位与穿刺

1. 患者体位　患者仰卧于检查床上，双臂上举。

2. 静脉穿刺针与穿刺部位　由于注射速率相对较高，成人采用18G的静脉留置针（套管针），与头皮针相比，明显减少对比剂外漏的风险。对于静脉穿刺位置，建议使用肘正中静脉，比手背或前臂的浅静脉穿刺有流量大、少外漏的优点，也减少穿刺时的疼痛。

（二）安装心电监护仪电极

心电门控必须在患者前胸安装电极，保证扫描与心动周期同步，为确保电极与皮肤连接有效，患者放置电极处的皮肤应保持干燥、清洁，粘贴好电极（图14-1）后，应避免手臂移动时导致电极移位。心电监护仪默认显示Ⅱ导联的信号，有时Ⅱ导联的信号可能会较弱，除调整监护仪的设置外，也可以改用Ⅰ导联或Ⅲ导联的信号。

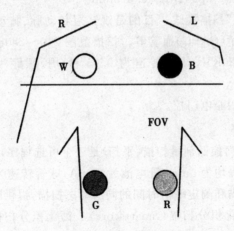

图14-1　心电图安装示意图

（三）呼吸训练

连接心电图导线后对患者进行屏气训练，通常为平静吸气后屏气。虽然冠脉的扫描时间为5秒钟左右，但为了获得稳定的心律和心率，通常在患者屏气后5秒钟开始扫描，这样患者的实际屏气时间为10秒钟左右。因此，在进行呼吸训练时要对患者进行超过10秒钟的屏气训练。在训练时注意观察患者的心律及心率变化,如果患者的心率变化在10秒钟内超过5次,会影响扫描与重建,此时患者可以进行纯氧吸入(2～4L/min),5秒后进行同样的训练,心率常可维持稳定。没有氧气设备时,可采用深度换气法,即让患者深吸气,然后深呼气,重复两次后屏住气,此法亦能有效减少患者扫描中的心率波动。

(四)通话器的检查

测试通话器是否正常。同时将音量调至适当的大小,既能让患者清楚地听到,又避免声音过大而造成患者烦躁或紧张。

三、扫描

检查一开始,应尽量保持操作过程的流畅,减少患者在检查台上的等候时间,以避免患者因情绪引起的心率波动。

(一)扫描模式

1. 心脏扫描 目的是观察冠状动脉、心腔、瓣膜、心肌和心包;扫描范围120～150mm,采集5～6秒钟,640mA,120KV,球管转速为0.35秒钟/周,螺距=0.2～0.26或0.16～0.26,层厚0.625mm。

2. "胸痛三联征"扫描模式 目的是观察冠状动脉、肺动脉栓塞、主动脉夹层以及冠状动脉搭桥(CABG)血管等。扫描范围240～280mm,采集时间10～12秒钟,640mA,120KV,球管转速为0.35秒/周,螺距=0.2～0.26,层厚0.625mm。

以上采集均采用心电门控。

(二)扫描程序

1. 定位相 非门控低剂量扫描(平扫)是一个可选程序,扫描范围从主动脉弓至心尖,层厚、间隔均为5mm,管电池为80mA,球管转速为0.5秒/周。其目的是为冠脉造影扫描和测定峰值时间的同层动态扫描,提供断层定位。

2. 冠状动脉钙化积分扫描(Smartscore) 钙化积分扫描也是一个可选程序,扫描范围自气管隆突下1厘米至心尖部,间隔、层厚均为2.5毫米,需要注意的是显示野(DFOV)为固定值25厘米,不要调整。

3. 峰值时间测定扫描(timing bolus) 测峰值时间(又称循环时间)从肘静脉注射15～20ml对比剂,注射速率为5ml/s,同时对同一层面(一般选择主动脉根部左主干开口处)行电影扫描(图14-2,14-3),可以记录完整的时间密度曲线,能提供准确的峰值时间,用以决定增强扫描的延迟时间;同时,可以根据对比剂从注射点（肘静脉）到达主动脉的时间，而决定对比剂的最佳用量，保证图像采集和对比剂增强的同步化。

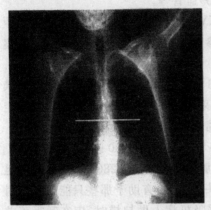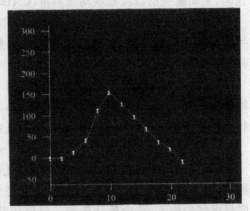

图 14-2　峰值时间测定扫描定位　　　　图 14-3　时间密谋曲线，提供准确的峰值时间

　　对比剂跟踪技术（Smart prep）替代峰值测量程序，虽然可以节省少量对比剂，但不能观察到完整的时间密度曲线，很难准确地在团注峰值区内触发扫描，保证图像采集和对比剂增强的同步化。特别是在冠脉扫描时对比剂的注射速率快，而对比剂的总量相对少，其平台期相对较短，就更容易错过冠脉的最佳强化期。

　　4. 冠状动脉造影扫描程序　该扫描程序完成对心脏—冠脉的扫描及数据采集。扫描类型为 Cardiac Helical，由于目前 360°扫描时间为 0.35 秒钟，采用回顾性心电门控多时相采集与重建。GE Light Speed 64 VCT 后门控模式时，心率为 50～75 次/分钟时，采用 Snapshot segment 方式，单扇区采集与重建，一周扫描完成 240°，时间分辨力为 175 毫秒。心率为 76～113 次/分钟时，采用 Snapshot segment＋burst 方式二扇区采集与重建，一周扫描完成 120°，时间分辨力为 88 毫秒。心率≥114 次/分钟时，采用 Snapshot segment＋burst＋plus 方式四扇区采集与重建，一周扫描完成 60°，时间分辨力为 44 毫秒。

　　基于定位像确定扫描范围，通常为 12 厘米，层厚为 0.625 毫米，间距为 0.625 毫米（因心脏扫描为特殊的后门控螺旋扫描方式，不要对图像进行重叠重建，否则会出现伪影），螺距值由系统根据患者的心率自动设定，一般为 0.2～0.26。

　　管电压一般比较恒定为 120KV，根据患者的体重指数也可以适当做调整。管电流可根据患者的情况而定，通常为 550～710mA，也可以采用 ECG 自动调节毫安。

5. 胸痛三联征检查程序

(1)"胸痛三联征"扫描模式(triple rule out):目的是观察冠状动脉、肺动脉栓塞、主动脉夹层以及冠状动脉搭桥(CABG)血管等。

(2)技术参数:电流 650mA,电压 120KV,球管旋转时间 0.35 秒/周,螺距 =0.2~0.26,层厚 0.625 毫米,其他扫描参数与常规冠状动脉检查相同,采集时采用心电门控。

(3)延迟时间测定:经肘静脉高压注射 15 毫升非离子型造影剂(安射力,碘浓度为 350mg/100ml),注射速率 4.5ml/s,采取团注测试(test bolus)技术测定肺动脉造影剂浓度达峰值时间。心功能正常者延迟时间约 17 秒。

(4)造影剂总量:造影剂注射速度 4.5~5ml/s,总量约 80 毫升。

(5)扫描范围:扫描从主动脉弓顶至心脏隔面约 240~280 毫米,从头向足侧方向,采集时间为 10~12 秒钟。从足向头侧方向,有助于那些只能在较短时间里屏气的病人,减少移动伪影。对使用呼吸机病人做扫描时,应在呼吸落差最小值时或被动呼吸暂停期间扫描。在 1 次屏气的时间从主动脉弓到心室中部水平或膈肌,至少扫描 15 厘米的长度,以包括主肺动脉,上中下叶和段的肺动脉,平均采集时间约为 5 秒钟。

(6)图像后处理:采用 0.625 毫米重建,常用的重建方法有最大密度投影(MIP)、曲面重建(CPR)、容积重建(VR)等三维重建技术对动脉血管进行重建,均可获得较满意的肺动脉、冠状动脉及主动脉图像。

四、扫描后的处理

扫描图像必须经过处理后才可进行分析和判断,一般采用回顾性心电图门控技术。它与前瞻性心电图门控不同之处在于前者是一种连续采集,可在扫描后对原始数据进行挑选和处理以获得最好的图像质量。CT 扫描时,扫描程序默认的后门控取样期相为 75%,但扫描本身是一个连续采集过程,将从 0%~99% 的期相图像全部重建出来,这样图像可能会达到 10 000 幅以上,分析一个患者的图像需要很长时间。在实际工作中,一般应用多重期相重建,通常可以按从 5%~95%、间隔 5% 进行重建,对各个期相的图像进行观察,也可以通过电影回放来观察心脏的运动状态。根据实践经验,约有 50% 的右冠状动脉和 10% 的左冠状动脉在 45% 左右的期相显示较好,而且心率越快,这种趋势会越明显。一般建议在 35%~50%R-R 间期和 65%~80%R-R 间期,以间隔 5% 重建,这样既不会有太多的图像,也能保证图像质量。

64 层 MSCT 可以依照下述原则对原始数据进行冠状动脉重建:

首先,如果患者心率<75次/分钟者,先选择75％R-R时相重建,约90％病例可以成功得到理想重建图像;如果图像不满意,可以以±5％R-R间期的间隔重建,可以得到理想重建图像。

其次,如果患者心率>75次/分钟者,首先选择75％R-R时相重建,约50％病例可以成功得到理想重建图像,如果图像对位不满意,可以选择40％～50％重建,如果图像对位仍不满意,可以以±5％的间隔重建,可以得到理想重建图像。

第三,有时,左冠状动脉与右冠状动脉可以分别以不同时相重建。

当测量、计算心室容积及射血分数时,原设备设定的R-R间期时相程序不一定合适,应重新选择20％～40％及75％～90％的R-R间期重建心室图像,用肉眼选择左室最大收缩容积及最大舒张容积,用以计算左心射血分数。

观察心室壁运动或瓣膜运动,可以选5％～95％R-R间期,以10％的间隔重建10幅图像,然后以电影连续回放,可以获得心室壁或瓣膜运动电影图像。

心脏和冠状动脉多层螺旋CT血管造影检查之后,应该对原始图像进行相应处理,从而确定患者是否存在心脏和冠状动脉异常,判定冠状动脉有无动脉粥样硬化斑块,以及斑块的性质和斑块影响管腔狭窄的程度,有无冠状动脉心肌桥或其他冠脉畸形等。横断面原始图像受伪影影响小,对评价冠状动脉狭窄以及粥样硬化斑块的特征准确可靠,是最真实的诊断依据。经验丰富的诊断医生应该能够通过观察原始图像,对冠状动脉主要管腔及管壁情况作出基本的评判。对于因血管走形曲折而难以观察或评价不满意之处,再通过相应的重建图像进行补充观察。多层螺旋CT心脏成像后处理技术方法较多,技术相对复杂,目前所有MSCT心脏冠状动脉成像后处理技术均需要在独立诊断工作站上完成,可以进行图像的冠状位、矢状位、曲面重建、三位立体重建、心脏的长短轴重建等,根据图像重建结果,对心脏和冠状动脉的疾病作出定性和定量的分析和评估。一般冠状动脉MSCT显示血管的情况分为以下四个等级:1级为血管连续通畅,管壁光滑;2级为血管连续通畅,管壁模糊但与周围组织分界清楚;3级为血管连续通畅,管壁模糊,部分与周围组织界限轻微欠清;4级为血管与周围组织界限不清,图像出现错层,血管不连续等情况或其中之一者;其中1、2和3级血管可用于分析评估。

五、采用方法与技术

(一)最大密度投影法 (maximal intensity projetion,MIP)

对投影平面上的容积数据中的最大密度进行编码和图像重建称为最大密度投影法。目前,广泛应用于临床的两种方法分别为冠状动脉提取后最大密度投影法和薄层最大密度投影法。前者可全程显示所提取的冠状动脉,图像直观清楚(图 14-4)。后者只能显示所投影平面中冠状动脉的某一节段,但同时可以显示心脏结构,因此对冠状动脉的走行与心脏的对应关系显示更佳,但随着更为成熟的曲面重建技术的出现,薄层最大密度投影法已经较少在冠状动脉重建领域中应用(图 14-5、图 14-6)。最大密度投影法重建图像整体优势在于可以很好地显示管壁钙化。但较小的软斑块可被遮掩难以显示,且因图像有一定厚度,对冠状动脉管腔内的情况评判准确性低于多平面重建法。

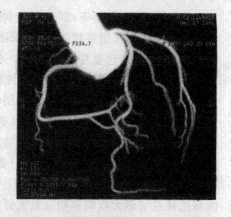

图 14-4 冠状动脉提取后 MIP 重建图像

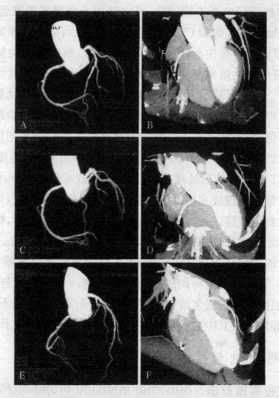

图 14-5 冠状动脉提取后 MIP 重建图像全程显示所提取的冠状动脉

A、C 和 E 图像直观显示全冠状动脉 B、D 和 F 图像为同一病例薄层 MIP 重建图像,显示相应冠状动脉的部分节段,同时可以显示冠状动脉与心对应关系

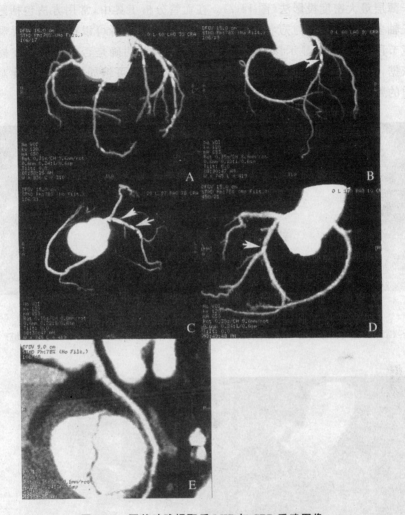

图 14-6　冠状动脉提取后 MIP 与 CPR 重建图像

A.冠状动脉提取后 MIP 重建图像清晰显示冠状动脉壁弥漫性钙化　B 和 C.多角度显示左前降支管壁弥漫性钙化(箭头所指)　D 和 E.同一患者冠状动脉提取后 MIP 与 CPR 重建图像显示回旋支管壁钙化能力的对比,前者显示清晰(箭头所指),而后者因钙化灶较小,可被掩盖,显示欠清

(二)多平面重建法 (multiplanar reformatting MPR)

在横断面图像的基础上,用任意平面截取的三维体积数据获得冠状、矢状或任意角度斜面的重建图像为多平面重建法。因而产生的是断层图像,且层面很薄,故难以显示复杂的空间结构,但对于冠状动脉管腔内情况的评价准确性

高于薄层最大密度投影法(图14-7)。在血管分析工具中,常用方法包括冠状动脉长轴多平面重建法与冠状动脉短轴多平面法。后者可以截取所需要观察的任意节段冠状动脉,显示该节段管腔的横断面,对明确是否有斑块存在提供重要依据,特别是粥样硬化斑块的大小、形态与CT值可被如实反映,因此对斑块性质的判定尤为重要(图14-8)。

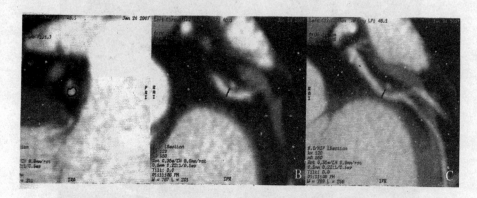

图 14-7　冠状动脉提取后 MPR 重建图像

A～C,MPR 重建图像可以以横轴位、矢状位、冠状位,以及任意角度显示所需观察的冠状动脉

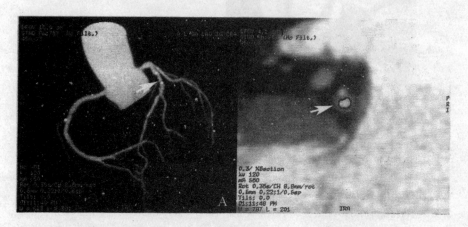

图 14-8　冠状动脉提取后 MIP 重建图像与 MPR 短重建图像

A.冠状动脉提取后 MIP 重建图像显示前降支狭窄,可疑软斑块形成(箭头所指)　B. MPR 短重建图像清晰显示局部腔内软斑块形成,并可通过人工勾画估计管腔狭窄程度(箭头所指)

(三) 容积再现技术 (volume rendering technique,VR)

设定一段阈值,将此段阈值内的全部像素总和以不同灰阶的形式显示,对不同结构的 CT 值使用不同的透明度,而将阈值以外的像素设为透明,此为容积再现技术。

容积再现技术图像可同时显示心脏、大血管以及冠状动脉。图像直观,可展示各支冠状动脉与心脏的对应关系(图 14-9)。其不足之处为无法显示血管腔的病变,小钙化及软斑块容易遗漏,且受到心脏及大血管的影响,有些冠状动脉无法得出最佳显示角度(图 14-10)。另外,由于受阈值设定的影响,容积再现技术重建图像可能不会真实反映冠状动脉狭窄程度及粥样硬化斑块(图 14-11),但可以显示狭窄和闭塞的位置及影响累及的范围。因此,在实际工作中,通常在明确冠状动脉狭窄或斑块的情况下,可以用容积再现技术图像给临床医师一个直观的印象。此外,某些多层螺旋 CT 供应商已研发出冠状动脉提取技术,其容积再现技术重建图像只显示冠状动脉树,而将心脏及大血管影像全部删除,其冠状动脉影像清晰无遮挡,可转动图像至最佳角度显示需要观察的冠状动脉(图 14-12)。通过 VR 重建技术可以显示完整的心脏及冠状动脉图像,使得临床医生对患者的冠状动脉有一个全面直观的了解。该重建方法对观察冠状动脉起源异常、冠状动脉心肌桥形成、冠状动脉钙化、冠状动脉严重狭窄、冠状动脉支架置入术后支架外形观察、心脏冠状动脉旁路移植术后移植血管外形观察及冠状动脉瘤样扩张均有非常大的优势,是一个非常有用的重建方法。

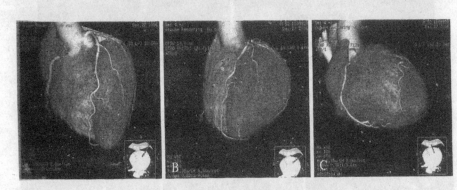

图 14-9 64 层 MSCT 心脏 VR 重建图像

A~C.多角度清晰显示各支冠状动脉及其与心脏的相应解剖关系。

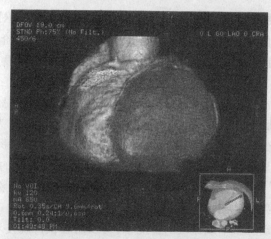

图 14-10　因心脏部分结构的遮挡,右冠状动脉远端分支显示不满意

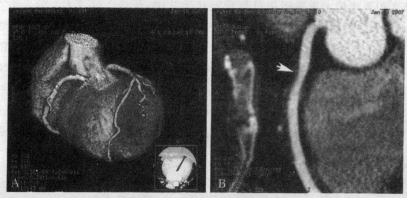

图 14-11　右冠状动脉局限狭窄

A. VR 重建图像对右冠状动脉局限狭窄显示不佳

B. CPR 重建图像清楚显示右冠状动脉近段局限性管腔狭窄(箭头所指)

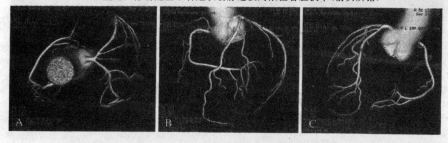

图 14-12　64 层 MSCT 心脏 VR 重建图像显示冠状动脉血管树

A~C. VR 重建图像从不同角度清晰显示冠状动脉血管树,避免了心影及大血管对冠状动脉的遮盖

（四）曲面重建 （curved planar reformatting,CPR）

采用曲面来截取容积数据,将此曲面展开显示截得的体素值称为曲面重建。此种方法可以将迂曲的血管全程展示清晰,是目前判断冠状动脉狭窄的程度,以及显示钙化灶和软斑块的方法中最为常用和最具综合优势的重建方法之一,是做血管分析的主要方法(图 14-13)。但重建图像一定程度的变形和对于垂直于曲面的较小病灶容易遗漏是其缺点。因此,在进行曲面重建勾画时,务必要使重建路径走行于血流中央,以避免因路径走行的偏差而造成的假性狭窄。

（五）CT 仿真内镜 （CT virtual endoscopy,CTVE）

CT 仿真内镜技术在容积重现时使用了透视算法,使三维物体看上去有近大远小的效果,操作者可以"飞进"物体的腔内,如同使用内镜,对冠状动脉粥样硬化斑块及狭窄的显示国内外也有文献报道,但此方法交互式应用的实时性尚不尽如人意,所以一般采用预先规定路线,计算并保存图像,然后连续演示,此种方法局限性较大,不作为常规诊断方法。

三维重建可用容积再现(VR)方案完成心脏及冠状动脉的 3D 成像,用以了解心脏冠状动脉解剖的总体概念。使用 RCA 和 LAD 系统确定最佳 R-R 间期;用 VR 冠脉树、MIP、CPR 及横断重建等软件取得不同角度的冠状动脉影像。MIP 的窗宽、窗位应不同于断层图像,要适当调节。尤其是窗位过低会把周围心脏影包括进来,过高则会夸大冠状动脉的狭窄程度。有时扫描过程中造影剂密度有变化,有时有轻微的移动(呼吸或心率失常),这些检查中的缺陷会在冠状动脉 MIP 图像上造成假阳性。CPR 是必要的,CPR 反映真实的 CT 值,不但有冠状动脉,而且有周围组织、器官。造影剂密度的变化或是移动,周围组织、器官也应有相应的变化。

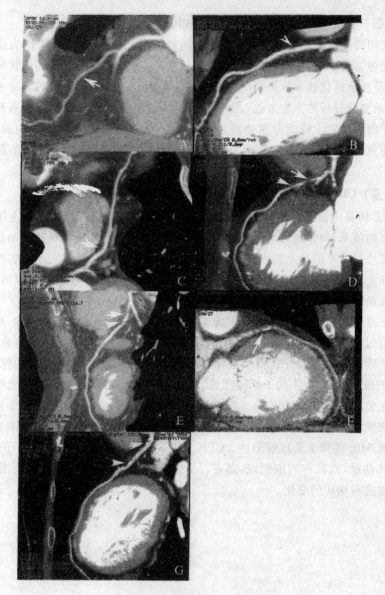

图 14-13　曲面重建不同显示图

A. CPR 重建图像可以将迂曲的右冠状动脉右室支显示清晰（箭头所指）　 B 和 C. CPR 图像多角度显示前降支近段局限性狭窄合并局部软斑块形成（箭头所指）　 D 和 E. CPR 重建图像多角度显示前降支近段多发节段性狭窄合并软斑块形成（箭头所指）　 F 和 G. CPR 重建图像显示另一患者前降支近段点状钙化合并软斑块导致血管腔弥漫性狭窄（箭头所指）

第四节　冠状动脉心肌桥在多层螺旋CT冠状动脉成像的表现及特征

一、成像表现

冠状动脉心肌桥在多层螺旋 CT 冠状动脉成像上有如下主要表现：

第一，利用多平面重建（multiple planar reconstruction MPR）的三维正交技术，沿着冠状动脉的最长轴做切面，以及在最长轴的垂直方向上做切面，都可看到冠状动脉的某一阶段位于心肌内，充盈造影剂的血管被一定厚度的软组织所覆盖，这一现象是诊断冠状动脉心肌桥的直接征象。

第二，沿着冠状动脉的最长轴方向，分别做多平面重建（MPR）、容积再现（VR）或者最大密度投影（MIP），可发现心肌桥的近段冠状动脉血管在进入心肌前逐渐向心室弯曲靠拢，壁冠状动脉整个节段弯向室壁，远段冠脉血管出行心肌后逐渐远离心室，使这相邻的三支血管段组成一个"余弦曲线样"改变，但有少量壁冠状动脉表现并不典型（图 14-14）。

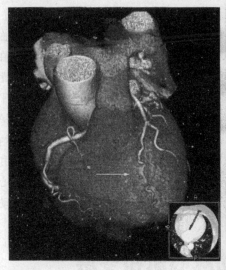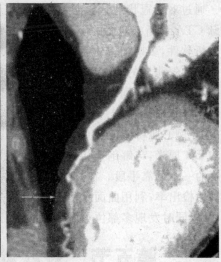

图 14-14　前降支冠状动脉心肌桥(↑)

第三，正常冠状动脉沿走行逐渐变细，而壁冠状动脉节段往往在进入心肌处突然变细,其远段血管又增粗。这种现象在缩窄收缩期(约R波后35%期相)重建图像上较舒张期(约R波后75%期相)重建图像更为明显,且在收缩期壁冠状动脉缩窄程度较舒张期为重。

第四,壁冠状动脉的管腔形态随期相不同而改变,舒张期(约R波后75%期相)最大截面重建图像显示为圆形或类圆形,而收缩期(约R波后35%期相)最大截面重建图像显示为椭圆形或不规则形。

第五,心肌桥近段冠状动脉往往较易发现管腔狭窄和斑块。

第六,壁冠状动脉在舒张期(约R波后75%期相)重建图像上显示清晰,边缘清楚锐利,管腔内密度均匀,而在收缩期(约R波后35%期相)重建图像上往往显示不佳,边缘模糊不整,管腔内部密度不均,而其相邻近段及远段冠状动脉血管表现正常,推测其表现可能与壁冠状动脉管腔内部血流动力学异常有关,收缩期心脏运动加剧,壁冠状动脉内血流加速,此处冠状动脉数据采集不够,管壁受力增加,压力分布不均,致使管壁运动不均,产生运动伪影,导致管壁显影模糊,从而使壁冠状动脉显像不佳。

第七,壁冠状动脉内极少发现斑块和钙化灶。

二、其他特征

通过对壁冠状动脉的征象分析不难诊断壁冠状动脉和心肌桥。文献报道,冠脉CTA诊断心肌桥的敏感性和检出率均高于传统的冠状动脉造影,利用血管分析软件,多期相重建原始冠状动脉CTA数据,可以定量分析壁冠状动脉在收缩期和舒张期的狭窄程度,并能测量心肌桥的厚度、长度及距离起始部的距离等。文献报道,利用冠状动脉CTA测量心肌桥的厚度为1.0～2.5毫米,平均1.5毫米,长度为1.5～4厘米,平均1.8厘米。还有研究利用冠状动脉CTA测量30例心肌桥厚度为0.8～2.9毫米,平均1.4毫米,长度为1.1～4.3厘米,平均2.4厘米,与解剖及相关文献相符。冠状动脉CTA是测量心肌桥长度和厚度的一个可靠手段。在扫描检查时给予患者一定的硝酸甘油,会明显提高心肌桥的检出率;利用曲面重建(CPR)和三维容积重建(3D-VR)全程显示冠状动脉,可以同时发现多部位分布的心肌桥,以及浅表型的心肌桥,减少漏检率。

第五节 冠状动脉心肌桥多层
螺旋CT冠状动脉成像研究

杨立等报道,对2005年9月～2006年1月,解放军总医院共计900例可疑冠心病患者进行了 MSCT 冠脉成像检查。检查前 4 小时禁食水,当心率大于 75 次/min 时,检查前 1 小时口服 β 受体阻滞剂(倍他乐克 50 豪克),降低心率在 65 次/min 以下。窦性心律失常、频发早搏为此检查禁忌证。扫描前需反复训练患者配合屏气,不能配合屏气者,放弃检查。冠脉检查采用 64 层螺旋 CT 扫描仪(德国西门子公司 sensation 64 cardiac),扫描条件为管电压 120KV,有效管电流 800mAs(因体重不同有最大±150mAs 的增减),扫描层厚为 0.6 毫米,球管旋转 1 周时间 0.33 秒钟,扫描时间为 9～11 秒钟。扫描范围从主动脉根部(相当于气管隆突水平)到膈肌水平,自头向足侧扫描。应用人工智能触发扫描系统,当兴趣区(一般设在升主动脉中段)密度达到预设值(100HU)时,扫描自动开始。CT 对比剂采用碘普罗胺(lopromide,德国 schering 公司,370mg1/ml),以 5ml/s 速率,总量 60～70ml 经肘静脉注射,并立即用生理盐水按 4ml/s,总量 40ml 注射,促使对比剂自右心室内快速流出,减少对右侧冠状动脉成像的干扰。冠状动脉重建首先采用冠脉预览模式,确定血管最为清楚的心动周期时相作为常规轴位图像的重建对相。重建图像层厚 0.75mm,以此图像为基础,发现心肌桥-壁冠状动脉(MB-MCA)后,以最大密度投影重建(MIR)显示 MCA 整体形态,与该节段血管垂直方向显示 MB-MCA 横断面。图像和统计分析由 3 名放射学医师独立在 MSCT 工作站上(Syngo,德国西门子公司),分别观察左主干(left main coronary artory,LM),前降支(left anterior descending coronary artery,LAD),左回旋支(left circumflex coronary artery,LCX)和右冠状动脉(right coronary artery,RCA)。观察统计 MB-MCA 位置,测量 MCA 长度,MB 包绕血管程度和 MB 的厚度,以平均数描述其分布情况。观察记录 MB-MCA 邻近血管形态,判断 MB-MCA 节段前后血管有无动脉硬化征象和狭窄程度,分析两者的相互关系,统计学处理应用 CHISS 2004 版统计软件,Wilcoxon 秩和检验分析,P＜0.05 为差异有统计学意义。结果显示 LAD 一般在与左室长轴平行方位上显示最佳(图 14-15)。

例1:患者男,45 岁,自觉胸闷不适 3 个月余,ECG 未发现异常。MSCT 未发现冠状动脉硬化和形态结构异常,与左室长轴平行 MIR 图像显示 LAD 管腔均匀,走行平滑自然,无迂曲。

例2:患者男,49 岁,发作性心悸、胸闷 10 年,加重 10 天。MSCT 显示,LAD 远段走行在心肌内,提示壁冠状动脉存在,表面心肌厚度为 2mm。MSCT MIR 成像显示 LAD 远段壁冠状动脉,长为 32mm,管腔明显狭窄大于 50%,MB-MCA 近段和远段成角迂曲。LAD 未见动脉硬化征象。MSCT VR 成像显示 LAD 远段壁冠状动脉结构模糊。

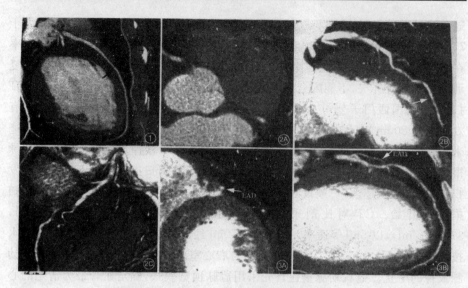

图 14-15   三例 MSCT 冠脉成像检查图示

例3：患者男，43 岁，发作性心前区不适 4 年余。MSCT 显示 LAD 中段壁冠状动脉，血管内侧环周 1/2 被心肌包绕。MSCT MIP 成像显示 LAD 中段壁冠状动脉，长 25mm，管腔狭窄小于 50％，载壁冠状动脉近段平滑，远段成角迂曲，LAD 未见动脉硬化征像。

在总计 900 例患者中，167 例（18.56％）发现 180 处 MB-MCA。其中，男 112 例，女 55 例，男：女为 1：0.49，平均年龄为 54.46 岁（33～84 岁）。180 处 MB-MCA 分布见表 14-1。位于 LAD 者，占 92.78％（167/180），其他部位占 7.22％（13/180）。重复 MB-MCA 13 例，占 7.78％（13/167），即 LAD 近段＋ LAD 中段 3 例，LAD 中段＋LAD 近段 5 例，LAD 远段＋第一对角支 1 例，LAD 远段＋第二对角支 3 例，LAD 近段＋钝缘支 1 例，结果见表 14-2。MCA 长度测量结果为血管完全或二分之一以上被心肌包绕的 MSCT 层数×层厚，结果显示，MCA 长度＜10mm 者 38 处（21.11％），MCA 在 10～20mm 者 80 处（44.44％），MCA 长度＞20mm 者 63 处（35.00％），平均长度为 18.7mm± 10.2mm。MSCT 显示血管节段被心肌包绕 1/2～2/3 者 65 处，占 36.11％，三分之二＜环周＜1 被心肌包绕 50 处，占 27.78％（50/180），完全包绕 65 处，占 36.11％（65/180）。MB 厚度测量结果为血管被心肌完全包绕 65 处，在横断面测量管理表现心肌厚度，即自动脉外侧管壁到心肌外膜的最大距离，厚度＜ 1mm 者 19 处（29.23％），厚度在 1～2mm 者 26 处（40.00％），厚度＞2mm 者 20

处(30.77％),平均厚度为1.7mm±1.2mm(图14-15-2、3)。MB-MCA形态判断为在MIR冠脉全程图像上,当MB-MCA前或后段血管显示平直或平滑弧形,则判断为正常,出现可测量的角度时,判断为折曲成角。结果显示,MB-MCA邻近血管平滑者54处(30.00％),近段成角者23处(12.78％),远段成角者63处(35.00％),近、远段同时成角者40处(22.22％)。180处中,57.22％出现远段单图或与近段同时成角(图14-152B、3B)。

表 14-1　180 处 MB-MCA 位置分布结果

位置	LADp	LADm	LADd	LCX	RCA	其他部位*	合计
数量	4	130	33	3	1	9	180
(%)	(2.22)	(72.22)	(18.33)	(1.67)	(0.56)	(5.00)	

注:*第1对角支1处,第2对角支5处,钝缘支3处(包括重复者)

对 MB-MCA 进行上述测量和邻近血管形态判断后,对载 MB-MCA 冠脉分支进行综合形态评分,并初步提出参考评分标准(表14-2)。3项得分总和为该冠脉分支血管形态评分,得分越高,提示载 MB-MCA 冠脉分支形态迂曲程度越重。167例中,79例冠脉分支未见血管硬化征象;88例可见血管硬化征象,主要表现为邻近管壁钙化斑块28例,非钙化斑块21例,混合斑块39例,合并大于50％狭窄18例,小于50％狭窄45例,无明显狭窄25例。MCA 本身未见血管硬化征象,未测量 MCA 狭窄程度。载 MB-MCA 冠状动脉无硬化与合并硬化两组,血管评分结果见表14-3。结果提示,虽然血管积分大于8分时,血管硬化比例增高,但各组间差异无统计学意义(u=1.234,P>0.05)。

表 14-2　载 MB-MCA 冠脉分支形态评分参考标准

评分	1	2	3
MCA 长度(mm)	<10	10~20	>20
MB 厚度(mm)	不全包绕	<1	>1
MCA 近、远段血管形态	血管平滑	一侧(近或远段)成角	两侧成角

表 14-3　载 MB-MCA 冠脉正常与合并硬化形态评分结果

冠脉硬化情况	3~4分	5~6分	7分	8~9分	合计
无硬化征象	12(15.19)	46(58.23)	13(16.46)	8(10.13)	79
合并硬化征象	11(12.50)	47(53.41)	13(14.77)	17(19.32)	88
合计	23	93	26	25	167

注:括号内数字为百分率

张树桐等对武汉市中心医院 2005 年 7 月～2006 年 7 月所有行冠状动脉 CTA 检查病例 1 422 例,共检出冠状动脉心肌桥病例 104 例。其中男 89 例,女 15 例,年龄 31～77 岁,平均 52.1±16.2 岁。使用东芝公司 64 层螺旋 CT,工作站为 Vitrea 2.0。扫描参数为管电压 135KV,管电流 350～400mA,球管旋转时间为 0.4s/圈,层厚为 0.5mm×64 排,进床速度为 6.6mm/圈,螺距(HP)为 13.2,FOV 250mm,扫描时间为 6.7～8.3s。注射器采用 Nemoto 公司双筒高压注射器,予肘静脉以 4ml/s 速率推注非离子型造影剂碘海醇(350mg/L)50～75ml(依患者体重情况酌情加减),注射完成后以相同速率推注生理盐水 40ml。对于心率高于 70 次/分的患者于检查前 1 小时口服倍他乐克 50mg,所有患者心率控制在 70 次/分以下。常规行前瞻性 ECG 门控冠状动脉钙化积分扫描,并确定冠状动脉成像的上、下界。增强扫描采用阈值触发法,监测平面设定于升主动脉根部,测量感兴趣区 CT 值,预设冠状动脉扫描启动阈值(基础值＋130HU)。当 ROI 的 CT 值达到启动阈值时,CT 机智能启动心脏容积扫描。所有扫描均在患者静息状况下吸气后屏气完成。图像重建及后处理方法为心脏容积数据重建采用 3～5 扇区,回顾性心电门控方式锥形束扫描(true cone-beam tomography,TCOT)技术心脏算法,重建函数为 FC43。以 0.5mm 层厚,0.3mm 层间隔常规重建 R 波后 75% 的容积图像,并传至工作站,将原始数据进行容积再现(VR),多平面重建(MPR),曲面重组(CPR),冠状动脉探针(probe),最大密度投影(MIP)等后处理。重建后按 LM、LAD、LCX、RCA 分别分析。数据处理及图像评价方法采用单盲法阅片,CTA 图像由 1 名有经验的放射科医师在不知晓研究目的的情况下阅片,观察血管走行和其他心肌的关系,当 CTA 显示血管节段性完全被心肌包绕而其近、远段走行在心外膜脂肪组织中,该段冠状动脉被判断为 MCA。心肌桥测量数据包括长度、厚度、壁冠状动脉血管管径等。在工作站上完成测量,长度测量在 CPR 上进行,厚度测量选择 MCA 横截面上心肌覆盖最厚处测量。CTA 对 MCA 内径狭窄程度判断为人工估算法。结果为 64 层螺旋 CT 冠状动脉成像发现心肌桥 104 例 119 段,其中单支冠状动脉心肌桥患者 93 例,LAD 两段心肌桥患者 6 例,LAD 合并对角支心肌桥 1 例,LAD 合并 LCX 心肌桥 1 例,LAD 多段心肌桥 3 例,RCA 未检出心肌桥。心肌桥分布及特点见表14-4。心肌桥最大厚度在 2mm 以内的共 86 段,2～5mm 的 26 段,5mm 以上的 7 段。

表 14-4　CTA 检出的心肌桥分布及特点

部位	肌桥段数	长度(mm)	厚度(mm)	狭窄程度	合并近端冠状动脉硬化
LAD	90(76%)	5.4±3.2	2.3±1.8	34%±18%	42
对角支	17(14%)	3.7±2.2	1.5±1.1	18%±15%	16
LCX	12(10%)	2.3±1.8	1.9±0.6	23%±16%	3
合并	119(100%)	5.0±2.7	2.0±1.6	31%±17%	61

冠状动脉粥样硬化指心肌桥近段的冠状动脉有斑块形成。

　　崔艳等选择 2006 年 6 月～2007 年 6 月入院高度怀疑冠心病者,均行 64 层螺旋 CT 冠状动脉成像检查(CTA)并冠状动脉造影(CAG)的患者 100 例,其中男 56 例,女 44 例,年龄 62.54±11.58 岁。入选所有病例都为窦性心律,CTA 检查前 1 小时心率大于 70 次/min,即予以美托洛尔片 50～100mg 口服,同时指导患者在检查过程中控制呼吸,即每做 1 次深呼吸后持续屏气 20s。CTA 检查时,心率平均 63±10 次/min,CTA 检查均在 CAG 前 1 周内进行。均使用 64 层螺旋 CT,注入造影剂前均常规进行造影剂过敏试验,无反应患者再进行检查。检查用对比剂是欧乃派克,用 10～20 号针经压力注射器从肘静脉注入。造影剂量和注射速度分别为 20ml/s 和 40ml/s。通过心动周期不同阶段(主要 R-R 间期的 25%～35%段和 R-R 间期的 55%～70%段)来重建数据。狭窄程度的判定标准同冠脉造影。将 CT 值>130Hu 的斑块定义为钙化斑块。将 CT 值<100Hu 的斑块定义为非钙化斑块。结果为 CTA 对不同性质冠状动脉病变显影效果;所有患者 CTA 检查冠状动脉无法获得良好的三维重建,冠状动脉主干及重建分支均显影清晰,400 节段冠状动脉血管中 385 节段(96.1%)获得良好显影。100 例的 400 节段血管 CTA 发现钙化节段,CAG 仅发现钙化病变 136 节段。冠状动脉搭桥患者 10 例行 CTA 检查获良好显影。CTA 对冠状动脉病变诊断的可靠性以 CAG 为金标准,CTA 诊断冠心病的灵敏度为 96.36%,特异度为 96.14%,阳性预测值为 95.88%,阴性预测值为 96.6%。CTA 对不同部位冠状动脉病变的准确性见表 14-5。CTA 对于左主干和前降支病变诊断价值较高。CTA 对冠状动脉不同狭窄病变诊断准确性见表 14-6,CTA 对于病变较重者诊断灵敏度和特异度较高。

表 14-5　CT 冠脉成像(CTA)对于不同部位冠状动脉病变诊断的准确性

冠脉病变节段	CTA 证实病变数量	CAG 证实病变数量	两者阳性	两者阴性	灵敏度(%)	特异度(%)	阳性预测值(%)	阴性预测值(%)
左主干	10	10	10	10	100	100	100	100
左前降支	43	44	43	56	97.73	96.55	100	94.91
左回旋支	35	38	33	64	86.84	96.97	94.29	95.52
右冠	36	42	34	65	80.89	95.59	94.44	94.20
双支病变	46	49	43	51	87.75	96.22	93.47	94.44
三支病变	16	15	15	81	83.88	98.78	93.75	97.59
闭塞病变	8	10	5	90	50	96.77	62.5	94.73

表 14-6　冠状动脉不同狭窄程度 CTA 诊断准确性结果

冠脉狭窄程度(%)	灵敏度(%)	特异度(%)	阳性预测值(%)	阴性预测值(%)
>75	95.59	93.75	94.20	95.23
50~74	84.85	92.30	91.80	85.71
<50	79.17	93.33	93.82	77.77

　　郭曦等研究对心肌桥患者行 64 层螺旋 CT 冠状动脉成像检查结束,以三维容积再现(VR)、最大密度投影(MIP)、曲面重建(CPR)和探针技术多种手段显示冠状动脉。VR 属于三维成像,将冠状动脉的走行通过三维成像的任一角度显示,图像立体,直观而准确,可直接从 VR 图像发现冠状动脉突然消失,进入心肌并在其顺延方向走行,后"钻出"心肌表面。MIP、CPR 和探针属于二维成像,其中横轴位 MIP 因受运动伪影影响最小,易于判定冠状动脉与心肌的关系,并且可以准确地测量壁冠状动脉的位置、长度、深度,心肌桥的长度等。而CPR 不仅可以显示冠状动脉与相邻心肌关系,而且还可以显示壁冠状动脉的情况,如病变部位、性质、程度和范围等,特别是当壁冠状动脉周围存在斑块及钙化时,可以更加准确地诊断其对前向血流的影响,直接指导治疗。探针不仅仅可以显示冠状动脉与相邻心肌关系,而且还可以测量壁冠状动脉的管腔狭窄,并定量分析狭窄的程度、性质等。依据冠状动脉走行与浅表心肌的关系分为以下 4 类:①心肌桥(一般冠状动脉完全走行于浅表心肌内),通过 MIP、CPR 观察,可见高密度的壁冠状动脉上面存在明显的偏低密度心肌影,冠状动脉在某一段呈突然下降,顺行后又突然突破心肌,在探针技术图像上可以在兴趣区进

一步佐证(图14-16)。②与浅表心肌关系密切(一段冠状动脉不完全走行于浅表心肌内),通过MIP、CPR观察,可见高密度的壁冠状动脉上面的低密度心肌影并不明确,但冠状动脉在某一段呈突然下降,顺行后又突然突破心肌(图14-17)。③走行于浅表心肌表面(一段冠脉走行紧邻浅表心肌),通过MIP、CPR观察,可见部分高密度的壁冠状动脉埋藏在低密度的浅表心肌影内,冠状动脉的突然"钻入和钻出"并不明显(图14-18)。④无心肌桥(冠状动脉完全走行于心外膜下脂肪内)(图14-19)。64层CT冠状动脉成像诊断按以上第1类结果为阳性。并可在后处理工作站上进行定量测量,测量狭窄最重处管腔管径,依据狭窄近端10mm内相对正常的管径作参考,测量心肌桥的长度及深度。

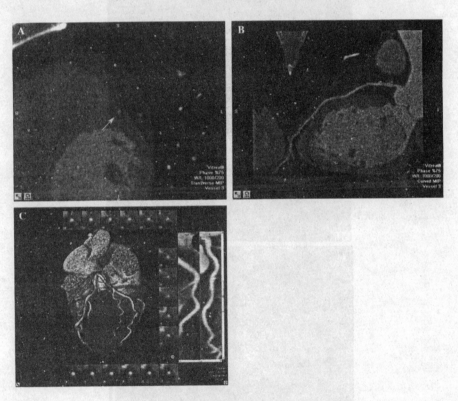

图14-16　冠状动脉前降支走行于心肌内

A. 横轴位　B. 曲面　C. 探针技术

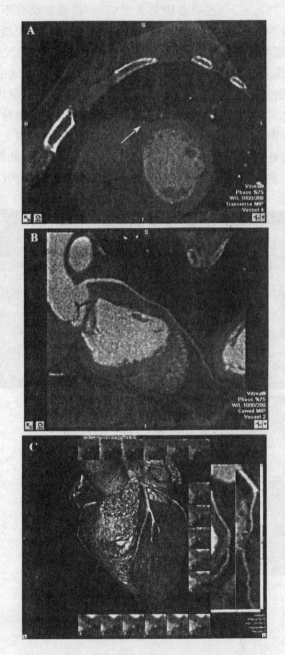

图 14-17　冠状动脉前降支走行与浅表心肌关系密切

A.横轴位　B.曲面　C.探针技术

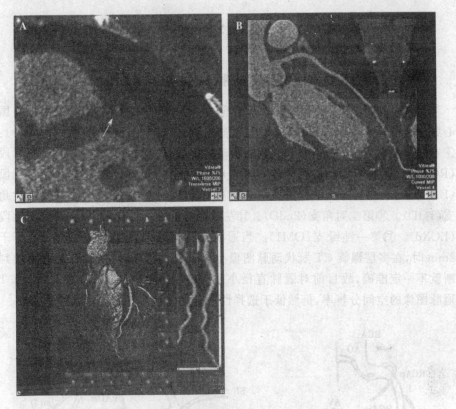

图 14-18　冠状动脉前降支走行于浅表心肌表面
A.横轴位　B.曲面　C.探针技术

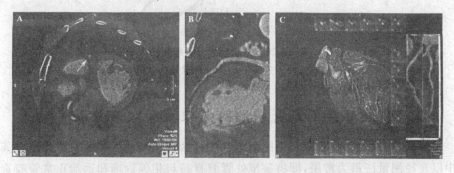

图 14-19　冠状动脉前降支走行与浅表心肌无接触
A.横轴位　B.曲面　C.探针技术

第六节　冠状动脉狭窄分析

一、多层螺旋 CT 冠状动脉成像正常结构

目前,对多层螺旋 CT 冠状动脉成像分析一般采用分段法,通常根据美国心脏学会的冠状动脉分段法,将冠状动脉主要分支分为 13 个节段(图 14-20):①右冠状动脉近段(RCAp)。②右冠状动脉中段(RCAm)。③右冠状动脉远段(RCAd)。④右冠状动脉后降支(PDA)。⑤左主干(LM)。⑥左前降支近段(LADp)。⑦左前降支中段(LADm)。⑧左前降支远段(LADd)。⑨第一对角支(1stD)。⑩第二对角支(2ndD)。⑪左回旋支近段(LCXp)。⑫左回旋支远段(LCXd)。⑬第一钝缘支(OM1)。当冠状动脉血管节段管腔直径小于或等于 2mm 时,在多层螺旋 CT 冠状动脉图像上显示不太清晰,对血管有无病变的判断就不一定准确,故目前对冠脉直径小于 2mm 图像不做分析。多层螺旋 CT 冠脉图像的空间分辨率,仍然低于选择性冠状动脉造影。

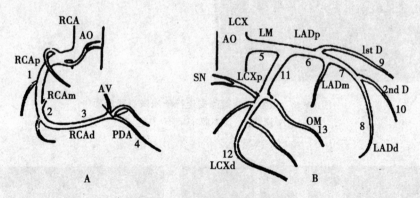

图 14-20　冠状动脉分段模式图
A.右冠状动脉　B.左冠状动脉

二、多层螺旋 CT 冠状动脉成像血管狭窄分析

目前,对冠状动脉狭窄程度的测定方法包括直径测量法和面积测量法。其中以直径测量法最为常用,即将狭窄处管腔直径与相邻近端和远端正常管腔直径做比较,得出比值。尽管直径测量法准确性不及面积测量法,但相对简单易学,临床容易推广。在对冠状动脉狭窄程度进行评价时,应该至少在两个垂直

位评价狭窄,以确定是否存在显著的狭窄。

常用人工直径测量法判断。管腔狭窄公式如下:

$$狭窄程度\% = 1 - SD/[(PRefD + DRefD)/2] \times 100\%$$

SD:狭窄处管腔直径

PRefD:近端参考点管腔直径

DRefD:远端参考点管腔直径

目前,在多层螺旋 CT 图像上判断冠状动脉狭窄的方法主要有以下三种:

一是直接血管评估即"肉眼"定性分析(目测法):在临床上经常应用,不同的临床医生对狭窄的视觉估计一致性差异为 20%。一般心脏科医生的目测误差导致对冠状动脉狭窄程度高估达 20%。

二是在横断面或长轴位上人工直接测量狭窄对其进行定量分析:①用横断面成像经血管中心做一条垂线,评价最窄处的最小管腔直径并与正常参照部位比较。②用 3～5mm 厚层 MIP 与血管长轴平行,形成狭窄部位的长轴,比较狭窄部位与正常参照部位的管腔直径。

这两种方法评价冠脉狭窄的一致性非常好,与定量冠状动脉造影也有很高的一致性。

三是使用工作站的自动血管分析软件进行定量分析(QCT):这种方法较人为直径测量法准确,但也依赖于计算机对狭窄区管腔截面勾画的准确性,操作有一定难度,且费时费力,目前临床较少应用。

对多层螺旋 CT 冠状动脉狭窄程度进行分析报告,目前一般采用如下的报告表:

冠状动脉正常——无病变

冠状动脉轻度病变——狭窄小于 50%

冠状动脉显著狭窄——狭窄大于 50%

冠状动脉高度狭窄——狭窄大于 70%

冠状动脉完全闭塞——狭窄 100%

三、影响多层螺旋 CT 诊断冠脉狭窄因素

一是多层螺旋 CT 的空间分辨率不如造影的分辨率,目前 MSCT 最高分辨率为 0.31mm,而 CAG 的分辨率可达 $200\mu m$,这影响了 MSCT 对狭窄的判断。

二是 CAG 只能显示血管腔内的病变,而不能够评价血管壁的结构改变,不能用于评价血管壁正性重构;而 MSCT 可以识别血管壁上的粥样硬化斑块,对血管正性重构更容易检出。

三是 QCT 和 QCA 测量技术存在差异可能导致它们对血管狭窄程度测量结果的差异。

四是临床医生与放射科医生的视觉估计存在差异。

五是冠状动脉不同程度的钙化对冠状动脉狭窄的诊断影响也是不一样的。血管壁上散在小点状钙化不影响对冠状动脉狭窄的判断,血管壁外局部斑片状钙化,通过不同角度旋转血管仍可以识别冠状动脉狭窄程度,当血管壁上出现条束状钙化时,则影响冠状动脉狭窄的判断。

六是心脏内金属异物影响多层螺旋 CT 冠状动脉图像的判断,如冠状动脉内置入支架,植入人工心脏起搏器和冠状动脉旁路移植术后金属夹的影响。

七是患者移动、心动过速、冠状动脉心肌桥和心律失常等多种因素可能影响对冠状动脉狭窄的判断。

由于上述主要原因,多层螺旋 CT 评价冠状动脉狭窄的准确性与冠状动脉造影比较有一定的差异,MSCT 一般高估狭窄程度。

四、多层螺旋 CT 成像与冠状动脉钙化斑块

冠状动脉钙化(coronary artery calcium,CAC)与动脉粥样硬化密切相关,是冠状动脉粥样硬化的一个重要标志,并已由病理所证实。冠状动脉钙化表现为冠状动脉走行区内的 CT 值＞60Hu 的点状或线状影,钙化长度的测量方法为水平距离直接测量,垂直距离则以层厚计算,一般是以＋130Hu≥2mm^2 为钙化灶。血管钙化量分析以质量积分法较好,可能成为今后临床应用的主要方法。多层螺旋 CT 可用于冠状动脉钙化定量的分析,其准确性和重复性等于或稍好于电子束 CT。

冠状动脉钙化对动脉粥样硬化的诊断特异性为 100%,但对阻塞性疾病诊断的特异性差,因为阻塞和非阻塞病变的内膜均可以钙化,点对点病理标本研究显示,管腔狭窄程度与钙化程度相差性差。随着钙化总积分的增加,阻塞有明显增加的趋势。

2003 年,欧洲心血管病临床防治指南指出,冠状动脉钙化扫描特别适合中危患者,可应用钙化积分定量分析危险因素。0 钙化积分的患者不易发展为可检测的动脉钙化性粥样硬化,但是可以积聚脂质,形成斑块的早期阶段。0 钙化积分的事件发生率非常低,多为 0.11%～0.12%。由于用冠状动脉钙化积分诊断冠心病的参考值不同,其诊断冠心病的敏感性和特异性各家报道不一,敏感性为 68%～100%,特异性为 21%～100%。

美国心脏病学会杂志报道的诊断基准,冠状动脉钙化积分≥100 分定为诊

断冠心病的界限值。潘庆敏等认为，该界限值应因年龄段的不同而异。由于冠状动脉粥样硬化中钙盐的沉积随年龄的增长而增加，无论冠心病或非冠心病患者，冠状动脉钙化积分均随年龄的增长而加重，平均每年增加 24％，因而不同年龄段冠状动脉钙化积分诊断冠心病的界限值应不同。老年人的界限值应定高一些，否则会降低诊断老年冠心病的特异性。Agaston 等的研究结果认为，60～69 岁人群冠状动脉钙化积分界限值应为 300 分，冠状动脉钙化积分＞300 分，对诊断冠心病的敏感性与特异性分别为 70.5％及 66.6％。

现有证据提示，冠状动脉钙化积分是 3～5 年内冠心病死亡或心肌梗死的预测因素。对中等 Framingham 危险评分（FRS）患者的亚组分析显示，如果患者冠状动脉积分≥400，10 年内冠心病危险与糖尿病或周围血管疾病患者相当。因此，对于最初评价为中度危险（10 年内发病率 10％～20％）的患者进行冠状动脉钙化检测有可能改变临床治疗方案。

无症状患者中，适于选择中等 FRS 的个体进行冠状动脉钙化检测，了解有无冠心病，可修正危险预测并修改治疗方案。对 FRS 较低患者进行冠状动脉钙化测定意义不大。FRS 较高患者应该直接予以积极的二级预防治疗。高危无症状个体即使冠状动脉钙化积分为 0，目前相关文献也建议应用药物治疗。

对于有症状患者，可先采用冠状动脉钙化检测以排除冠心病诊断，或判断是否有必要行有创检查或进一步住院治疗。任何分值的冠状动脉钙化积分都预示着冠状动脉粥样硬化，特异性接近 100％。以心导管造影检查为标准，冠状动脉钙化诊断阻塞性病变的总体敏感性是 95％，特异性是 65％。如果以冠状动脉钙化积分大于 80 为界点，则敏感性是 79％，特异性是 72％。冠状动脉钙化积分若＜100，核素负荷试验检出血管异常灌注的可能性低于 2％，CAG 检测出显著血管阻塞（狭窄超过 50％）的可能性低于 3％。快速 CT 检测冠状动脉钙化预测冠状动脉疾病血管阻塞（狭窄超过 50％）敏感性高达 95％～99％，但特异性有限。超过 7 600 例有症状患者的冠状动脉钙化研究表明，无冠状动脉钙化（积分＝0）者无阻塞血管疾病的可信度非常高，其阴性预测值为 96％～100％。

作者等曾于 1997 年进行了心脏螺旋 CT 对冠心病诊断的临床研究，对冠心病人进行了双嘧达莫心电图负荷试验及心脏螺旋 CT 冠状动脉钙化评定。冠心病患者 30 例，分两组，心绞痛组 23 例，陈旧性心肌梗死 7 例；心绞痛组又分两个亚组，即稳定劳力型心绞痛 8 例，不稳定型心绞痛组 15 例。对心绞痛组病人进行了双嘧达莫心电图负荷试验，对全部病人进行了心脏螺旋 CT 检查，当时只能以冠脉钙化情况来评定冠心病。在稳定劳力型心绞痛组，双嘧达莫心电图试验,症状阳性为87.5%,症状阴性为11.5%;心电图阳性为37.5%,心电图可疑阳性为25%,心电图阴性为37.5%;心脏螺旋CT,冠状动脉钙化阳性率为75%(单支血管病变为83.33%,多支血管病变为16.67%),冠脉钙化阴性率为25%。在不稳定型心绞痛组,双嘧达莫心电图试验症状阳性为73.33%,可疑症状阳性为6.67%;心脏螺旋CT,冠状动脉钙化阳性率为60%(单支血管病变44.44%,多支血管病变55.56%),冠状动脉钙化阴性率为40%。在陈旧性心肌梗死组,心脏螺旋CT冠状动脉钙化阳性率为100%(单支血管病变28.57%,多支血管病变71.43%)。这表明心脏螺旋CT对诊断冠心病敏感性较高。心脏螺旋CT冠状动脉钙化诊断多支病变,QMI＞USAP＞SAP。心脏螺旋CT冠状动脉钙化诊断单支病变,SAP＞USAP＞QMI。心脏螺旋CT不仅对诊断冠心病有肯定的意义,而且可以测定病变的范围与程度。如今64层及128层螺旋CT冠状动脉成像在确定冠状动脉狭窄程度、冠状动脉斑块性质、存活心肌等方面发挥着更为重要的作用。

三、多层螺旋CT与冠脉易损斑块

(一)冠状动脉易损斑块的特征

临床上绝大多数冠心病是由冠状动脉血管壁上发生粥样硬化而引起心肌缺血或坏死。动脉粥样硬化斑块一般由三种成分组成,即胆固醇酯和磷脂,结缔组织和细胞外基质及平滑肌细胞、炎症细胞,如T淋巴细胞和巨噬细胞等。这些动脉粥样硬化斑块组成成分的比例发生了变化而产生不同种类的斑块。Virmani等将与急性冠脉综合征有关的最常见的易损斑块,称薄纤维帽的纤维斑块(thin cap fibroatheroma,TCFA),其特征是纤维帽较薄($<65\mu m$),纤维帽内有大量巨噬细胞和淋巴细胞浸润,同时含有平滑肌细胞和少量胶原纤维,纤维帽下有大的脂质核心(大于斑块面积的25%或大于斑块体积的40%),脂质核心可出现出血和坏死,并伴有新生血管浸润,同时在引起疾病的血管节段发生血管壁扩张,称为正性或向外重构(positive remodeling),一般用重构指数(remodeling index,RI)表示。这种不稳定斑块很容易破裂,最终导致急性冠状动脉综合征。

(二)多层螺旋CT评价易损斑块

血管内超声(IVUS)是目前临床上用于评价冠状动脉粥样硬化斑块最常用的方法。IVUS可以显示血管壁上的粥样硬化斑块,并可以分辨出斑块的分布及组成成分。目前根据超声的回声结果,一般将斑块分为至少三类,即与血管壁外膜比较呈无回声区,代表软斑块和富含脂质斑块;密度等于或大于血管壁外膜的非钙化的强回声,代表纤维斑块;密度比血管壁外膜回声强并后方有清楚的声影,代表钙化斑块。

MSCT评价冠状动脉硬化斑块的临床研究始于2001年。由于IVUS测定的不同斑块超声回声与MSCT值高度相关,目前MSCT评价不同斑块图像特点的临床研究都是以IVUS作为参考标准进行对比分析,并应用CT软件对斑块密度的CT值(Hu单位)的不同来确定斑块不同组成成分。根据冠状动脉斑块的密度由低到高可分为软斑块、中间斑块、钙化斑块。MSCT根据测定斑块的CT值对斑块成分进行定性分析,一般脂质斑块的CT值为0~50Hu,纤维斑块的CT值为50~100Hu,钙化斑块的CT值一般大于350Hu。血管腔内造影剂的差异也影响非钙化性斑块的密度,为了可靠识别脂质斑块和纤维斑块,一般认为血管腔内造影剂的密度值为300~350Hu比较合适。目前,MSCT诊断非钙化性斑块敏感性为53%~94%,钙化斑块为88%~95%,特异性为92%~94%。与IVUS比较,MSCT空间分辨率仍然不够理想,MSCT往往低估了非钙化及混合性斑块的体积。另外,由于脂质斑块和纤维斑块的Hu值有重叠,因此准确测量各种斑块的体积还有困难,需要进一步进行临床研究(图14-21)。

虽然IVUS用于评价易损斑块取得了一定成果,但IVUS最大的分辨率为$100\mu m$,对易损斑块的纤维帽及血栓等识别能力不足。新近临床应用的光学相干断层扫描(OCT)成像技术原理有些类似,它使用能量束在管腔内进行360°周向扫描,获得血管横断面图像。OCT技术是根据低相干的近红外光线从组织反射回来的不同光学特征进行组织分析成像,成像速度快。OCT成像的最大优势在于它的高分辨率,到目前为止,它是分辨率最高的血管内成像技术,分辨率大约$10\mu m$,比血管内超声成像分辨率高10倍,观察接近到组织水平,能够清晰地显示正常血管壁的三层结构,可以从组织水平清晰显示易损斑块的特点,被称为"光活检"技术。OCT评价斑块的特征为纤维斑块是均一的强回声区,边界轮廓清晰的弱信号区;富含脂质斑块的图像是边界模糊的弱信号区。OCT成像技术用于评价易损斑块,近几年临床研究报道不断增多,有报道急性心肌梗死患者中有易损斑块的占72%,急性冠脉综合征者为50%,稳定型心绞痛只有20%。OCT成像技术能够提供图像接近组织分辨率,能够识别血管壁和管腔的形态学改变,包括管腔大小、斑块情况、血管夹层、血栓、组织裂片等,能够比IVUS提供更多的形态信息,改善对斑块的特征认识,有利于早期识别高危破裂斑块(图14-22)。

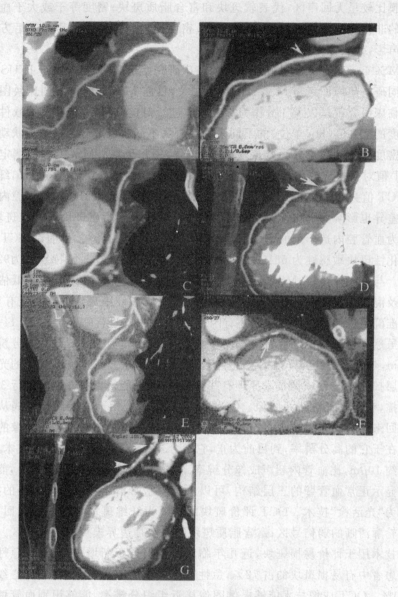

图 14-21　多层螺旋 CT 显示软斑块形成

A. CPR 重建图像可以将迂曲的右冠状动脉右室支显示清晰(箭头所指)　B 和 C. CPR 图像多角度显示前降支近段局限性狭窄合并局部软斑块形成(箭头所指)　D 和 E. CPR 重建图像多角度显示前降支近段多发节段性狭窄合并软斑块形成(箭头所指)　F 和 G. CPR 重建图像显示另一患者前降支近段点状钙化合并软斑块导致血管腔弥漫性狭窄(箭头所指)

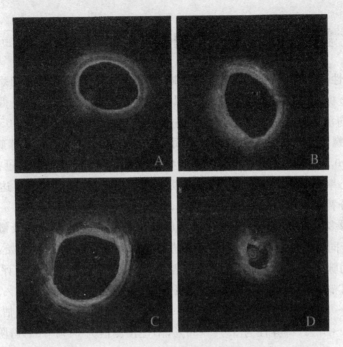

图 14-22 OCT 显示动脉粥样硬化斑块

A. OCT 显示正常冠状动脉三层结构　B. OCT 显示纤维斑块　C. OCT 显示钙化斑块　D. OCT 显示富含脂质斑块及斑块破裂

　　尽管 MSCT 空间分辨率尚不足以准确识别易损斑块,但可以利用 MSCT 与 OCT 测得的不同斑块结果进行比较分析,以提高 MSCT 识别易损斑块的能力。

　　近几年,用 MSCT 可以检查到引起急性冠脉综合征的易损斑块,患者大多数无显著血管狭窄,可到低密度斑块,斑块面积显著增大,一般无钙化或有点钙化,血管正性或外重构,有时可见到血栓或斑块破裂。MSCT 诊断 ACS 的敏感性为 95.5%,特异性为 88.9%,在急诊室筛查 ACS 患者具有重要意义。有研究 MSCT 显示 ACS 患者斑块平均最小 CT 值为(25Hu±15Hu),明显低于稳定型心绞痛患者(71Hu±16Hu)(P<0.001);罪犯血管节段斑块的平均最小 CT 值为(26Hu±16Hu),明显低于非罪犯血管节段(48Hu±17Hu)。

　　随着 MSCT 技术的发展,有可能对软斑块的评价更加准确,能够更准确发现易损斑块,使 MSCT 真正成为一种重要的无创检查技术。通过 MSCT 准确识别斑块的特征对已知或怀疑冠心病患者进行危险分层,判断患者的预后,评价各种药物治疗、介入治疗、手术治疗的效果。

第七节 冠状动脉MSCT与CAG

选择性冠状动脉造影术一直是诊断冠状动脉有无病变及评判病变程度和范围的"金标准"。自2002年,16层螺旋CT在临床应用以来,使得冠状动脉CT成像向前迈进了一大步,2004年底推出的64层螺旋CT和2005年底推出的128层螺旋CT,扫描速度更快,时间分辨率显著提高。128层螺旋CT的分辨率达到0.31mm,通过功能强大的后处理软件,可以获得优良的冠状动脉CT图像,对心率要求也不再严格,检查成功率明显提高,目前成功率可达到90%以上,可部分替代选择性冠状动脉造影术。

目前,多层螺旋CT冠状动脉造影成像诊断冠心病的准确性及敏感性的评价,有赖于同选择性冠状动脉造影结果进行比较分析。自2005年开始,64层螺旋CT冠状动脉成像在临床应用的报道日益增多,若以血管节段数作为评估对象,64层螺旋CT诊断冠心病的敏感性为64%～99%,特异性为94%～98%,阳性预测值56%～89%,阴性预测值为93%～100%;若以血管支数作为评估对象,敏感性为87%～97%,特异性为92%～96%,阳性预测值为64%～94%,阴性预测值为96%～99%;若以患者人数作为评估对象,敏感性为88%～100%,特异性为75%～100%,阳性预测值为83%～100%,阴性预测值为82%～100%。

梁晓正等对2006年1月～2007年3月住院的40例临床确诊或可疑冠心病患者进行64层螺旋CT冠状动脉血管成像检查,其中男性23例,女性17例;年龄41～78岁,平均年龄66.5岁。稳定型心绞痛13例,不稳定型心绞痛20例,急性心肌梗死2例,陈旧性心肌梗死5例,均行冠状动脉造影。二者均阳性25例,均阴性7例,螺旋CT阳性而冠脉造影阴性2例,螺旋CT阴性而冠脉造影阳性6例。通过64层螺旋CT冠脉成像诊断冠心病的敏感性为87.1%,特异性为67.5%,准确性为80.0%。多层螺旋CT对各冠状动脉狭窄检查结果,用冠脉造影对照见表14-6。

表14-6 多层螺旋CT对各冠状动脉狭窄检查结果分析

项目	敏感性(%)	特异性(%)	准确性(%)
左主干	88.2	57.5	90.5
左前降支	80.3	60.0	81.5
左回旋支	76.6	61.5	84.0
右冠状动脉	90.7	67.5	72.5

　　崔艳等对 2006 年 6 月～2007 年 6 月入院高度怀疑为冠心病者,均行 64 层螺旋 CT 冠状动脉成像检查(CTA),并行冠状动脉造影(CAG)的 100 例患者进行了比较研究。其中男 56 例,女 44 例,年龄 62.54±11.58 岁。对冠状动脉主干及主要分支 400 节段进行重建和分析。64 层螺旋 CT 能清晰显示冠状动脉主干及分支狭窄、钙化、开口起源异常及桥血管病变,对冠状动脉狭窄性病变的诊断准确性高,诊断冠脉病变的灵敏度 96.37%,特异度 96.14%,阳性预测值 62.5%,阴性预测值 94.73%。作者认为,64 层螺旋 CT 冠状动脉成像对冠状动脉狭窄病变、桥血管、心肌桥、支架管腔均显影良好,对钙化病变诊断优于冠状动脉造影,可以作为冠心病高危人群无创性筛选检查及冠状动脉支架、冠状动脉搭桥术后随访手段。

　　Achenbach 等研究 MSCT 冠状动脉成像表明,冠状动脉不同分支在心动周期的不同时期显示效果不同,左冠状动脉主干和前降支在心动周期的 70% 或 80% 显示最佳,而右冠状动脉和左冠状动脉回旋支在心动周期的 50% 显示最佳。左主干显示长度为 9±4mm,左前降支为 112±34mm,左冠状动脉回旋支 80±29mm,右冠脉 116±33mm。在可显示的这些冠状动脉中平均 78%±16% 没有运动伪影。MSCT 显示的冠状动脉直径与导管法冠状动脉造影相关性良好(CT3.3±1.0mm,DSA3.2±0.9mm,R=0.86)。王照谦等对 70 例 866 个冠脉节段的 MSCT 冠状动脉成像研究,CT 图像质量能满足影像学分析者为 680 段,占 78.5%。左主干、前降支、对角支、回旋支近段和右冠状动脉近段的 CT 图像质量大多能满足对管腔的评价,占 82.8%～94.3%;回旋支远段、钝缘支、右冠状动脉中远段的 CT 图像质量受心脏搏动的影响较大,能满足影像学评价的比例偏低,占 61.8%～71.4%。

　　MSCT 冠状动脉成像对诊断冠状动脉狭窄有良好的效果。Achenbach 等采用 CTA 与 CAG 双盲法对比,对 64 例冠状动脉狭窄的显示情况进行了研究。冠状动脉及分支直径≥2.0mm 的重度狭窄(>70%)或阻塞,MSCT 冠状动脉成像的敏感性为 91%,特异性为 84%。狭窄>50%,敏感性为 85%,特异性为 76%。王照谦等对 70 例冠心病患者进行了 MSCT 冠状动脉成像与 CAG 对比研究,MSCT 显示中度或以上狭窄(≥50%)和高度狭窄(≥75%)与闭塞的敏感性和特异性分别为 85.9%、96.9% 和 90.9%、98.9%。

　　MSCT 冠状动脉成像可用于冠状动脉内支架置入术后的随访观察,清楚地显示冠状动脉支架的位置和形态结构,检测支架有无明显变形,可以有效地评价支架近侧和远侧血流充盈的情况。

　　MSCT 可以用于 CABG 术后患者桥血管通畅情况的观察。Dietor 等对 65

例 CABG 术后病例进行了 MSCT 冠状动脉成像和导管法冠状动脉造影的比较,结果比 MSCT 冠状动脉成像质量良好,对桥血管检测的敏感性为 98%,特异性为 99%,检测桥血管高度狭窄的敏感性为 75%,特异性为 92%。

有文献报道,64 层螺旋 CT 冠脉成像检查中,95% 可获得高质量影像,诊断冠心病灵敏度为 92%~95%,特异度为 80%~85%,阳性预测值为 65%~80%,阴性预测值为 98%~99%。

总之,MSCT 冠状动脉成像作为一项无创性技术,是一种安全、方便、有效的冠心病检查方法,对冠状动脉狭窄(>50%)和 CABG 桥血管阻塞的诊断、冠状动脉狭窄介入治疗适应证的选择,以及介入和手术治疗后的随访及其疗效观察、冠状动脉心肌桥的检出及观察等方面,具有重要价值。对于冠脉粥样斑块组织结构的分析亦有重要意义。对于那些有可疑胸痛症状,但不典型,估计没有冠状动脉病变,或不明显的冠心病高危人群,或对造影剂及放射性损伤耐受性高的人群可行 64 层螺旋 CT 冠状动脉成像进行筛查。MSCT 对于浅表型心肌桥的检出和诊断较为敏感,这对提前预防心肌桥患者心肌缺血和监控心肌桥的演变有着尤为积极的意义,将会成为检测、诊断和量化心肌桥以及监控心肌桥的首选手段。这项检查可以在门诊开展,费用较 CAG 低。缺点是图像可能不够清晰,冠状动脉钙化明显会影响对冠状动脉狭窄程度判定,如发现有严重病变,仍需行冠脉造影,且其放射剂量过大,无法及时对检查结果进行校正和补充造影,不能即刻开始 PCI,不能作为 CABG 的依据,存在假阳性与假阴性(图14-23)。

与 MSCT 相比,冠状动脉造影的优点是影像清晰、明确,是诊断冠心病、选择 PCI 或 CABG 的金标准。冠状动脉造影可以提供更多信息,如冠状动脉狭窄的百分比、部位、病变形态、远端序灌情况,最小管腔直径,狭窄长度、参考血管段直径,狭窄的血管数、血管狭窄处的数量,TIMI 血流分级及 TIMI 心肌灌注分级等。冠状动脉造影还能联合冠脉超声(IVUS),光学相干断层扫描(OCT),冠状动脉血流储备(CFR、FFR)等技术进行冠状动脉形态及功能检查,提供侧支循环信息、冠状动脉开口或分布异常、冠状动脉痉挛、冠状动脉心肌桥、冠状动脉微循环的相关信息。了解以上情况后才能制定或选择相应的药物,或 PCI 或 CABG 治疗计划。对于一个冠状动脉的狭窄,冠状动脉造影可以辨别是斑块还是夹层;也能为血流速度包括灌注速度及排空的速度提供信息。有胸痛症状的冠心病高危人群,如估计冠状动脉存在明显病变,需要考虑 PCI 或 CABG 治疗者,应首选冠状动脉造影。冠状动脉造影缺点是有创、需住院、费用较 MSCT 高,安全性不如 MSCT。

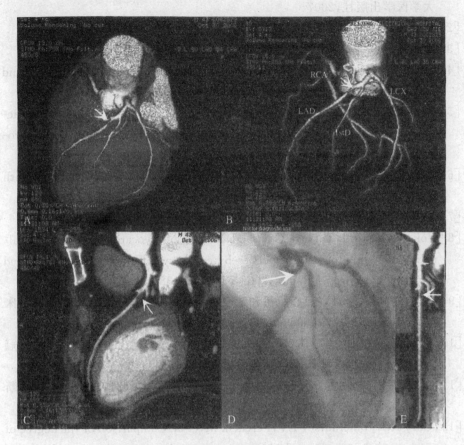

图 14-23　多层螺旋 CT 与冠状动脉造影病例显示

患者,男性,42 岁,不稳定型心绞痛患者的 128 层 MSCT 心脏成像与冠状动脉造影。

A. 心脏 VR 三维重建图像显示前降支(LAD)中段有狭窄病变(箭头所指)　B. 心脏 VR 三维重建图像显示冠状动脉血管树(箭头所指为病变部位)　C. 前降支的 CPR 重建图像显示有软斑块(箭头所指)伴血管严重狭窄　D. 选择性冠状动脉图像显示前降支近中段 90%狭窄(箭头所指)
E. 前降支 CT 拉直图像(箭头所指为病变部位)

　　总之,MSCT 冠状动脉成像与 CAG 相比有各自优点和缺点,应根据病人的不同临床情况,合理地选用,以有利于病人的诊断与治疗。

参考文献

[1] 陈步星,胡大一,洪楠.多层螺旋 CT 心脏成像与冠状动脉造影.北京:北京

大学医学出版社,2007

[2] 戴汝平,高建华.冠状动脉多排螺旋 CT 成像.北京:科学出版社,2007

[3] 姬尚义,沈宗林.缺血性心脏病.北京:人民卫生出版社,2005,122～123

[4] Napel S,Marks MP,Rubin GD,et al.CT angiography with spiral CT and maximum intensity projection. Radiology,1992,195:607～610

[5] Achenbach S,Moshage W,Ropers D,et al. Curved multiplanar reconstructions for the evaluation of contrastenhanced electron keam CT of the coronary arteries. Am J Roentgenol,1998,170:895～899

[6] Goitein O,Lacomis JM. Myocardial bridging:noninvasive diagnosis with multi-detector CT. J Comput Assist Tomogr,2005,29:238～240

[7] 王升平.心肌桥及其影像学评价.医学影像学杂志,2008,18(4):435～436

[8] Yoko K,Yukio I,Tatsuya G,et al. Detection of myocardial bridge and evalnation of its anatomical properties by coronary multislice spiral computed tomography. Europ J Radiol,2006,61:130～138

[9] 杨立,赵林芬,李颖,等.心肌桥和壁冠状动脉的多层螺旋 CT 诊断及其临床意义.中华医学杂志,2006,86(40):2858～2862

[10] 张树桐,金朝林,肖建伟,等.心肌桥和壁冠状动脉 64 层螺旋 CT 成像与冠状动脉造影比较.中国动脉硬化杂志,2007,15(4):303～306

[11] 崔艳,钟丽华,白露,等.64 层螺旋 CT 冠脉成像与冠脉造影对冠心病诊断比较.心血管康复医学杂志,2008,17(3):245～247

[12] Cury RC,Pomerantsev EV,Ferencik M,et al. Comparison of the degree of coronary stenoses by maltidetector computed tomography verus by guentitative coronary angiography. Am J Cardiol,2005,96:784～787

[13] Hoffmanu U,Ferencik M,Cury RC,et al. Coronary CT angiography. J Nucl Med,2006,47:797～806

[14] Cury RC,Ferencik M,Achenbach S,et al. Accuracy of 16-slice multi-detector CT to quantify the degree of coronary artery stenosis:assessment of cross-sectional and longitudial vessel reconstructions. Eur J Radiol,2006,57:345～350

[15] Cury RC,Pomerantsev EV,Ferencik M,et al. Comparison of the degree of coronary stenosis by multidetector computed tomography versus by quantitative coronary angiograhy. Am J Cardiol,2005,96:784～787

[16] Raggi P,Cooil B,Callister TQ. Use of electron beam tomography data to

develop models for prediction of hard coronary events. Am Heart J,2001,
141:375～382

[17] Arad Y,Goodman KJ,Roth M,et al. Coronary calcification,coronary disease risk factors, C-reactive protein, and atherosclerotic cardiovascular disease events:the st. Francis Heart study. J Am Coll Cardiol,2005,446:158～165

[18] 潘庆敏,代娟丽,万春辉,等.冠状动脉钙化积分在老年冠心病中的诊断价值及其界限研究.现代中西医结合杂志,2006,6:703～704

[19] 张志寿,贺学英,周才,等.心脏螺旋CT对冠心病诊断的临床研究.中国医学影像技术,1998,14(增刊):382～383

[20] Macneill BD,Lowe HC,Takano M,et al. Intravascular modalities for detection of vulnerable plaque:current status. Arterioscler Thromb Vasc Boil,2003,23:1333～1342

[21] Achenbach S,Moselewski F,Ropers D,et al. Detection of calcified and noncalcified coronary atherosclerotic plaque by contrast-enhanced submillimeter multidetector spiral computed tomography. Circulation, 2004,109:14～17

[22] Kawawa Y,Ishikawa Y,Gomi J,et al. Detection of myocardial bridge and evaluation of anatomical properties by coronary multislice spiral computed tomography. Eur J Radiol,2007,61:130～138

[23] 张志寿,杨瑞峰.冠状动脉心肌桥的研究进展.心脏杂志,2009,21(3):417～420

[24] 梁长虹,刘辉.多层螺旋CT在心血管疾病中的应用及技术进展.中华心血管病杂志,2008,36(11):966～967

第十五章　冠状动脉心肌桥冠状动脉造影

　　选择性冠状动脉造影是临床上常用的一种有创性检查方法,是指选择性地向左和右冠状动脉开口插入导管,注射造影剂,从而显示冠状动脉走行和病变的一种血管造影方法。1953 年,Seldinger 首先介绍经皮穿刺动脉的方法,1958年,Sones 首先开展经肱动脉切开行冠状动脉造影。1967 年,Judkins 和 Amplatz 相继采用经股动脉穿刺途径插入预成形导管进行冠状动脉造影,该方法在临床上也日趋广泛应用。其主要目的是为明确冠状动脉有无病变及其病变狭窄程度和狭窄特征,为需要经皮冠状动脉介入治疗(PCI)、冠状动脉支架置入术、冠状动脉旁路移植术(CABG)或药物治疗的患者提供可靠的临床资料。冠状动脉造影是诊断冠心病的"金标准",也是诊断冠状动脉心肌桥的"金标准"。1960 年 Portmanu 和 Iwing 首先报道了冠状动脉心肌桥的冠脉造影的影像学表现,即收缩期狭窄(systolic narrowing),以后对此研究不断增多,不断深入。

第一节　冠状动脉造影的适应证与禁忌证

一、适应证

　　随着医疗技术的提高和经验的积累,只要操作医生称职合格,设备完善,对患者的危险性在可以接受的范围,凡是需要显示冠状动脉才能解决的临床问题都有冠状动脉造影的指征。冠状动脉造影适应证如下:

　　1.稳定型心绞痛或无症状心肌缺血,予以药物治疗的加拿大心绞痛分级(CCS 分数)的Ⅲ级或Ⅳ级心绞痛患者。

　　2.稳定型心绞痛的高危或中危患者,对早期积极内科保守治疗效果差或病情稳定后又复发患者,推荐急诊早期行冠状动脉造影检查。若内科保守治疗稳定后,可择期行冠状动脉造影检查。

　　3.有症状的不稳定型心绞痛患者。

　　4.急性心肌梗死发病在 12 小时以内或者已超过 12 小时但仍有心肌缺血

症状的患者。

5.急性心肌梗死并发室间隔穿孔、乳头肌断裂、心脏骤停、心源性休克,经过内科治疗病情无法控制,需要急诊手术治疗者。

6.陈旧性心肌梗死并发室壁瘤,临床上有心功能减退,严重心律失常及心绞痛者。

7.不明原因的心脏扩大、心律失常、心功能不全,同时存在冠心病高危因素患者。

8.评价 PCI 或 CABG 术后是否发生冠状动脉再狭窄,及 PCI 或 CABG 术后心绞痛症状复发,药物治疗不能控制,需考虑进一步血运重建治疗者。

9.心源性猝死心肺复苏成功的患者,或者有持续性单形室性心动过速(>30s)或非持续性复形性室性心动过速(<30s)患者。

10.年龄在 45 岁以上的瓣膜病患者,欲行瓣膜置换术,术前应进行冠状动脉造影,以除外有无合并冠心病。

11.肥厚型梗阻性心肌病患者,欲行化学消融或外科手术前,应行冠状动脉造影。

12.其他非心血管疾病,如外科胸部、腹部大手术前需排除冠心病者。

13.先天性心脏病,疑有冠状动脉畸形,如冠状动脉瘘、冠状动脉起源或/和近心段走行异常等。

14.疑有冠状动脉心肌桥患者,或冠状动脉心肌桥患者拟行 PCI 或 CABG 者。

15.心脏移植术后需评价冠状动脉血流情况者。

16.各种新技术及新产品的临床效果评价。

二、禁忌证

冠状动脉造影没有绝对禁忌证,相对禁忌证如下:

1.未控制的严重充血性心力衰竭或急性左心衰竭。

2.严重的未控制的高血压。

3.严重的肝、肾功能障碍。

4.严重的电解质紊乱。

5.严重的活动性出血。

6.碘制剂过敏者。

7.发热及感染性疾病。

8.急性心肌炎。

9.严重心律失常。

10.严重贫血。

11.急性中风。

12.凝血功能障碍者。

13.主动脉瓣心内膜炎。

14.洋地黄中毒。

15.预后不好的心理或躯体疾病。严重的痴呆或病情呈进行性加重的精神障碍,晚期播散性癌,冠状动脉造影显然没有任何治疗价值。

16.严重的周围血管疾病,导管进入受限。

17.患者拒绝决定性的治疗,如 PCI、CABG 或换瓣术。

冠状动脉造影禁忌证中对肾功能不全的研究最为广泛。冠状动脉造影后肾功能显著恶化的发生率为 10%～40%,这一危险随手术前肾功能不全的严重程度而增加。手术前无肾功能不全的病人,这一危险的发生率为 0%～0.5%。75% 以上肾功能不全患者的肾功能可以恢复,>10% 患者会出现需要透析的肾功能不全。注入造影剂后,基础肌酐水平、男性、糖尿病和造影剂量是肾功能不全进展的独立预测指标。要严格掌握患者的适应证、禁忌证,使患者的风险减少到最低程度。

第二节　冠状动脉造影方法

一、做好充分的准备工作

选择性冠状动脉造影与一般的无创性检查,如超声心动图、心电图及负荷试验不同。因其具有创伤性,故有一定危险性。术前在理论、操作及仪器设备上要有充分的准备。除要求有一个配合默契,技术娴熟的操作班子外,还需要检查仪器性能良好,复习病史,根据无创性检查结果,粗略地估计冠状动脉阻塞的部位及程度,准备好急救设备及药品。

观察冠状动脉及其分支的解剖、病理改变和病变程度,选择性冠状动脉造影仍为目前广泛应用且可靠的方法。使用按冠状动脉解剖构型的导管,经外周动脉将导管插入并送至冠状动脉开口,把造影剂直接注入左、右冠状动脉,显示冠状动脉及其分支的解剖形态、病变部位和病变程度。

选择性冠状动脉造影应配有相应的 X 线造影系统的高级计算机,其中包括单 C 形臂或双 C 形臂装置,可多方位、多角度投照。能以数字影像和数字减影形式显示及大容量存储图像并以录像或光盘形式保存。一般需要 800～1 000mA 的 X 线机,电压为 100～150KV,以保证以 0.1 秒钟以下的曝光时间进行拍摄或投照。这种大型 X 线机需配有影像增强装置、电视录像系统、电影摄像机、高压注射器、可移动的导管床、C 形臂支持系统。还需要多导生理记录仪(能进行心电监护及测压)、器械台、心脏除颤器、主动脉内球囊反搏泵(IABP)、喉镜、气管导管、吸氧系统、右心室心内膜临时起搏系统等。

左心室(或/和升主动脉)造影应用高压注射器将造影剂以 15～20 毫升/秒钟的速度注入心室或(和)血管腔内,方可显示心室和主动脉根部的解剖的血流动力学改变。选择性冠状动脉造影必须通过特制注射器手推造影剂。

完成一次冠状动脉造影,至少需 5 名工作人员密切配合。包括术者、助手各 1 名,护士 1 名,心电监护及放射员技术员各 1 名。如需全麻时,可临时配 1 名麻醉师。为保证病人安全,使检查和治疗成功,参加人员应分工明确,各尽其责。

冠状动脉造影前,医务人员对病人进行必要检查。术前认真讨论了解以下内容:①了解病情,确定有适应证、无禁忌证。②通过病史、体征、无创性检查结果,对冠状动脉病变部位、程度作出粗略估计,以利术前各项准备和预测可能发生的问题。③大多数病人在冠状动脉造影术后,根据病情可直接选择介入治疗,术前应做必要的准备。④全面了解病人造影前的周身状况,如有无贫血、离子紊乱、心衰等,必要时在术前予以纠正。⑤决定术者,助手。

和患者谈好话,充分向患者说明冠状动脉造影术的必要性和术中操作步骤,使患者充分理解该项检查的必要性、危险性和术中如何配合,帮助患者树立信心、消除顾虑和恐惧心理是十分重要的。对患者术前进行必要的训练,冠状动脉造影过程中,可对患者造成一定的不适,如动脉穿刺前的皮肤麻醉、穿刺时的疼痛、左室造影时的灼热感、心悸,以及向冠状动脉内推注造影剂时的胸闷,甚至诱发心绞痛等,往往给患者造成心理压力,严重时会诱发患者动脉血管痉挛。此外,摄片时要求病人憋气,摄片后要求病人强有力的咳嗽,以促使造影剂从冠状动脉内排空。病人在术后要平卧 8～12 小时,部分病人因体位受限而不能排尿以致不得不接受导尿,故在术前可嘱病人做平卧位排尿训练及上述训练,以取得病人配合。术后对设备、抢救药品认真检查。对患者做好皮肤准备及术前用药。

二、严格操作规范,安全实施造影

在冠状动脉造影全过程中必须进行心电和压力监测,了解病人的感受,随时观察操作过程中病情变化,以便及时处理。

冠状动脉造影多取四肢动脉为入路,以取股动脉为主。近年有些术者取肱动脉或桡动脉穿刺为入路。选择性冠脉造影及相应导管常用的三种方法及类型:Judkins、Sones 和 Amplatz 导管。其中以 Judkins 法经皮股动脉穿刺插管,操作简便,并发症相对少且成功率高早已被普遍应用。Sones 法采用肱动脉穿刺插管,主要应用于髂—股动脉重度狭窄、阻塞,或降主动脉、腹主动脉病变(包括狭窄、动脉瘤、主动脉夹层等病例)。Amplatz 法可用于冠状动脉窦扩张或冠状动脉开口变异的患者。现今已有一些单位开展桡动脉穿刺插管技术,使用 4/5F 的导管,减少血管损伤,同时术后患者活动方便,逐渐为患者接受,但在操作技术上相对要求较高。

目前,冠状动脉造影一般选用非离子型造影剂,为非盐类三碘苯甲酸衍生物,碘浓度高,低渗透压,在溶液中不分解成离子,对血管和心脏传导系统的影响较小,对心肌收缩力无抑制作用,不良反应小。常用的有欧乃派克(Omnipaque)、伏维显(Ultravia)和碘必乐(Iopamidol)等。成人左心室造影用量一般 30~40 毫升/次,速率 15~20 毫升/秒钟。左冠状动脉 6~8 毫升/次,右冠状动脉 4~6 毫升/次。总量一般不超过 150~200 毫升。

Judkins 法冠状动脉造影术采用经皮股动脉穿刺经路,操作方便,对病人的损伤性小,造影成功率高。该技术包括左冠状动脉造影,右冠状动脉造影和左心室造影三个部分,该技术是目前世界上使用最广泛的冠状动脉造影技术。采用左冠状动脉插管术,具体为经皮股动脉穿刺成功后,插入 150 厘米或 175 厘米的 0.035 英寸或 0.038 英寸 J 型导丝,在 X 线透视下看到导丝进入腹主动脉后再送入动脉鞘,确保导管走行在真腔。沿动脉鞘送入导丝和 Judkins 左冠状动脉导管。注意导丝一定要走在导管前,当送至升主动脉后,此时撤出导丝,吸出 3~4 毫升可能含血栓的血液弃之,用肝素盐水冲洗导管,将导管末端与三联相连。沿导管注入少许造影剂,随时测定主动脉压力。然后在前后位 X 线透视下,缓缓向前推送导管,导管自动滑进入左冠状动脉开口,此时可在荧光屏上看到管头突然向左上运动。当导管尖端进入左冠状动脉开口后,应立即监测压力,并向左冠状动脉导管内注入少许造影剂以确定导管是否在冠状动脉内。一旦确定导管在冠状动脉内,压力正常,就应行多体位冠状动脉造影。每次手推造影剂 4~8 毫升,冠状动脉显影满意后,撤出导管。采用右冠状动脉插管术,首先要导引钢丝将右冠状动脉导管送至升主动脉内,撤出导丝并连接好三联三通。然后在 45°~50°左前斜位 X 线透视下操纵导管。常用的方法是先将导管尖端送至主动脉根部,然后一边轻轻地顺时针方向旋转导管,一边上提导管,后一动作的目的在于防止导管在旋转过程中自然下滑进入左心室。当导管被旋转接近180°时,导管尖端可滑入右冠脉开口。若该操作不成功的话,则可采取先将导管尖端置于主动脉根部上方3～5厘米处,再单纯做顺时针旋转导管动作,可不做上提。当导管被旋转接近180°时,导管尖端可滑入右冠状动脉口内,术者在荧光屏上可看到导管尖端的突然右向运动(图15-1)。此时术者应立即检查心电和压力,并向导管内注入少许造影剂。当确定导管尖端已在右冠状动脉口内,若病人无不适,心电和压力正常,则可进行造影,每次注入造影剂3～5毫升。左心室造影与其他左心导管检查相同(图15-2)。

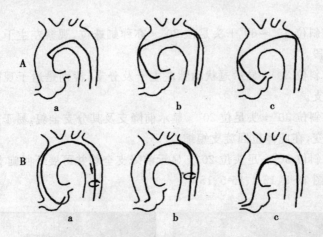

图 15-1 左(A)、右(B)冠状动脉插管示意图

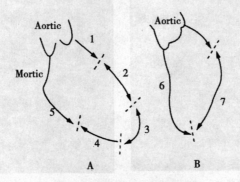

图 15-2 左室造影示意图

A.右前斜位 B.左前斜位

1.前基底段 2.前侧壁 3.心尖部 4.膈面段 5.后基底段 6.间隔段 7.后侧段

三、冠状动脉（含左室）造影的投照体位

由于冠状动脉的解剖特点，需通过不同体位的投照显示左、右冠状动脉及分支的全貌和相应病变情况。

（一）左冠状动脉及分支

1. 左前斜位 45°～60° 显示前降支，对角支和回旋支及其分支钝缘支，但左主干和前降支、回旋支近心段在此体位有所缩短。

2. 左前斜位 45°～60°＋足头位 20° 较前一体位可展开缩短的前降支和回旋支近心段。

3. 左前斜位 45°～60°＋头足位 20° 亦称蜘蛛位，观察左主干及前降支和回旋支起始段。

4. 右前斜位 30° 显示冠状动脉左主干及分支，特别是适于观察回旋支及其分支钝缘支。

5. 右前斜位 30°＋头足位 20° 显示前降支及其分支全貌，易于观察对角支近心段的病变，在此体位回旋支短缩。

6. 右前斜位 30°＋足头位 20° 显示前降支全貌并可展开回旋支。

以上见图 15-3、15-4、15-5、15-6。

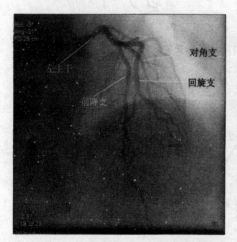

图 15-3　左冠状动脉 AP 加头位 31°

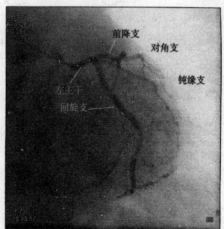

图 15-4　左冠状动脉 AP 加足位 28°

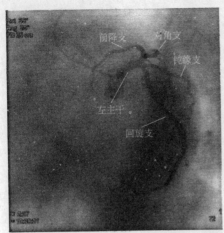

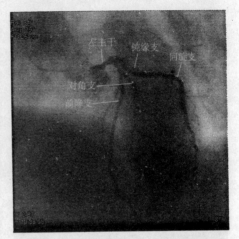

图 15-5　左冠状动脉 LAO35°加足位 29°　　　图 15-6　左冠状动脉 LAO31°加头位 29°

（二）右冠状动脉

1. 左前斜位 45°～60°　显示右冠状动脉全貌,但其分支短缩。

2. 左前斜位 45°～60°＋头足位 20°　深吸气摄片可以展开后降支与左室后支,尤其适于横位心者,有助于观察后降支的起始段。

3. 右前斜位 30°～60°　显示右冠状动脉侧房室沟段,有利于观察窦房结支、圆锥支和后降支。

以上见图 15-7～9。

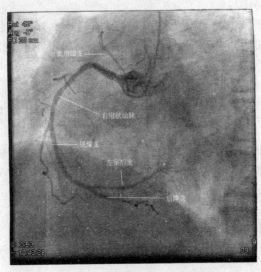

图 15-7　右冠状动脉 LAO 45°

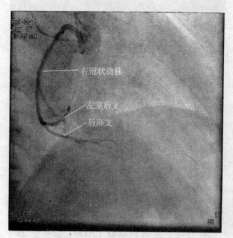

图 15-8　右冠状动脉 RAO 30°

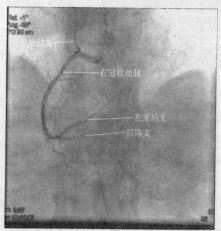

图 15-9　右冠状动脉 AP 加头位 30°

（三）左心室

一般左心室造影最好一次双相投照，采用右前斜位 30°和左前斜位 50°～60°。如只有单相投照则首选前者。右前斜位以轴线法（图 15-2）。将左心室分为 5 段，即前基底、前侧壁、心尖、下壁和后基底段。一次双相投照的左室造影对于观察室壁的整体情况，罕见的亚急性室壁穿孔等优于其他检查方法，如超声心动图、CT 和 MRI。

造影结束后拔除动脉外鞘管，穿刺局部压迫止血并加压包扎后送回病房，卧位 24 小时，密切观察心电图和血压情况，穿刺局部出血情况和足背动脉情况。

第三节　冠状动脉造影并发症

诊断性冠状动脉造影技术相对简单，并发症发生率相对较低，并且与术者的经验有关。随着设备、器材不断改进，经验积累，并发症和死亡率较前显著降低。常见并发症如下：

一、与冠状动脉相关并发症

（一）心律失常

发生率为 0.1‰～0.4‰。在冠脉造影过程中，一过性心律失常和传导阻滞很常见,如室早、房早、室速及窦性心动过缓,以室性早搏最为常见,调整导管位置或撤出导管可一般自行恢复。如操作过程中出现严重心律失常,如窦性心动过缓、窦性停搏、室性心动过速时,应停止操作,及时处理。个别患者持续性严重心动过缓达 40 次/分钟以下,或 Ⅱ 度以上房室传导阻滞时,可静脉注射阿托品 0.5~1 毫克,若不能恢复则需要安装临时人工心脏起搏器。心室颤动是冠状动脉造影中最严重的并发症之一,发生率为 0%~5%,一旦出现,立即撤出导管,进行心外按压并立即电除颤,用 200~300 瓦秒除颤,一次不能转复可继续除颤,绝大多数可抢救成功。

(二)心肌梗死

心肌梗死是冠状动脉造影少见而严重的并发症,发生率为 0.05%~0.07%。

(三)一过性 ST 段改变

造影过程中冠状动脉内注入造影剂可致 ST 段一过性抬高或压低,反映心肌缺血。停止注射,让患者咳嗽,增加胸腔压力,有助于血管内造影剂排出,心电图改变可自行恢复。

(四)死亡

死亡是诊断性冠状动脉造影最为严重的并发症。目前,死亡发生率为 0.03%~0.08%。与死亡密切相关的疾病有左主干严重病变、严重多支病变、左心室功能严重受损(LVEF<30%)。

二、冠状动脉外并发症

(一)局部出血和血肿

严重出血和血肿发生率为 0.1%,轻者发生率为 1%~2%。小血肿可自行吸收。出血或血肿过大,失血过多时,特别是伴血压下降(<90/60mmHg)、贫血时,应重新压迫止血,补液扩容,并给予配血和输血,必要时给予升压药。

(二)穿刺部位动脉血栓形成或远端栓塞

股动脉细小时,如外周血管疾病、糖尿病、女性患者,插入大的鞘管和导管留置时间过长,导管或钢丝造成血管内损伤等,可致血栓或栓塞。

(三)重要脏器栓塞

栓子来自导管或导丝表面形成的血栓或因操作不慎致动脉粥样硬化斑块脱落或注入气泡等,左心室造影时高压注射造影剂或导管操作不当,也可使原附壁血栓脱落而发生栓塞。栓塞部位可为脑血管、肺动脉、肾动脉、肠系膜动脉及下肢动脉等。一旦发生,应积极用扩血管药物或溶栓治疗。

(四)假性动脉瘤

均局限在穿刺部位,多在穿刺后 3～5 天发现局部有 2～3 厘米的包块,可有搏动和血管杂音。小的假性动脉瘤可压迫包扎,减少活动,一周内可以消失;大的假性动脉瘤应请外科进行手术矫正。

(五)动—静脉瘤

偶可发生在穿刺部位,主要表现局部出现搏动性包块,局部有血管杂音,行走时可以出现患侧肢体无力、发凉及疼痛。

(六)血管迷走反应

常发生在冠脉造影术中及术后,拔除鞘管及压迫止血时发生。主要表现为面色苍白、大汗淋漓、头晕或神志改变,严重者可意识丧失。部分患者感气促、心悸、乏力。体检时有心动过缓和低血压症状。应注意预防和及时处理。

(七)变态反应

冠状动脉造影过程中所使用的药物均可产生变态反应。对局麻药的变态反应很少见。对碘造影剂过敏者约占 1%,表现为组胺释放反应,如打喷嚏、荨麻疹、口唇或眼睑血管性水肿、气管痉挛,严重者发生过敏性休克。术中一旦出现变态反应,可给予激素和组胺受体拮抗剂治疗,特别是发生过敏性休克时,给予肾上腺素和激素治疗。

(八)其他并发症

包括导管打结或断裂、感染等。

北京阜外医院心血管介入中心对 1987～2000 年 9 196 例冠状动脉造影分析,主要并发症发生率为 1.33%,死亡 2 例,占 0.02%,严重心律失常 27 例,占 0.29%,严重造影剂变态反应 4 例,占 0.04%,非致死性急性心肌梗死 1 例,占 0.01%,冠状动脉夹层 2 例,占 0.02%。

第四节 冠状动脉心肌桥冠状动脉造影特征

冠状动脉造影目前仍然是诊断冠状动脉心肌桥的“金标准”,随着 64 层螺旋 CT 冠状动脉成像在临床应用增多,发现冠状动脉心肌桥更多,而且有它的优势,冠状动脉造影面临新的挑战。

冠状动脉造影并不能显示心肌桥本身,但可见到壁冠状动脉在收缩期变得狭窄、模糊或显示不清,甚至完全不显影,而在舒张期该段血管腔正常,显示清晰。冠状动脉心肌桥在冠脉造影时的诊断标准为：心脏收缩时冠状动脉狭窄具有短暂性、间歇性的特点，而舒张恢复正常或狭窄减轻明显，这种特征性被称之为"挤牛奶现象"或"挤奶征"（milking effect）或"收缩期狭窄"。这种改变是由于壁冠状动脉管腔在收缩期受到心肌桥的压迫，而在舒张期该压迫消失所致（图 15-10）。

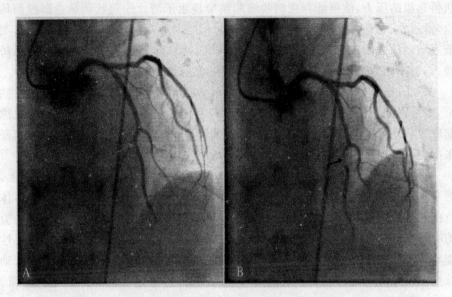

图 15-10　冠状动脉心肌桥冠状动脉造影特征
A. 前降支在舒张期时血管正常（箭头所指）　B. 前降支在收缩期时明显狭窄（箭头所指）

　　国外冠状动脉造影时冠状动脉心肌桥的检出率在 0.4％～4.6％之间。统计 6 个大系列 18 231 例冠状动脉造影心肌桥的检出率 1.02％。国内有报道冠状动脉造影的检出率仅为 0.665％，一般为 2％～2.5％，亦有报告在 16％～40％，而 MSCT 冠状动脉成像对冠状动脉心肌桥的检出率可达 18.56％。冠状动脉造影检出心肌桥的差异受多种因素影响，如心肌桥的长度、与左前降支相关的桥纤维准确定位、心肌桥与毗邻动脉间的关系等。血管造影仅察觉深部肌桥，而浅部肌桥不易发现，对心肌桥发现与肌桥长度不相称。此外，由于冠状动脉变异较多，走形及其分布多样，且造影图像是二维图像，不能全面显示冠状动脉三维空间的直接征象。部分学者认为，冠状动脉造影检出冠状动脉心肌桥最有效的体位是左、右斜位，而左、右斜头位可能更清晰。通过多体位来多角度观察，造影中使用硝酸甘油可以提高壁冠状动脉的检出率。

冠状动脉造影能否显示心肌桥对壁冠状动脉的压迫可能和以下因素有关：①心肌桥的厚度和宽度。②心肌桥与壁冠状动脉的解剖关系。③壁冠状动脉周围结缔组织和脂肪组织的多少。④血管扩张剂（如硝酸甘油、硝普钠、异丙肾上腺素）可加重收缩期狭窄，而血管收缩剂（如麦角新碱、新福林、去甲肾上腺素）则减轻收缩期狭窄。⑤心肌桥近段冠状动脉有粥样硬化狭窄，降低了其心肌桥远段的压力，使可能存在的收缩期狭窄显示不清。⑥冠状动脉造影投照体位，常规左、右前斜加头位会更清晰显示。但对心肌功能不能提供什么信息，当壁冠状动脉近段狭窄时，该段血管内压较高，冠脉储备功能低下。在浅表肌桥病人，看不到"挤牛奶现象"，新的影像技术和刺激试验有助于发现心肌桥病人。

Bourassa 等研究定量冠状动脉造影显示肌桥段壁冠状动脉大多有严重狭窄，对近段及远段收缩期和舒张中晚期狭窄腔径平均减少值进行测量。当收缩期壁冠状动脉平均腔径减少≥70％时，冠状动脉造影显示"挤牛奶现象"，当舒张中期至晚期狭窄腔径减少≥35％时，亦呈现此现象。

金志刚等对 2003 年 1 月～2007 年 12 月 900 例患者进行了冠状动脉造影，男 601 例，女 299 例，年龄 24～83 岁。采用 Judkins 法行股动脉或肱动脉多体位的选择性冠状动脉造影，少数行升主动脉造影以显示冠状动脉，并由有经验的心脏介入医师对造影结果进行判定。900 例患者中，共检出冠状动脉先天性变异 67 例，占 7.44％，男 45 例，女 22 例，年龄 24～83 岁。具体如下：①冠状动脉瘘。9 例（男 6 例，女 3 例），检出率为 1.00％。②冠状动脉开口起源异常。12 例（男 8 例，女 4 例），检出率为 1.33％。③壁冠状动脉。46 例（男 31 例，女 15 例），检出率为 5.11％。其中左冠状动脉心肌桥 43 例（93.4％），左前降支心肌桥为 37 例，左回旋支心肌桥 6 例；右冠状动脉心肌桥 3 例（6.6％）。

张树桐等进行了心肌桥和壁冠状动脉 64 层螺旋 CT 成像与冠状动脉造影比较研究，对 2005 年 7 月～2006 年 7 月所有行冠状动脉 CTA 检查病例 1 422 例，共检出心肌桥病例 104 例，其中男 89 例，女 15 例，年龄为 31～77 岁，平均年龄 52.1±16.2 岁。由 CTA 检出的肌桥病例均于查出后 10～30 日内行 CAG 检查。采用 philips integris 血管机，用 Judkin's 法常规检查，造影剂采用非离子型造影剂欧乃派克，注射速度 6～8ml/s，进行多角度投照，检查范围主要为 LMA，LAD，LCX，RCA 及其主要分支。64 层螺旋 CT 冠状动脉成像发现心肌桥 104 例 119 段，其中单支冠状动脉心肌桥患者 93 例，LAD 两段心肌桥患者 6 例，LAD 合并对角支心肌桥 1 例，LAD 合并 LCX 心肌桥 1 例，LAD 多段心肌桥 3 例，RCA 未检出心肌桥。心肌桥最大厚度在 2 毫米以内的共 86 段，2～5 毫米的 26 段，5 毫米以上的 7 段。CAG 检查 104 例心肌桥患者中共检出 42 例共 44 段肌桥,其长度为 5.1±3.6 毫米,狭窄程度为 70.2％±28.4％。与此相比,测得相应的 CTA 数据为平均长度 7.4±3.3 毫米,狭窄率为 40.2％±22.8％。

将 44 段肌桥长度及狭窄程度的 CTA 及 CAG 数据分别做两面配对 t 检验显示,两组检验差异均有显著性 P＜0.05(表 15-1)。

表 15-1 多层螺旋 CT 血管造影与常规冠状动脉造影对心肌桥及壁冠状动脉数据比较

指 标	CTA 结果	CAG 结果
心肌桥长度(mm)	4.4±3.1[a]	3.1±2.3
壁冠状动脉狭窄程度	41％±20％[a]	60％±23％

a 为 P＜0.05,与 CAG 组比较。

CTA 对于心肌桥的检出率较 CAG 有所提高,本研究中 CTA 心肌桥检出率为 7.3％,CAG 对心肌桥检出率为 2.9％。据有关资料显示,CAG 检查中只有 MCA 的管径狭窄变化程度在 25％以上时才容易被发现,在心脏搏动下狭窄程度＜25％的 MCA 多被漏诊。而 CTA 可清晰显示冠状动脉血管在整个心动周期内存在狭窄或闭塞情况与否,结合 CTA 的 VR、MPI、CPR、MIP 等图像。均可对心肌桥做出准确的诊断,因而心肌桥及 MCA 的检出率明显提高。本组病例中 CTA 可以清晰的显示心肌桥对血管的包绕形式,表浅型 MCA 多走行于心外膜下呈"C"形包裹,其上方所覆盖的心肌桥多厚度在 2 毫米以下;心肌桥对 MCA 包埋较深的情况较少,呈环形厚度常大于 2 毫米,并且有 7 例 7 段心肌桥厚度大于 5 毫米,甚至出现部分 MCA 走行于心内膜下情况。患者一般临床症状重(胸闷、气短、心绞痛等),并且 ECG 显示 ST 段压低,提示明显心肌缺血的存在。本组病例中环形心肌桥包裹的 MCA 均能被 CAG 检出,但是 CAG 无法显示心肌桥的包裹形式及心肌桥厚度。本研究通过 CTA 对 44 段肌桥的长度测量显示其数据较 CAG 数据要大,分析可能是由于肌桥两端肌桥较薄对 MCA 的挤压作用较弱而使 CAG 低估肌桥的长度所致。因此,通过本研究结果可以认为,CTA 较 CAG 在指导心肌桥和 MCA 治疗方面更有价值。本组 CTA 发现有多达 63％的近段冠状动脉合并软硬斑块形成现象,致使血管管腔狭窄。目前,64 层螺旋 CT 时间分辨率尚达不到在所有相位上清晰显示冠状动脉结构的要求,因而不能够观察到 CAG 显示的 MCA"吮吸作用",不能够准确反映 MCA 的真正狭窄情况,说明在目前 CT 技术下分析 MCA 狭窄程度只能作为一定参考依据。

李玉峰等对经过选择性冠状动脉造影而诊断心肌桥患者进行了临床分析。冠状动脉造影如发现冠状动脉有收缩期狭窄或合并舒张期松弛延迟现象,则考虑有心肌桥存在,同时目测判断肌桥部位收缩期较舒张期狭窄程度。按照 Noble 的分级方法,将冠状动脉直径收缩期较舒张期狭窄程度分为3级。1级:直径狭窄<50%;2级:直径狭窄50%～75%;3级:直径狭窄>75%。本组心肌桥冠状动脉造影结果为狭窄1级的6例(5%),Ⅱ级的78例(65%),Ⅲ级的36例(30%)。肌桥分布于前降支114例(95%),其中近中段108例,远段6例。回旋支6例(5%)。同时合并有动脉粥样硬化者24例,18例为肌桥近端血管粥样硬化。18例中,肌桥Ⅰ级2例,Ⅱ级8例,Ⅲ级8例。粥样硬化狭窄程度<30%者6例,狭窄30%～50%者8例,狭窄50%～70%者2例,狭窄>70%2例;6例为肌桥以外其他分支粥样硬化,狭窄程度均小于50%。心肌桥长度<10毫米78例;10～20毫米30;>20毫米12例。入院前诊断冠心病心绞痛者102例,胸闷原因待查9例,心脏神经官能症9例。所有患者均未在造影之前做出心肌桥的诊断。冠状动脉造影能否显示心肌桥,主要取决于以下因素:①心肌桥的厚度、宽度与长度。②心肌桥与壁冠状动脉的关系,尤其是壁冠状动脉周围结缔组织和脂肪组织的多少。③血管扩张剂和收缩剂的影响。④造影体位和观察者的细心程度。

杨瑞峰等分析了从2003年1月～2006年1月580例冠状动脉造影检出62例心肌桥患者的临床特征,心肌桥检出率为10.69%。其中孤立性肌桥43例(69.36%),心肌桥合并冠状动脉病变19例(30.65%),冠状动脉直径在1.5毫米以上,狭窄≤50%有9例,其中严重狭窄6例(含三支病变和心肌桥合并同支严重冠状动脉狭窄>80%)。59例心肌桥均发生在左冠状动脉(占95.17%),其中前降支38例(占61.29%),回旋支11例(占17.75%),发生在对角支10例(16.13%)。发生在前降支近段6例,中段24例,远段8例。其中第一对角支7例,第二对角支3例。3例肌桥发生在右冠状动脉(4.84%),其中1例在右冠状动脉中段,2例在远段。心肌桥长度8～31毫米。根据 Noble 分级方法,15例为Ⅰ级,40例为Ⅱ级,7例为Ⅲ级。

黄维义等对317例患者行选择性冠状动脉造影,全部采用 Seldinger 技术经皮穿刺股动脉,左冠状动脉造影常规采用右前斜加头位,右前斜加足位,左前斜加头位,左前斜加足位;右冠状动脉造影采用左前斜位及右前斜位。设备采用 Philips Intergris V5 000 数字减影血管造影机。造影剂选用碘比乐370,速度为25帧/s。造影后即刻由两位有经验的术者对图像做分析判断,对疑似病变给予硝酸甘油200μg 冠状动脉内注入后再重复造影。以冠状动脉于心室收缩期出现短暂间歇性狭窄而在舒张期恢复正常者,诊断为冠状动脉心肌桥。本组共检出心肌桥 11 例,占 3.5%,其中单桥 10 例,均位于左前降支(近段 4 例,中段 5 例,远段 1 例);双桥 1 例,位于左前降支中段及左旋支中段。心肌桥长 8~30(平均 16.2)毫米。依据 Nobel 分级法,Ⅰ级 2 例,Ⅱ级 4 例,Ⅲ级 5 例。同时并发冠状动脉粥样硬化者 3 例(占 27.3%),其中 2 例粥样硬化病变处管腔狭窄<50%,1 例狭窄程度达 70%。据报道,左肩位心肌桥检出率最高。有时候由于近端冠状动脉粥样硬化产生的固定性狭窄或痉挛的存在限制了冠状动脉的血流灌注,致使造影很难发现心肌桥的存在,这些心肌桥只有在 PCI 后或冠状动脉内注入硝酸酯类药物后才得以暴露。在造影表现上,心肌桥应注意与假性心肌桥相鉴别,后者是由于心脏明显增大,紧贴胸壁,在心脏舒张期出现局限性冠脉狭窄,而在收缩期冠状动脉狭窄消失。

总之,目前仍认为选择性冠状动脉造影是心肌桥诊断的“金标准”。造影中若发现冠状动脉有收缩期狭窄或(和)有舒张早期血管扩张延迟,到舒张晚期才达到扩张高值,这种扩张延迟现象提示肌桥存在。按照 Nobel 进行程度分级。造影诊断应注意与冠状动脉痉挛、长段均匀固定性狭窄鉴别。

第五节　冠状动脉粥样硬化病变造影征象

冠状动脉心肌桥患者中有孤立性心肌桥,壁冠状动脉近端易发生粥样硬化性病变,亦有部分病人合并冠状动脉粥样硬化病变,甚至严重狭窄、闭塞病变,本节将重点介绍冠状动脉粥样硬化病变冠脉造影征象,这有助于对冠状动脉心肌桥患者冠脉病变全面、深入的了解。

一、冠状动脉分段与狭窄分级

(一)冠状动脉分段

目前大多数采用 1975 年美国心脏协会(AHA)制定的 15 个节段标准。

1. RCA 近段,起始于右冠状动脉开口部到第一个较大的右室支动脉发出处或右冠状动脉的第一个弯曲部。

2. RCA 中段,始于第一个较大的右室支动脉发出处或右冠状动脉的第一个弯曲部,到锐角支发出处(位于右冠状动脉的第二个弯曲部,右心室的锐角缘上)。

3. RCA 远段,起于锐缘支动脉,至后降支与左室后侧支分叉处。

4. 后降支和左室后侧支。

5. 左主干。

6. LAD 近段,左主干末端到第一间隔支动脉或第一对角支动脉发出处。

7. LAD 中段,第一间隔支动脉到左前降支动脉转角处(走行方向由前转为向下)。

8. LAD 远段,前降支动脉转角处以下部分。

9. 第一对角支。

10. 第二对角支。

11. LCX 近段,从开口部到第一钝缘支动脉发出处。

12. 钝缘支。

13. LCX 远段,从第一钝缘支动脉发出处起,到回旋支动脉终末。

14. LCX 左室后支。

15. LCX 后降支。

(二)冠状动脉狭窄分级

冠状动脉狭窄的判断主要有三种方法,即目测直径法、定量冠状动脉测量(OCA)和冠状动脉内超声(IVUS)等方法。冠状动脉狭窄程度可用狭窄直径减少的百分比或狭窄面积减少百分比来表示。目前,通常采用的是目测直径法,即以紧邻狭窄近心端和远心端的正常血管段内径为 100%,狭窄处血管直径减少的百分数为狭窄程度。估测直径时,参照已知导管的直径与动脉的粗细比较便可。直径减少二分之一称为 50%狭窄,减少十分之九称为 90%狭窄,线条影称为 99%狭窄,完全闭塞则为 100%狭窄。面积与直径的关系,用冠状动脉管腔狭窄程度可间接推断面积狭窄程度,其对应关系是直径狭窄 50%、75%和90%,分别对应面积狭窄 75%、95%和 99%。国际上一般习惯用狭窄直径表示。当冠状动脉直径减少 50%以上时,运动中诱发心肌缺血,称为有意义的病变;当狭窄直径减少 80%~85%以上时,方会引起静息冠状动脉血流量减少;当狭窄直径<50%时,血管血流动力学上无显著意义,但临床上不一定是良性的,病变可慢性发展,也可发生斑块破裂而演变为急性冠状动脉综合征(图 15-11、15-12)。

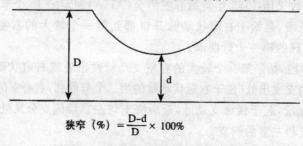

$$狭窄 (\%) = \frac{D-d}{D} \times 100\%$$

图 15-11　测量冠状动脉直径狭窄示意图

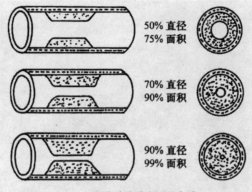

冠状动脉狭窄测量方法

图 15-12　冠状动脉狭窄测量方法示意图

二、冠状动脉病变形态

冠状动脉病变可以分为左主干病变、单支病变、双支病变、三支病变。

（一）狭窄性病变

由于内膜斑块形成或（和）管壁增厚造成管壁不规则，以及不同程度的狭窄和阻塞。冠状动脉狭窄分级亦有按冠状动脉造影冠状动脉管腔直径≤50％，50％～74％，75％～99％及100％，一般分为轻、中、重度狭窄和阻塞。按冠状动脉管腔面积狭窄分为Ⅰ级，正常；Ⅱ级，管腔狭窄面积＜50％，Ⅲ级，管腔狭窄面积50％～75％，Ⅳ级，管腔狭窄面积75％～90％，Ⅴ级，管腔狭窄面积＞90％，Ⅵ级，完全闭塞。

1. 根据冠状动脉狭窄的形态特征

（1）向心性狭窄：指狭窄部位的冠状动脉粥样硬化斑块以冠状动脉管腔中心线为中心均匀地向内缩窄，冠状动脉造影显示在不同体位按照其狭窄程度均相同。多为稳定型心绞痛。

（2）偏心性狭窄：指狭窄部位的冠状动脉粥样硬化斑块向冠状动脉管腔中心线不均匀缩窄或从中心线一侧造成缩窄，冠状动脉造影显示同一狭窄病变在不同的投照角度显示的狭窄程度不同。多为不稳定型心绞痛（图15-13）。

①Ⅰ型。表面光滑，基底宽。

②Ⅱ型。基底窄，呈尖角状，边缘锯齿状或火山口样。

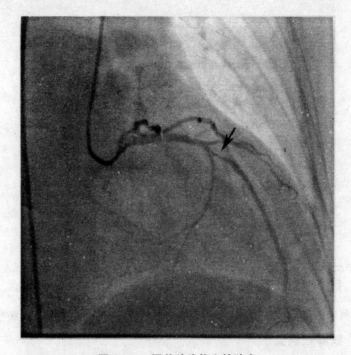

图 15-13　冠状动脉偏心性狭窄

左冠状动脉右前斜加头位造影图像,箭头所指为前降支中段有一处 90％偏心狭窄

2. 根据冠状动脉病变的长度

(1)局限性狭窄:指病变长度＜10mm 狭窄。

(2)管状狭窄:指长度介于 10～20mm 间的狭窄,其发生率仅次于局限性狭窄。

(3)弥漫性狭窄:指长度＞20mm 的狭窄,多发生在高龄冠心病患者或糖尿病患者的冠状动脉上,常伴有明显的钙化。

3. 管腔不规则　指管腔狭窄程度＜25％的弥漫性狭窄,冠状动脉造影显示长段冠状动脉管壁不规则或不光滑。它是冠状动脉粥样硬化较轻的表现,其不产生血流动力学改变。但在此基础上,冠状动脉易发生痉挛。

4. 闭塞性病变

(1)完全闭塞性病变:远端无任何前向血流,周围多有侧支循环的表现。

(2)次全闭塞性病变:可见微弱缓慢的前向血流。

以上病变是冠状动脉粥样硬化造影的主要征象,占 90％以上。

（二）瘤样扩张

指冠状动脉粥样硬化或先天性因素改变破坏了血管壁内层及内弹力纤维层，导致管壁向外扩张，冠状动脉造影显示冠状动脉管壁不同程度向外扩张。如为局限性扩张（<7mm）则称为冠状动脉瘤，如为弥漫性扩张（>7mm）则称为冠状动脉扩张。冠状动脉扩张可不伴有狭窄，也可与狭窄混合存在而呈半球样改变。检出率可达7%，以右冠状动脉为多见，其次为左主干、前降支及左回旋支。

（三）斑块溃疡

冠状动脉粥样硬化斑块溃疡，冠状动脉造影时可见斑块基础上的"龛影"。冠状动脉溃疡是有重要的临床意义，它是动脉粥样硬化斑块最不稳定状态，易于诱发局部血栓而导致管腔闭塞，它破裂下来的碎片还可以阻塞远端血管或分支。

（四）冠状动脉钙化

指钙质在冠状动脉管壁内或粥样硬化斑块内沉积，X线透视显示沿冠状动脉走行分布的密度不均的高密度影像。有报道冠状动脉内超声检查在60%～70%的病变中有不同程度的钙化，而X线透视时只有8%～14%的病变有钙化影像存在，影像增强透视检出率仅为20%。

（五）冠状动脉夹层

指冠状动脉内膜及其斑块自发地或在外力的作用下，发生在造影条件下可见的断裂，冠状动脉造影显示冠状动脉管腔内有被线状造影剂影像隔离的充盈缺损。分为医源性、自发性。

（六）冠状动脉血栓

指急性、亚急性血栓在冠状动脉内形成，冠状动脉造影显示，造影剂充盈冠状动脉时，血栓存在处可见被造影剂包绕的椭圆形、长条形或略有不规则形的低密度影，造影剂消散后血栓存在处及近段仍有少量造影剂残留。

（七）冠状动脉痉挛

一过性冠状动脉狭窄或阻塞称为冠状动脉痉挛，前者可为局限性或节段性。冠状动脉自发或受导管顶端等刺激而发生的局限性或弥漫性收缩，冠状动脉造影显示痉挛处呈管壁光滑或不光滑的局限性或弥漫性狭窄样改变。痉挛可发生在冠状动脉粥样硬化基础上，也可发生在正常冠状动脉上，给予硝酸甘油可缓解或消失。自发性者可引起心绞痛和一过性ST段抬高，也可发生心肌梗死。医源性者常见于左、右冠状动脉开口部，多为导管刺激所致。术中动脉内注入硝酸甘油(0.2mg)或移动导管,血管痉挛的管腔可开放,借此可与冠状动脉固定性狭窄相鉴别。导管顶端刺激造成的痉挛多发生在右冠状动脉。冠状动脉痉挛造影检出率仅占 0.2%～3.4%。

(八) 冠状动脉栓塞

造影表现为杯口状的完全或次全阻塞,或圆状"充盈"缺损。如为气栓,指由于某种原因气体进入冠状动脉内并滞留,形成栓子,冠状动脉造影显示冠状动脉内有被造影剂包绕的边缘清晰的圆形透亮区。少量气体进入冠状动脉内不会引起栓塞,而会随前向血流或造影剂前移并消失,大量气体进入冠状动脉会阻滞前向血流引起室颤。

(九) 冠状动脉变异和畸形

冠状动脉的起源和分布可有变异,这些变异大多数是生理性的,少数可引起心肌缺血、梗死或猝死。冠状动脉心肌桥是一种先天性冠状动脉畸形。冠状动脉变异可给冠状动脉造影操作和造影结果的解释带来困难。

(十) 冠状动脉侧支循环

冠状动脉之间彼此存在交通支,当某支冠状动脉或较大分支发生严重狭窄或闭塞时,其他血管可经交通支向病变血管远端供血,该循环系统称侧支循环。冠状动脉造影显示某一冠状动脉向有严重狭窄或闭塞的血管远端供血。侧支循环主要有两种方式,一是冠脉内侧支循环,即侧支循环来自同一血管的严重狭窄或闭塞段的近侧,行前向性供血。另一是冠状动脉间侧支循环,即侧支循环来自同侧或对侧血管,行逆行性供血。侧支循环的重要性一是表明病变的血管存在明显的血流动力学障碍,远端压力下降。二是良好的侧支循环提供的血供只相当于病变血管狭窄 90% 时提供的血供。三是经侧支循环显示的病变血管远端大小并不能真实地反映其实际的大小。侧支循环的建立,尤其侧支循环供血良好者保护缺血心肌活性、缩小心肌梗死面积。当前,冠状动脉造影是惟一能够全面展示侧支循环及其供血情况的影像学技术。侧支循环目前分级如下:

0 级:无侧支循环存在。

1 级:勉强能检出的侧支血流。造影剂仅充盈小分支侧支血管,但在任何时候心外膜血管都不显影。

2 级:部分侧支血流。狭窄或闭塞远端血管被侧支充盈,但造影剂密度较供血血管低且充盈缓慢,不能使心外膜血管完全显影。

3 级:完全灌注。狭窄或闭塞血管远端通过侧支显影,造影剂密度与供血血管相同且充盈迅速,使心外膜血管完全显影。

三、冠状动脉病变分布与冠状动脉血流

（一）冠状动脉病变分布

根据 proudifc 等对 1 000 例冠状动脉造影进行分析,前降支受累占 82.5％,右冠状动脉为 72.9％,左回旋支为 66％,左主干 11.5％。

1. 左主干有意义狭窄占 8％～14％,同时多累及前降支和左回旋支开口,导致多支病变。因此,左主干病变具有更大的危险性。

2. 前降支病变 90％好发于第一间隔支开口附近的近心段。病变累及与保留第一间隔支为提供侧支循环,可直接影响预后,死亡率可相差 3 倍。

3. 右冠状动脉发病率占第二位,好发于近 1/3 段或末梢 1/3 段。约 1/3 的病例呈弥漫性病变。

4. 左回旋支发病率占第三位,以近中段并波及钝缘支开口部为多见。

（二）冠状动脉血流

左右冠状动脉分别开口于左右冠状动脉窦。正常情况下,冠状动脉血液供应约为心排出量的 5％,其血流量的 75％来自心脏舒张期,平均冠状动脉循环时间约 4 秒钟。休息时,流经心肌血液中的氧 75％～80％被细胞摄取,运动时,心肌需氧量增加,冠状动脉通过增加血流量来满足代谢的需要,冠状动脉这种增加血流量的能力称冠状动脉血流储备能力。正常人冠状动脉最大血流量可为休息时的 4～5 倍。有 15％～20％休息或运动心电图异常的病人,其典型心绞痛来自于冠状动脉血流储备异常。冠状动脉血流量受多种因素调节和影响,包括冠状动脉灌注压,自心外膜至心内膜室壁的张力,心肌代谢因素,自主神经调节,侧支循环及各种药物影响等,但最终都体现在冠状动脉横截面积和血流速度的变化上。当冠状动脉内径狭窄≥40％～50％时,冠状动脉对血管扩张剂的反应出现下降,即冠状动脉血流储备能力降低。当储备能力由正常时的 4～5 倍下降至 2～2.5 倍时,便会出现临床心绞痛症状。测定冠状动脉血流速度的方法有很多,但常用的方法是冠状动脉造影法,它包括有计算机密度测定法、TIMI 计帧法和目测法等。

TIMI(Thrombolysis in myocardial Infarction Trial,TIMI)计帧法一直被作为冠状动脉造影法判断冠状动脉血流状态的"金标准",将冠状动脉血流速度分为四级。

TIMI　0 级:无再灌注或闭塞远端无血流。

TIMI　Ⅰ级:造影剂部分通过闭塞部位,不能充盈冠状动脉远端。

TIMI Ⅱ级：部分再灌注或造影剂能完全充盈冠状动脉远端，但造影剂进入和清除的速度都较正常的冠状动脉慢。

TIMI Ⅲ级：完全再灌注，造影剂在冠状动脉内能迅速充盈和清除。

四、左心室造影征象

左室造影是冠脉造影的重要组成部分，用以观察心腔整体形态、大小及心室壁各段的形态和运动功能，包括射血分数（EF）值的测量。有无并发症，如室壁瘤、室间隔及游离壁穿孔及二光瓣关闭不全等。

（一）左心室运动情况

左心室正常运动为室壁整个节段的收缩运动幅度一致，即心室腔的横径和纵轴均呈向心性缩短，心尖向心底部运动（图 15-14），正常收缩幅度为 25%～30%。

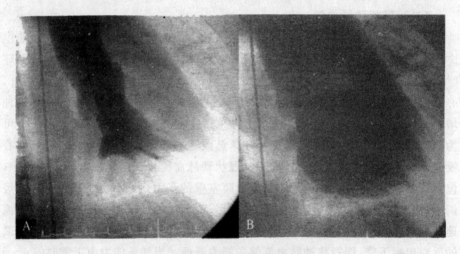

图 15-14　右前斜位正常左心室造影图像

A，左心室收缩期；B，左心室舒张期

1. **室壁运动分级**　左心室造影一般取右前斜位 30°，有时取左前斜位 60°造影作补充。右前斜位分 5 段，即前基底段、前侧壁、心尖部、下壁和后基底段。左前斜位分 2 段，即室间隔和后侧壁（图 15-15）。

2. **室壁节段运动异常分类**（图 15-16）

（1）室壁运动减弱（hypokinesis）：包括节段性室壁运动减弱和弥漫性室壁运动减弱，前者多见于冠心病和肥厚型心肌病，后者多见于扩张型心肌病或缺血性心肌病。

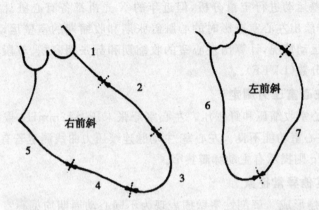

图 15-15　右前斜位左心室造影分为 5 段，左前斜位分两部分

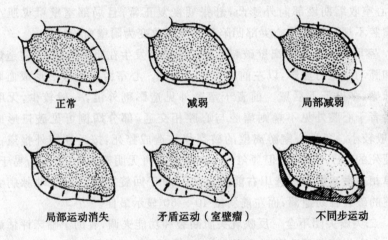

图 15-16　各种室壁运动异常类型

（2）运动消失（akinesis）：某一节段或几个节段完全无收缩功能。

（3）矛盾运动（dyskinesis）：某一节段在收缩期时向外膨胀，与邻近节段运动方向相反，形成矛盾运动，提示室壁瘤形成。

（4）不同步运动（asynchrony）：束支阻滞或右心室起搏的患者，常可见到左心室壁向内运动的开始时间在不同部位不一致的表现。

（二）室壁运动定量分析

局限性室壁运动异常，总是与对应的支配该区的冠状动脉病变有关，对室壁运动进行定量分析以反映心肌受损的程度有重要的临床意义。目前,有多种方法可对室壁运动进行定量分析,但近年的 X 光机都备有心脏计算机专用软件,可自动描绘出左心室造影时的心脏舒张期和收缩期的室壁运动曲线,分析各节段室壁运动情况,计算出左心室的收缩期和舒张期容积、节段射血分数和左心室射血分数(LVEF)。

(三)左心室压力测定

包括左心室收缩压和舒张压。左心室舒张末压>12mmHg 或造影后明显升高,提示左心室功能不良。左心室-主动脉连续压力曲线测定若有收缩压力阶差>20mmHg 则提示有主动脉瓣狭窄。

(四)其他异常征象

1. 室壁瘤形成　解剖性室壁瘤表现为不同心动周期均见心室某部恒定膨凸或扩张,局部肌小梁结构消失。功能性室壁瘤实为左室节段或区域性运动异常,于心室收缩期该部向外膨凸,舒张期恢复正常,且局部室壁可见肌小梁结构。瘤腔不规则特别是心尖部凹陷呈波浪状改变为附壁血栓征象。

2. 室间隔和心室游离壁破裂　室间隔破裂发生在肌部间隔,左室造影可见右室和肺动脉逆行显影,以左前斜位显示为佳。心室游离壁破裂形成血肿或假性动脉瘤,多见于下后壁。前者于室壁外见造影剂外溢,一般较少,无明确瘤壁。后者于心腔外见不规则瘤腔与心腔相交通,部分病例可见破口形成的瘤颈,一般较小。急性心室游离壁的破裂往往造成猝死,按近期国外报道占住院心肌梗死的 10%～20%,但亚急性游离壁破裂可无明确的临床征象,易于误、漏诊。单相左室造影常规选用右前斜位 30°,对于回旋支或右冠状动脉病变造成后侧壁的破裂容易遗漏,而左前斜位 40°～60°显示最佳。

3. 二尖瓣关闭不全　反映乳头肌断裂和功能失调,有助于临床评估病情和预后。左室收缩期见造影剂反流入左房,提示二尖瓣关闭不全。根据反流量的大小可评估关闭不全的程度。但造影不能观察瓣膜和乳头肌的病变情况。

参考文献

[1]陈步星,胡大一,洪楠.多层螺旋 CT 心脏成像与冠状动脉造影.北京:北京大学医学出版社,2007

[2]姬尚义,沈宗林.缺血性心脏病.北京:人民卫生出版社,2005

[3]李占全,金元哲.冠状动脉造影与临床.沈阳:辽宁科学技术出版社,2007

[4]沈文锦,徐成斌.现代心功能学.北京:人民军医出版社,2002

[5] 张兆琪. 心血管影像诊断必读. 北京：人民卫生出版社，2007

[6] Johnson LW, Krone R. Cardiac catheterization 1991: A report of the Registry of the society for cardiac Angiography and Interventions. Cather Cardiovase Diagn, 1993, 28: 219~220

[7] Hernander F, pombo M, Dalmau R, et al. Acute coronary embolism: Angiographic diagnosis and treatment with primary angioplasty. Catheterization and Cardiovascular Intervention, 2002, 55: 491~494

[8] 王升平. 心肌桥及其影像学评价. 医学影像学杂志, 2008, 18(4): 434~435

[9] Lozano I, Baz JA, Lopez P, et al. Long-term prognosis of patients with myocardial bridge and angiographic milking of the left anterior descending coronary artery. Rev Esp Cardiol, 2002, 55: 359~364

[10] MöhlenKamp S, Hort W, Ge J, et al. Update on myocardial bridging. Circulation, 2002, 106: 2619

[11] Ge J, Erbel R, Ruprecht HJ, et al. Comparison of intravascular ultrasound and angiography in the assessment of myocardial bridging. Circulation, 1994, 89: 1725~1732

[12] Schwarz ER, Klues HG, Vom Dahl J, et al. Functional charactersitics of myocardial bridging——a combined angiographic and intracoronary Doppler flow study. Eur Heart J, 1997, 18: 434~442

[13] Bourassa MG, Butnart FA, Lesperance J, et al. Symptomatic myocardial bridges: Overview of ischemic mechanisms and current diagnostic and treatment strategies. Am Coll Cardiol, 2003, 41: 356

[14] 戴汝平，支爱华. 提高对冠状动脉肌桥及其临床意义的认识. 中国循环杂志, 2007, 22(5): 322

[15] 董敏，钱菊英. 冠状动脉心肌桥研究现状. 中华心血管病杂志, 2006, 34(5): 474~475

[16] Low AF, Chia BL, Ng WL, et al. Bridge over troubling spasm: is the association of myocardial bridging and coronary artery spasm distinct entity three case reports. Angiology, 2004, 55: 217~220

[17] 张志寿，杨瑞峰. 冠状动脉心肌桥的研究进展. 心脏杂志, 2009, 21(3): 417~420

[18] 金志刚，吕学祥，邓建丽，等. 冠状动脉造影中冠状动脉先天性变异的分析. 临床心血管病杂志, 2008, 24(5): 339~340

[19] 张树桐,金朝林,肖建伟,等.心肌桥和壁冠状动脉 64 层螺旋 CT 成像与冠状动脉造影比较.中国动脉硬化杂志,2007,15(4):303～306

[20] 李玉峰,王士雯,卢才义,等.心肌桥临床特点分析.中国循环杂志,2007,22(5):370～371

[21] 杨瑞峰,尚士芹,马逸.心肌桥的冠脉造影与临床研究.中国实验诊断学,2008,12(3):345～346

[22] 黄维义,石娟,彭永权,等.冠状动脉心肌桥的临床诊断与治疗.临床心血管病杂志,2005,21(6):344～345

[23] 戴汝平,高建华.冠状动脉多排螺旋 CT 成像.北京:科学技术出版社,2007,97～103

[24] Prendergast BD,Kerr F,Starkey IR. et al. Normalization of abnormal coronary fractional flow reserve associated with myocardial bridging using an intracoronary stent. Heart,2000,83:705～707

[25] Möhlenkamp S,Eggebrecht H, Ebralidze T,et al. Normal coronary angiography with myocardial bridging:a variant possibly relevant for ischemia. Herz,2005,30:37～47

第十六章　冠状动脉心肌桥冠状动脉超声

随着冠状动脉介入检查及治疗的发展,冠状动脉内超声也随之不断发展,冠状动脉血管内超声(intracoronary ultrasound,ICUS)或称血管内超声(intravascular ultrasound,IVUS)及冠状动脉内多普勒技术(intracoronary Doppler ultrasound,ICD),它们不仅对冠状动脉粥样硬化病变、狭窄、血流的诊断及治疗的指导、观察有重要的意义,而且对冠状动脉心肌桥的诊断及治疗观察也有重要而具特征性的意义。

第一节　冠状动脉血管内超声

冠状动脉血管内超声显像技术自 20 世纪 90 年代初开始应用于临床,将微型化的超声探头通过导管的技术送入血管腔内,可以提供包括管腔和管壁在内的横截面图像,既可以观察冠状动脉管腔的形态,也可以观察到管壁的形态,并可以根据病变的回声特性和血管特征判断病变的性质,精确测定管腔、血管的大小及病变的狭窄程度,并可以用于指导介入治疗。

一、血管内超声显像仪器和操作方法

(一)血管内超声显像仪器系统

IVUS 系统由超声仪器(包括超声主机、导管驱动系统和图像后处理系统)和 IVUS 超声导管构成。IVUS 利用安装在血管内超声顶端的微型超声换能器,在血管内发射和接受高频超声信号。根据 IVUS 超声探头的不同,分为机械旋转型和电子相控阵型两种(图 16-1)。两种探头各有优缺点。机械旋转探头利用外置的马达和驱动轴旋转安装于导管顶端的单一压电晶体换能器,旋转速度通常为 1 800rpm,可以每秒钟 30 帧的速度成像。目前,所用的导管均采用单轨形式,导管前端的单轨部分较短,导管也较柔软,但对扭曲病变的通过能力相对较差。此型导管可因导管的不均匀旋转而产生图像的变形,即不均匀旋转伪像。电子相控阵型探头虽然没有旋转部件,采用环形安置于导管顶端的32~

64个换能器,不但可显示血管断面的灰阶实时图像,而且还具有提供冠状动脉内血流信息的功能,稳定性很好,没有旋转伪像和导丝伪像,导引导丝的轨道作用较好,导管的推送能力较优。但是,单图像分辨率较机械性探头稍差,导管周边存在超声盲区。新一代的相控阵型IVUS图像质量已有明显的提高,与机械旋转型无显著的差别。利用相控阵型IVUS成像系统,还可以根据病变回声性质的不同,标上伪彩,分别代表不同性质的病变,即虚拟组织成像(Virtual Histology),可用于帮助识别不稳定的病变。

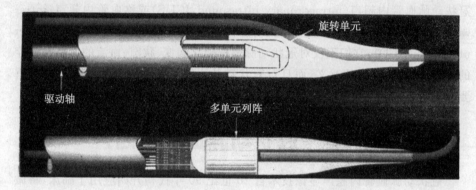

图16-1 两种不同的IVUS探头模式图

(二)血管内超声检查操作方法

血管内超声成像检查均需在导管室完成,在造影检查的基础上,选定所需检查的血管和病变部位。IVUS检查需和冠状动脉造影同时进行。目前所用的2.6F的IVUS导管可通过6F(内径1.8mm)的指引导管的内腔,因此可采用6F及以上的指引导管进行检查。在完成冠状动脉造影检查后,进行IVUS检查。为减少IVUS导管刺激可能诱发的血管痉挛,在放置好指引导管后,可事先在冠状动脉内注射200μg硝酸甘油,需加用3 000U肝素。首先,将指引导丝送至靶血管的远端,将IVUS导管沿指引导丝送至需要进行检查的病变部位的远端,一般采用从靶血管的远端往近端以一定的速度连续回撤(手动或自动)的方法进行检查。然后,对感兴趣的部位再进行重点检查,尤其是在使用自动回撤装置时中间不要随意停顿,否则会影响重建的图像的准确性,将图像记录在光盘或录像带上,在专用图像处理工作站上完成最后的测量和评价。使用相控阵型血管内超声仪器时,需在导管刚送出指引导管口,进入冠状动脉开口部分时,选择在管腔中央的位置,去除环晕伪像,否则会干扰图像的判断,尤其是邻近导管的图像。机械旋转型IVUS导管远端的保护鞘供导丝和超声导管共用,每次检查需要撤出导丝,检查完后需要重新放置导丝,有一定风险,可能对血管产生新的损伤,目前此型导管已很少使用。

(三)正常冠状动脉 IVUS 图像

IVUS 图像显示血管的横截面,血管腔内流动的血液在超声横断面图像上是环形无回声区。正常冠状动脉 IVUS 上为三层结构,是由不同界面的超声波反射引起,并不真正代表内膜、肌层和外膜,内层高回声环为管壁内弹力膜,中层低回声区为中层平滑肌,外层高回声环由外弹力膜和血管外膜组成,这对于人们正确理解三层结构以及介入治疗的评价,提供了重要的参考价值。

二、冠状动脉心肌桥血管内超声特征

冠状动脉 IVUS 是一种以导管为基础的高频(20～40MHz)超声成像技术,在导管的顶端镶嵌小型高频超声换能器(即超声探头)经股动脉放置到心脏和冠状动脉的某一部位,可提供管腔的横断面图像。IVUS 在定量评价壁冠状动脉管腔面积,以及显示心肌桥收缩期狭窄等特征方面具有很高的准确性和可重复性。目前使用的导管(与换能器结合)其直径为 0.96～1.17mm。空间分辨力与探针频率有关,为 100～250μg。

葛均波等率先将血管腔内超声显像和多普勒技术运用于冠状动脉心肌桥患者的检查,为人们认识心肌桥对冠状动脉血流动力学的影响提供了新的途径。冠状动脉内超声可以观察到心肌桥周围特征性的无回声区,称为"半月征",位于心外膜组织和心肌桥内冠状动脉之间,在整个心动周期都可观察到,但其生理学意义尚不清楚。"半月征"仅在壁冠状动脉出现,在心肌桥近段、远段冠状动脉和其他动脉见不到,被认为是心肌桥存在的特征。当血管内超声存在"半月征"时,即使冠状动脉造影未发现心肌桥,冠状动脉内激发试验也可诱发出"吮吸现象"或"挤牛奶现象"。IVUS 亦可看到壁冠状动脉收缩期受压,而且可持续至舒张中、晚期,此为心肌桥的"挤奶现象",可在冠状动脉内给予硝酸甘油而增强。IVUS 可增加冠状动脉造影对心肌桥的检出率,提高了对心肌桥诊断的敏感性和特异性。研究发现,心肌桥近端动脉粥样斑块发生率高,1994年及 1999 年对两组心肌桥患者行 IVUS 检查,发现心肌桥近端壁冠状动脉粥样硬化斑块发生率为 86%(12/14)和 88%(61/69)。1999 年组心肌桥近端壁冠状动脉平均面积狭窄率为 40%,而心肌桥内及心肌桥远端壁冠状动脉未发现粥样硬化斑块(图 16-2)。

Bourassa 等研究发现,冠状动脉心肌桥患者采用 IVUS 检查,在心肌桥内壁冠状动脉可以有特殊的"半月征现象",而在肌桥内近段或远段壁冠状动脉不存在此现象。这比冠状动脉造影有其优越性。

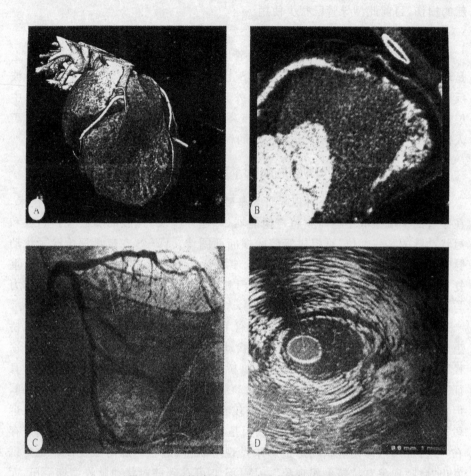

图 16-2　冠状动脉 IVUS 成像及"半月征"象

左前降支中段心肌桥常规冠状动脉造影和 MDCT(VR,CPR),可见收缩期 CT 显示,冠状动脉中段表面见菲薄之肌肉软组织密度影;冠状动脉造影较好显示了其在收缩期更为显著的陷下改变;血管内超声显像(intravascular ultrasound,IVUS)可见明显"半月征"象

　　Möhlenkamp 等研究,当使用 IVUS,冠状动脉内多普勒超声及冠脉内压力装置,冠状动脉心肌桥的形态学和功能性特征可以看到并能定量。IVUS 观察到具有特征的"半月征",关于它的生理学和解剖学还不完全清楚,因为它仅发生在肌桥段内壁冠状动脉,具有特异性,对于肌桥近段、远段或其他的冠状动脉并不存在。在有"半月征"时,通过冠状动脉内刺激试验可以诱发吮吸现象,收

缩期壁冠状动脉受压后,舒张期延迟。而且在 IVUS 撤回时,支持肌桥段内壁冠状动脉不存在动脉粥样硬化,然而 90％的病人显示心肌桥近段壁冠状动脉有粥样硬化斑块形成。当深肌桥段接近右心室心内膜下时,通过 IVUS 可以看到右室心肌及右室腔。

三、冠状动脉粥样硬化血管内超声特征

冠状动脉造影仅显示的是管腔而不能显示管壁的结构和病变,冠状动脉病变通常是弥漫性的,所参照的血管段可能是不正常的。因此,造影常不能反映真实的狭窄程度,可能有时低估了狭窄的严重性;冠状动脉粥样硬化斑块常常是偏心性或不规则的斑块,冠状动脉造影只能显示某几个角度血管腔的图像;冠状动脉粥样硬化斑块形成部位的血管常发生代偿性扩张即正性重构,导致管腔面积增加。因此,冠状动脉造影有可能忽视或低估这些病变的存在。IVUS 可以直接显示血管管腔形态和管壁结构,了解病变的范围和程度,并对斑块的性质进行分类。IVUS 仍是目前评价斑块形态的"金标准",能实时显示血管的切面图像,清晰显示管壁结构的厚度、管腔大小和形态等,在斑块性质评价上具有冠脉造影无法比拟的优势。

早期动脉硬化病变表现为内膜增厚、回声增强,中层回声带变薄或消失,血管壁的三层结构变模糊。血管腔可出现斑块,根据不同的图像特点将斑块分为钙化、纤维化和脂质等病变,脂质斑块表现为均匀一致的低密度回声,其回声强度低于血管外膜回声;钙化斑块回声强度显著高于血管外膜,呈强烈的回声反射,且其后面伴有声影;纤维性斑块,回声强度高于血管外膜;混合性斑块,兼具上述斑块的特点(图 16-3)。

四、血管内超声临床应用

(一)诊断方面

主要用于造影不能明确病变性质和程度时,如造影结果无法解释临床表现,血管的开口、分叉处部位等造影有时难以显示清楚等。

1. 冠状动脉造影未能检出的病变　疑诊冠心病而进行血管造影病人有 10％～15％冠状动脉造影正常,在这些病人中 IVUS 常常可证实有斑块形成。Erbel 等对冠状动脉造影正常而怀疑有冠心病的病人进行 IVUS 检查,其中 48％(21/44)的病人有动脉粥样硬化斑块,如果把功能参数考虑在内(冠状动脉血流储备和内皮细胞介导的血管舒张反应),仅 36％的病人证实为完全正常。另外,由于动脉粥样硬化形成的早期多有冠状动脉血管重构,表现外膜的扩张,

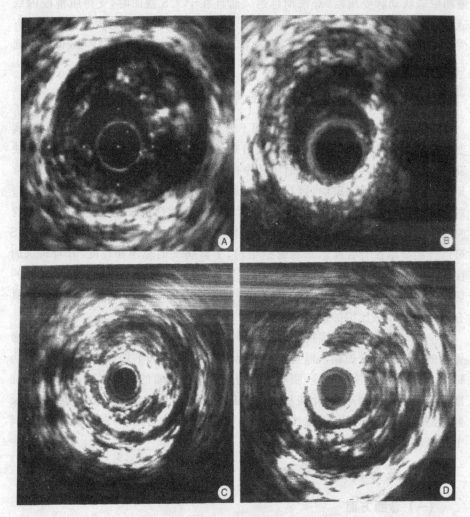

图 16-3　不同斑块类型的 IVUS 图像

A.脂质斑块　B.钙化斑块　C.纤维性斑块　D.混合斑块

虽然内膜增厚明显,但内腔径由于冠状动脉重构,相对正常,冠状动脉造影亦显示正常。这些发现提示,对冠状动脉造影无明显异常的胸痛或 X 综合征病人进行重新设计和分类。对这些病人在推荐应用 IVUS 常规评价前,有必要证实这些发现的临床价值,特别是伴有或不伴有 IVUS 检测到动脉粥样硬化斑块病人的预后差异。IVUS 同样可用于评价其他血管异常,如冠状动脉心肌桥,自发冠状动脉夹层等。当造影结果不能解释临床症状时,如造影无明显狭窄的急性冠状动脉综合征等,应对临床怀疑的罪犯血管进行 IVUS 检查,常能识别发病原因。有研究显示,在临床上有胸痛症状而造影无明显狭窄的人群中,对前降支的 IVUS 检查在近 70% 的病人中检出早期的粥样硬化病变,可提示患者通过生活方式改善,危险因素控制及必要的药物治疗等,预防病变的进展。

2. 严重程度不明确的病变 IVUS 不受投照位置的影响,能检出造影无法做出明确判断的病变,如某些特殊部位如血管的开口、分叉处等的病变,并能精确定量测定狭窄程度,还可阐明造影上所见的临界性病变的性质和狭窄程度。由于造影剂的充盈常不够满意,且血管开口与主动脉之间的成角会影响造影对开口处病变(左主干及右冠状动脉开口)的程度和性质的判断。此时,IVUS 非常有价值,能帮助得出正确的诊断并指导治疗方案的选择。判断有临床意义的左主干病变的最小管腔面积界限值为 $6.0mm^2$,最小管腔直径的界限值为 $3.0mm$,前降支近段血管的最小管腔面积界限为 $4.0mm^2$。分叉病变的处理方案可因分支血管累及程度的不同而不同,造影常不能充分暴露分叉病变的程度,IVUS 导管可分别送入不同的分支,以确定分叉病变的程度和累及范围。两个大的前瞻性研究表明,在冠脉介入前行 IVUS 检查,20% 以上的病人改变了治疗策略。IVUS 能帮助解决冠脉造影不明确或中等程度狭窄的临床难题,特别是由 IVUS 面积测量衍生的最小腔径与某些生理参数有较好的相关性,如冠脉血流。然而,在导管室中等程度狭窄的严重性的分析常需要功能检查,如冠脉内多普勒和狭窄远端的压力测量。

3. 动脉粥样硬化斑块的观察

(1)易损性斑块检出:血管内超声易损性斑块多为偏心性软斑块,一般有薄的纤维帽,斑块内有面积较大的低回声或无回声暗区,代表脂核。纤维帽可完整,发生破裂者则纤维帽不完整,表面可出现溃疡或糜烂,一旦发生破裂,则可继发血栓的形成。葛均波等提出,血管内超声判断易损性斑块的定量指导包括斑块的脂核的面积 $>1mm^2$,或脂核占斑块的面积比 $>20\%$,且斑块的纤维帽厚度 $<0.7mm$。不过,由于血管内超声的分辨率有限,无法识别更薄的纤维帽和小的破裂口。血管内光学相干断层扫描显像(optical coherence tomography, OCT),分辨力进一步提高,在易损性斑块的识别方面可能优于 IVUS 显像。

(2)观察斑块进展、消退:IVUS 的三维重建图像可用于进行斑块容积的定量测定,并根据与邻近结构如分支血管等关系进行定位,从而可用于对病变进行进展和消退的定量研究。有报道,采用强化降脂治疗后,经 IVUS 研究证实粥样硬化斑块可发生消退。也有 IVUS 证据显示,长效钙离子拮抗剂有使斑块进展延缓的作用。

4. 移植心脏血管病 心脏移植 1 年以后,移植心脏冠状动脉疾病的增加是影响心脏接受者发病率和死亡率最重要的原因,可能与慢性排异有关。因为同种心脏移植是功能上去除神经的,故进行性冠脉粥样硬化导致主要的临床事件,如心肌梗死、心力衰竭和猝死通常没有心绞痛发作,因此对这类患者应反复冠脉造影以监视冠脉疾病进展情况。短暂血管病变的病理特征,开始是整个冠脉树内膜增生,然后进展为弥漫性闭塞。各冠脉血管呈长轴狭窄伴远端血管剪切是冠脉造影的特征。冠脉造影有其局限性。IVUS 是测量心脏移植受体内膜增生的一种有效和可重复的方法。心脏移植后 1 年或数年,大多数病人 IVUS 显示血管造影所不能见到的内膜增厚。IVUS 可对移植冠脉疾病进行早期检测和定量,同时提供血管壁形态学特征。一些心脏移植中心,在每年对这些病人进行导管检查时常规进行 IVUS 检查,以检出病变并确定其严重程度。

(二)冠状动脉介入治疗

IVUS 通过对病变程度、性质、累及范围的精确判断,可用于指导介入治疗的过程,并可帮助监测并发症。

1. 确定斑块性质和范围,帮助治疗方法的选择 严重的表浅钙化病变应用球囊扩张不仅效果不佳,且可能发生严重的夹层分离,而高频旋磨是治疗表浅钙化病变最佳治疗方法。对开口部位的软斑块,较适合定向旋切治疗,且 IVUS 可指导手术的进行。对分叉病变主支和分支血管病变累及范围的精确判断,可用于指导手术方案的确定。近来有研究认为,采用 IVUS 指导下的介入治疗较造影指导下的介入治疗能提高近期和远期的效果,尤其是左主干病变。精确定量血管直径是 IVUS 指导介入治疗的重要依据,有利于选择更合适的器械。

2. 指导介入治疗的过程 定向旋切过程中可利用 IVUS 观察残余病变的程度和血管的完整性,以避免过度切割导致血管穿孔等并发症的发生。IVUS 对定向旋切后效果的评价也用于指导是否需进一步采用其他的介入治疗手段(如是否需植入支架)。IVUS 常用于指导 PTCA 和支架植入术,推动了支架植入术方法的改进,即常规使用高压球囊扩张以使支架完全扩张和贴壁。支架植入理想的 IVUS 标准包括支架贴壁良好;支架最小的横截面积(CSA)与正常参照血管 CSA(支架近端与远端 CSA 的平均值)之比>0.8;对称指数(支架最小直径与最大直径之比)>0.7(图 16-4、图 16-5、图 16-6)。

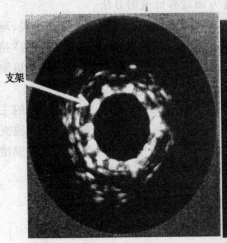

支架

图 16-4 血管内超声显示冠状动脉内
支架回声(箭头示),表明支架支撑完好

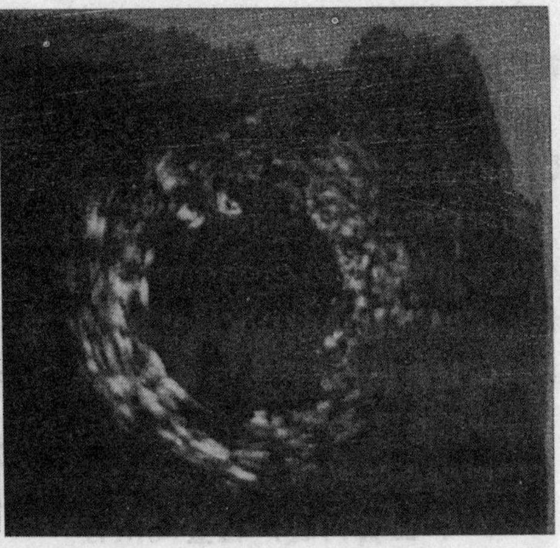

图 16-5 支架置入后,血管内超声示
扩张后的支架偏向一侧,呈非对称性

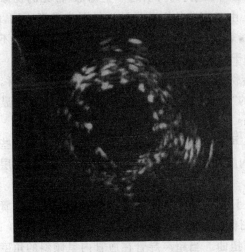

图 16-6 支架置入后,血管内超声显示置入后支架的大小和贴壁情况

3. 并发症的监测 IVUS证实,成功的球囊扩张术后,40%～80%的病变存在单个或多个夹层分离,通常发生在软、硬斑块交界处。IVUS对夹层分离深度和范围的判断有助于指导下一步治疗方案的选择,指导支架植入的时机以及植入的位置。IVUS也可识别壁内血肿,指导采取进一步的治疗措施。药物支

架年代,IVUS是检出晚期支架贴壁不良方面最有价值的方法。

4. 研究介入治疗扩大管腔机制　通过 IVUS 观察,对大多数病人来说,球囊扩张所引起的夹层分离是其扩大管腔最主要或惟一的机制。而斑块的"挤压"或再分布所引起的管腔扩大并不常见。定向旋切后,管腔扩大的主要机制是斑块的清除,支架植入术后管腔扩大最显著。

5. 支架内再狭窄的评价　IVUS 研究显示,支架植入术后发生再狭窄的主要机制是支架内的内膜增生,目前所用的支架很少发生弹性回缩。药物洗脱支架,抑制平滑肌增生,明显预防再狭窄发生。IVUS 可用来评价药物支架内膜增生情况,IVUS 测定的晚期管腔丢失明显较造影评价更有说服力。

五、血管内超声检查局限性与安全性

(一)血管内超声检查局限性

由于导管本身直径 1mm 左右,导管本身的推送能力较目前常用的球囊、支架明显逊色,在病变狭窄程度严重的情况下,导管无法通过病变,导管本身或因冠脉的特殊解剖特征等因素,均可引起一些伪像,常见的伪像如下:

1. 环晕伪像　由于声波的振荡导致近场图像模糊所致,使其不能显像邻近换能器周围的结构,表现为围绕超声导管的较亮的回声,有不同的厚度,因而图像上导管的大小大于其实际的大小。

2. 不均匀旋转伪像　主要见于机械旋转型 IVUS 导管。可产生不均匀旋伪像,会引起图像的"伸展"或压缩。常见于冠状动脉有明显的成角或扭曲,也常见于采用 Judkins 导管行回旋支检查时。

3. 血液回声　可影响对管腔和组织的鉴别,尤其是一些回声较低的组织,如软斑块、新生的内膜和血栓。当血管高度狭窄,或发生夹层分离,或壁内血肿时此现象更显著。

4. 导丝伪像　只见于单轨很短的机械旋转型 IVUS 导管,表现为强回声的点状影,但很少对图像的判断和测量产生影响。

5. 图像的几何扭曲　当超声导管在血管内呈倾斜的角度,超声束不垂直于血管壁时,圆形的管腔成像为椭圆形,应尽可能将导管放于同轴的位置。

6. 对图像判断的局限性　对图像判断依赖于相邻组织间声阻抗的差别。图像的重建是基于来自于组织的声反射,而不是真正的组织,不同组织的声学特性(回声密度)可能相同。例如,低密度的病变可能代表冠状动脉内血栓,但也可能为富含脂质的软斑块。IVUS 不能可靠地识别血栓,不如血管镜。OCT 的分辨率是 IVUS 导管分辨率的近 10 倍,达到 $10\mu m$,对检出细微的斑块破裂有重要价值。

(二) 血管内超声检查安全性

如果熟练掌握血管内超声检查技术,是非常安全的,严重的不良反应并不常见,5%病人发生短暂冠状动脉痉挛,可由冠状动脉内注射硝酸甘油迅速缓解。在对严重狭窄和小血管进行检查时,可能引起短暂心肌缺血,在回撤导管的过程中需要观察病人的症状、心电监护和造影情况,以及时发现诱发的缺血或痉挛,一般撤出导管后可缓解。单轨很短的机械旋转型导管,回撤过程中要防止导丝的打折。

第二节　冠状动脉内多普勒血流测定

冠状动脉腔内多普勒血流测定可以对壁冠状动脉的血流情况进行定性和定量分析,这对冠状动脉心肌桥的诊断、治疗及观察具有重要的临床价值。

一、多普勒血流测定原理和检查方法

(一) 多普勒血流测定原理

由于静息状态下心肌组织从冠状动脉血液中摄取的氧的比率已达到最高,冠状动脉循环只能通过增加心肌的血流量来增加心肌的供氧量。心肌血流量是通过冠状动脉循环小动脉水平血管阻力的变化来调节的。随心肌需氧量的增加,冠状动脉扩张而血管阻力下降,血流量增加。冠状动脉阻力血管最大程度扩张情况下,血流增加的能力即为冠状动脉血流储备(coronary flow reserve, CFR)。临床上直接测定冠状动脉血流量有困难,在假定冠状动脉血管的横截面积保持恒定的情况下,冠状动脉血流速度的变化和血流量的变化是相同的。因此,临床上可通过测定冠状动脉的血流速度来测定 CFR,此时 CFR 为充血状态与基础状态下的血流速度之比。当心外膜血管或壁冠状动脉存在限制血流的病变时,远端的微血管扩张以维持静息状态下的基础血流,CFR 会降低。同样,微血管功能存在障碍时,冠状动脉的扩张能力受限,CFR 同样会降低。因此,CFR 可反映冠状动脉循环的功能和心肌的血流情况。

20 世纪 70 年代末期,多普勒超声导管探头的发明开创了血管内多普勒超声检测冠状动脉血流的新纪元。定量冠状动脉造影(QCA)和冠状动脉血管内超声(ICUS)是解剖形态学方法,而冠状动脉血管内多普勒是评估冠状动脉狭窄的生理学方法。血管内多普勒超声基于心导管技术,用 Dopple 血流导丝

(flow wire)测定冠状动脉血流,评价心外膜冠状动脉和心肌内微血管的完整性,从而评价 CFR。研究资料显示,多普勒导丝在许多临床和介入手术过程中有辅助诊断价值。

冠状动脉内多普勒血流速度的测定是根据多普勒效应的原理,当多普勒信号到达移动的靶物质(在冠状动脉内为红细胞)后,探头接收到的反射频率与探头的发射频率之间会产生差异,即多普勒频移,从多普勒频移可根据以下的多普勒方程计算血流移动的速度。

$$V=[(ft-fr)\times C]/[(2fr)\times Cos\theta]$$

其中:V=血流速度;

ft=探头发射频率;

fr=接收频率;

C=常数,声音在血液中的传播速度;

θ=声束与血流之间的夹角。

当探头发射的声束与血流平行,θ 为 0,Cosθ 等于 1 时,能最精确地测得最大血流速度,血流的流量即血管横截面积与平均血流速度的乘积。

(二) 多普勒仪器

多普勒血流测定仪器由两部分组成。一是信号处理仪器,发射和接受来自多普勒探头的信号并经处理得到血流速度和其他的参数,配备有显示、存贮和打印设备。二是送入冠状动脉的多普勒导管或导丝。初期使用的是 3F 多普勒超声导管,后又有直接安装于球囊导管前端,仅 1mm 环行导管探头。20 世纪 90 年代初,又发明了经皮冠状动脉内描记多普勒血流速度的导引钢丝(Dopple guide wire)。这种新装置长 175cm,直径 0.018 英寸,频率 12MHz,取样容积 1.7~2.25mm,探测深度 5mm,脉冲重复频率 17~96KHz,脉冲周期 0.83μs,声束散射角<25°,最大测量速度 4m/s。

目前,所应用的多普勒血流描记仪器主要为 Cardiometrics 公司(现为 VALCANO 公司)生产的 Flow Map,采用多普勒导丝(Flowire R)可以在导管室中非常安全、容易和可靠地测定 CFR 和其他血流指标。多普勒导丝顶端的换能器发射并接受反射回的多普勒超声信号,传到 Flow Map 仪器中,经快速傅立叶转换,以频谱的方式将血流速度显示在监视器上。目前,VALCANO 公司已生产出新一代的 Combo Map 仪器,同时兼有冠状动脉内多普勒血流测定和压力测定的功能。可分别采用多普勒导丝和压力导丝,可同时测定血流速度和压力的导丝已问世。

多普勒导丝 Flowire R 为柔软、容易操作的导引导丝,顶端安装有压电多普勒晶体,直径为 0.018in 或 0.014in,顶端可为直形或预塑成 J 形。多普勒导丝发射的超声声束在导丝顶端前方 5.2mm 处的发射角度为 28°,取样容积大约为 0.65mm 厚,直径为 2.25mm。取样位置已远离多普勒导丝产生的血流变形区,能在小冠脉血管(或狭窄远端)及冠脉系统的多位置获得高质量的多普勒信号。Flowire 具有可调的脉冲重复频率(16～94KHz),脉冲时间 0.83μs,取样延迟 0.65μs,已足可提供频谱分析的满意参数。由于该技术具有低频和重复频率的特点,能精确测定高达 4m/sec 的血流速度。从探头得到的信号,经联机的实时频谱分析仪用快速傅立叶转换,得到灰阶频谱显示和音频转出,计算频率大约 90 频谱/s,以上技术指标确保在绝大多数情况下能获得满意的血流信号。多普勒血流频谱及其音频信号可用录像记录,以供以后离机分析,在记录频谱速度时应同时记录心电图和血压。应注意将取样范围保持在血管内血流速度最快的部分(流线中央),以获得高质量的多普勒信号,从而为临床提供准确的信息。

(三)多普勒血流测定检查方法

　　冠状动脉内多普勒血流测定在心导管中进行。冠状动脉造影后,选取需测定血流的冠状动脉,选用指引导管放置到冠状动脉口,一般在冠状动脉内注射硝酸甘油后,将多普勒导丝送至冠状动脉内。目前所采用的多普勒导丝直径和普通的冠状动脉成形术导丝一样,均为 0.014in 0.36mm,其操作也和普通导丝相同。在导丝尖端塑形时需要手法轻柔,以免损坏顶端的探头,预塑成 J 形的多普勒导丝可不需再次塑形,在送入冠脉后导丝能靠在血管壁上,维持多普勒探头在管腔中央的固定位置。注意多普勒探测的范围(取样容积的位置)是其前方 5mm 左右。将多普勒超声导丝送入目标血管,分别在血管近端、狭窄前、狭窄后及远端检测基础状态下冠状动脉血流,然后给予冠状动脉阻力血管扩张药物,待阻力血管达到最大程度扩张后,记录充血状态的血流参数,仪器可自动得出 CFR。在重复测定时,可采用趋势显示的模式,待观察到冠状动脉血流速度恢复到基础状态时,可重复进行血流储备的测定。

　　在目标血管段获满意冠状动脉血流后,向冠状动脉内注射罂粟碱 9～12mg,或腺苷 2.5～4mg 至最大充血反应时。研究表明,罂粟碱产生冠状动脉内最大充血反应时间小于 30s,作用持续时间小于 3min,因而可多次或系列用于多支血管的冠状动脉 CFR 检测。亦有研究表明,冠状动脉注射罂粟碱可能导致 Q—T 间期的延长,有诱发严重室性心律失常(包括室颤)的危险,而腺苷不延长 Q—T 间期,能避免危险性心律失常,冠状动脉扩张效应与罂粟碱的反应相同,但从冠状动脉内注射腺苷到产生最大充血反应的时间,以及充血反应所持续的时间均较罂粟碱短 4 倍,因而大多导管室中,采用冠状动脉内注射腺苷作为冠状动脉扩张剂,使用方便,作用持续时间短并且安全。一般在行右冠状动脉检查时,冠状动脉内注射腺苷 12 微克,在左冠状动脉内注射腺苷 18 微克。在预先给予硝酸甘油后能达到最大的扩张效应,心外膜传导血管被扩张且直径相对固定,所测定的血流速度的变化就可反映血流量的变化,血流速度储备可以反应血流量的储备。注射药物同时做心电图、血压连续记录监测。

二、多普勒血流参数

正常冠状动脉血流参数如下:

一是冠状动脉血流舒张期和收缩期峰值速度(PDV、PSV)。

二是平均峰值血流速度(APV)。

三是舒张期速度与收缩期速度比值(DSVR)。

四是血管近端与远端血流速度比值(P/D)。

五是循环周期最初 1/3 和 1/2 血流分数,反映冠状动脉灌注的狭窄阻力和心肌内阻力。

六是冠状动脉血流储备指标是最大充血反应时的血流速度与基础状态血流速度比值。充血反应通过冠状动脉内注入腺苷来完成。测量 CFR 的目的是评价冠状动脉最大舒张能力。检测参数为远侧冠状动脉血流储备(distal CFR,dCFR)。

七是相对冠状动脉流速储备(RFVR),即靶血管与参考冠状动脉 CFR 之比。

八是冠状动脉血管面积狭窄率。应用修正的连续性方程方法(MCE)计算。

面积狭窄率(AS%)=(1-参考段流速/狭窄段流速)×100%。

九是狭窄段面积(MLA)。应用修正的连续性方程方法计算。

MLA=QCA 参考段管腔面积×参考段流速/狭窄段流速。

十是冠状动脉血管阻力(CVRI)。常用参数包括 APV、DSVR、P/D、1.5～90 分钟之间的 APV 变化趋势。其中 APV 为连续 2 个心动周期中内收缩期和舒张期血流速度时间-面积积分的平均值,给予扩血管药物后,可测定充血相血流参数,仪器可根据基础 APV 和充血相 APV 自动得出 CFR(图 16-7)。

表 16-1,列出了多普勒测得的冠状动脉血流速度"正常值"范围。必须指出,冠状动脉血流测定的各项指标缺乏明确的正常值,对具体测值的判断必须参考其他的指标、造影特征及病人的临床情况。应用冠状动脉内多普勒血流检测 CFR 评价病变时,如 CFR 正常则指示该支冠状动脉狭窄无生理意义。当微血管功能正常时,异常的 CFR 提示心外膜冠状动脉严重狭窄;当心外膜血管正常

时,异常的 CFR 说明微血管功能异常。

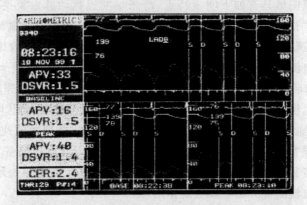

图 16-7　左前降支(LAD)的多普勒血流速度和血流储备图像

同时记录并显示血压和心率　APV:平均峰值血流速度　CFR:冠状动脉血流储备

DSVR:舒张期与收缩期血流之比　S:收缩期　D:舒张期

表 16-1　多普勒血流速度参数

变　量	正常值参考范围
平均峰值血流速度(APV)	
静息状态	≥20cm/sec
充血状态	≥30cm/sec
舒张期/收缩期平均流速之比(DSVR)	
LAD	>1.7
LCX	>1.5
RCA	>1.2*
远端/近端平均流速之比(PDR)* #	<1.7
远端冠脉血流储备(CFR)	≥2.0

* RCA 远端或 PDA 的正常 DSVR>1.4

\# 也称为跨狭窄流速阶差

三、冠状动脉心肌桥冠脉内多普勒血流特征

　　冠状动脉心肌桥患者采用冠状动脉内多普勒血流测定技术,可以对壁冠状动脉的血流情况进行定性和定量分析。应用多普勒血流测定导丝对壁冠状动脉血流全貌定性分析,可以揭示心肌内冠状动脉特征性血流类型。包括舒张早

期血流急剧加速,随后舒张中期血流很快减速,舒张中晚期血流恒定。从而使心肌桥段血流图形具有如下明显特点:舒张早期冠状动脉血流突然加速,形成突出的峰,呈"指尖样(finger-tip)现象"或"峰坪征"。舒张中期血流速度快速下降,随后下降速度减慢,构成舒张中晚期平台。大多数患者在收缩期心肌桥近段显示逆向血流现象。桥内段静息时,平均峰流速度(APV)和平均舒张期峰流速度(ADPV)明显高于近端与远端。心肌桥内平均收缩期峰流速度(ASPV)增加最少。心肌桥内瞬时最大峰流速度(MVP)较近、远段冠状动脉增加1倍。因此,心肌桥段血流速度的改变主要发生在舒张期,而收缩期血流速度变化较小。舒张期流速异常导致冠脉远段血流储备下降,正常冠脉血流储备为4.0~6.0,而心肌桥患者冠状动脉血流储备为2.0~2.6。这些改变也对提示心肌桥在减少冠状动脉血流储备方面有积极的作用(图16-8)。

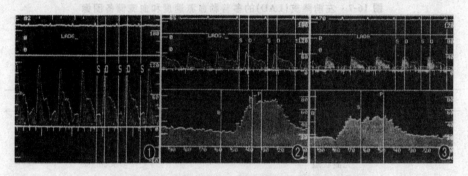

图16-8 冠状动脉心肌桥冠脉内多普勒血流特征

①壁冠状动脉段多普勒频谱血流图形呈特征性的指尖样现象 ②壁冠状动脉近段血流储备 ③壁冠状动脉远段血流储备

　　Ge等应用IVUS和冠状动脉内多普勒超声诊断冠状动脉心肌桥,在62/69例患者冠状动脉造影出现典型的"挤奶效应",其中48例实行了冠状动脉内多普勒超声检测。所有患者心肌桥段血管腔均出现"半月"特征。半月面积的宽度在舒张期是0.47±0.19mm,收缩期为0.52±0.23mm。存在心肌桥收缩期压缩现象,血管腔面积被减少36.4%±8.8%。用冠状动脉内多普勒超声检测,42例(87%)表现舒张早期"手指尖"频谱特征。所有患者未发现心脏收缩血流减少。冠状动脉内注射硝酸甘油后计算CFR为2.03±0.54,48例患者中37例(77%)收缩期血流方向反转,平均为-22.2±13.2cm/s。IVUS发现血管内动脉粥样硬化累及近端的有61/69(88%),平均面积狭窄率为42%±13%,但在心肌桥和远端未发现斑块。结论认为,心肌桥的特征是在心肌桥节段血管腔呈半月形,并存在于整个心动周期;收缩期心肌桥血管段受压;舒张早期血流加速(手指尖现象);收缩期顺行血流无或减少,舒张期/收缩期血流速度比值减低;注射硝酸甘油可使近端血流增加并收缩期血流反转。

Spes 等关于心肌桥冠状动脉内多普勒超声的研究证实,定量冠状动脉血管造影显示收缩期最大血管直径减少 71%±16%,舒张期持续直径减少 35%±13%。心肌桥内舒张期冠状动脉血流速度增加,冠状动脉血流储备在远端较近端减低 2.3±0.9(近端是 2.9±0.9,P<0.05)。心肌桥段舒张早期血流持续时间明显缩短。这些发现都支持这类患者心绞痛的发生。

张奇等对 2000 年 9 月～2003 年 1 月,13 例经冠状动脉造影显示心肌桥患者即刻测定冠状动脉血流储备,与同期 32 例冠状动脉造影正常对照者比较。各例以 Seldinger 法自股动脉插入动脉鞘并注入肝素 2 500U,以标准 Judkins 法行冠状动脉造影。冠状动脉造影结果由两位经验丰富的心血管专家医师目测,并以定量计算机分析法(QCA)测定狭窄程度。心肌桥判定标准为收缩期冠脉狭窄>50%,但舒张期恢复正常或大致正常。应用 Flow Map Ⅱ(cardiometrics)超声设备及 0.014 英寸多普勒超声钢丝(flowire XT,cardiometrics)测定心肌桥冠状动脉血流速度。以腺苷作为冠状动脉微循环的激发药物(左冠状动脉 18μg,右冠状动脉 12μg,3s 内注完)。以激发后血流平均峰值流速与基础血流平均峰值流速之比值作为冠状动脉血流储备。心肌桥组多普勒超声钢丝置于收缩期狭窄近端10mm 处。所有患者注射腺苷前 5min 冠状动脉内注射硝酸甘油 0.2mg。心肌桥组,男性 9 例,女性 4 例,均有稳定型心绞痛,心肌桥均位于左前降支(中段 11 例,中远段 2 例),收缩期及舒张期冠状动脉狭窄分别为(78±7)%和(15±5)%,血流储备较对照组显著降低(2.0±0.3 和 3.3±0.6,P<0.001)。7 例心肌桥患者冠状动脉收缩期血流频谱显示一过性反流信号。

张国辉等研究了 16 例经冠状动脉造影诊断为心肌桥患者做冠状动脉内多普勒检查,观察并记录壁冠状动脉及其远近段血流图形及特点,壁冠状动脉远段、近段的基础平均峰值流速(bAPV)和充血平均峰值流速(hAPV),分别计算出壁冠状动脉远段、近段的血流储备(CFR)并予以比较,做配对 t 检查。均为男性,年龄为 47～79(58.9±9.8)岁,有不同程度的胸痛或胸闷。16 例患者的心肌桥均位于左前降支,其壁冠状动脉多普勒频谱血流图形呈特征性的舒张早期指尖样变化,壁冠状动脉近段和远段 bAPV 无明显差异[(18.8±9.2)cm/s 比(17.5±7.8)cm/s,P>0.05],而 hAPV 的增加明显高于其远段[(55.5±19.5)cm/s 比(41.1±17.9)cm/s,P<0.05]。壁冠状动脉近段 CFR 明显高于其远段(3.13±1.15 比 2.38±0.76,P<0.01)。本研究表明,心肌桥使壁冠状动脉的

多普勒血流图形呈特征性指尖样现象,其远段 CFR 下降,低于其近段值。

此外,应用纤维光学压力微传感器测定冠状动脉内压力,通过移动导丝测定多部位冠状动脉内压力,发现心肌桥内冠状动脉峰收缩压力增高显著,与近段冠状动脉压力和远段冠状动脉压力相比,有显著差异,证实心肌桥近段和远段之间存在高压腔。而血压增高和动脉粥样硬化的发生密切相关且有量效关系。

四、冠状动脉内多普勒血流测定临床应用

冠状动脉内多普勒血流测定,除上面介绍的用于冠状动脉心肌桥的诊断、治疗观察外,还可用于在导管室内评价冠状动脉病变的生理功能,在临床诊断和介入过程中均有应用价值。

(一)诊断方面

1. 定量冠状动脉造影(QCA)分析　冠状动脉造影目前仍为诊断冠状动脉狭窄的金标准,但不能明确的说明是否造成生理功能障碍。冠状动脉内多普勒血流测定能提供冠状动脉狭窄程度的病理生理学意义,从而增强了诊断的准确性。常用参数为 dCFR,RFVR 和利用连续性方程测出的面积狭窄百分数。

修正的连续性方程方法(MCE)是指动物和人体研究,均显示冠状动脉内血流测定和连续性方程方法获得的狭窄程度与造影反映狭窄程度有极好的相关性。修正的连续方程方法(图 16-9),适用于所有病灶。正常冠状动脉由近端向远端逐渐变细,而冠状动脉内血流无明显变化。如果狭窄远端动脉是正常的,其血流也将保持不变。在有冠状动脉中度及重度狭窄时,检测发现冠状动脉狭窄远端血流速度较正常血管无明显减低,注射扩血管药后,血流速度增加较小,

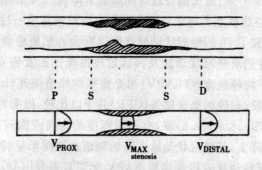

图 16-9　修正的连续性方程计算方法

$$狭窄面积百分率 = 1 - \frac{V_{REF}}{V_{stenosis}^{MAX}} \times V_{REF} = 1/2(V_{PROX} + V_{DISTAL})$$

V_{PROX}:近端速度　　$V_{MAX\,stenosis}$:狭窄端最大血流速度　　V_{DISTAL}:远端速度

计算用药前后血流速度比值亦较正常减低。张梅等应用冠状动脉内多普勒超声检测冠状动脉病变狭窄远端的冠状动脉血流和 CFR,冠状动脉狭窄组 CFR 明显低于正常组的测值,以 CFR<3.0 作为 CFR 减低的临界点,诊断 50% 以上冠状动脉狭窄病变特异性为 90%,敏感性为 93%。

2. 冠状动脉小血管病变 一些有心绞痛的胸痛患者,经冠状动脉造影显示心外膜冠状动脉血管正常,为判定是否由小血管病变引起,血管内多普勒超声可通过冠状动脉内注射腺苷或罂粟碱,在用药前后检测冠状动脉血流速度变化比值。冠状动脉小血管病变主要发生在冠状动脉造影无法显示的前毛细血管上,这些小冠状动脉受累,使冠状动脉血流储备减低。常见于冠状动脉造影正常,而血管内多普勒超声检测 CFR 减低的患者。

有研究显示,利用血管内超声和多普勒血流测定技术,将临床上有胸痛但冠状动脉造影正常的人群分为以下四组:I组,无动脉粥样硬化斑块且 CFR≥3.0,占研究人群的 9.2%;II组,无动脉粥样硬化斑块但 CFR<3.0,占 21.1%;III组,有动脉粥样硬化斑块但 CFR≥3.0,占 26.6%;IV组,有动脉粥样硬化斑块且 CFR<3.0,占 43.1%。其中,I组的冠状动脉无论形态和功能均正常,其余的病人或存在早期的动脉粥样硬化病变或存在 CFR 的降低。从严格意义上说,只有II组病人才是真正的心脏 X 综合征。在诊断 X 综合征之前还必须除外严重的主动脉瓣狭窄和其他原因引起的严重左心室肥厚,也能引起心绞痛和 CFR 降低。

部分患者既有心外膜冠状动脉固定狭窄,又有冠状动脉微血管病变,经 PTCA 治疗后发现虽然狭窄已明显解除,但血管内多普勒检测该血管近端、原狭窄段及远端冠状动脉血流储备仍呈较一致性的减低,说明这类患者存在双重狭窄。

3. 心肌梗死 急性心肌梗死直接 PCI 术后,尽管心外膜血流可恢复 TIMI 3 级,但仍可能存在微血管功能障碍,有研究表明,心肌梗死后急性期和恢复期梗死相关冠状动脉的血流速度、血流形式和 CFR 的变化与心肌灌注和 ST 段的恢复有关,能预测微循环和收缩功能的恢复情况。

4. CABG 术 成功的 CABG 术可使冠状动脉的血流储备恢复正常。静脉桥和动脉桥血管静息状态下血流的形式存在差异,这可能是两者远期通畅性不同的影响因素。

5. 心脏移植 移植心脏冠状动脉 CFR 的改变可能有助于识别排异和弥漫性的冠状动脉粥样硬化(即移植动脉病,transplant arteriopathy),用于指导这些病人的干预性治疗。

移植冠状动脉血管病变是限制心脏移植术后患者长期存活的主要因素。已经证实,移植冠状动脉血管改变初期,解剖学形态仅仅表现为冠状动脉血管外膜、内膜的增厚,是否存在生理学改变则需要血管内多普勒超声检测。一项对76例冠状动脉造影无明显冠状动脉狭窄(直径狭窄率<50%)的心脏移植患者进行血管内超声和多普勒超声联合研究,其中54例在0.5～127个月施行IVUS和冠状动脉内多普勒超声检查。结果冠状动脉血流速度储备(CFVR)和冠状动脉血管阻力指数(CVRI)与平均内膜指数(平均20.0±10%)没有相关性(CFVR 2.9±0.7,r=0.12,CVRI 0.33±0.1,r=0.16)。而平均内脂指数与最大充血反应时平均主动脉压/血液速度比值(APV)显著相关(1.52±0.47mmHg/cm·s,r=0.74,P<0.0001)。最大充血反应时平均主动脉压/血流速度比值是较好反应移植冠状动脉病变功能性严重程度的指标。

6. 侧支循环检测 冠状动脉内多普勒超声还用于冠状动脉严重病变患者侧支循环血流速度和压力的测量。冠状动脉严重狭窄或闭塞后,心肌坏死范围除缺血程度、时间影响外,还与侧支循环的建立密切相关。所以,定量测定侧支循环血流对指导临床治疗,促进侧支循环的建立具有重要意义。用冠状动脉内多普勒导丝研究表明,在完全或不完全闭塞的冠状动脉,侧支循环迅速或缓慢形成,狭窄远端的侧支循环血流特征是逆向血流。

(二) 介入治疗

1. 评价临界病变 临界病变的处理需要结合病人的临床症状、病变的性质(是否稳定)和功能(是否导致心肌缺血)综合考虑。CFR是评价中等狭窄或临界狭窄病变生理意义的可靠方法。尤其对存在多支血管病变,而缺乏可用于定位的心电图改变的心绞痛患者中,CFR能识别"罪犯血管",指导临床进行有针对性的介入治疗。跨狭窄速度阶差和/或CFR正常提示狭窄病变对血流无限制作用。对这样的病变推迟介入治疗是安全的。

2. 评价介入治疗效果 冠状动脉血流速度可用于评价介入治疗的效果,有报道在成功的PTCA、DCA、ELCA、高频旋磨和支架植入术后,APV和DSVR能恢复正常。但CFR的恢复正常并不常见,而植入支架后,CFR能得到进一步的提高。DEBATE研究的初步资料显示,PTCA后病变远端的血流速度测定和CFR能预测心肌缺血的复发和再狭窄的发生。当介入治疗术后效果不理想时,如出现无玻璃样改变或中等度残余狭窄等情况,可进行多普勒血流测定以决定是否需进一步的介入治疗。多普勒导丝可用作常规的PTCA导引导丝。

3. 并发症监测 FlowMap可设置为"趋势模式"以连续记录冠状动脉血流随时间的变化,用于在介入治疗后及时发现由于夹层分离、血管痉挛、血小板聚集或血管张力变化所引起的造影上不明显的血流受损(表16-2),对发现血流不稳定的病人采用放置支架或强化抗血小板治疗可能改善其预后。

表 16-2　连续多普勒血流速度监测(趋势模型)

变化形式	原　因
血流突然加速	暂时性痉挛
血流突然停止	血管迷走反应
血流突然降低	急性闭塞
周期性血流改变	突然闭塞/血栓形成

4. 无复流(no-reflow)的评价　可采用多普勒血流监测存在"无复流"高危病人的介入治疗过程,并评价冠脉内注射异搏定等治疗措施对血流恢复的作用。

五、局限性和安全性

(一) 局限性

冠状动脉内多普勒的局限性,是其测定冠状动脉血流速度的变化而不是血流量的变化,如果基础和充血状态下冠状动脉的横截面积维持恒定,则血流速度的变化和血流量的变化是平行的,即血流速度的储备为血流量的储备。

CFR 的影响因素较多,除了狭窄病变限制血流引起 CFR 降低外,微循环功能障碍也导致 CFR 的降低,同时存在微血管功能障碍和狭窄病变时,影响 CFR 对病变狭窄程度的判断。CFR 也可能对血流动力学条件的变化比较敏感,如心率、血压和收缩力均可影响 CFR。相对 CFR,rCFR 则不受微血管功能的影响,可用于更精确评价狭窄病变的生理意义。另外,CFR 还缺乏公认的明确的正常值。在急性心肌梗死病人行 PTCA 治疗中,CFR 在评价残余狭窄的功能意义方面的价值较小,因为这些病人梗死相关冠状动脉的 CFR 是受损的。

另外,冠状动脉血流速度的测定还受以下一些技术和解剖因素的影响:①多普勒导丝技术。实时瞬间血流速度跟踪不当,APV 及 DSVR 假性降低;QRS 波 ECG 门控不当,舒张期及收缩期时间错误;多普勒血流信号不稳定、多普勒探头位置并非最大流速位置,均可使 APV 假性降低。②影响跨狭窄流速阶差(TVG、PDR)因素。开口处病变,没有近端测值以供评价病变;单支无分支血管,TVG 可能假性降低;扭曲血管,不能得到可靠的远端峰值流速;弥漫性远端血管病变、串联/系列性病变,由于远端流速假性增高而 TVG 假性降低;偏心性病变,由于近端流速假性增高而 TVG 假性增高。③可能影响冠状动脉血流储备的因素(CFR)。微循环异常(心肌肥厚、糖尿病、结缔组织病、陈旧性心肌梗死、X 综合征),可能引起 CFR 降低;血管张力的改变、药物未达到最大扩血管的剂量,远端血流的短暂增加,在基础和充血相对多普勒导丝位置发生改变、血流动力学状态发生改变,可能引起 CFR 假性降低;系列性病变,远端 CFR 是所有病变生理效应的联合作用。

(二) 安全性

冠状动脉内多普勒血流速度测定总体上是相当安全的。一组研究分析了906 例冠状动脉多普勒血流测定的安全性,与多普勒血流测定有关的心血管并发症发生率为 2.98%。其中,较严重短暂的心动过缓为 1.66%,冠状动脉痉挛为 0.99%,心室颤动为 0.22%(其中 1 例为冠脉内注射罂粟碱,另 1 例为急性下壁心肌梗死右冠状动脉球囊成形术后),心脏移植病人中并发症的发生率明显高于非心脏移植病人。右冠状动脉行多普勒检查时的并发症,尤其是心动过缓明显高于左冠状动脉。检查前冠状动脉内给予硝酸甘油可预防冠状动脉痉挛的发生,冠状动脉内注射扩血管药物要缓慢,尤其是右冠状动脉。

参考文献

[1] 李占全,金元哲.冠状动脉造影与临床.沈阳:辽宁科学技术出版社,2007

[2] 吴雅峰.冠心病超声诊断.北京:人民卫生出版社,2002

[3] 戴汝平,高建华.冠状动脉多层螺旋 CT 成像.北京:科学出版社,2007

[4] 陈步星,胡大一,洪楠.多层螺旋 CT 心脏成像与冠状动脉造影.北京:北京大学医学出版社,2007

[5] 姬尚义,沈宗林.缺血心脏病.北京:人民卫生出版社,2005

[6] 王升平.心肌桥及其影像学评价.医学影像学杂志,2008,18(4):4340

[7] Ge J,Jeremias A,Rupp A,et al. New signs characteristic of myocardial bridging demonstrated by intracoronary ultrasound and Doppler. Eur Heart J,1966,20:1707~1716

[8] Bourassa MG,Butnaru FA,Lesperance J,et al. Symptomatic myocardial bridges:Overview of ischemic mechanisms and current diagnostic and treatment strategies. Am Coll Cardiol,2003,41:356

[9] Klues HG,schwarz ER,Vom Dahl J,et al. Disturbed intracoronary hemo-dynamics in myocardial bridging. Early normalization by intracoronary stent placement. Circulation,1997,96:2905~2913

[10] Hongo Y,Tada H,Ito K,et al. Augmentation of vessel squeezing at coro-nary myocardial bridge by nitroglycerin:study by quantitative coronary angiog-raphy and intravascular ultrasound. Am Heart J,1999,138:345~350

[11] Mintz GS,Potkin BN,Cooke RH,et al. Intravascular ultrasound imaging in a patient with unstable angina. Am Heart J,1992,123(6):1692~1694

[12] Nissen SE,Tuzcu EM,De Framco AC,et al. Intravascular ultrasound evidence of atherosclesosis at"normal"reference sites predicts adverse clinical outcomes following percutaneous coronary interventions. Am Coll Cardiol,1994,271~A

[13] Little W,Constantinescu M,Applegate R,et al. com coronary angiography predict the site of a subsequent myocardial infarction in patients with mild to moderate coronary artery disease. Circulation,1988,78:1157~1166

[14] Daimon M,Yamagishi H,Muro T,at al. Physiologic assessment of coronary artery stenosis by coronary flow reserve measurements with transthoracic Dopple echocardiography:comparison with exercise thalliam-201 single-photon emission computed tomography. J Am Coll Cardiol,2001,37(5):1310~1315

[15] 刘文旭,李治安,杨娅,等.经胸彩色多普勒血流显像技术对冠状动脉左前降支心肌桥的初步研究.中华超声影像学杂志,2006,15:646~650

[16] Spes CH,Klauss V,Rieber J,et al. Functional and morphological findings in heart transplant recipients with a normal coronary angiogram:an analysis by dobutamine stress echocardiography,intracoronary Dopple and intravas cularultrasound. J Heart Lung Tromsplant,1999,18(5):391~398

[17] 张奇,沈卫峰,张建盛.心肌桥患者冠状动脉血流储备研究.上海第二医科大学学报,2003,23(5):436~437

[18] 张国辉,钱菊英,樊冰,等.心肌桥对冠状动脉血流储备的影响.中华心血管病杂志,2002,30(5):279

[19] 张梅,松崎盖德,饭田博,等.经皮冠状动脉内多普勒超声技术对冠状动脉血流储备的研究.中华超声影像学杂志,1998,7:135~137

[20] Kearney PP,Ramo MP,Shaw TR. Analysis of reproducibility of reference lumen quantitation with intravascular ultrasound in stented coronary artcries. Cathet Cardiovase Diagn,1997,40(1):1~7

[21] Wakatsuki T,Oki T,Sakabe K,et al. Coronary flow velocity immediately after reperfusion reflects myocardial microcirculation in canine models of acute myocardial infarction. Source Angiology,1999,50:11,919~928

第十七章　冠状动脉心肌桥的诊断

冠状动脉心肌桥的诊断有赖于患者的临床表现和特殊检查的综合判断，临床表现能为诊断提供一些线索或可疑的迹象，确诊还有赖于特殊检查，特别是目前应用比较普通的 64 层螺旋 CT 冠状动脉成像和选择性冠状动脉造影术，可以为冠状动脉心肌桥提供定性和定量诊断。

第一节　冠状动脉心肌桥的临床表现

前已述及，冠状动脉心肌桥的发生率较高，但多数患者没有临床症状，除非进行某些特殊检查，如 64 层螺旋 CT 冠脉成像对某些特殊人群进行筛查，否则难以发现。部分病人临床上可有各种表现，多为不同程度的胸闷、胸痛，可以表现为心绞痛或类心绞痛，可似稳定劳力型心绞痛或不稳定型心绞痛，可以短暂至数秒、数分，也可长达数小时或数天。多与劳累、情绪有关。对硝酸甘油或速效救心丸，有的有效，多数效果不佳，有的使用后胸痛或胸闷气短加重。亦有表现为急性冠状动脉综合征，发生急性心肌梗死，还可出现急性心肌梗死并发症及各种类型的心律失常，如房性早搏、室性早搏，心房颤动，心房扑动，房室传导阻滞，致命性心律失常和猝死。甚至有的发生晕厥、心肌顿抑、左心室功能障碍等。多发生于男性、中青年较多，常缺乏冠心病的危险因素。上述临床表现，不仅要考虑是否有冠心病，更要想到是否有冠状动脉心肌桥的存在。

孤立性心肌桥，临床表现要单纯些，如合并冠状动脉粥样硬化、冠心病、心肌病、心脏瓣膜病等临床表现更为复杂。

冠状动脉心肌桥患者，对于无症状病人，也缺乏阳性体征。对于有症状病人，当出现心绞痛时，可以发生心率增快、血压升高，也可以出现心动过缓、血压降低，心尖听到 Ⅱ、Ⅲ 级收缩期杂音，有可能是心肌缺血造成的乳头肌功能失调，一过性二尖瓣关闭不全。患者亦可以出现各种心律失常，也可发生急性心肌梗死及其并发症的相应体征。遇到上述情况，除冠心病外，亦应想到冠状动脉心肌桥的可能性，从而进行相应的特殊检查，以进一步明确诊断。

第二节　特殊检查

特殊检查分无创性检查和有创性检查两大类。

一、无创性检查

无创性检查是对怀疑冠状动脉心肌桥患者的首选检查,这其中包括冠状动脉心肌桥的间接征象,如静息心电图、心电图负荷试验、动态心电图、超声心动图、核素心肌显像等,可以显示冠状动脉心肌桥壁冠状动脉收缩期受压比较严重或严重和(或)合并冠状动脉粥样硬化、冠状动脉明显狭窄造成的心肌缺血、心肌梗死、心律失常、心功能障碍等的表现;还有的可以表现冠状动脉心肌桥的直接征象,如多层螺旋 CT 冠脉成像,特别目前应用最多的 64 层螺旋 CT 冠脉成像,可以对冠状动脉心肌桥做出定性和定量诊断,在临床上有重要意义。

(一)心电图

1. 静息心电图是检查冠状动脉心肌桥患者伴有心肌缺血、心肌梗死、心律失常、左心功能失常等一项最简单而又十分重要且经济的检查方法。多数冠状动脉心肌桥患者,静息心电图正常,部分冠状动脉心肌桥患者可发生心绞痛、急性冠状动脉综合征、各种心律失常等表现,心电图可出现相应的改变。有文献报道,冠状动脉心肌桥患者,心电图的变化无特征性,仅有心肌桥而无冠状动脉固定性狭窄者,可表现为持续性或短暂性 T 波变化、ST 段移位,部分导联上可出现病理性 Q 波及室间隔纤维化的表现。Angelini 报道了静息心电图 T 波变化的发生率为 23%。亦有作者报道,重症或有临床症状者 $V_{3\sim6}$ 或 $V_{4\sim6}$ 有缺血性 ST—T 改变。

2. 心电图负荷试验　有部分冠状动脉心肌桥患者静息心电图正常,当进行心电图负荷试验时可以呈现阳性改变,往往说明心肌桥比较深在,壁冠状动脉在心肌收缩时受压比较明显,或伴有明显的冠状动脉粥样硬化,或伴有冠心病,这对心肌缺血的检出及病情的判断有相当帮助。

(1)活动平板运动试验:心电图负荷试验中目前开展较普遍的是活动平板运动试验,最常用的是 Bruce 方案。要掌握好适应证、禁忌证、目标心率。运动中要密切进行心电、血压、心率、心律、病人症状等方面监测,以确保病人安全。要准备好抢救仪器及药品,一定要有心内科医师在场,以防万一。不仅有助于心肌缺血及严重程度的判断,冠心病的诊断,疗效判定,预后,并对心功能及劳动力鉴定有帮助。对于冠状动脉心肌桥心肌缺血的检出,壁冠状动脉受压程度的判定,疗效的判定及预后评估也有重要意义。有学者报道,冠状动脉心肌桥患者次极量活动平板试验阳性率为13.6%。Bourassa等研究经冠脉造影检查确诊的冠状动脉心肌桥患者,进行心电图运动试验,28%~67%病人显示前壁阳性。黄维义等研究了11例冠状动脉心肌桥患者,有4例平板运动试验阳性。李斌等报道6例冠状动脉心肌桥患者,心绞痛症状明显,平板运动试验阳性,置入支架后,壁冠状动脉受压影像安全消失,随访6~18个月,患者自觉无不适,平板运动试验阴性。

(2)双嘧达莫试验:心电图药物负荷试验中应用较多的是双嘧达莫试验。对于年老体弱、下肢骨关节疾患、神经与肌肉疾病患者,不适合进行活动平板试验者可选择此试验。要掌握好适应证、禁忌证、检查方法。试验中亦要密切进行心电、血压、心率、心律、病人症状等方面监测,以确保病人安全。要准备好抢救仪器及药品,要有心内科医师在场观察。这不仅有助于对冠状动脉心肌桥患者心肌缺血的检出,对病情严重程度判断,疗效的评定,预后的评估有重要意义;而且对冠心病的诊断,疗效评定,预后评估亦有重要意义。作者等曾对600多例可疑冠心病或冠心病患者进行了此试验,有重要意义,无严重不良反应发生。对于可疑或确诊冠状动脉心肌桥患者,今后可多进行这种检查,值得临床推广。

3. 动态心电图 动态心电图是心电诊断技术的一个重大进展,经过几十年临床应用及不断改进,目前在国内外广泛用于心血管病诊断、治疗、监护等方面,特别是监测心肌缺血、心律失常意义更大,且方便、安全、有效。十二导联动态心电图对于监测心肌缺血更显示其优越性。

有部分冠状动脉心肌桥患者可以发生心绞痛、急性心肌梗死、各种心律失常,甚至猝死,动态心电图对于发现心肌缺血,特别是无症状心肌缺血,缺血的部位、程度,各种心律失常,尤其严重心律失常,观察治疗效果,预后评估等方面具有重要意义,易为病人所接受。当然,对于冠心病的诊断、疗效评定、预后评估、病情观察、康复指导等亦有重要意义。

(二)超声心动图

超声心动图对于冠状动脉心肌桥患者心肌缺血的检出,心肌梗死的发现,存活心肌、心脏功能,治疗效果评定及预后的评估等方面具有重要意义。

冠状动脉心肌桥患者如静息经胸超声心动图无异常发现时,可进行运动试验超声心动图,以发现更多缺血的患者。如病人不能进行运动试验超声心动图,可进行药物负荷超声心动图,常用双嘧达莫负荷试验或多巴酚丁胺药物负荷试验,常可发现节段性室壁运动障碍。

部分文献报道,冠状动脉心肌桥患者超声心动图检查可以发现左心室室壁运动不协调,室壁节段性运动障碍,室间隔增厚,左心室肥厚,左心室舒张功能减退等。如合并冠心病、心肌缺血、心肌梗死、心功能减退等改变时,会更加明显。

(三)核素心肌显像

冠状动脉心肌桥患者,有部分病人可以出现劳力型或静息型心绞痛,心肌梗死等表现。通过核素心肌显像,可以检出心肌缺血、心肌梗死、心功能改变等;对于静息核素阴性患者,可酌情进行运动核素试验或双嘧达莫核素试验,以发现更多缺血患者。这对于判断冠状动脉心肌桥患者的病情,治疗决策,预后判断等方面均有重要意义。核素心肌显像缺血明显的患者,需要积极有效的治疗及密切的观察。

(四)多层螺旋 CT 冠状动脉成像

64 层螺旋 CT 冠脉成像,由于其覆盖范围大,扫描速度快,扫描层厚薄,有较高的时间和空间分辨率,可以进行多种三维图像技术的后处理,获得较高质量的重建冠状动脉影像。可显示壁冠状动脉以及覆盖于血管表面的心肌组织,能够清晰显示冠状动脉远端及分支血管与肌桥的关系,大大提高了检出率。同时,还可以明确壁内冠状动脉的长度、深度、确切部位和是否存在斑块。与冠状动脉造影对照,64 层螺旋 CT 冠脉成像诊断冠状动脉心肌桥的敏感性为 95.45%~95.7%,特异性为 89.58%~91.8%,准确性为 92.24%。目前,虽然冠状动脉造影仍是诊断冠状动脉心肌桥的金标准,但 64 层螺旋 CT 冠脉成像在诊断冠状动脉心肌桥方面已日益显示其优越性,可以部分取代冠状动脉造影。其 CT 表现如下:

1. 冠状动脉部分或完全走行于浅表心肌内。在心脏轴位图像及心脏短轴位 MPR 图像上,该段冠状动脉下方脂肪层消失,冠状动脉部分或全部被周围心肌组织覆盖。在胸部轴位图像及心脏短轴位 MRP 图像上清楚显示壁冠状动脉的深度,周围心肌覆盖小于管径 1/2 的为表浅壁冠状动脉,主要行走于室间沟内。大于 1/2 为纵深壁冠状动脉,主要行走于靠近右心室的室间隔内。

2. 心脏长轴位的 MPR 及切线位 CPR 图像可清楚显示壁冠状动脉的长度。其长度差异较大。

3. 在心脏长轴位的 MPR 及切线位 CPR 图像上,血管走行不自然、边缘模糊,可间接提示壁冠状动脉的存在。

4. 在 3D-MAP 图像上,壁冠状动脉段血管两侧脂肪消失并与心肌紧密相连。

二、有创性检查

（一）冠状动脉造影

冠状动脉造影目前仍然是诊断冠状动脉心肌桥的"金标准"。冠状动脉心肌桥在冠状动脉造影时的诊断标准为心脏收缩时，壁冠状动脉狭窄，模糊或显示不清，具有短暂性、间歇性的特点；心脏舒张期恢复正常，或狭窄明显减轻。这种特征性改变被称之为"挤牛奶现象"或"挤奶征"或"收缩期狭窄"。这是由于壁冠状动脉管腔在收缩期受到心肌桥的压迫，而在舒张期该压迫消失所致。

（二）冠状动脉超声

1. 冠状动脉血管内超声　冠状动脉心肌桥患者，采用冠状动脉血管内超声，在定量评价壁冠状动脉管腔面积，以及显示心肌桥收缩期狭窄等特征方面具有很高的准确性和可重复性。冠状动脉内超声可以观察到心肌桥周围特征性的无回声区，称为"半月征"，位于心外膜组织和心肌桥内冠状动脉之间，在整个心动周期都有观察到。"半月征"仅在壁冠状动脉出现，在心肌桥近段、远段冠状动脉和其他动脉见不到，被认为是冠状动脉心肌桥存在的特征。当血管内超声存在"半月征"时，即使冠状动脉造影未发现心肌桥，冠状动脉内激发试验也可诱发出"挤奶征"。冠脉内超声亦可显示壁冠状动脉内斑块的性质。

2. 冠状动脉内多普勒血流测定　冠状动脉心肌桥患者，采用冠状动脉内多普勒血流测定，冠状动脉血流图形有明显特点，即舒张早期冠状动脉血流突然加速，形成一突出的峰呈"指尖样（finger-tip）现象"或"峰坪征"，舒张中期血流速度快速下降，随后下降速度减慢，构成舒张中晚期平台。大多数患者在收缩期心肌桥近段显示逆向血流现象。心肌桥段壁冠状动脉血流速度的改变主要发生在舒张期。舒张期血流速度异常导致冠状动脉远段血流储备下降。

三、诊断标准

目前，冠状动脉心肌桥病人发现日多，虽然国内外进行了不少研究，但仍有待深入。现在国内、国际对此尚无统一的诊断标准或诊治规范。以下参考国内外文献及个人的临床经验提出以下诊断意见供同道们参考。

（一）直接征象

1. 定性诊断

（1）多层螺旋 CT 冠脉成像：目前，64 层螺旋 CT 冠脉成像在诊断冠状动脉心肌桥方面起着越来越重要的作用。利用多平面重建(multiple planar reconstruction,MPR)的三维正交技术,沿着冠状动脉的最长轴做切面,以及在最长轴的垂直方向上做切面,都可看到冠状动脉的某一阶段位于心肌内,充盈造影剂的血管被一定厚度的软组织所覆盖,这一现象是诊断心肌桥的直接征象。

(2)冠状动脉造影:冠状动脉造影目前仍然是诊断冠状动脉心肌桥的"金标准"。冠状动脉造影确定的标准是在心脏收缩期,某段冠状动脉在两个以上投照角度显示不同程度的狭窄,而在舒张期冠状动脉血流恢复正常,即出现所谓"挤奶效应"(milking effect),也称"挤奶征"。

(3)冠状动脉血管内超声:冠状动脉心肌桥患者,采用冠状动脉血管内超声检查时,可以观察到心肌桥周围特征性的无回声区,称为半月征(half-moon phenomenon),位于心外膜组织和心肌桥内壁冠状动脉之间,在整个心动周期都可观察到。

(4)冠状动脉内多普勒血流测定:冠状动脉心肌桥患者,采用冠状动脉内多普勒血流测定,可发现87%的心肌桥患者壁冠状动脉血流具有明显特点,即呈"指尖样现象"(finger-tip phenomenon),可见特征性快速舒张早期充盈,舒张中期快速减退,舒张中晚期平台、收缩期开始血流速度两次迅速下降,并于心肌桥近段出现逆向血流。

以上检查可以定性诊断冠状动脉心肌桥,目前应用较多的是前两种。冠状动脉造影如未发现该段冠状动脉收缩期狭窄,而该段冠状动脉僵硬、缠结、扭曲、压陷等为可疑诊断。冠状动脉造影不易发现浅表型冠状动脉心肌桥。

2.定量诊断

(1)多层螺旋CT冠状动脉成像:目前64层螺旋CT冠状动脉成像利用血管分析软件,多期相重建原始冠状动脉CTA数据,可以定量分析壁冠状动脉在收缩期和舒张期的狭窄程度,并能测量心肌桥的厚度、长度以及到起始部的距离等。可以区分浅表型、纵深型;单部位、多部位,单个、多个冠状动脉心肌桥。还可显示斑块性质,测定其CT值。

(2)冠状动脉造影:冠状动脉造影,可以显示冠状动脉心肌桥患者壁冠状动脉收缩期狭窄。Noble等按其狭窄程度分为以下三级为Ⅰ级狭窄<50%,无临床表现;Ⅱ级狭窄(50%~75%),乳酸增加,有局部心肌缺血表现;Ⅲ级狭窄>75%,乳酸明显增加,心电图有心肌缺血表现,有临床症状。

(3)冠状动脉血管内超声:冠状动脉心肌桥患者,采用冠状动脉内超声检查在定量评价壁冠状动脉管腔面积以及显示心肌桥内壁冠状动脉收缩期狭窄等特征方面,具有很高的准确性和可重复性。

(4)冠状动脉内多普勒血流测定:冠状动脉心肌桥患者,采用冠状动脉内多普勒血流测定,不仅对壁冠状动脉血流情况进行定性分析,而且可以进行定量分析。桥内段静息时平均峰流速度(APV)和平均舒张期峰流速度(ADPV)明显高于近端与远端。心肌桥内瞬时最大峰流速度(MVP)较近、远段冠脉增加1倍。心肌桥患者冠状动脉血流储备下降。

3. 定位诊断　64层螺旋CT冠脉成像及冠状动脉造影不仅对冠状动脉心肌桥患者能进行定性、定量诊断,而且能对壁冠状动脉进行定位诊断,即多发生于左冠状动脉,其中又以前降支占多数,前降支又以中段居多;回旋支较少,右冠状动脉更少。由于冠状动脉造影表浅型冠状动脉心肌桥检出困难,64层螺旋CT冠状动脉成像比冠状动脉造影对冠状动脉心肌桥检出率更高,对斑块能进行分析,且无创、安全,对发现冠状动脉心肌桥日益显示其重要价值。

(二)间接征象

患者有心绞痛、心肌梗死、心律失常、心功能不全、猝死等,除了想到冠心病或有关疾病外,一定要想到冠状动脉心肌桥的可能,进一步检查。

患者心电图、心电图负荷试验、动态心电图、超声心动图、心肌核素等检查,如发现有心肌缺血、心肌梗死、心律失常、心功能不全等时,除了想到冠心病或有关疾病外,一定要想到是否有冠状动脉心肌桥的可能,进一步检查,特别是64层螺旋CT冠状动脉成像、冠状动脉造影等检查,以进一步明确诊断。

(三)临床分型

1. 隐匿型:患者有冠状动脉心肌桥,但无临床症状,亦无心肌缺血征象,此型占大多数。

2. 心绞痛型

(1)稳定型心绞痛:心绞痛症状发生1月以上,发作多与劳累、情绪有关,对硝酸甘油或速效救心丸效果多数不佳,部分病人可有心肌缺血征象。

(2)不稳定型心绞痛:心绞痛症状发生小于1个月,有的与劳累、情绪有关,不少系静息发生或夜间发生,持续时间长短不一,对硝酸甘油或速效救心丸效果不佳,多数病人可有心肌缺血征象。亦包括梗死后心绞痛。

3. 心肌梗死型

(1)急性心肌梗死:患者临床表现有持久的心前区剧烈疼痛,超过半小时,甚至可达数小时,休息及含服硝酸甘油也不能使其缓解。可有心肌坏死的表现,如发热、白细胞计数增高、血沉加速、心肌酶和肌钙蛋白T或I增高呈序列变化。心电图可出现心肌梗死特征性改变,根据ST段有无抬高,可分为ST段抬高的急性心肌梗死和非 ST 段抬高的急性心肌梗死。临床诊断常根据病史、心电图和血清酶、肌钙蛋白 T 或 I 的变化而作出。

(2)陈旧性心肌梗死:常根据肯定性心电图改变(异常 Q 波)没有急性心肌梗死病史及酶、肌钙蛋白 T 或 I 变化而做出诊断。如果没有残留心电图改变,可以根据早先的急性心肌梗死病史而诊断。

4. 心律失常型:冠状动脉心肌桥患者,由于心肌桥对壁冠状动脉压迫明显,心肌收缩时壁冠状动脉收缩期狭窄明显,可以导致心肌缺血,心肌细胞营养障碍、萎缩及灶性坏死,纤维组织增生,影响心脏的电活动,导致心肌电的兴奋性异常或传导、起搏功能障碍,从而引发各种心律失常。

5. 心力衰竭型:冠状动脉心肌桥患者,如壁冠状动脉收缩期狭窄明显,导致严重的心肌缺血或心肌梗死,可以发生心力衰竭,大多表现为左心功能不全,可以出现活动后胸闷、气短、咳嗽,夜间阵发性呼吸困难,甚至端坐呼吸,咳粉红色泡沫样痰,两肺底甚至全肺散布湿啰音等肺循环淤血征象。而后继以右心衰竭,出现肝大、颈静脉怒张、全身水肿等体循环淤血征象。

6. 猝死型:冠状动脉心肌桥患者,特别是发生在冠状动脉左前降支者,当心肌桥内壁冠状动脉收缩期狭窄严重,或壁冠状动脉有严重的粥样硬化性狭窄,可导致冠状动脉供血不足,出现心肌慢性缺血性改变,心脏的储备功能下降,在某些导致心率增加的诱因,如情绪波动、剧烈运动、饮酒等情况下,可诱发心功能紊乱、心室纤颤、心搏骤停而致猝死。也有人认为,心肌桥患者由于壁冠状动脉内陷变形,加上壁冠状动脉周期性收缩期血管压缩,伴局部的峰压,持续的舒张期直径减少,冠状动脉血流储备减少,从而造成心肌缺血而致猝死发作。

四、病例报告

(一)心肌桥引起急性心肌梗死伴晕厥

姚道阔等报道,患者男性,57 岁。因突发晕厥 2 次,胸闷、胸痛 1 日,于 2006 年 2 月 10 日入院。患者于入院 1 周前站起时突然摔倒在地,伴恶心,持续数秒钟自行缓解。入院当日晨 5 时,患者在睡眠中突然憋醒、胸闷、胸痛,排尿后晕厥,胸痛不能缓解来我院。既往有高血压病史 16 年。有高血压家族史,吸烟少量。查体:血压 125/80mmHg,心率 80 次/分钟,律齐,心肺听诊无异常。入院后心电图显示胸前导联 $V_{2\sim6}$ ST—T 改变,肌酸激酶(CK)482U/L、肌酸激酶同功酶(CK—MB)37U/L;肌钙蛋白 T 0.80ng/ml。诊断为急性前壁心肌梗死、血管迷走性晕厥。冠状动脉造影示左前降支(LAD)中段可见 2 处肌桥。造影过程中出现晕厥,心率 60 次/分钟,血压 40/20mmHg,经用多巴胺后 3 分钟血压恢复至 100/60mmHg。

（二）心肌桥猝死

蒋艳伟等报道，患者女性，26 岁。某日因感头痛、流涕、发热，以"感冒"自购药物治疗。次日中午开始发生抽搐、神志不清，于 12 时 20 分被人送医院抢救。入院查体：血压 115/84mmHg，心律 92 次/分钟，律齐，昏迷状，颈软，双瞳孔等大等圆，对光反射灵敏。诊断"抽搐原因待查"。经医院抢救治疗无效，于当晚 7 时 40 分死亡。

死后 2 天尸检。冷藏女尸，发育正常，营养佳。尸长 158 厘米。角膜透明，双侧瞳孔等大、等圆，直径 0.6 厘米，头、颈、胸腹部及四肢未见明显异常。脑重 1 400 克，双侧小脑扁桃体及海马沟回见明显的脑疝形成。镜下蛛网膜下腔血管扩张淤血，脑各部重度淤血水肿，漏出性出血。双肺重 960 克，表面光滑，切面淤血。镜下肺呈灶性水肿、气肿及出血。心重 275 克，左心室壁厚 1.3 厘米，右心室壁厚 0.3 厘米，左冠状动脉前降支距起始部 0.5 厘米开始进入室间隔肌层内行走，壁冠状动脉行走约 1.0 厘米后向外穿出，肌桥厚 1.2 厘米，壁冠状动脉直径 0.1 厘米，余未见异常。镜下部分心肌细胞肥大，部分心肌横纹不清或消失，左心室前壁部分心肌见灶性收缩带状坏死，心尖部肌纤维灶性纤维化。心脏传导系统检查未见明显异常。肝、脾、肾各脏器肉眼及镜下检查未见异常。胃黏膜见点状、小片状出血。余未见明显异常。死者呕吐物、胃及胃内容物中未检出"毒鼠强"、氟乙酰胺、有机磷农药、"甲基 1605"等农药。鉴定结论：死者系左前降支心肌桥致急性心功能衰竭死亡。

（三）重度心肌桥合并冠状动脉内溃疡样病变

洪衡等报道，患者男性，48 岁。因间断胸痛 1 年、复发加重 1 日入院。患者近 1 年来间断胸痛，呈针刺样，位于左前胸骨下，范围约拳头大小，每次持续约 10 余分钟，可自行缓解，多于活动后出现，休息后缓解。入院 1 日前再次于休息时出现上述症状，程度较前重，发作频繁，最长持续约 20 分钟，不伴心悸、大汗、憋气、舌下含服速效救心丸症状可减轻。既往高血压病史 8 年余，血压最高 160/110mmHg。吸烟 20 余年，每日约 10 支。体重指数：24kg/m²，查体无阳性发现。心电图无明显 ST—T 改变。心肌酶在正常范围；甘油三脂 0.45mmol/L、总胆固醇 2.6mmol/L、高密度脂蛋白胆固醇 0.89mmol/L、低密度脂蛋白胆固醇 1.52mmol/L；经葡萄糖耐量试验确诊为 2 型糖尿病。否认家族相关遗传病史。冠状动脉造影示：前降支近段不规则，中段见长约 15 毫米心肌桥（MB），心脏收缩时压缩达 100%，舒张时见溃疡样病变及 70% 局限性狭

窄,肌桥远端冠状动脉有 60％局限性狭窄,前向血流 TIMI Ⅲ 级(图 17-1①、
②);回旋支未见明显狭窄;右冠状动脉近段、中段及远段不规则,后降支近中段
30％～40％节段性狭窄,远段 60％局限性狭窄。建议患者行冠状动脉移植术,
CABG 术后随访 1 年患者上述症状未再发作。

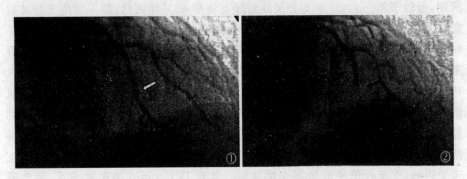

图 17-1　冠状动脉心肌桥管腔狭窄

①为心脏舒张期,前降支肌桥局部动脉内见溃疡样病变及 70％局限性狭窄(白箭头所示),冠
状动脉肌桥后见 60％局限性狭窄(黑箭头所示)　②为心脏收缩期,肌桥压迫冠状动脉达 100％
(黑箭头所示)

(四)直背综合征合并重度心肌桥心电图 ST 段抬高

　　李虹等报道,患者男,23 岁。因"胸部闷痛不适半年"入院。病人半年来久
坐后即感胸部闷痛不适,活动后似可减轻。于当地医院就诊,心电图示"下壁及
V_4～V_6 导联 ST 段弓背上抬",诊为"心肌炎",予以营养心肌等治疗,效差,而转
入我院。入院时查体:形体偏瘦,口唇无发绀,颈静脉无怒张。背部平直,胸廓
横径 29 厘米,前后径 10 厘米,横径/前后径＝0.35。双肺无干湿性啰音,心界
正常,肺动脉瓣听诊区闻及 3/6 级收缩期杂音。心电图呈下壁及 V_4～V_6 导联
ST 段弓背上抬,导联上移一个肋间心电图仍呈 ST 段弓背上抬。入院诊断:胸
痛原因待查。入院后动态心电图、超声心动图未见异常、胸片示肺动脉段略突
出,脊柱胸段平直。病毒性心肌炎抗体动态检测、自身抗体检查、心肌酶谱、电
解质等未见异常。经冠状动脉造影、左室造影、右心导管造影检查,示冠状动脉
前降支重度心肌桥,收缩期狭窄 95％,左室造影及肺动脉造影无异常,肺动脉压
力正常。确定诊断为①冠状动脉前降支心肌桥(重度)。②直背综合征。予以
倍他乐克口服,并出院门诊随诊。

(五)冠状动脉假性动脉瘤并发心肌桥近段斑块破裂

　　马剑英等报道,患者男,65 岁。因反复胸闷、剑突下不适 7 年余收入院。每

逢季节变化即出现胸闷不适,剑突下明显,无胸痛、心悸及头晕,无放射痛,持续数分钟,夜间发作较频繁,给予丹参、硝酸酯类药物治疗,症状有所缓解。有高血压、高甘油三酯血症史。术前静息心电图示 I、aVL、$V_{3\sim6}$ T 波倒置。冠状动脉造影术前常规服波立维、阿司匹林。造影示左主干正常,前降支多处管壁不规则,近段于第一、二对角支分叉处前降支狭窄 40% 伴钙化,第一对角支分叉处前降支见局限性瘤样龛影,前降支中远段心肌桥。收缩期管腔受压 30%~40%,舒张期受压减轻,回旋支中段狭窄 30%,右冠状动脉管壁稍不规则,近段未见狭窄,左室后支长病变,狭窄 30%~40%。换用 F_7JL_4 指引导管,送入 IVUS 检查(Boston seientific,40MHz),示前降支中远段两处心肌桥,近端心肌桥的近段斑块破裂,第一对角支分叉处前降支见粥样硬化病变,管壁有假性动脉瘤形成(图 17-2A)。直接置入 Driver 3.0mm×18mm 金属裸支架于病变局部,以球囊扩张 15s,复查造影示支架扩张满意,未见残余狭窄,第一、二对角支未受影响,支架外仍见造影剂充填龛影。复查 IVUS 示支架贴壁满意,完全覆盖病变(图 17-2B)。术后继续服用波立维、阿司匹林及硝苯地平缓解片治疗。

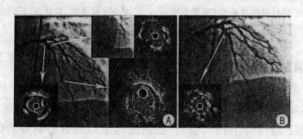

图 17-2　术前冠状动脉造影及 IVUS 图像

参考文献

[1] 姬尚义,沈宗林.缺血性心脏病.北京:人民卫生出版社,2005

[2] 李占全,金元哲.冠状动脉造影与临床.沈阳:辽宁科学技术出版社,2007

[3] 张兆琪.心血管疾病 64 层 CT 诊断学.北京:人民卫生出版社,2008

[4] 张志寿,杨瑞峰.冠状动脉心肌桥的研究进展.心脏杂志,2009,21(3):418~419

[5] 戴汝平,支爱华.提高对冠状动脉肌桥及其临床意义的认识.中国循环杂志,2007,22(5):322

[6] 陈细香.64 层螺旋 CTA 对壁冠状动脉的诊断价值.医学影像学杂志,2008,

18(10):1113～1115

[7] Moreles A,Romanlli R,Boucek R. The mural left anterior descending coronary artery,streenous exercise and sudden death. Circulation,1980,62:230

[8] Cutler D,Wallace JM. Myocardial bridging in a young patient with sudden death. Clin Cardiol,1997,20:581～583

[9] Lozano I,Baz JA,Lopez P,et al. Long-term prognosis of patients with myocardial bridge and angiographic milking of the left anterior descending coronary artery. Rev Esp Cardiol,2002,55:359～364

[10] 张志寿.冠心病专家门诊 150 问.北京:人民军医出版社,2005

[11] 蒋艳伟,吴小瑜,朱少华,等.心肌桥猝死 1 例.法律与医学杂志,2006,13(4):294～295

[12] 黄飞俊,刘世沧.3 例冠状动脉肌桥与急死尸检材料.中国法医学杂志,1993,8(3):182

[13] Winter RJ,Kokw EM,Pick JJ,et al. Coronary atheresclerosis in a myocardial bridge,not a benign condition. Heart,1998,80:91

[14] 姚道阔,南方,赵敏,等.心肌桥引起急性心肌梗死伴晕厥一例报告.北京医学,2006,28(10):637

[15] 洪衡,王明生,王河,等.重度心肌桥合并冠状动脉内溃疡样病变一例.中国心血管杂志,2008,13(5):372

[16] 马剑英,钱菊英,黄东,等.冠状动脉假性动脉瘤并发心肌桥近段斑块破裂 1 例.临床心血管病杂志,2007,23(5):396

第十八章 冠状动脉心肌桥的鉴别诊断

冠状动脉心肌桥多数病人临床上无症状,因而不易发现。部分病人可表现为不同程度胸闷、胸痛、心悸,似心绞痛,有时可发生心肌梗死、心律失常、心力衰竭,甚至猝死等。因此,需与冠心病、X综合征、肥厚型心肌病、心脏神经官能症及其他疾病引起的心绞痛、肋间神经痛等鉴别。

第一节 与冠心病鉴别

冠心病是冠状动脉粥样硬化性心脏病的简称,是由于供应心脏营养的血管——冠状动脉发生粥样硬化病变或血管痉挛,导致管腔狭窄或闭塞,发生冠状循环障碍,引起心肌氧供需不平衡,心肌缺血、缺氧或坏死的一种心脏病。因此,冠心病又称缺血性心脏病。在临床上,由于心肌血流量减少,供氧不足,使心脏的正常工作受到不同程度的影响,由此产生一系列缺血性表现,如心绞痛、心律失常、心力衰竭、心肌梗死,甚至猝死。

冠心病是目前危害人类健康的严重疾病之一,大多发生在中、老年人身上。我国冠心病发病率在逐年上升,发病年龄有年轻化趋向,现有4 000万病人。

根据世界卫生组织(WHO)的分型,结合国内专家的意见,在临床上将冠心病分为以下6型:①隐匿型冠心病。②心绞痛型,又分为劳力型心绞痛(包括初发劳力型心绞痛,稳定劳力型心绞痛,恶化劳力型心绞痛)和自发型心绞痛(包括变异性心绞痛)。③心肌梗死型,又分为急性心肌梗死,陈旧性心肌梗死。④心律失常型。⑤心力衰竭型。⑥猝死型冠心病。

诊断冠心病可根据患者的临床表现和各项实验室检查资料综合评定,其中最肯定的客观诊断依据是发现心肌有缺血的表现,同时证明患者有冠状动脉粥样硬化性阻塞性病变。

病史询问及体格检查是诊断冠心病的首选方法。如患者有典型的心绞痛症状和体征,又有心肌缺血的客观依据,如静息时或发作时心电图有ST—T缺血型改变,或静息时心电图正常而平板运动试验阳性,或双嘧达莫(潘生丁)超声心动图试验阳性,或²⁰¹铊心肌灌注显像运动试验阳性,或 64 层螺旋 CT 冠脉成像及冠状动脉造影显示冠状动脉狭窄≥50％,有以上其中一项检查异常,就可以诊断为冠心病心绞痛,对于心绞痛诊断还应进一步分型,稳定劳力型心绞痛还应分级,不稳定型心绞痛还应进一步进行危险分层。

中年以上患者有以下五项内容中的第一项和其他任何一项,而不能用主动脉瓣病变、自主神经功能紊乱、心肌炎、心肌病、严重贫血、阻塞性肺气肿、服用洋地黄药物、电解质紊乱等解释者,可以诊断为冠心病。五项内容如下:①有冠心病危险因素 2 项以上:高血压、高脂血症、长期吸烟、糖尿病患者。②心电图缺血型表现。③心电图负荷试验呈阳性。④超声心动图有典型节段性室壁运动异常而无其他原因可解释者。⑤放射性核素扫描显示心肌缺血而无其他原因可解释者。

冠状动脉造影仍然是诊断冠心病的"金标准",不仅可以定性,而且可以定量、定位,对于冠心病的治疗决策、疗效判定、预后判断有重要意义。64 层螺旋 CT 冠脉成像对筛查冠心病、疗效判定、治疗选择、预后评估亦有重要意义。

对于确诊为冠心病患者,要进一步进行临床分型。对无自觉症状者,可诊断为隐匿型冠心病;对于心绞痛者,按前述分型;对于急性心肌梗死,包括典型症状、特征性心电图改变、心肌酶和肌钙蛋白 T 或 I 升高序列变化,有其中两条即可确诊;对于陈旧性心肌梗死,有肯定心电图异常 Q 波,或有明确的急性心肌梗死既往史;对于有心律失常或心力衰竭者,可诊断为冠心病心律失常或心力衰竭。

近年提出急性冠脉综合征,包括 ST 段抬高的急性冠脉综合征,即 ST 段抬高的急性心肌梗死;非 ST 段抬高的急性冠脉综合征,包括非 ST 段抬高的急性心肌梗死和不稳定型心绞痛,还包括心源性猝死,约占冠心病中 30％。

2007 年 10 月,欧洲心脏病学会(ESC)、美国心脏病学会基金会(ACCF)、美国心脏协会(AHA)和世界心脏联盟(WHF)联合发表了专家共识文件《心肌梗死的统一定义》(附件 1)。该文件对 2000 年的旧版文件进行了重要修订,对当今的临床实践具有重要意义。

冠状动脉心肌桥临床表现与冠心病相似,但发病年龄较轻,缺乏冠心病危险因素,64 层螺旋 CT 冠状动脉成像、冠状动脉造影有心肌桥的特征性改变,对硝酸酯类药物效果不佳,而对 β 受体阻滞剂、钙离子拮抗剂往往效果满意。

第二节　与X综合征鉴别

X综合征是1973年Kemp提出的，系指临床上有典型的劳力型心绞痛、心电图运动试验阳性、冠状动脉正常的一种综合征。最近，又有人称其为"微血管性心绞痛"或"心脏X综合征"。据报道，X综合征在心绞痛病人中占10%～20%。

X综合征的发病机制目前尚未完全阐明，现在主要认为是由于冠状动脉微血管（管径在$100～400\mu m$）舒缩功能障碍所致，是冠状动脉微血管病变。最近的研究认为，冠状动脉微血管病变主要是微血管动力异常，微血管扩张储备功能降低，被认为和微血管的内皮功能不全、冠状动脉血管调节能力下降有关。研究表明，X综合征病人有内皮依赖性血管舒张功能障碍，也有认为并有非内皮依赖性血管障碍，还有认为是微血管痉挛所致。总之，目前认为主要是微血管扩张、收缩功能障碍所致。在劳动或运动后，心肌耗氧量增加，乳酸产生增多，正常人可引起微血管扩张，增加血流量，而患者对这种刺激的微血管扩张反应低下，心肌缺血后微血管功能受限，从而诱发心绞痛。而在安静状态或休息时的心绞痛，主要是由微血管的收缩功能障碍所引起的。在休息状态下，血管紧张性异常升高或对收缩的刺激产生过度反应，可使微血管收缩、心肌缺血，而发生心绞痛。实际上，不少患者上述情况兼而有之。以上改变可能与交感神经兴奋失调、内皮素及其他血管活性物质释放、血管平滑肌功能异常有关。

本病多见于女性，冠心病的易患因素不明显。主要症状与冠心病劳力型心绞痛相似，不同的是疾病发作一般持续时间较长，休息后疼痛不能很快缓解，往往可以长达半小时以上，甚至1～2小时，休息时也可发作。含服硝酸甘油效果不肯定，有的病人有效，有的病人效果不明显。疼痛症状不典型者居多。发病年龄较轻，一般为50岁左右。冠心病患者平均年龄在60岁以上，而且是男性多于女性，60岁以下年龄组男高女低尤其明显。

X综合征发作时或负荷后心电图可示心肌缺血表现。24小时动态心电图检测阳性率高。超声心动图可示节段性室壁运动失常，射血分数减低。核素心肌灌注显像检查可以显示心肌灌注缺损。相当一部分患者有典型心绞痛却不能检出心肌缺血的客观证据。冠状动脉造影无有意义的狭窄，但常可见到血流缓慢征象（由于小冠状动脉阻力增加），麦角新碱激发试验阴性（排除冠状动脉及其大分支痉挛）。左心室造影、冠状动脉造影正常是诊断X综合征的"金指标"。

各种抗冠心病心绞痛药物,包括硝酸酯类、β受体阻滞剂和钙拮抗剂都可以用于治疗 X 综合征,也可以联合应用;也有报道用血管紧张素转换酶抑制剂治疗同样有效者。治疗效果因人而异,一是效果不恒定,二是不如治疗冠心病心绞痛的疗效显著。Yesildag 等报道,静脉注射腺苷拮抗剂氨茶碱(aminophylline)6mg/kg,能明显改善 X 综合征病人的症状和缺血心电图运动耐量。

当前认为,X 综合征的预后良好,大部分患者的症状会逐渐改善。适度的体力活动、体育锻炼也是一项有效治疗。Kemp 曾报道 200 例冠状动脉造影正常的心绞痛病人,6 年内半数以上未经特殊治疗,症状逐渐好转。Ammann 等(2000 年)报道 21 例冠状动脉造影正常的心肌梗死者,平均随访 53 个月,无 1例发生心脏事件,认为预后良好。但也有少数 X 综合征猝死的报告。因此,对于 X 综合征的防治还是应该给予重视。

冠状动脉心肌桥患者临床表现与 X 综合征相似,发病年龄较轻,心绞痛症状常不典型,冠心病危险因素缺乏,亦常有心肌缺血的影像等征象,对硝酸甘油反应差,但男性较多,64 层螺旋 CT 冠脉成像、冠状动脉造影检查未发现冠脉狭窄或阻塞,但可以发现心肌桥-壁冠状动脉特征性的改变而鉴别。

第三节 与肥厚型心肌病鉴别

肥厚型心肌病(hypertrophic cardiomyopathy,HCM)是以心肌具有非对称性的,不均匀的肥厚为特征的,原因不明的心脏病。典型者室间隔肥厚远较游离壁明显,引起左室流出道狭窄,所以又名为原发性肥厚性主动脉瓣下狭窄(IHSS)。偶尔可呈同心性肥厚,不伴梗阻;亦可心尖部肥厚,称心尖肥厚型心肌病,为本病的亚型。此病广泛分布于全世界,患病率约为 1/500,是一种全球性疾病。中国 8 080 例人群超声心动图调查结果显示,全国约有肥厚型心肌病患者 100 万人。家族发病较多,目前发现 50%～70%肥厚型心肌病由基因突变所致,至少 13 个基因 400 多种突变可致,呈常染色体显性遗传。

多数病人无症状或仅有轻度症状,大多数病人症状出现在 20～30 岁。男性多于女性,约三分之一患者有家族史。总的说来,症状与体征的严重程度与血流动力学分型密切相关,非梗阻型症状最轻,潜在梗阻型较重,梗阻型者症状最重。

90%病人有劳力性呼吸困难,其中 31%可伴有阵发性夜间呼吸困难,70%～80%病人常出现非典型的心绞痛,常因劳累诱发,持续时间长,对硝酸甘油反应不佳。在尸检病人中,15%有心肌坏死,约 25%年龄在 44 岁以上的病人,在冠状动脉造影中,可见到明显的冠状动脉病变,但其他心绞痛病人其心外膜下冠状动脉正常,也可为典型的心绞痛,30%～35%的病人发生于突然站立和运动后晕厥,片刻可自行缓解,可发生严重心律失常,病人动态心电图常显示有复杂性室性早搏,20%～40%有室性心动过速,部分病人还有室上性心动过速。50%的病人有快速房性心律失常,亦可发生房颤、室颤。2%～3%病人可发生猝死,尤其在青壮年,主要是室性心动过及心室颤动所致。7%～15%病人可出现心功能不全,早期以舒张功能不全为主,进入疾病晚期可出现左、右心心力衰竭的症状。2%可合并亚急性感染性心内膜炎。部分病人可有血压升高,也可合并高血压病。

部分轻症病人可无特异性体征,随着病情进展,渐渐出现左心室搏动有力和搏动点向左移位。无梗阻者无心脏杂音,或仅有 1/6 收缩期杂音,激发试验后杂音也无明显增强。隐匿性梗阻病人心尖部有 1～2/6 级收缩期杂音,激发后增至 3/6 级,不一定闻及 S_3 及 S_4,S_2 呈正常分裂。梗阻性病人心尖区内侧或胸骨左缘中下段有 3～4/6 级收缩期杂音,杂音较粗糙,呈递增-递减型,也常呈喷射性向胸骨缘、腹部及心底部放射,但不放射到颈部。这种杂音来自室内梗阻,杂音的响度及持续时间的长短可随不同条件而变化。10%病人伴有收缩期震颤,50%～90%病人心尖区有相对性二尖瓣关闭不全的收缩期反流性杂音,向腋下传导。多数病人心界正常,约三分之一病人心胸比例＞50%。部分病人有高血压。约 10%的病人发生栓塞,常见于有房颤的病人。

实验室检查,心电图大多异常,尤其是有症状的梗阻性病人均有变化,无特异性,可作为初步筛选。80%患者出现异常的 ST 段和 T 波改变,大多呈水平型压低,25%～50%病人可出现异常 Q 波。动态心电图,46%病人有室上性心动过速,43%病人有多形性室性早搏,26%有室性心动过速,10%病人有心房颤动,5%～10%病人有左束支传导阻滞,2%～3%病人有右束支传导阻滞。X 线检查,一般约四分之一病人心脏大小正常,50%病人心影增大,四分之一病人心脏呈中重度增大,为向心性肥厚影像,左房及左室增大占病例的 46%。超声心动图是无创诊断 HCM 的最佳方法,不仅可以确定诊断,还可以对 HCM 进行分型。室间隔肥厚及运动异常,是最主要的特征,室间隔厚度＞1.5 厘米,与左室后壁厚度之比＞1.5;病变部位心肌回声增强,不均匀,纹理不清,呈毛玻璃状或斑点颗粒状。梗阻型,二尖瓣前叶收缩期前向运动,左室流出道狭窄。核素检查左心室腔变小,放射性浓度降低,围绕左心室血池可见到一圈放射性空白区,可见增厚的室间隔突出心腔,二尖瓣前移,流出道狭窄,放射性减低。磁共振成像检查对本病可以从形态、功能、组织特性和代谢方面进行诊断。心导管检查及左室造影,可显示左室腔缩小变形,主动脉瓣下呈 S 形狭窄,心室壁增厚,室间隔不规则的增厚突入心腔,左房也可同时显像。还可进行心内膜心肌活检、基因检查分析等项检查。

冠状动脉心肌桥患者临床表现与肥厚型心肌病患者有不少相似之处,如发病年龄较轻,男性居多,心绞痛症状常不典型,冠心病危险因素缺乏,亦常有心肌缺血的影像学征像,对硝酸甘油反应差,但肥厚型心肌病临床表现更为复杂,具有特征性影像学表现,尤其是超声心动图的改变具有特异性,不难与之鉴别。64 层螺旋 CT 冠脉成像、冠状动脉造影检查,可以发现心肌桥-壁冠状动脉特征性的改变可与之鉴别。但冠状动脉心肌桥在肥厚型心肌病患者中检出率较高,可达 30%~50%,二者合并存在使临床表现更趋复杂,使心绞痛和心肌缺血发生率更高。Thomson 等报道 1 例女性,19 岁,HCM 病人伴有 LAD 中段冠状动脉心肌桥病人,经过 MRI 冠脉成像研究,发现该病人心肌缺血是由于壁冠状动脉收缩期受压,而非微循环灌注异常。儿童肥厚型心肌病患者伴有冠状动脉心肌桥,常见有 QT 间期延长,QT 离散度增大,严重室性心律失常和猝死。

第四节　与其他疾病引起的心绞痛及非缺血性胸痛鉴别

一、其他疾病引起的心绞痛

严重的主动脉瓣狭窄或关闭不全,使流入冠状动脉的血流减少。风湿热或其他原因引起的冠状动脉炎,梅毒性主动脉炎造成冠状动脉口狭窄或闭塞,先天性冠状动脉畸形使部分心肌供血不足等,均可引起心绞痛,要根据其他临床表现和相关实验室检查来进行鉴别。

二、非缺血性胸痛

在临床上亦经常遇到有一些患者主诉胸痛,但经仔细询问,系非缺血性胸痛,而不是心绞痛。非缺血性胸痛具有以下特点:①短暂几秒钟的刺痛或持续几个小时,甚至几天的隐痛、闷痛。②胸痛部位不是一片,而是一点,可用一两个手指指出疼痛的位置。③疼痛多于劳力后出现,而不是劳力当时。④胸痛与呼吸或其他影响胸廓的运动有关。⑤胸痛症状可被其他因素所转移,如与患者交谈反而使其胸痛症状好转。⑥口含硝酸甘油在 10 分钟以后才见缓解的发作。

（一）肋间神经痛

本病疼痛常累及 1～2 个肋间，但并不一定局限在前胸，为刺痛或灼痛，多为持续性而非发作性。咳嗽、用力呼吸和身体转动而使疼痛加剧，沿神经行径处有压痛，手臂上举活动时局部有牵拉疼痛，故与心绞痛不同。

（二）胃-心综合征

本病是由胃部疾病而引起的心血管系统的功能紊乱。该征的发病主要由于胃部疼痛发作，反射性引起心前区不适或心绞痛样发作。临床上主要表现为左侧胸痛或绞榨感，疼痛可向左肩放射，应用血管扩张药常无效，患者亦无恐惧感。亦有不少表现为心窝部疼痛、心慌、胸闷、气短，剑突下常有压痛或不适感。多见于 40 岁以下的人，有的患者可出现一过性血压升高或心律失常，心音减弱，并可见冠状动脉供血不足的心电图改变，如 ST 段下移、T 波低平或倒置，严重者可误诊为急性心肌梗死。预后主要取决于胃部疾患的状况。治疗上应着重胃部疾病处理，解痉、止痛、制酸药物可获缓解，戒烟者症状亦可消失。

（三）胆-心综合征

本病系指在胆管疾病时，由于反射及其他因素对心肌代谢的影响而产生的心脏表现的一组综合征，包括心绞痛、心律失常、心肌收缩力减弱及心电图异常、血压升高等。在胆管疾病中可出现心脏部位的疼痛，可酷似心绞痛，为刺痛样、阵缩性，或由上腹部放射到心前区部位、左肩和左上肢，常发生于胆绞痛之前或伴随于胆绞痛之时，疼痛常突然出现，突然消失，亦可长时间持续。疼痛不伴恐惧感，应用扩冠药物不缓解，而应用治胆绞痛的药物可缓解。多无心电图改变，但可有心律失常，如室性期前收缩等，对抗心律失常药物治疗效果不佳。坏死性胆囊炎可引起心肌收缩力减弱，心音低钝。慢性胆囊炎患者可出现心肌缺血的心电图改变。对本征的治疗应积极手术，胆管手术后心脏的改变可逐步恢复正常，预后一般良好。

（四）颈-心综合征

引起类似心绞痛的心外原因中，颈椎病最为常见，要防止将颈性类心绞痛误诊为冠心病心绞痛或冠状动脉心肌桥。

本病系指由颈椎的疾病，如颈椎病所致心血管疾病表现的一组综合征，是一种常见病、多发病。据统计，颈椎病中有 18.4％～53.6％合并冠心病，约有 13％为颈性类冠心病。

本综合征的主要表现为颈椎病合并冠心病及颈椎病引起的心前区疼痛，即所谓颈性类冠心病。颈椎病易合并冠心病，这是由于骨赘刺激或压迫交感神经影响了冠状动脉的供血。颈椎病常合并自主神经功能紊乱，可引起神经体液调节发生改变，从而使冠状动脉的舒缩发生障碍，最后导致冠状动脉供血不足。颈椎骨赘直接或间接刺激或压迫颈神经根可产生类心绞痛。据研究，压迫起源于颈 8 至胸 1 的胸前神经内侧支时，可引起假性心绞痛。前斜角肌痉挛压迫臂丛，痉挛的斜方肌夹压脊神经后支的分支时，亦可通过交感神经反射引起肋间肌痉挛和沿前支反射的肋间痛产生假性心绞痛，又称伪狭心症。有心前区疼痛，而无心绞痛改变，或误诊为冠心病心绞痛或冠状动脉心肌桥。此类患者大多数具有左前斜角肌明显压痛，疼痛向左上胸放射等表现。颈椎正、侧、双斜位 X 线片可以确诊。多数按颈椎病治疗后，症状很快消除，预后一般良好。

冠状动脉心肌桥患者与颈-心综合征在临床表现上有许多相似之处，可出现假性心绞痛或心绞痛症状，但颈椎病缺乏心肌缺血的客观征象，64 层螺旋 CT 冠脉成像、冠状动脉造影检查可以发现心肌桥-壁冠状动脉特征性的改变而鉴别。

此外，不典型心绞痛还需与肋骨和肋软骨病变、食管病变、纵隔病变、食管裂孔疝、肠道疾病等引起的胸、腹疼痛相鉴别。

第五节　与心脏神经官能症鉴别

心脏神经官能症是一种以心血管症状为主要表现的功能性心脏病，即心脏本身无器质性病变，主要是心脏的自主神经功能发生了紊乱。多见于中年或更年期妇女，临床表现多种多样。最常见的症状是心悸、胸闷、呼吸困难、心前区闷痛和全身乏力。患者主诉常喜出长气而后觉舒服。心前区闷痛和心绞痛有许多不同，可以发生在任何时候，往往与生气或情绪变化关系大，可为数秒钟刺痛或持续时间长的隐痛，有时数小时甚至数天，疼痛的部位多在左乳头下面心尖附近，或经常变动。疼痛的程度不太剧烈，含服硝酸甘油或速效救心丸效果不明显。症状多在疲劳之后出现，做轻度活动反觉舒适，有时可耐受较重的体力活动而不发生胸痛或胸闷。体征和心电图检查多无异常发现。亦有部分患者心电图 ST—T 有轻微异常，但不够缺血标准。普萘洛尔（心得安）试验常可使 ST—T 恢复正常。另外，此类患者多有其他神经症症状，如易心烦、激动、多汗、发抖、失眠、多梦、头晕等。64 层螺旋 CT 冠脉成像或冠脉造影无异常发现。心脏神经官能症患者思想负担比较重，到处求医，到处检查，常常怀疑自己得了心脏病。医生对这种患者应积极热情、认真负责地予以诊治。

冠状动脉心肌桥患者与心脏神经官能症在临床症状上有不少相似之处，但心脏神经官能症患者常缺乏典型心绞痛症状,更缺乏心肌缺血的影像学证据,64层螺旋CT冠脉成像、冠状动脉造影可以发现冠状动脉心肌桥的特征性改变予以鉴别。在临床上亦可以遇到冠状动脉心肌桥或冠心病合并心脏神经官能症患者,临床上应仔细判定,精心治疗。

第六节　冠状动脉心肌桥误诊

几十年来,对冠状动脉心肌桥做了不少基础和临床研究,人们对其认识日趋深入,但还有许多工作有待深入研究。长期以来冠状动脉造影是诊断冠状动脉心肌桥的"金标准",但是其检出率较低,近年来64层螺旋CT冠脉成像发现冠状动脉心肌桥病人较冠脉造影高,显示其重要意义。当前,广大临床医生对冠状动脉心肌桥还缺乏足够的认识,因而出现了一些误诊、漏诊病例,要通过提高对本病的进一步认识,以减少对冠状动脉心肌桥的误诊、漏诊,更及时、准确地诊治这类病人。

王金风等研究了心肌桥误诊临床观察,并附17例报告。作者对2005年1月~2007年1月期间冠脉造影386例病例,其中检出心肌桥17例,检出率为4.40%。诊断为心绞痛者13例,急性心肌梗死者1例,心脏瓣膜病2例,胸痛待查1例。男性12例,女性5例。年龄36~68(57±24)岁。入院前病程5个月至7年,确诊时间平均(6.06±4.37)年。本组17例均经冠脉造影明确诊断,其中4例冠脉内注入硝酸甘油后明确诊断。冠脉造影证实心肌桥合并冠心病10例,心脏瓣膜病2例,漏诊率为70.59%,误诊为冠心病4例,误诊率23.55%。17例患者均为反复发作胸闷、胸痛,表现为胸骨后压榨样疼痛或胸闷,伴或不伴向左肩背部放射痛,持续时间5~20分钟,最长可达1小时。诊断为心绞痛,长期扩血管治疗疗效不佳。冠脉造影显示合并有冠状动脉粥样硬化者10例,心脏瓣膜病2例,孤立性心肌桥5例,均为左前降支心肌桥。其中,中段13例,远段4例。2例可致冠状动脉40%狭窄的孤立性心肌桥患者有明显的临床症状,运动试验阳性,后经β受体阻滞剂和钙离子拮抗剂治疗,症状消失。4例心肌桥处合并有动脉粥样硬化,管腔不规则,收缩期可达80%狭窄,舒张期狭窄仍大于50%。其中1例因急性心肌梗死而行PCI术,球囊扩张后证实有心肌桥存在,致80%狭窄,而置入支架后,疗效满意(表18-1)。

表 18-1　17 例心肌桥患者临床特征及冠状动脉造影结果

临床特征及相关检查	例数	冠状动脉造影结果		
		<50%狭窄	50%～70%狭窄	>70%狭窄
典型心绞痛	17	6	7	4
运动试验阳性	10	4	6	0
ST-T 改变	14	3	7	4
室壁节段运动障碍	10	1	5	4

张洁等报道了孤立性心肌桥误诊为冠状动脉粥样硬化性心脏病 45 例分析。作者选取 1999 年 1 月～2007 年 9 月住院疑诊为冠心病患者,并接受选择性冠状动脉造影术(CAG)的 2 563 例患者中,检查出 45 例壁冠状动脉心肌桥患者,检出率 1.8%。其中男 31 例,女 14 例,年龄 30～72(51.6±9.6)岁。吸烟者 6 例(13.3%),糖尿病 7 例(15.6%),高血脂 6 例(13.3%),高血压 12 例(26.7%)。所有 MB-MCA 患者有 12 例(26.7%)存在 ECG ST—T 改变,22 例(48.9%)平板运动心电图试验阳性。13 例(28.9%)表现为稳定型心绞痛,11 例(24.2%)表现为不稳定型心绞痛。以往认为,仅在心脏收缩期导致冠脉狭窄的 MB 临床意义不大,近来研究表明,MB 特别是环绕型 MB 对血管的压迫不光全发生在收缩期,可持续至舒张期。故此,MB 主要表现为不同程度的心绞痛、心肌梗死、甚至猝死,与冠心病的临床表现十分相似,两者的处理原则不尽相同,不但导致医药资源的浪费,且误诊可增加 MB-MCA 患者的心理负担,因此对两者进行临床鉴别是很有必要的。本组分析心肌桥患者相对年轻,冠心病的危险因素相对少,冠状动脉造影或 64 层螺旋 CT 可以明确,待明确后再给予相应的处理。

另有 2 例误诊报告,1 例男性,35 岁。2005 年 8 月 1 日因胸痛、胸闷 1 个月入院,主动脉瓣第 2 听诊区可闻及 2/6 级收缩期杂音,心电图为窦性心律,左室肥厚,ST—T 改变。心肌酶、超声心动图未见异常。门诊诊断为病毒性心肌炎。入院诊断为肥厚型心肌病可能。给予地尔硫䓬静滴治疗,病程不稳定。后行冠状动脉造影检查确诊为心肌桥。给予美托洛尔治疗后病情好转。另 1 例男性,40 岁,2005 年 11 月 3 日,因胸痛、胸闷 20h 入院。平素体健,查体无异常。11 月 3 日心肌酶、ECG、胸片、超声心动图均正常。11 月 4 日,心肌酶 CK 420u/L,CK-MB 30u/L。入院诊断为冠心病不稳定型心绞痛。给予异山梨酯、辛伐他汀、阿司匹林等治疗,病情好转。后行冠状动脉造影检查确诊为心肌桥。

从以上资料中可以看出,冠状动脉心肌桥的患者临床表现缺乏特异性,易发生误诊、误治,使病情延误,甚至加重恶化。为了避免或尽量减少冠状动脉心肌桥的误诊、漏诊,应做到以下几点:①提高对冠状动脉心肌桥的全面认识。②在临床上遇到不明原因的胸闷、气短、胸痛、心悸、头晕,而硝酸甘油疗效欠佳时,应考虑到冠状动脉心肌桥的可能,并排除其他可能。③对上述病人进一步检查有明显心肌缺血征象,而患者年龄较轻,冠心病危险因素又缺乏,则冠状动脉心肌桥的可能性增大。④对上述病人进一步进行多层螺旋 CT 冠状动脉成像,特别是 64 层螺旋 CT 冠状动脉成像或选择性冠状动脉造影,如发现了冠状动脉心肌桥的特征性改变则可以确诊。⑤对于已确诊的冠状动脉心肌桥患者,还应区分是孤立性心肌桥、心肌桥近段壁冠状动脉有不同程度的冠脉粥样硬化病变、合并有冠心病。对 MB-MCA 除定性、定量、定位外,还要分型,对其危险程度进行分层。

参考文献

[1] 张鸿修,黄体钢.实用冠心病学(第四版).天津:天津科技翻译出版公司,2005

[2] 姬尚义,沈宗林.缺血性心脏病.北京:人民卫生出版社,2005

[3] 张志寿.冠心病专家门诊 150 问.北京:人民军医出版社,2005

[4] 颜红兵,王健.解读欧洲心脏病学会/美国心脏病学会基金会/美国心脏协会/世界心脏联盟专家共识文件《心肌梗死的统一定义》.中国介入心脏病学杂志,2007,15(6):353～355

[5] Thygesen K,Alpert JS,White HD,et al. Universal Definition of Myocardial Infarction-ESC/ACCF/AHA/WHF Task Force for the Redefinition of Myocardial Infarction. Published Online Oct 19,2007;J Am Coll Cardiol. http://content,Onlinejacc. org/cgi/content/full/j. jacc. 2007,09,o 11 v 1

[6] Ammann P,Marshall S,Kraus M,et al. Characteristics and prognosis of myocardial infarction in patients with normal coronary arteries. Chest, 2000,117～333

[7] Thomson V,Botnar R,Croisille P,et al. Usefulness of MRI to demonstrate the mechanisms of myocardial ischemia in hypertrophic cardiomyopathy with myocardial bridge. Cardiology,2007,107:159～164

[8] Zon Y,Song L,Wang Z,et al. Prevalence of idiopathic hypertrophic cardiomyopathy in china:a population-based echocardiographic analys of 8080 a-

dults. Am J Med,2004,116(1):14~18

[9] 惠汝太.肥厚型心肌病的诊断与治疗进展.中华心血管病杂志,2007,35(1):82~85

[10] 陈灏珠.实用内科学(第 11 版).北京:人民卫生出版社,2002

[11] 王金风,靳朝辉,薛国宏,等.心肌桥误诊临床观察—附 17 例报告。中国心血管病研究,2007,5(8):574~575

[12] 张洁,滕爱平.孤立性心肌桥误诊为冠状动脉粥样硬化性心脏病 45 例分析.中国误诊学杂志,2008,8(10):2371

[13] Winter RJ,Kor W,Piek JJ,et al. Coronary atherosclerosis within a myocardial bridge,not a benign condition. Heart,1998,80(1):91

[14] Duygu H,Zoghi M,Nalbantgil S,et al. Myocardial bridge:a bridge to atherosclerosis. Anadolu Kardiyol Derg,2007,7(1):12~16

[15] Hazirolan T,Canyigit M,Karealtincaba M,et al. Myocardial bridging on MDCT. Am J Roentgenol,2007,188(4):1074~1080

[16] 李玉峰,王士雯,卢才义,等.心肌桥临床特点分析.中国循环杂志,2007,22(5):370~371

[17] 肖佑生,杨立,赵玉生.心肌桥-壁冠状动脉 64 例临床分析.中国循环杂志,2007,22(2):103~106

第十九章 冠状动脉心肌桥的药物治疗

第一节 治疗原则

　　冠状动脉心肌桥是一种先天发育异常，无症状或症状轻微者，无需治疗，但应避免剧烈运动。对于有症状者则需治疗。治疗原则是减轻心肌桥下壁冠状动脉的压迫，缓解症状，提高生活质量。目前，尚缺乏降低发病率和死亡率的证据。治疗措施是基于冠状动脉心肌桥可以引起心肌缺血的机制，目前有药物治疗、介入治疗，手术治疗。治疗选择主要取决于患者临床情况的轻重，一般首选药物治疗，对于药物治疗无效的重症冠状动脉心肌桥患者，才慎重选择介入治疗或手术治疗。

第二节 β 受体阻滞剂

　　自 1962 年英国学者研制发明了 β 受体阻滞剂普萘洛尔（心得安）以来，β 受体阻滞剂有了很大的发展，广泛地应用于心血管临床。现已肯定，β 受体阻滞剂在抗心绞痛、抗高血压、抗心律失常，急性心肌梗死的早期干预和梗死后二级预防，预防猝死和治疗心力衰竭、肥厚型心肌病、主动脉夹层、血管迷走性晕厥、长QT 间期综合征，二尖瓣脱垂以及非心脏手术过程中预防心血管事件等方面，均有应用价值。近 20 年来，β 受体阻滞剂临床研究最重要的进展是对慢性心力衰竭的治疗性应用，它已从传统的禁忌证转变为适应证。β 受体阻滞剂在猝死预防方面的作用和成就，超出任何其他用于心血管疾病治疗的药物。2004 年，欧洲心脏病学会发表了 β 受体阻滞剂临床应用的专家共识，充分表明 β 受体阻滞剂对心血管疾病一级和二级预防的重要意义。对于冠状动脉心肌桥有症状患者，药物治疗是首选，其中 β 受体阻滞剂又是药物治疗首选，对于改善冠状动脉心肌桥患者的临床症状、心肌缺血征象、预后等方面发挥着积极的作用。

一、作用机制

（一）对冠状动脉心肌桥

β受体阻滞剂的心脏作用表现为对窦房结、房室结和心肌收缩的抑制作用，即负性变时、负性传导和负性肌力作用，可减少心率，减轻心肌对壁冠状动脉收缩期压迫，改善舒张期心肌灌注，提高冠状动脉血流储备，减少心肌耗氧，以改善患者症状和提高运动耐量（图19-1）。

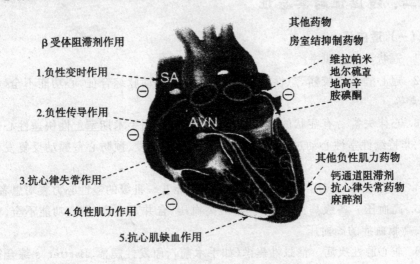

图 19-1　β受体阻滞剂的心脏作用

图示β受体阻滞剂对窦房结、房室结、传导系统及心肌组织产生负性变时、负性传导、负性肌力以及抗心律失常的作用而发挥其心脏保护作用。

SA：窦房结　AVN：房室结　⊖：抑制作用

（二）对冠心病

1. 降低心肌耗氧量　β受体阻滞剂能阻断β受体，阻滞儿茶酚胺的作用，减慢心率，减弱心肌收缩力，降低心肌张力，血压下降，明显减少心肌耗氧量。

2. 增加缺血区心肌供血　β受体阻滞剂减慢心率，使心肌舒张期延长，有利于心肌血液灌注，有利于血液从心外膜向心内膜区流入，减轻心内膜下缺血；还能使血液从非缺血区向代偿性扩张的缺血区灌注，增加缺血区血流量；增加缺血区侧支循环。

3. 保护缺血心肌：阻断脂肪细胞上的β受体，抑制脂肪分解酶活性，使游离脂肪酸产生减少，耗氧量降低，使缺血心肌的损害减轻。改善心肌缺血区对葡萄糖的摄取和利用，促进组织中氧合血红蛋白的分离，增加组织供氧和改善心肌代谢,保护缺血心肌。

4. 抑制血小板聚集:部分 β 受体阻滞剂,如普萘洛尔能抑制血小板聚集、阻断血小板中 5-羟色胺及血栓素释放、抑制血小板黏附胶原组织、干扰血块凝缩、防止血栓形成。

5. 抗心律失常作用:对室上性心动过速有较好的疗效,可降低室颤阈值,明显降低心性猝死率。

二、适应证与禁忌证

(一) 适应证

1. 冠状动脉心肌桥

2. 冠心病　心绞痛,急性心肌梗死,急性冠状动脉综合征,心功能不全,心律失常等。

3. 心律失常　有症状的室性早搏、心房颤动、围手术期室上性快速性心律失常、非持续性室性心动过速、预防室性心动过速复发、预防心室颤动反复发作等。

4. 心力衰竭　应用于左心室损害或心功能 Ⅱ～Ⅲ级的慢性心力衰竭患者。

5. 高血压　各级高血压、不同年龄高血压、合并冠心病、左心功能不全、糖尿病、高脂血症的高血压。

6. 非心源性疾病　情景性焦虑(如手术前)、原发性震颤、Bartter's 综合征(肾小球增生征)、胰岛素瘤、青光眼、预防偏头痛、嗜眠发作、甲状腺功能亢进伴心律失常、门静脉高压、破伤风等。

7. 其他　包括以下疾病:①长 QT 间期综合征(LQTS)。②夹层动脉瘤(Dissecting Aneurysm)和马方综合征(Marfan's syndrome)。③二尖瓣脱垂(Mitral valve prolapse,MVP)。④二尖瓣关闭不全(Mitral Regurgitation,MR)和二尖瓣狭窄(Mitral stenosis,MS)。⑤法乐四联症(Tetralogy of Fallot)。⑥肥厚型心肌病(Hypertrophy cardiomyopathy,HCM)。⑦神经心源性晕厥(血管迷走性/血管减压性晕厥,Vasovagal syncope/vasodepressor syncope)。⑧糖尿病(Diabetes)。⑨蛛网膜下隙出血(Subarachnoid Hemorrhage)。⑩围手术期应用。

(二) 禁忌证

禁忌证如下:①严重的窦性心动过缓。②二或三度房室传导阻滞。③明显的低血压、休克。④突然发作急性肺水肿,心功能 Ⅳ 级心力衰竭患者。⑤支气管哮喘,慢性阻塞性肺疾患。⑥严重的过敏性鼻炎。⑦严重的周围血管病包括雷诺氏病。⑧胰岛素依赖性糖尿病。⑨对β受体阻滞剂过敏者。

三、不良反应与药理学特性

(一)不良反应

1. 心血管系统　诱发和加重心力衰竭、房室传导阻滞、严重心动过缓、低血压、心悸、呼吸困难、间歇性跛行,肢端发冷,雷诺现象等。

2. 呼吸系统　诱发和加重支气管哮喘,喉痉挛,呼吸系统功能失调,呼吸停止。

3. 消化系统　10％患者可出现恶心、呕吐、腹泻、腹胀和便秘等。

4. 中枢神经系统　可出现头昏、头晕、嗜睡、失眠、梦幻、抑郁、阳痿、疲乏、听力障碍等。

5. 代谢障碍　长期应用可使血糖、血尿酸、甘油三酯升高,高密度脂蛋白下降。

6. 皮肤过敏　少数患者可有瘙痒、皮疹等变态反应,或可表现为牛皮癣样皮肤改变等。

7. 眼部病变　如眼干、眼痛、畏光,甚或视力障碍。

8. 肾功能影响　可使肾血流量下降,肾小球滤过率减少。阿替洛尔和拉贝洛尔对肾血流的影响较小。

9. 后腹膜病变　即后腹膜纤维化。

10. 首剂综合征　个别患者首次应用β受体阻滞剂后可使心跳缓慢、血压下降,甚至休克死亡的严重反应。多见于老年、心脏扩大、心功能严重受损者。因此,使用β受体阻滞剂必须要从小剂量开始,并要个体化,还要除外禁忌证。

(二)药理学特性

β受体阻滞剂都有与剂量相关的受体阻滞作用,除这一共性外,不同种类的β受体阻滞剂,其作用效价、持续时间、生物利用率和药理特点均不尽相同,它们分别有其附加特性。

1. 选择性　β受体分成 β_1 及 β_2 两个亚型。两者均存在于心脏与支气管平滑肌中,但存在的比例不同,β_1 受体主要在心脏,刺激 β_1 受体导致心率增加,房室传导加快,心肌收缩力增加,肾脏球旁小体释放肾素增多,脂肪细胞内脂肪分解。β_2 受体激活引起支气管扩张,周围血管扩张和糖原分解。在心房以 β_1 受体为主,而另1/4为 β_2 受体,肺组织 β_1 和 β_2 受体的比例为 3：7。β_1 受体阻滞剂能降低心率、心排血量及动脉血压,β_2 受体阻滞剂则使支气管及周围血管收缩。但心脏选择作用是相对的,当 β_1 受体阻滞剂剂量加大及在一些敏感的患者中,心脏选择作用减少。各 β 受体阻滞剂在心脏抑制异丙肾上腺素作用的能力有很大的不同,有的以选择性 β_1 受体为主,如阿替洛尔(氨酰心安,atenolol)和美托洛尔(美多心安,metoprolol),尤其具有高度 β_1 选择性的新一代长效制剂倍他洛尔(betaxolol)和比索洛尔(bisoprolol)等;有的对 β_1 受体和 β_2 受体均阻滞,如普萘洛尔和噻吗洛尔等(表 19-1)。

表 19-1　β受体阻滞剂的分类

类别和制剂		部分激动作用 (内源性交感活性)	膜稳定作用 (奎尼丁样作用)
Ⅰ类:非选择性($\beta_1+\beta_2$)阻滞			
第一组	氧烯洛尔 Oxprenolol	+	+
	阿赖洛尔 Alprenolol		
	希丙洛尔 Penbutolol		
第二组	普萘洛尔 Propranolol	−	+
第三组	布新洛尔 Bucindolol	+	−
	卡替洛尔 Carteolol		
	吲哚洛尔 Pindolol		
第四组	索他洛尔 Sotalol	−	−
	噻吗洛尔 Timolol		
	纳多洛尔 Nadolol		
Ⅱ类:心脏选择性(β_1)阻滞			
第一组	醋丁洛尔 Acebutolol	+	+
第三组	普拉洛尔 Practolol	+	−
第四组	阿替洛尔 Atenolol	−	−
	美托洛尔 Metoprolol	−	−
	倍他洛尔 Betaxolol	−	−
	贝凡洛尔 Betaxolol	−	?
	比索洛尔△ Bisoprolol	−	−
	艾司洛尔△ Esmolol	−	−
Ⅲ类:非选择性阻滞+α阻滞			
第二组	拉贝洛尔 Labetalol	−	+
	卡维地洛尔* Carvedilol		
	地瓦洛尔# Dilevalol	+	−
Ⅳ类:心脏选择性阻滞+α阻滞(尚无制剂)			

*:直接血管扩张　#:由于 β_2 激动血管扩张,有的作者列入本组　△:延长动作电位时间

2. 内在拟交感活性 具有拟交感活性的 β 受体阻滞剂具有部分 β 受体兴奋剂的作用,通过对更强的 β 受体兴奋剂的屏障作用,也产生 β 受体阻滞剂作用。当交感活性低时(如静息时),Pindolol 和 Acebutolol 等产生低效的 β 受体兴奋作用;当交感活性高时,上述药物的作用更像常规的 β 受体阻滞剂,具有 ISA(内源性拟交感活性)作用的 β 受体阻滞剂对减慢心率,减少动态心电图中 ST 段改变的出现频率,持续时间和 ST 段变化幅度,增加严重心绞痛患者的运动时间等方面,都不如无 ISA 性能的 β 受体阻滞剂有效。介于 β 受体阻滞剂(异丙肾上腺素)与 β 受体阻滞剂(普萘洛尔)两者之间的药物称为部分激动剂,如吲哚洛尔。它兼有正性与负性肌力作用,亦称为拟交感神经性的 β 受体阻滞剂。通常认为具有这一作用的 β 受体阻滞剂可能较少引起心力衰竭,在防止支气管收缩方面较心脏选择性可能更重要。对心率缓慢的老年患者,选用具有内源性拟交感活性药物可能有益。

3. 特异性和竞争性拮抗作用 拮抗一个或一组激动剂起特异反应的特定受体,包括交感神经刺激、肾上腺髓质释放儿茶酚胺和外源性儿茶酚胺。对钙和洋地黄等的反应不受影响。拮抗剂占有激动剂相同的受体位置,不引起特征性生物反应。

4. 膜稳定作用 某些 β 受体阻滞具有膜稳定活性,类似 I 类抗心律失常药(如奎尼丁)抑制钠流穿过心肌细胞膜,减慢心脏动作电位的上升速度,但临床意义不是太大,故除治疗剂量过大外,其膜稳定作用仅在远远超过治疗浓度时可见。有一定的抗心律失常作用。

5. 亲脂性和亲水性 β 受体阻滞剂的亲水性或脂溶性是药物吸收和代谢的重要决定因素。脂溶性 β 受体阻滞剂,如普萘洛尔(心得安)、美多心安和 pindolol,通过胃肠迅速地吸收,药物在到达体循环前已大部分被肝脏代谢,存在着明显的"首过消除";亲脂性 β 受体阻滞剂易通过血脑屏障,在中枢神经系统中达到高浓度,其半衰期相对较短,但血药浓度个体差异较大,患者神经系统出现副作用与此有关,通常需要 2~3 次/日给药,才能达持续药效。水溶性 β 受体阻滞剂(阿替洛尔、索他洛尔、纳多洛尔)在消化道吸收较差,其肝脏的"首过消除"作用弱,很少受肝脏代谢的影响,所以因药物相互作用所引起的不良反应亦少,主要以原形药物从肾脏排出。因此,半衰期较长,可每日给药 1 次。如静脉注射多美心安或普萘洛尔(心得安),血中达到相当高的浓度,因此静脉用药比口服作用更强。血药浓度个体差异较小。吸烟可诱导肝内药物代谢酶,从而使肝内代谢的亲脂性药物活性降低,而亲水性药物,如阿替洛尔几乎不在肝内代谢,故活性无降低。

6. α肾上腺素能阻滞作用　柳氨苄心定的α受体阻滞作用，接近其β受体阻滞作用的20％，与普萘洛尔（心得安）比较，是较弱的β受体阻滞剂，尽管该药具有明显的ISA，但其β和α受体阻滞作用的结合使它成为特别适用于高血压的心绞痛患者，柳苄心定的主要不良反应是体位性低血压和逆向射精。

7. 对脂质代谢的影响　在脂肪细胞中，分解甘油三酯为游离脂肪酸和甘油的脂肪酶活性，受肾上腺素能神经兴奋介导，β受体阻滞剂抑制这一过程，使甘油三酯和低密度脂蛋白升高，并有降低高密度脂蛋白胆固醇的作用。研究最多的药物是普萘洛尔（心得安），能增加血清甘油三酯浓度多达50％或减少HDL-胆固醇接近15％。应用非选择β受体阻滞剂，这种影响更大，兼有内源性拟交感活性（ISA）的β受体阻滞剂（acebutolol和pindolol），对脂质代谢影响不显著。pindolol能增加HDL-胆固醇，作为治疗高血压或心绞痛而长期用β受体阻滞剂时，必须参考药物对血清脂质的改变作用。

8. 对糖代谢的影响　α肾上腺素能受体兴奋可以抑制胰岛素的分泌。在糖尿病患者使用β受体阻滞剂后，α受体失去拮抗，致使胰岛素分泌减少，糖耐量更趋异常，对胰岛素依赖型糖尿病患者，其胰岛素需要量增加，所以除非病情绝对需要，β受体阻滞剂应尽量避免应用。机体内肝糖原分解向血中释放，以保持血糖适宜水平，此过程主要受β_2受体及儿茶酚胺介导，β受体阻滞剂可以抑制这一作用。因此，在已使用胰岛素的糖尿病患者，β受体阻滞剂易诱发或加重低血糖反应，甚至在非糖尿病患者也有发生低血糖反应的报道。β受体阻滞剂可影响机体对低血糖的生理反应，抑制肾上腺素的分泌，并掩盖低血糖症状，如心动过速、心悸和焦虑，但对出汗很少或无影响，并可增加出汗或延长出汗时间，β_1选择性受体阻滞剂，对糖代谢的影响较小。

9. 延长动作电位时间　以索他洛尔为代表。具有Ⅲ类抗心律失常药性质，能有效控制多种心律失常。

四、常用药物

(一) 普萘洛尔 (propranolol 心得安)

是特异性β受体活性的竞争性拮抗剂，可非选择性地抑制β_1、β_2受体。它有膜稳定作用，但无内源性拟交感活性。是临床应用最早的β受体阻滞剂，有30多年的历史，对治疗心绞痛、高血压及急性心肌梗死的疗效都是肯定的。心得安可阻滞能使冠状动脉血管扩张的β_2受体，或使α受体兴奋而失去β_2受体兴奋的拮抗，从而可能加重冠状动脉的收缩或痉挛。因此，在变异型或自发性心绞痛患者不适合应用。

口服普萘洛尔(心得安)还未引起显著的低血压和肾脏灌注改变时,而出现的肾功能损害可能是由于药物的直接作用,而非 β 受体阻滞剂的共性。有报道普萘洛尔可使血清尿酸含量增加。在应用普萘洛尔治疗期间,可引发支气管哮喘症状恶化。哮喘的发作与剂量相关,有此情况时,可试用具有内源性拟交感活性或 β_1 选择性或两者皆有的 β 受体阻滞剂。

普萘洛尔的吸收与排泄,个体差异较大,同一剂量在不同的人血浓度不同,疗效各异。一般口服宜从小剂量开始,剂量需个体化,可以 24～36 小时增加 1 次剂量,每次 10mg,3 天可加到 80～400mg/日,有效血浓度为 30ng/ml。临床常以休息时心率 55～60 次/分钟作为足量标准。高效评价从发作次数及严重程度外,常采用量效关系,运动耐量,双盲交叉实验及减少硝酸酯用量作为客观标准。临床治疗失败的可能原因是用量不足或患者出现心力衰竭、心容积加大,增加心肌耗氧量。高度房室传导阻滞、阻塞性肺气肿、哮喘、心力衰竭、外周血管疾病、青光眼、低血压、心动过缓、低血糖等病人均不宜使用。

(二) 阿替洛尔 (atenolol 氨酰心安)

是心脏选择性 β_1 受体阻滞剂,用于治疗慢性劳力型心绞痛患者,可减少心绞痛发作次数和硝酸甘油的消耗量及减慢心率,并保持昼夜间正常的心率变化。该药使引起症状的最大运动时间延长,运动心率减慢,与剂量呈相关性。在防治心绞痛同时,伴随着静息状态下的心率减慢,心率、血压和心率血压乘积对运动的反应减弱。阿替洛尔的血浆半衰期为 6～9 小时,药代动力学半衰期为 18 小时。一次服后 24 小时内可出现静息状态和运动时心率减慢。它的药效作用时间与剂量相关。小剂量时 24 小时的药效作用很弱,应每日服用两次。患者第一日服用 100 毫克时,平均血药浓度可达 70 毫克/毫升,能保持 24 小时抗心绞痛的效果。长期应用表明,它的抗心绞痛作用持久,无耐药性,不良反应少而轻。较大剂量可每日服用 1 次。由于药物半衰期长,一旦发生不良反应则历时较长。因此,对可能有急性心肌梗死潜在危险或心脏功能已经受损时要谨慎应用。

阿替洛尔不降低肾小球滤过率和肾血流量,也不影响肌酐水平。但若引起动脉压显著降低致使肾灌注压下降时,则可损害肾脏。该药用于伴有慢性阻塞性肺疾患的冠心病患者较其他非选择性 β 受体阻滞剂安全。如伴有肺气肿时,小剂量通常不影响气道阻力。但大剂量也可引起支气管哮喘,可使哮喘进一步加重。由于阿替洛尔亲水性强,亲脂性低,因而甚少渗入中枢神经系统,很少引起精神症状。若服用其他 β 受体阻滞剂出现噩梦、幻觉和失眠时,改用本药上述不良反应几乎可以完全消失。成人口服 6.25～50 毫克,每日 1～2 次。

（三）美托洛尔（metoprolol 美多心安或倍他乐克）

是选择性 β 受体阻滞剂,用于慢性劳力型心绞痛,可显著减少心绞痛发作次数,减少硝酸甘油的用量,减轻 ST 段降低程度,使心绞痛发作前的运动时间和耐力增加 20%～65%。倍他乐克有中等程度的负性肌力作用,有局部抗心肌缺血的作用。在阻塞性肺疾患时,倍他乐克引起最大用力呼气量减少的程度轻,使哮喘患者气道阻力增加程度较轻,可慎用每日 25～50mg,忌用大量。治疗心绞痛口服剂量为 50～200mg/日,心脏功能受损或平时心率慢的患者,可从12.5mg 或 25mg 开始,逐渐增加剂量,以确定最适宜的个体化剂量。

（四）比索洛尔（bisoprolol concor 康可）

是高度选择性 $β_1$ 受体阻滞剂,对外周 $β_2$ 受体作用极弱,无内在拟交感活性,负性肌力作用轻,心脏功能轻度受损时可以试用。在合并外周血管缺血性疾患时,本药较其他 β 受体阻滞剂引起症状恶化的情况少见。在通常治疗剂量（2.5～20mg）,不会引起肺功能改变。

本药可最大限度地减少心绞痛的发作次数以增加患者的活动耐受量。一次给药后 1～3 小时达血浆峰浓度,肝脏首过效应低,较少通过血-脑屏障,半衰期达 10 小时。50%经肝脏代谢为无活性代谢产物,另 50%以原形由肾排泄。用于心绞痛、心肌梗死、心力衰竭、高血压等病人。每日 1 次,2.5～5mg,一般最大剂量 10mg。

（五）索他洛尔（sotalol 心得怡）

是非选择性 $β_1$ 受体阻滞剂,无内源性拟交感活性。在有效浓度时,可延长复极时间（Q—T 间期延长）,所以被列入第 Ⅲ 类抗心律失常药。可使 70%的心肌梗死患者的持续性室性心动过速受到抑制,而倍他乐克仅在 14%的患者有效;可显著减少稳定性心绞痛的发作次数;可使再梗死的发生率减少 41%。适用于冠心病伴有室上性或室性心律失常或预激综合征的患者。与能引起 Q—T间期延长和引起低血钾的药物并用时需慎重。治疗心绞痛的剂量为 200～400毫克/日,每日 1～2 次。治疗心律失常的剂量为每次 20～80mg,每日 2～4 次,或以每分钟 2～10mg 的速度静脉滴注,剂量为 9～40mg。

（六）卡维他洛（carvedilol，达利全）

为肾上腺素 α、β 受体阻滞剂,其 β 阻断作用较强。本药有膜稳定作用而无内在拟交感活性,通过阻断突触后膜 $α_1$ 受体,扩张血管,降低外周血管阻力,同时阻断 β 受体,抑制肾素分泌,阻断肾素-血管紧张素-醛固酮系统,产生降压作用。对心排血量及心率影响较小,极少产生水钠潴留。口服易吸收,有明显的首过效应。代谢半衰期约 2 小时,代谢主要由粪便排出,约 16％经肾脏排出。主要用于慢性心力衰竭、心肌梗死后左心室功能不全、高血压的治疗。用于轻、中度高血压,初始剂量为每天 12.5mg,分 1～2 次服用,每天总剂量不超过 50mg。对心绞痛患者,初始剂量为每天 25mg,根据需要可调整至 50mg,分 1～2 次服用,最大剂量不超过 100mg。用于心力衰竭患者仍需谨慎或减量用药。本药不良反应较少,可引起眩晕、头痛、面部潮红、乏力、恶心、支气管痉挛,糖尿病加重。

(七) 艾司洛尔 (esmolol)

超短作用的心脏选择性 β_1 受体阻滞剂,静脉注射急救药,应用于不稳定型心绞痛、急性心肌梗死、快速室上性心动过速等。急救时,首先静脉注射负荷量 0.5mg/kg·min,然后静脉滴注,采用 0.2mg/kg·min 的维持量 3 日。在体内主要受红细胞酶作用,迅速被代谢,半衰期仅 8min,充分控制,可以随时增减药量,遇有不良反应,停药后迅速消失。

(八) 拉贝洛尔 (Labetalol,柳胺苄心定)

系非选择性 α、β 受体阻滞剂,直接血管扩张活性,β 受体弱,α 受体阻滞作用大 4～6 倍。200mg/日,可以减少心绞痛发作次数,显著改善运动耐力,减轻缺血 ECG 改变,发挥 β 受体阻滞作用,减少心肌需氧,α 受体阻滞减弱神经性冠状动脉张力,预防冠状动脉收缩。相比,心率减少缓慢,可降低心率血压,降低周围血管阻力,减低冠状动脉张力,增加冠状动脉血流量,对左室功能无损。200～400mg/日,分 2～4 次,也有 150mg,1 次/日(表 19-2)。

表 19-2　β受体阻滞剂常用剂量

药　物	口服剂量(mg)			静脉剂量(mg)		
	起始	维持	最大	负荷(滴速 mg/min)	维持	最大
普萘洛尔	30～60	40～240	320	1(0.5)	2～5min 重复 1 次	5～10
美托洛尔	25～50	100～300	200	5(1)	5min 重复 1 次	10～15
阿替洛尔	25～50	50～100	100	2.5(1)	5min 重复 1 次	10
艾司洛尔				5～40(3～6)	1～3mg/min	
索他洛尔	80～160	160～320	320			
比索洛尔	2.5	5～15	20			
卡维洛尔	3.125	12.5～25	50			
纳多洛尔	10～40	20～160	160			
噻吗洛尔	5～10	20～30	40			

应用β受体阻滞剂，还要注意撤药综合征。撤药综合征是指长时间(1个月以上)应用β受体阻滞后突然停用，可以引起反跳性血压升高、心率加快、心绞痛发作频繁、心律失常，甚至发生心肌梗死或心源性猝死，又称停药综合征。停药后，β受体本能反射下调，出现增敏或超敏，增加了交感神经活性，血小板释放血栓素(TXA_2)的抑制解除，引起血小板聚集和黏附性增加，动脉粥样硬化病变仍在发展，心脏需氧又回到原发高水平，引起缺血加重，可以发生急性冠脉综合征。其发生率为5%～10%，多在停药2～7天内发生。因此，长期应用β受体阻滞剂者不可突然停用，如有必要，应逐渐、缓慢减量，直至停用。有人推荐1～3天内减至半量；4～6天减至1/4量，1周左右完全停药。

五、临床疗效

许多文献报道，β受体阻滞剂对治疗有症状的冠状动脉心肌桥患者在缓解症状、改善缺血、提高生活质量等方面发挥了积极的作用。

Stathaki等报道，服用β受体阻滞剂6个月后，心绞痛症状和核素心肌显像所示缺血表现可明显改善。

戴启明等对2002年6月～2005年7月接受选择性冠状动脉造影3 886例中发现冠状动脉心肌桥55例，冠状动脉心肌桥发生率为1.5%，除1例为右冠状动脉心肌桥外，其余均为左前降支心肌桥。男性39例，女性16例，年龄38～78岁，平均61±11岁。12例有心绞痛症状，其收缩期狭窄均在75%以上，且其长度均在20毫米以上。7例症状较重的患者，在其左前降支心肌桥内植入TAXUS支架后症状消失，其余有症状的病例使用β受体阻滞剂可缓解心肌桥所致的心绞痛。12例有绞痛症状患者随访1～3年，无一例新发心肌梗死、心脏性猝死及左心功能不全。

梁明等对1992年～2000年12月收住的疑为冠心病的3 051例患者中，检出心肌桥患者121例，男99例，女22例。年龄28～74岁，平均49±9岁。按1972年加拿大心绞痛分级，Ⅰ级19例，Ⅱ级38例，Ⅲ级46例，Ⅳ级18例。有74例孤立性心肌桥患者明确诊断接受药物治疗，其中35例口服美托洛尔(倍他乐克)或阿替洛尔(氨酰心安)12.5～50mg，每日2次。服药期间心率控制在60～70次/分钟。显效11例，有效19例。本组心肌桥检出率占3.96%。

李玉峰等报道了经冠状动脉造影诊断的120例冠状动脉心肌桥患者，男75例，女45例，年龄30～63岁。均有胸闷、胸痛、心悸等症状。87例(72.5%)有不同程度的心电图异常。前降支肌桥114例(95%)，回旋支肌桥6例(5%)。狭窄Ⅰ级6例(5%)，Ⅱ级78例(65%)，Ⅲ级36例(30%)。120例中，药物治疗

117 例,主要包括 β_2 受体阻滞剂、钙离子拮抗剂及抗血小板药物,大部分患者症状减轻,无恶化及死亡病例。男 3 例Ⅲ级狭窄同时合并肌桥近端血管粥样硬化者,2 例粥样硬化狭窄程度为 30%～50%,1 例粥样硬化狭窄程度为 75%,具有胸痛及心肌缺血的心电图改变,经药物治疗 3～6 个月,症状无明显减轻,病变部位各置入支架 1 枚后临床症状消失。

张国辉等研究了 8 例冠状动脉心肌桥患者,在静脉滴注艾司洛尔前后观察壁冠状动脉受压程度的变化,并运用腔内多普勒技术观察壁冠状动脉的基础峰值血流速率(bAPV)、最大峰值血流速率(hAPV)、冠状动脉血流储备(CFR)的变化。研究结果显示,艾司洛尔使壁冠状动脉受压程度由用药前(58.0±14.7)%降低至(26.0±9.8)%(P<0.01);艾司洛尔使近段和远段 bAPV 分别由(19.4±4.9)cm/s 和(18.4±3.6)cm/s,下降至(14.7±3.9)cm/s 和(15.1±1.5)cm/s(P 分别为<0.01 和<0.05);在充血状态下,壁冠状动脉近段和远段的 bAPV 分别由(54.1±14.9)cm/s 和(44.7±9.4)cm/s 变为(49.7±16.4)cm/s 和(48.9±10.1)cm/s;远段和近段的 CFR 由(2.8±0.3)和(2.5±0.5),分别上升为(3.4±0.5)和(3.2±0.6)(P 均<0.01)。本研究说明,艾司洛尔可使壁冠状动脉受压程度减轻,CFR 增至正常水平。推测心肌桥患者在艾司洛尔作用下,可能由于以下因素而避免或减少心肌缺血:心肌桥纤维压迫力量的减弱,使得收缩期壁冠状动脉受压程度降低,其远段的血流增加;心率减慢,舒张期延长,血流灌注时间延长;心肌耗氧量降低和 CFR 增加,提高了患者的运动耐受能力。据此可以认为,β 受体阻滞剂类药物对心肌桥患者的心肌有保护作用,值得临床推广使用。

第三节　钙离子拮抗剂

钙拮抗剂(calcium antagonists)又称钙通道阻滞剂(calcium channel blockers),20 世纪 60 年代开始进入临床,为一组对心肌、窦房结功能、房室传导、周围血管和冠状循环有广泛作用的药物。这组化合物抑制慢通道钙离子的 L 型通道。各种制剂目前广泛应用于心血管系统疾病,包括冠心病、高血压、心律失常和心肌病等。长期优点包括血管床的保护、减少高血压引起的左室肥厚和改善舒张功能。钙拮抗剂对于改善冠状动脉心肌桥患者的临床症状、心肌缺血征象、预后等方面亦发挥着积极的作用。

一、作用机制

(一)对冠状动脉心肌桥

非二氢吡啶类钙离子拮抗剂主要用于对 β 受体阻滞剂有禁忌或有冠状动脉痉挛者,既作用于心肌和传导系统产生负性变时和传导作用,又作用于小动脉产生血管扩张作用。由于其减慢心率、减少心肌收缩力,缓解冠状动脉痉挛,减轻心肌对壁冠状动脉收缩期压迫,延长舒张期,改善舒张期心肌灌注,提高冠状动脉血流储备,减少心肌缺血,改善患者症状,提高运动耐量(图 19-2、表 19-3)。

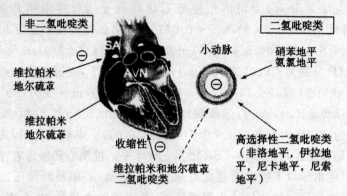

图 19-2 二氢吡啶类和非二氢吡啶类钙通道阻滞剂对血管、心脏的选择性作用

图示非二氢吡啶类如维拉帕米和地尔硫草既作用于心肌和传导系统产生负性变时和传导作用,又作用于小动脉产生血管扩张作用,而二氢吡啶类具有血管选择性

SA:窦房结 AVN:房室结

表 19-3 钙通道阻滞剂根据作用机制的分类

类 别	代表药物
选择性 CCBs	
二氢吡啶类	硝苯地平、尼卡地平、尼莫地平、尼群地平、尼索地平、尼瓦地平、非洛地平、氨氯地平、伊拉地平、达罗地平、尼鲁地平、贝尼地平等
苯烷基胺类	维拉帕米、噻帕米、阿尼帕米、法利帕米等
苯噻唑平类	地尔硫草
非选择性 CCBs	
哌嗪类	桂利嗪、利多氟嗪、氟桂利嗪等
普尼拉明类	普尼拉明、芬地林等
其他类	哌克昔林、卡罗维林、苄普地尔、吗多明等

（二）对冠心病

1. 增加冠状动脉供血　钙拮抗剂是目前最强的冠脉扩张剂，对冠状动脉中的大输送血管及小的阻力血管均有扩张作用，特别能使狭窄部位的冠状动脉阻力降低，增加缺血远端的灌注。对冠状血管平滑肌有直接抑制作用，从而使其能解除冠状动脉痉挛。还能增加侧支循环开放。抑制内源性腺苷破坏，使冠状动脉阻力降低，冠状动脉血流量增加，氧供改善。钙拮抗剂由于阻止钙内流，可限制细胞内及线粒体钙聚集，保护线粒体功能，因而使缺血细胞得以存活。增加缺血区心肌供血，直接对缺血心肌有保护作用。

2. 减少心肌耗氧量　钙拮抗剂阻滞钙离子进入血管平滑肌，使血管平滑肌松弛，主要作用于动脉，扩张小动脉而降低体循环阻力，减轻左心室后负荷；亦扩张全身静脉血管，减少回心血量，减轻左心室前负荷，减少心肌耗氧量。心肌细胞钙内流减少，可致心肌收缩力减弱，心率减慢，心脏做功量减少，心肌耗氧量减少。

3. 减轻细胞内钙过度负荷　心肌缺血或再灌注时，特别在早期存在细胞内钙过度负荷，如在此之前预先给予或早期给予钙拮抗剂，可减少细胞内钙过度负荷，有利于改善心肌细胞代谢，减慢磷酸激酶的释出；有利于冠状动脉再灌注时心功能的恢复；抑制氧自由基产生，对抗损伤，保护心肌。

4. 抑制血小板聚集　心肌缺血时，血小板、前列腺素代谢系统代谢活跃，血小板聚集，释放反应增强，血小板释放的血栓素 A_2（TXA_2）促进血小板聚集和加强血管收缩。血小板变形、聚集及释放等激活反应均与细胞内的钙离子密切相关。钙拮抗剂能抑制血小板聚集，减少血管收缩物资的释放，从而改善心肌缺血。

5. 促进内源性一氧化氮（NO）产生及释放　钙拮抗剂舒张大的冠状动脉使血流速度增加，管壁切应力与血液黏性改变，刺激血管内皮细胞合成并释放内源性 NO，再弥散到附近血管，加强钙拮抗剂的直接扩张血管作用。钙拮抗剂直接松弛血管平滑肌作用较弱而缓慢，NO 释放加上直接扩张血管作用则血管舒张既快又强，如果用 NO 合成酶的抑制剂，可消除其快速扩血管作用。

6. 抗动脉粥样硬化　钙拮抗剂有保护血管内皮功能，防止其受损伤作用；可抑制中性粒细胞和巨噬细胞的趋化活动；直接抑制血管平滑肌细胞的增殖和移行；抑制或预防脂质过氧化所致的内皮损伤；抑制基质的合成；促进胆固醇的流出，预防胆固醇在巨噬细胞内的堆积，阻碍钙在斑块沉积的作用。这些可以抗动脉粥样硬化，而且可以延缓冠状动脉粥样硬化的进程。

二、适应证与禁忌证

(一)适应证

1. 冠状动脉心肌桥。

2. 冠心病　劳力性心绞痛、静息性心绞痛、变异性心绞痛、心律失常等。

3. 高血压　适用于老年高血压、伴冠心病高危因素或伴糖尿病的高血压。可显著降低脑卒中发生、降低蛋白尿。

4. 心律失常　对窦性心动过速、房性心动过速、心房扑动、心房颤动、房室结折返性心动过速和房室折返性心动过速,维拉帕米或地尔硫草有效;分支型室性心动过速,维拉帕米有效。

5. 肥厚型心肌病　维拉帕米可以提高50%患者的运动耐量,减轻症状,减轻心肌缺血。

6. 主动脉瓣返流　二氢吡啶类钙通道阻滞剂作为动脉扩张剂成功用于慢性无症状的主动脉瓣、二尖瓣返流患者,可延迟瓣膜更换时间。

7. 原发性肺动脉高压　对轻、中度肺动脉高压患者的治疗效果更好。

8. 高原性肺水肿　硝苯地平可紧急降低肺动脉压。

9. 其他疾患　如雷诺现象。脑动脉痉挛与脑卒中、偏头痛和智力减退、间歇性跛行、肠系膜动脉功能不全。

(二)禁忌证

1. 绝对禁忌证

(1)非二氢吡啶类钙通道拮抗剂(维拉帕米、地尔硫草):病态窦房结综合征、房室传导阻滞、预激综合征、心力衰竭等。

(2)二氢吡啶类钙通道拮抗剂(硝苯地平):低血压、严重主动脉瓣狭窄、肥厚型梗阻性心肌病、不稳定型心绞痛、心肌梗死后等。

2. 相对禁忌证

(1)非二氢吡啶类钙通道拮抗剂:严重窦性心动过缓、严重主动脉瓣狭窄、肥厚型梗阻性心肌病。

(2)二氢吡啶类钙通道拮抗剂:心力衰竭。

此外,非二氢吡啶类钙通道拮抗剂对有洋地黄毒性作用要慎用或忌用。

三、不良反应

钙通道拮抗剂较常见的不良反应有头痛、头晕、面部潮红,皮肤灼热等。年轻患者或初次用者较易发生。应从小量开始,逐渐加量,逐步适应后有望减少此类反应。部分患者还可出现踝部或胫前水肿、乏力、便秘、消化道不适、皮疹、心动过速、心动过缓和心功能低下等。小腿水肿、心动过速易见于硝苯地平(心痛定)应用时,心动过缓、心功能下降和便秘易见于维拉帕米(异搏定)应用时。少数患者可发生严重不良反应,如低血压,窦房结功能严重障碍,甚至引起窦性停搏、房室传导阻滞;可能加重心力衰竭,尤其与β受体阻滞剂或丙吡胺合用时。对于病态窦房结综合征、二度以上房室传导阻滞、低血压、洋地黄中毒患者忌用钙拮抗剂。

四、药理学特性

(一)离子通道特点

钙通道阻滞剂最重要的特性是在钙离子通道开放时能选择性抑制电压依赖性钙内流。钙通道至少有两种类型,即 L 通道(慢通道)和 T 通道(快通道)。习惯上的钙通道,被认为持续时间长,称为 L 通道。它可被所有钙通道阻滞剂阻断,其活性可被儿茶酚胺激活。L 通道的功能是通过钙诱导的肌浆网内的钙释放,满足收缩触发的大量钙离子要求。T 通道对窦房结和房室结组织初始的除极过程起重要作用。特殊的 T 通道阻滞剂还未进入临床应用,但它们有望能抑制窦房结和房室结功能。

L 通道阻滞剂对窦房结或房室结无作用。代表药物有硝苯地平、氨氯地平、非洛地平、伊拉地平、尼卡地平、尼莫地平、尼索地平、尼群地平、尼鲁地平等。

L 通道阻滞剂和可能 T 通道阻滞,附加的窦房结或房室结作用。苯烷基胺类,如维拉帕米;苯噻唑平类,如地尔硫草。

(二)电生理作用

维拉帕米、硝苯地平、地尔硫草对心肌收缩力的抑制作用仅仅是程度的不同,但心脏电生理作用却有本质的区别。硝苯地平和其他二氢吡啶类钙通道阻滞剂更选择性作用于慢通道,而维拉帕米、地尔硫草在高剂量时以麻醉药的方式抑制快通道的电流。维拉帕米、地尔硫草均延长房室结传导和不应期,对AH 间期的延长作用明显大于 HV 间期的延长,在治疗浓度时,对心房、心室、普氏纤维动作电位的除极和复极速度的作用很小。

维拉帕米和地尔硫草的抗心律失常作用依赖于对窦房结及房室结的作用。在窦房结及房室结细胞,药物改变慢通道电位有以下三种方式:①减少收缩期慢除极的增加速率和斜率,增加细胞膜电位,从而减少细胞激动频率。②降低动作电位振幅,减慢传导。③延长动作电位时程。它们对房室结的抑制作用表现为在低浓度延长有效不应期。另外,维拉帕米还可能有附加的类迷走神经作用。

(三) 药代动力学

该类药物的特点为吸收率高,需经过肝脏首次通过,蛋白结合率很高,多数在95%以上;生物利用度低,肾清除率很低,多在5%以下,因此肾功能损害者不需减量。半衰期最长的是氨氯地平,最短的是硝苯地平,达峰时间前者为6~12小时,后者只有0.5~1小时。硝苯地平反射性使心率加快,心肌缺血恶化,合用β受体阻滞剂可提高疗效;维拉帕米、地尔硫䓬可减慢心率,也带来不良反应,可引起窦性停搏和房室阻滞,需谨慎与β受体阻滞剂合用;静脉用地尔硫䓬能降低血压心率乘积,有利于不稳定型心绞痛,又无耐受性;静注地尔硫䓬可控制房颤心室率,负性变力作用轻于维拉帕米和β受体阻滞剂;氨氯地平、乐卡地平、拉西地平及其他双氢吡啶类控释、缓释剂型,对心率及房室传导无不良影响,短效硝苯地平等促进交感神经激活,不利于心肌缺血和心衰,远期预后不良;维拉帕米和地尔硫䓬无此作用,但有负性肌力作用;氨氯地平和非洛地平交感神经激活作用不明显。谷/峰>50%为评价降压药的标准,短效药差,长半衰期的氨氯地平在50%以上,控释硝苯地平及缓释非洛地平等可达标;组织半衰期长的拉西地平和乐卡地平,其比值达60%~70%。

五、常用药物

(一) 维拉帕米 (Verapamil,异搏定)

抑制房室交界区中上部位的动作电位形成,减慢房室结传导,延长房室结的有效不应期,因而可以消除房室结折返和房室折返性心动过速,减慢心房扑动或房颤的心室率。对外周血管有一定的扩张作用使血压下降。主要应用不同类型的心绞痛、室上性心动过速和高血压的治疗。禁用于病态窦房结综合征、房室传导阻滞、心力衰竭、心房颤动伴旁路前传者。

(二) 地尔硫䓬 (Diltiazem,硫氮䓬酮,合心爽、恬尔心)

抑制房室结传导,延长不应期。其直接减慢心率的作用较强。可扩张冠状动脉及外周血管,使冠状动脉流量增加和血压下降。可减轻心脏负荷及减少心肌耗氧量,解除冠状动脉痉挛。对心绞痛、高血压和快速性室上性心律失常治疗有效、安全。禁忌同上。

（三）硝苯地平（Nifedipine,心痛定）

抑制钙内流,松弛血管平滑肌,扩张冠状动脉,增加冠状动脉血流量,提高心肌对缺血的耐受性,同时能扩张周围小动脉,降低外周血管阻力,从而使血压下降。小剂量扩张冠状动脉时并不影响血压。长效硝苯地平广泛应用于高血压、心绞痛的治疗。硝苯地平不能单独用于不稳定型心绞痛的治疗,必要时可与β受体阻滞剂合用。禁用于心力衰竭,左室射血分数＜30％,严重主动脉瓣狭窄,肥厚型梗阻性心肌病,病态窦房结综合征,Ⅱ～Ⅲ度房室传导阻滞及孕妇。

（四）氨氯地平（Amlodipine,络活喜）

为第一个第二代长效二氢吡啶类钙通道阻滞剂,其作用与硝苯地平相似,但对血管的选择性更强,可舒张冠状血管和全身血管,增加冠状动脉血流量,降低血压,本药起效较慢,但作用持续时间长。能有效降压、抗心绞痛。禁用于严重心力衰竭和肝功能不全。

（五）非洛地平（Felodipine，波依定）

作用与硝苯地平相似,对冠状动脉及外周血管有扩张作用,使血压下降。有效降低血压,减少脑卒中的发生率。孕妇慎用(表19-4)。

表19-4　常用钙拮抗药及常用剂量

化学名	商品名	常用剂量
维拉帕米	维拉帕米	40～80mg 3 次/日
地尔硫草	合心爽	30～60mg 3 次/日
尼莫地平	尼莫地平	20～40mg 3 次/日
硝苯地平	硝苯地平	10～30mg 3 次/日
硝苯地平控释片	拜新同	30～60mg 1 次/日
非洛地平	波依定	5～20mg 1 次/日
氨氯地平	氨氯地平	5～10mg 1 次/日

六、临床疗效

许多文献报道,钙通道阻滞剂对于有症状的冠状动脉心肌桥患者,在缓解症状、改善缺血征象及预后方面,有良好效果。主要用于对β受体拮抗剂有禁忌或有冠状动脉痉挛者,其代表药为地尔硫草、维拉帕米等。

梁明等报道,经冠状动脉造影确诊的 121 例冠状动脉心肌桥患者中,74 例为孤立性心肌桥患者接受内科药物治疗,以 β 受体阻滞剂、钙离子拮抗剂改善症状明显,总有效率 82%(61/74);24 例口服合心爽或异搏定,显效 7 例,有效 17 例;35 例口服倍他乐克或氨酰心安,显效 11 例,有效 19 例;同时接受两种药物治疗者 15 例,显效 3 例,有效 9 例。

杨瑞峰等报道,580 例冠状动脉造影检出 62 例冠状动脉心肌桥患者。心肌桥检出率 10.69%。男 35 例,女 27 例,年龄 33~78 岁,心绞痛者 49 例,心律失常者 9 例,左室舒张功能减低者 30 例。32 例孤立性心肌桥无症状者,未予治疗。24 例有症状心肌桥患者(除 PCI 术后和外科手术 6 例),予以 β 受体阻滞剂(美托洛尔 25mg/bid)和钙离子拮抗剂(地尔硫䓬 30mg/tid)治疗,心悸、心前区疼痛、胸闷缓解,有效率达 85%。

李玉峰等对经过冠状动脉造影证实的冠状动脉心肌桥患者 120 例进行了研究,均有胸闷、胸痛、心悸等症状,87 例有不同程度的心电图异常。117 例采用药物治疗,包括 β_2 受体阻滞剂、钙离子拮抗剂及抗血小板药物,3 例行 PCI 治疗,随访 1 年大部分患者症状减轻,无恶化及死亡病例。

第四节　抗血小板制剂

对于冠状动脉心肌桥患者,加用阿司匹林等抗血小板药物,有助于预防冠状动脉内血栓形成,防止冠状动脉粥样硬化病变产生和发展,预防和改善心肌缺血。

一、作用机制

(一)阿司匹林 (Aspirin)

1971 年以来,发现阿司匹林(已酰水杨酸,acetylicylic acid)对血小板花生四烯酸的转变有调节作用,主要是抑制环氧化酶,致使其不能转换为血栓素(TXA_2)。该作用可持续 4~7 日,接近于血小板的寿命,所以待 4~7 日才能恢复功能。同时,阿司匹林还抑制血管内皮细胞内的环氧化酶,阻止其产生前列腺环素,但作用时间仅约 36 小时,超过这个时限,就失去作用,所以总的来说,对前列腺环素(PGI_2)几乎不影响。阿司匹林对血小板环氧化酶的抑制比对内皮细胞环氧化酶的抑制强 200 倍以上。这样一来,前列腺环素的分泌占优势地位,血栓素分泌减少,抑制血小板聚集,能预防冠状动脉内微血栓或血栓的形成,有预防心脏事件发生的作用,明显降低急性心肌梗死或再梗死发生率,有效降低总死亡率。

（二）双嘧达莫（Dipyridamole，潘生丁）

可抑制血小板聚集，增加血管内皮细胞依前列醇的生成，增加内源性依前列醇的活性，从而使小动脉扩张。该药对血小板环氧化酶和血栓素 A_2 的生成，有部分抑制作用。一般不作为一线抗血小板药，多与阿司匹林合用，两者合用有协同作用。但此药可引起冠状动脉窃血现象，可诱发心肌缺血和心绞痛，故禁用于不稳定型心绞痛和心肌梗死的急性期。

（三）噻氯匹定（Ticlodipine，抵克力得）

主要抑制由 ADP 诱发的血小板聚集，是较强的血小板聚集抑制剂。血小板活化受多种因素影响，其中二磷酸腺苷（ADP）起关键作用。当 ADP 与其特异性受体结合后，可活化血小板膜表面的纤维蛋白原受体（糖蛋白 IIb/IIIa），使后者结合纤维蛋白原而致血小板聚集。另外，血小板活化后又可释放 ADP，导致血小板进一步聚集。本药对 ADP 诱导的血小板聚集有强力而持久的抑制作用，还可降低纤维蛋白原浓度和血液黏滞度。不仅抑制某一种血小板聚集激活因子，尚可抑制血小板聚集的过程。临床上主要适用于有明确血栓形成倾向的患者，如短期内反复发生急性心肌梗死的患者、冠状动脉球囊扩张术及支架植入术后的患者，不适合长期与阿司匹林合用。

（四）氯吡格雷（Clopidogrel，波立维）

是近年合成的新一代不可逆 ADP 受体拮抗药，化学结构与噻氯吡啶属于同一类。临床研究显示，本药比阿司匹林抑制血小板聚集的能力更强，耐受性更好，不良反应更小，特别是胃肠道和颅内出血发生率明显低于阿司匹林，也不会引起噻氯匹定可能发生的中性粒细胞和血小板的副作用。氯吡格雷效果强于噻氯匹定，且毒性反应只有噻氯匹定的 1/4，目前已成为噻氯匹定的替代药物，与阿司匹林合用效果更好。目前合用的适应证已从植入支架的患者扩展到部分急性冠脉综合征患者。

（五）血小板糖蛋白 IIb/IIIa 受体拮抗剂

是近年研究最多、进展最快的新型抗血小板制剂。每个血小板表面大约有 75 000 个糖蛋白 IIb/IIIa 受体。纤维蛋白原可与血小板糖蛋白受体结合而引起血小板聚集，这是血小板聚集的最后环节。拮抗血小板糖蛋白受体即可抑制血小板聚集。该药被认为是现今最强的抗血小板聚集的药物。目前认为，其静脉制剂仅限于介入治疗的患者和部分高危的急性冠状动脉综合征患者（图 19-3）。

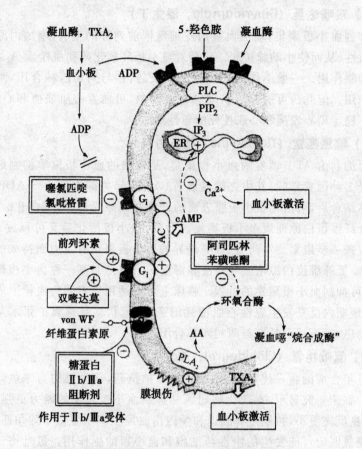

图 19-3　血小板抑制剂抗血小板作用机制示意图

图示抗血小板制剂通过抑制 cAMP 形成、阻断糖蛋白 Ⅱb/Ⅲa 受体、抑制 TXA₂ 形成等不同机制抑制了钙依赖的血小板激活通路产生抗血小板聚集的作用

ADP:二磷酸腺苷;AC:腺苷环化酶;cAMP:单磷酸环腺苷;ER:内质网;PLC:磷脂酶 C;G₁:G 蛋白抑制型;Gₛ:G 蛋白刺激型;IP₃:三磷酸肌醇;PIP₂:4,5-二磷酸磷脂酰肌醇;PLA₂:磷脂酶 A₂,TXA₂:血栓烷 A₂

二、常用药物

(一) 阿司匹林

1. 药代动力学　口服吸收迅速,主要是被动弥散,通过胃和胆汁酶也可水解,生物利用率 40%～50%,半衰期约 15min(范围 2～12 小时),水杨酸主要通过肾脏排泄。有作者指出,由于其作用不可逆,无法测定作用时间。

2. 临床应用　①冠状动脉心肌桥。②稳定型心绞痛。③不稳定型心绞痛。④急性心肌梗死。⑤心肌梗死后。⑥无症状心肌缺血。⑦冠状动脉介入术后。⑧冠状动脉旁路术后。⑨孤立性心房颤动。⑩接受生物瓣膜置入者。⑪短暂性脑缺血发作。⑫非出血性脑卒中后。⑬年龄大于 40 岁,存在心血管危险因素的患者。⑭糖尿病伴有冠心病高危因素的患者。

3. 用法与剂量

(1)对冠状动脉心肌桥、冠心病等患者,长期预防用药宜为 75～150mg/日。

(2)对于已有明确血栓形成倾向的患者,如急性冠状动脉综合征,应先给予较大剂量(300mg/日),以便迅速抑制血小板激活状态,3 天后可考虑改用普通剂量维持治疗。

(3)对于心房颤动患者,宜用 150mg/日。

(4)对于 PCI 或 CABG 术后患者,宜用 100～150mg/日。

4. 不良反应　常见有恶心、呕吐、腹泻的消化道反应,患者感到上腹部不适。少数患者可发生微量消化道出血,故禁用于消化道溃疡、食管静脉曲张患者。少数患者有变态反应,如皮疹、血管神经性水肿及哮喘发作,有过敏者禁用。长期应用可延长凝血酶原时间,引起出血,故严重肝功能损害、维生素 K 缺乏症、低凝血酶血症及血友病患者禁用。阿司匹林有致畸形作用,孕妇及哺乳期妇女禁用。

(二)双嘧达莫

药代动力学

1. 在吸收程度上患者间有广泛变异,蛋白结合率超过 90％,经肠肝循环在肝脏结合为葡萄糖醛酸酯,通过胆汁分泌。单剂量摄入后,平均峰浓度为 75min,随着继续用药,时间延长,消除半衰期约为 10 小时。

2. 临床应用

(1)瓣膜置换术的患者:对于高危患者(例如既往有栓塞病史者),双嘧达莫与华法林合用预防血栓的效果优于单用口服抗凝剂。

(2)使用于组织瓣膜伴有栓塞的患者。

(3)对于脑卒中的预防,双嘧达莫和阿司匹林合用可产生协同效果。多项随机试验证实,双嘧达莫联合使用阿司匹林(双嘧达莫缓释剂 200 毫克加阿司匹林 50 毫克,每天 2 次)可显著降低脑卒中的复发率。目前,阿司匹林联合双嘧达莫或者氯吡格雷预防脑卒中的效果最佳。

3. 用法与剂量　一般用 25～75 毫克,每日 3 次。人工机械性心脏瓣膜长期预防血栓形成,可与华法林合用,剂量为 100 毫克,每日 4 次。体外循环预防血小板激活,推荐外科手术开始前 2 天,100 毫克,每日 4 次,与阿司匹林联合治疗心脑血管病,最高 75 毫克,每日 3 次,目前推荐双嘧达莫 25 毫克,阿司匹林 75 毫克,每日 1 次即可。

4. 不良反应　少数患者有头痛、眩晕、恶心、呕吐、皮疹等。低血压或急性心肌梗死者禁用。

(三) 噻氯匹定

1. 药代动力学　吸收广泛,单一剂量>80%,峰水平约消化后 2 小时,虽然与血浆蛋白结合可逆和非饱和仅 15% 或更少,随重复应用清除减少,半衰期 6 小时,老年人从 12.6 小时至 4～5 日,用药 14～21 日(250 毫克,每日 2 次)达到稳定。广泛肝脏代谢,60% 由肾排出,肾功能损害清除减少,作用与血小板寿命有关,停药后仍有数日作用。

2. 临床应用

(1)预防和治疗因血小板高聚集状态引起的心、脑及其他动脉的循环障碍。有研究此药可减少卒中复发、心肌梗死和心血管死亡为 30%。

(2)减少致命和非致命心肌梗死在不稳定型心绞痛者的发生率。

(3)体外循环下的心胸外科手术,以预防血小板丧失。

(4)CABG 术后最初 3 月的预防梗阻。

(5)预防 PCI 术后再狭窄。

(6)减轻糖尿病视网膜病变。

(7)用于血液透析,可增强透析的功能。

3. 用法与剂量　口服,每次 250 毫克,每日 2 次。由于其充分发挥作用约需 3 日,故宜先与阿司匹林合用,手术前 7 日要停药,剂量 250 毫克,每日 1～2 次,我国人 250 毫克/日有显著抗血小板疗效。由于其不良反应,用药不超过 1 个月为宜。

4. 不良反应　胃肠功能紊乱最常见,包括恶心、呕吐、腹部不适和腹泻,发生率低于 10%。其次为皮疹、胃肠道出血也可发生。荨麻疹、红斑在第一个月偶尔可见,但白细胞减少、血小板减少、粒细胞减少和全血细胞减少是最严重的不良反应,发生率为 1%～3%。偶见转氨酶升高的报道。尚可有胆汁阻塞性黄疸及肝功能异常。主张应用者必须每 2 周监测全血细胞计数,并注意查出血时间,早期发现和处理可恢复。

(四) 氯吡格雷

1. 药代动力学　该药口服易吸收,摄入 2 小时开始发挥作用,肝脏广泛代谢,代谢产物为羧酸衍生物。无抗血小板作用,清除半衰期 8 小时,4～7 日作用最强。

2. 临床应用

(1)对阿司匹林过敏和不能耐受阿司匹林不良反应者。

(2)急性冠状动脉综合征。

(3)预防冠脉支架术后再狭窄。

(4)可降低近期脑卒中患者动脉粥样事件(包括心肌梗死、脑卒中和血管性猝死)。

3. 用法与剂量 一般口服,每日 75 毫克。对于急性冠脉综合征患者,可采用负荷剂量的方法,即首剂 300 毫克,以后每日 75 毫克维持。对于 PCI 术前 6～24 小时应用氯吡格雷 300 毫克,术后阿司匹林 100 毫克+氯吡格雷 75 毫克/日,继续治疗 1 年或 1 年以上,可显著降低心血管事件的发生率及再狭窄率。

4. 不良反应 本药不良反应明显低于噻氯吡啶,与阿司匹林相近,但应注意出血的观察。包括胃肠道出血(发生率 2%,而阿司匹林为 2.7%)、紫癜、血肿、鼻出血、血尿和眼部出血。偶见颅内出血(发生率 0.4%,阿司匹林为 0.5%)、严重血小板减少。个别患者可发生严重中性粒细胞减少,血小板减少性紫癜,亦有引起再生障碍性贫血的报道。还可出现腹痛、消化不良、恶心、腹泻、便秘、胃炎等反应。有的出现斑丘疹、荨麻疹及皮肤瘙痒,亦可见头痛、眩晕和感觉异常,偶见支气管痉挛、血管性水肿或过敏性反应。慎与其他抗凝血药、苯妥英钠、甲苯磺丁脲、氟伐他汀等合用。

(五) 血小板糖蛋白Ⅱb/Ⅲa 受体拮抗剂

1. 分类

(1)单克隆抗体片断:阿昔单抗(abciximab Reopro)为第一个出现的静脉制剂。

(2)静脉注射肽和非肽小分子抑制剂:埃替非斑肽(epifibatide)、替罗非斑(tirofiban)和拉米非斑(lamifiban)。

(3)口服抑制剂:Xemilofiban、Orbofiban、Klerval、Cromofiban、Sibrafiban、Lotrafiban、Lefradifiban 和 Roxifiban 等。

2. 临床应用 同氯吡格雷,目前主要为静脉注射制剂,口服药仍处于临床试验阶段,未显示明显的益处。该类药主要应用于不稳定型心绞痛或非 ST 段抬高的急性心肌梗死这类急性冠脉综合征者,特别是 PCI 支架术中。

3. 用法与剂量

(1)阿昔单抗:是人类重组鼠科动物抗体的 Fab 片断,血浆半衰期短,但对该受体有很强的亲和力,可占据受体达数周,停药后 24~48 小时血小板聚集逐渐恢复正常水平。

经皮冠状动脉介入治疗(PCI)术前 24 小时内先予静脉推注 0.25mg/kg,注射时间 1 分钟,以后静脉滴注 0.125μg/(kg·min)维持 18~24 小时(最大剂量 10μg/min),直至 PCI 术后 1 小时。阿昔单抗与阿司匹林及肝素合用是安全的,可降低急性冠状动脉综合征的心血管并发症和死亡率。不建议应用于不准备行 PCI 术的急性冠状动脉综合征患者。

(2)埃替非班肽:为环状七肽,属肽类抑制剂,含有 KGD(赖氨酸-甘氨酸-天冬氨酸)系列。

静脉注射 135μg/kg,后按 0.5μg/(kg·min)剂量持续静脉点滴,可至 PCI 术后 20~24 小时。如患者需行冠状动脉搭桥手术,可持续用至术前。本药可降低 48 小时内 40%终点事件的发生率,包括猝死、心肌梗死和紧急的心血管事件。在 72 小时内行 PCI 术的急性冠状动脉综合征患者应用此药可得到显著的好处。

(3)替罗非班:为小分子非肽类,纤维蛋白原 RGD(精氨酸-甘氨酸-天冬氨酸)序列拟似物,为人工合成,半衰期 2~3 小时,停药后 4~8 小时血小板聚集恢复正常。

先静脉注射 0.40μg/(kg·min),维持 30 分钟,以后静脉注射 0.1μg/(kg·min),维持 48 小时。

(4)拉米非班:为 1997 年合成的选择性、可逆性非肽类 GPⅡb/Ⅲa 受体拮抗剂。仅供静脉注射,半衰期约为 2 小时,主要以原形经尿排出。用法为先静脉注射 150~750μg,继之以 1~5μg/min 静脉滴注,持续 24~72 小时。严重肾功能不全者,用药剂量应减少 1/2~1/3。

4. 不良反应 最严重的不良反应为出血。血小板减少发生率很低,约占 5%,但需监测全血细胞计数。部分患者需输血治疗。必须指出,老年人、低体重者与肾功能不全患者出血危险性增加,应酌情减量。对 ST 段抬高的急性心肌梗死,联合使用溶栓剂和糖蛋白Ⅱb/Ⅲa 受体拮抗剂并不降低死亡率,却反而可增加出血发生率,故禁用。

第五节 抗 凝 剂

在机体内血栓形成过程中凝血酶起着主导作用,无论是通过内源性或外源性凝血途径,最终均形成凝血酶。凝血酶为血小板强诱导剂,可促进血小板进一步释放凝血酶,起到自我催化作用。凝血酶一旦形成,即能增强因子Ⅴ和Ⅷ的活性,使凝血酶的形成速率增强 30 万倍;凝血酶催化血浆中可溶性纤维蛋白原变为可溶性纤维蛋白多聚体,并通过激活因子Ⅻ,在钙离子参与下,进一步使其转变为稳定的纤维蛋白凝块。

按抗凝剂的作用机制,可将其分为以下 3 类:①凝血酶间接抑制剂。包括肝素、低分子肝素、硫酸皮肤素等。此类药物抑制凝血酶的作用依赖辅因子(抗凝血酶Ⅲ、肝素辅助因子Ⅱ)的介导。②凝血酶直接抑制剂。代表药有水蛭素。此类药物不需辅因子的介导,对凝血酶有直接抑制作用。③维生素 K 拮抗剂。代表药物有华法林,主要作用是在肝脏微粒体内抑制维生素 K 依赖性凝血因子Ⅱ、Ⅶ、Ⅹ的合成。

一、肝素 (*Heparin*)

(一)作用机制

普通肝素是含有多种氨基葡聚糖苷的混合物,发挥抗凝作用主要由抗凝血酶Ⅲ介导,对凝血过程的以下多个环节都有影响。

1. 抵制凝血酶原激酶的形成

(1)肝素与抗凝血酶Ⅲ(AT-Ⅲ)结合,形成 AT-Ⅲ复合物。

(2)AT-Ⅲ是一种丝氨酸蛋白酶抑制剂,对具有丝氨酸蛋白酶活性的凝血因子,如因子Ⅱα、Ⅺα、Ⅻα、Ⅹα 等灭活。

(3)肝素与 AT-Ⅲ的 δ 氨基赖氨酸残基结合成复合物,加速其对凝血因子的灭活作用,从而抑制凝血酶原激酶的形成,并能对抗已形成的凝血酶原激酶的作用。肝素与抗凝血酶Ⅲ结合后,可使抗凝血酶Ⅲ-凝血酶复合物形成速率提高 1 000 倍,此外还可使抗凝血酶Ⅲ与凝血酶的反应速率提高 4～15 倍。

2. 干扰凝血酶的作用 小剂量肝素与 AT-Ⅲ结合后使 AT-Ⅲ的反应部位(精氨酸残基)更易与凝血酶的活性中心(丝氨酸残基)结合成稳定的凝血酶-抗凝血酶复合物,从而灭活凝血酶,抑制纤维蛋白原转变为纤维蛋白。

3. 干扰凝血酶对因子Ⅻ的激活 可影响纤维蛋白的形成,阻止凝血酶对因子Ⅷ和Ⅴ的正常激活。

4. 防止血小板的聚集和破坏　　肝素能阻抑血小板的黏附和聚集,从而防止血小板崩解而释放血小板第 3 因子及 5-羟色胺。肝素的抗凝作用与其分子中具有强阴电荷的硫酸根有关。当硫酸基团被水解或被带有强阳电荷的鱼精蛋白中和后,迅即失去抗凝活力。

(二)药代动力学

肝素口服不吸收。肌内注射吸收不规则,且易引起局部出血和刺激症状而不主张肌注。皮下注射 2 小时后出现抗凝作用,静脉注射后立即出现作用。

肝素静脉注射后首先通过因平衡分布的快速消除相,继之为较缓慢的消除。血液内肝素的清除率为每分钟 $1.58 \pm 0.8 U/kg$。肝素抗凝活性的消除模式基于饱和机制(主要经内皮和单核巨噬细胞快速摄取或清除)及非饱和机制或线性机制(主要是经肾消除)。低剂量肝素主要是经饱和机制消除,高剂量则以原形或其降解产物经肾排泄。因此,肝素的半衰期因剂量而异,一次性静脉注射肝素 25U/kg、100U/kg 和 400U/kg,其半衰期分别为 30 分钟、60 分钟和 150 分钟。肝素不分泌于乳汁中,也不通过胎盘,大部分可在肝脏中经肝素酶代谢为活性较低的尿肝素(uroheparin)。严重肝脏和肾脏损害患者对肝素敏感性增加。

(三)不良反应

本药毒性较低。血小板减少症为常见的不良反应,一般发生在肝素治疗后的第 10～15 天,曾经用过肝素的患者可在用肝素后数小时发生。血小板减少症是可逆的,停药后大约 4 天即可恢复,机制是免疫反应。自发性出血倾向是本药过量使用的最主要危险。早期过量的表现有黏膜和伤口出血,严重时有内出血征象,本药代谢迅速,轻微用药过量者,停用即可,严重过量者可应用硫酸鱼精蛋白缓慢静脉注射以中和肝素作用,通常 1mg 鱼精蛋白中和本药 100U,肝素注射后已超过 30 分钟者,鱼精蛋白用量需减半。偶可发生变态反应,表现为发热、皮疹、瘙痒、鼻炎、结膜炎、哮喘、心前区紧迫感及呼吸短促等,甚至心脏停顿。偶见一过性脱发和腹泻,尚可引起骨质疏松和自发性骨折。偶见有皮肤坏死,表现类似暴发性紫癜。应用肝素的不稳定型心绞痛患者突然停药,可能致病情加重,要防止反跳现象。

(四)临床应用

1. 冠状动脉心肌桥合并不稳定型心绞痛、急性心肌梗死患者。

2. 急、慢性静脉血栓或无明显血流动力学改变的急性肺栓塞。

3. 急性心肌梗死合并充血性心力衰竭、心源性休克、慢性心律失常、心肌梗死复发以及既往有静脉血栓形成或肺梗死病史者。

4. 防止动脉手术和冠状动脉造影时、PCI 时，所致的血栓栓塞。

5. 预防二尖瓣狭窄、充血性心力衰竭、左心房扩大与心肌病合并心房颤动，以及心脏瓣膜置换或其他心脏手术时所致的体循环栓塞。

6. 减少脑血栓形成的危险性并降低其死亡率。

7. 用于弥散性血管内凝血（DIC），尤其在高凝状态。

8. 作为体外抗凝剂使用（如输血、体外循环、血液透析、腹膜透析及血样本体外试验等）。

（五）用法与剂量

1. 深部皮下注射　成人一般用量，首次给药 5 000～10 000U，以后每 8 小时注射 8 000～10 000U 或每 12 小时注射 15 000～20 000U，每日总量 30 000～40 000U。另一给药方案是首次给药 5 000～1 000U，以后每 8～12 小时注射，每日总量 12 500～40 000U。每日总量如控制在 12 500U，一般不需监测激活的凝血酶原时间，但用量大时需做监测。预防高危患者血栓形成（多为防止腹部手术后的深部静脉血栓）时，手术前 2 小时给药 5 000U，以后每隔 8～12 小时给药 5 000U，共 7 日。

2. 静脉注射　成人每次 5 000～10 000U，每 4～6 小时 1 次。或每 4 小时给药 100U/kg，用 0.9%氯化钠注射液稀释后输注。

3. 静脉滴注　成人每日 20 000～40 000U，加入 1 000 毫升 0.9%氯化钠注射液中持续滴注，滴前应先静脉注射 5 000U 作为首次剂量。

4. 外用　将本药乳膏适量涂于患处及周围，并温和按摩数分钟。

二、低分子肝素 (*Low Molecular Weight Heparin,LMWH*)

（一）作用机制

LMWH 抗凝血作用机制与肝素相同，通过分子中特异的戊聚糖序列与抗凝血酶Ⅲ中的赖氨酸残基结合，加速抗凝血酶Ⅲ灭活因子而产生抗凝作用。与肝素比较，LMWH 有如下特点：

1. 抗 Ⅹα 作用强，抗凝血酶（Ⅱα）作用弱，抗 Ⅹα：抗Ⅱα 为 4：1～2：1。这是因为 LMWH 分子具有同普通肝素同样的被抗凝血酶识别的五聚糖片段，从而抑制 Ⅹα 因子，然而因为抑制Ⅱα因子所需的长分子，LMWH 较普通肝素相应要少，故 LMWH 抑制Ⅱα因子的作用较后者弱。

2. 作用时间长。这是因为 LMWH 带负电荷不及肝素强，与血浆蛋白亲和力较低,不与内皮结合,不被网状细胞清除。

3. 对血小板功能影响小,不引起血小板数减少,活化血小板释放的血小板第四分子对 LMWH 的中和作用弱。这也与 LMWH 分子链短,带负电荷弱有关。

4. 有更强的促进纤维蛋白溶解作用,但出血的危险性较小。

(二)药代动力学

皮下注射给药吸收较完全,生物利用度为 90%,半衰期 2～6 小时,经肾从尿排出。LMWH 具有普通肝素的抗凝作用,而无肝素的一些副作用。由于具有较高的生物利用度,作用时间长,与血浆蛋白的结合少,受血小板因子 4 中和作用少等特点,因而具有较好的预期剂量反应。不需要特殊的血液学监测,用药方便,可用于门诊病人。

(三)不良反应

极为少见,较少引起血小板减少症,较少引起出血。

1. 血液系统　可见伤口血肿,偶见严重出血和血小板减少。

2. 中枢神经系统　进行脊髓、硬膜外麻醉或脊椎穿刺时,应用本药可导致神经损害,出现长期和永久性瘫痪。

3. 内分泌/代谢系统　可能引起高钾血症。

4. 肝脏　可使血清中的氨基转移酶和 γ-谷酰基转肽酶增高。

5. 皮肤　本药皮下注射后有注射部位的血肿、淤斑。偶有皮肤疼痛、灼痛、瘙痒、红斑、坏死等。

6. 其他　极少患者可出现全身或局部反应。

(四)临床应用

1. 冠状动脉心肌桥或冠心病引起的不稳定型心绞痛和急性心肌梗死的治疗。

2. 预防和治疗血栓栓塞性疾病,特别是外科手术后静脉血栓的形成。

3. 血液透析时,预防体外循环中的血凝块形成。

4. 预防深静脉血栓形成及肺栓塞,治疗已经形成的深静脉血栓。

(五)用法与剂量

1. 依诺肝素(Enoxaparin,Lovenox,克赛)

(1)皮下注射

①不稳定型心绞痛和非 ST 段抬高的急性心肌梗死。一般剂量为每次 1mg/kg,12 小时给药 1 次,至少需持续治疗 5～7 日。

②预防深静脉血栓。如髋关节置换术或妇科手术时,每次 40 毫克,每日 1 次,应使用至形成深静脉血栓的危险性消失;髋关节和膝关节置换时,可每日 30 毫克,分 2 次给药,一般于手术后 12～24 小时,当机体自身凝血机制已建立后,给予首剂。髋关节置换术后的平均治疗周期是 7～10 日。

③治疗急性深静脉血栓。不伴有肺栓塞的患者可在门诊治疗,每次给予 1mg/kg,12 小时给药 1 次;或以 1.5mg/kg 的剂量,每日给药 1 次。平均治疗时间为 7 日,应持续应用至国际标准化比率(INR)达到 2～3。

④预防腹部外科手术后的血栓栓塞。每日 40 毫克,首剂应于术前 2 小时给予,治疗需持续 7～10 日。

⑤体重低于 45kg 的患者。应调整减少剂量。

(2)静脉注射:肺栓塞按 0.5mg/kg 注射,然后每日 2～3mg/kg,持续静脉滴注 10 日,可根据抗凝因子 Ⅹα 的活性调整用药剂量。

(3)儿童:皮下注射,血栓性疾病每 12 小时给药 1mg/kg;而小于 2 个月的婴儿所需剂量为 1.64mg/kg。

2. 那屈肝素(Nadroparin,Fraxiparine,速碧林)

(1)不稳定型心绞痛和非 ST 段抬高的心肌梗死:皮下注射,每次 86U/kg,每隔 12 小时给药 1 次,联合使用阿司匹林。本药初始剂量可通过一次性静脉推注给药。一般在治疗 6 日左右达到临床稳定。可依据患者的体重范围,按 0.1ml/10kg 的剂量每 12 小时注射 1 次。

(2)深静脉血栓:每次 85U/kg,每日 2 次皮下注射,使用时间不应超过 10 日。如无禁忌,应尽早使用口服抗凝药物。可依据患者的体重范围,按 0.1ml/10kg 的剂量,每 12 小时注射 1 次。

(3)手术中预防血栓栓塞性疾病

①中度血栓栓塞形成危险的手术:患者未显示有严重的血栓栓塞危险时,每次皮下注射 0.3ml(2 850U),每日 1 次就可起到有效的预防作用。可在术前 2 小时进行第一次注射。通常至少持续 7 日。

②高度血栓栓塞形成危险的手术(如髋关节和膝关节手术):应随患者的体重调整剂量,每日剂量为 38U/kg 皮下注射。手术前 12 小时和术后 12 小时给予,以后每日使用,直至术后第 3 天。从术后第 4 日起,剂量调整为每日 57U/kg。治疗至少持续 10 日。

③其他情况:对某些具有高度血栓栓塞形成危险的手术(尤其是肿瘤)和(或)有血栓栓塞疾病病史的患者,使用本药每次 0.3ml,每日 1 次皮下注射。

3. 达肝素钠(Dalteparin,Fragmin,法安明)

(1)一般治疗:每次 120U/kg,每日 2 次皮下注射。

(2)预防术后深静脉血栓形成:术前 1~2 小时给予达肝素钠 2 500U,以后每天 1 次,剂量同前皮下注射,持续 5~10 日。

(3)血液透析时预防血凝块形成:在血液透析开始时给药,体重小于 50kg 者,每次 0.3ml;体重在 50~69kg 之间者,每次 0.4ml;体重等于或大于 70kg 者,每次 0.6ml。皮下注射。

三、水蛭素 (*birudin*)

水蛭素是因 20 世纪 50 年代首次从水蛭中分离纯化而命名,由 65 个氨基酸组成,含有 3 个双硫键和 1 个硫酸化的酪氨酸残基,分子量 7 000D。近年来已用基因重组技术制备水蛭素,它属于凝血酶直接抑制剂,抗凝血酶作用不依赖辅因子的介导,它对与纤维蛋白结合的凝血酶也有抑制作用,因而具有更强的抗凝和抗血栓作用。

(一)作用机制

通过阻断凝血酶的蛋白水解作用,水蛭素不仅阻止纤维蛋白原形成纤维蛋白凝块,而且对凝血酶激活因子Ⅴ、Ⅶ、Ⅷ以及凝血酶诱导的血小板聚集均有阻抑作用,可使凝血时间,尤其是凝血酶时间延长。作用机制是水蛭素与凝血酶按 1∶1 分子结合形成复合物后使凝血酶灭活,而不需要抗凝血酶Ⅲ的存在。

水蛭素比肝素有以下优点:①抗凝作用不需要抗凝血酶Ⅲ的存在。不影响血浆中抗凝血酶Ⅲ的水平,也不被血小板因子或其他蛋白质灭活。②凝血酶除了对凝血酶诱导的血小板聚集有抑制作用外,对血小板功能无影响,不引起出血,可用于血小板减少患者。③水蛭素对与纤维蛋白结合的凝血酶也有抑制作用,故抗栓作用强而持久。④水蛭素治疗期间的监测手段比较简便,凝血酶时间测定方法简易快速。

(二)药代动力学

水蛭素口服不被吸收,经静脉注射消除迅速,半衰期约为 1 小时,90%~95%以原形经肾排泄。经皮下注射后血浓度维持时间较长,注后 8 小时血浓度仍较高。

(三)不良反应

不良反应少见,大剂量可引起出血。可以用活化部分凝血酶时间(activated partial thromboplastin time,APTT)和凝血酶时间(thrombin time)监测水蛭素的活性,监测凝血酶时间更为准确,但方法学繁琐,不适合临床常规使用。

APTT 法虽欠准确,但应用更为简便,根据体重调整剂量使 APTT 达到 65～90 秒钟是安全有效的。

(四)临床应用

1. 急性心肌梗死　多项心肌梗死的试验已证实了水蛭素的效应和安全性。但也有试验未能证明其安全有效性。

2. UA/NSTEMI　研究提示,对此类病人水蛭素可减少心血管死亡、新的心肌梗死和难治性心绞痛的作用优于肝素,安全性也是可以接受的。也有认为,只用于肝素所致血小板减少症而又需抗凝治疗的病人。

3. 在 PCI 中的应用　有许多研究发现,在 PCI 中应用水蛭素在减少终点事件(24 小时 Holter 显示的心肌缺血、心肌梗死)和复合终点(死亡、心肌梗死和冠脉搭桥术)方面优于肝素。

(五)用法与剂量

GUSTO 2B 评价了水蛭素 0.1mg/kg,静脉注射,继以 0.1mg/(kg·min)静脉滴注,是安全有效的。亦有在 UA/NSTEMI 病人中应用重组水蛭素 C 0.4mg/kg,静脉注射,继以 0.15mg/(kg·h)静脉滴注治疗 72 小时,是安全有效的。

四、华法林 (*warfarin*)

华法林属于间接酶抑制剂,口服应用,又称维生素 K 拮抗剂,用于预防血栓已 50 多年。华法林的化学名称为 3(a-acefonylbenzyl)-4-hydroxycoumarin,有相当好的药效学特性,包括有吸收好、可预期的作用和期望的作用时间的特点。

(一)作用机制

本药通过抑制维生素 K 在肝细胞内合成凝血因子 Ⅱ、Ⅶ、Ⅸ、Ⅹ,从而发挥抗凝作用。肝脏微粒内的羧基化酶能将上述凝血因子的谷氨酸转变为 γ-羧基谷氨酸,后者再与钙离子结合,才能发挥其凝血活性。本药的作用是抑制羧基化酶,对已经合成的上述因子并无直接对抗作用,必须等待这些因子相对耗竭后,才能发挥抗凝效应,所以本药起效缓慢,仅在体内有效,停药后药效持续时间较长。此外,本药尚能诱导肝脏产生维生素 K 依赖性凝血因子前体物质,并使之释放入血,该物质抗原性与有关凝血因子相同,但并无凝血功能,反而有抗凝血作用,并能降低凝血酶诱导的血小板聚集反应。因此,在本药作用下,凝血因子 Ⅱ、Ⅶ、Ⅸ、Ⅹ、蛋白 S 和蛋白 C 合成减少,而维生素 K 拮抗剂诱导蛋白增多,故用药后可起到抗凝效应。

(二)药代动力学

口服完全吸收,但延迟吸收,高峰在 2～4 小时内,90% 以上与血浆白蛋白结合。因子Ⅶ半衰期短(6～7 小时),故首先消失,24 小时内有轻抗凝作用。因子Ⅱ、Ⅸ和Ⅹ的半衰期长(分别为 50、24 和 36 小时),故最大抗凝作用延迟至 72～96 小时。该制剂半衰期约为 2.5 天,持续抗凝作用 2～5 天。药物代谢和排泄个体差异很大,疾病或药物也影响代谢半衰期。药物由肝脏微粒体酶代谢为无活性产物,通过胆汁排泄,经肠肝循环,部分重吸收,最后由尿排出。

凝血试验,包括第一期凝血酶原时间(PT)、凝血酶试验(TT)和部分活化凝血活酶时间(APTT),对维生素 K 依赖凝血因子活性降低敏感。PT 测定代表因子Ⅱ、Ⅶ和Ⅹ活性降低,不反应因子Ⅸ;TT 测定所有 4 个因子;而 APTT 对Ⅱ、Ⅸ和Ⅹ因子敏感,无因子Ⅶ。PT 为最常用试验,用以监测华法林治疗。国际标准化比率(INR)控制剂量,保证最大的安全性和有效性,不论应用何种凝血活酶,可以解释各实验室资料。

(三) 不良反应

1. 出血   为主要并发症,疗程越长发生率越高,出血患者中 1‰ 威胁生命。发生出血者与抗凝作用强度有关,治疗范围的 PT 发生出血并发症常与局部病变,如胃十二指肠溃疡病等有关。INR＞4.0 表明 PT 过度延长时,自发性出血,并累及多部位,肾脏更常见,但致命性出血常与颅内和胃肠有关。过度抗凝根据 PT 和情况紧急程度处理。患者服药过程需要有创伤性治疗,如牙科手术、阑尾切除,INR 0～2.5 可不终止抗凝,稍微减少 INR。然而,多数外科情况需终止抗凝,使 INR 为 2.0 或更低。有血栓栓塞、心肌病或房颤等,华法林可安全停用几天。另一情况包括人工瓣膜,尤其更换二尖瓣不能停止抗凝治疗,可以暂时停用华法林,2～3 天后与 PT 降低时,无需肝素治疗,延续至手术前几小时,手术后恢复肝素应用,然后加用华法林几天后停用肝素。

2. 致畸胎作用   妊娠 3 个月内可引起胎儿畸形,故禁忌使用。但药物不进入乳汁,母乳喂养对婴儿无影响。

3. 其他   皮肤坏死少见,可有紫趾综合征、脱发、皮炎、红疹、恶心、呕吐、腹泻等。本药大量口服可有双侧乳房坏死,也有微血管病或溶血性贫血及大范围皮肤坏疽等报道,单次剂量过大时尤为危险。

(四) 临床应用

1. 预防慢性心房颤动患者的血栓栓塞。

2. 人工瓣膜置换术后。

3. 静脉血栓栓塞症(包括复发性肺栓塞)的预防和治疗。

4. 高危脑梗死患者的预防。

5. 预防扩张型心肌病的血栓栓塞。

6. 冠状动脉搭桥术后,防止静脉移植物阻塞。

7. 冠状动脉溶栓疗法,或血管成形术后预防冠状动脉再闭塞。

8. 适用于所有需长期持续抗凝的患者。

(五) 用法与剂量

口服。标准用法每日 5 毫克,连续 5 日,监测凝血酶原时间(PT)和国际标准化比率(INR)值,根据 PT 和 INR 调整剂量。PT 应该保持在对照值的 1.3～1.5 倍(一般 16～18 秒钟),INR 2～3 之间。长期治疗 PT 保持在对照值的 1.25 倍,INR 1.8～2.5 即有效。深静脉血栓、肺栓塞及其他系统栓塞,INR 应保持在 2～3。国人应用开始 3～5 毫克,1 次/日,其后调整剂量,以维持 INR 为 2.5 左右。使用肝素者如需用华法林替代,则在肝素停用前 4 日开始口服华法林,即以上两种药物需要重叠应用 3～4 日。

(六) 禁忌证

脑血管病,尤其证实或怀疑脑出血、夹层动脉瘤、伴有出血的血液病或血小板减少、严重高血压、近期(2～3 周)外伤或神经外科,胃肠活动性溃疡及呼吸、泌尿系统损害和严重血管炎者不宜应用。肝功能损害、维生素 K 缺乏及各种原因消耗性疾病需要小心。

第六节 溶 栓 剂

冠状动脉心肌桥重症患者可以发生急性心肌梗死,而溶栓剂是 ST 段抬高性心肌梗死再灌注治疗的重要措施之一。通常与阿司匹林和肝素联合使用。新一代溶栓剂血浆半衰期较长,溶栓效果好,但应注意出血并发症,特别是老年、高血压、女性与体重过低者。

溶栓剂分为内源性或外源性纤溶酶原激活剂,可直接或间接激活纤溶酶原,使其转化为纤溶酶。纤溶酶能降解血栓中的纤维蛋白,从而溶解血栓。从作用方式上看,尿激酶、tPA 等直接裂解、激活纤溶酶原变成纤溶酶,产生溶栓作用,属于直接纤溶酶原激活剂;而链激酶、葡激酶等则必须与纤溶酶原结合后,才能激活纤溶酶原变成纤溶酶,属于间接纤溶酶原激活剂。某些溶栓药物用于临床已有 50 多年的历史,直到近 20 多年,溶栓药物才广泛地应用于急性心肌梗死的治疗。第一代溶栓药包括尿激酶(urokinase,UK)和链激酶(strptokinase,SK),可同时激活血凝块中与纤维蛋白结合的及血循环中的纤溶酶原,因此为纤维蛋白非选择性溶栓剂。第二代溶栓药物有重组组织型纤溶酶原激活剂(rtPA)、单链尿激酶(scu-PA)、重组葡萄球菌激酶(recombinant staphylokinase)及其衍生物等。它们具有较强的纤维蛋白选择性或血凝块选择性,能选择性地激活吸附于纤维蛋白的纤溶酶原,而全身纤溶作用较小。第三代溶栓药物有乙酰化纤溶酶原-链激酶激活剂复合物(APSAC)、tPA 的变异体,如[reteplase(rPA)、lanoteplase(npa)、tenecteplace(TNK-tPA)]、重组嵌合型溶栓药物、抗体导向或磁导向溶栓药物等。其特点是不仅对血凝块中纤维蛋白有较强的亲和力,且半衰期长,适合单次或分次静脉注射给药,不需静脉滴注维持。

一、急性心肌梗死溶栓治疗适应证

(一)持续性胸痛≥30 分钟,含服硝酸甘油症状不能缓解。

(二)心电图示两个或两个以上相邻导联 ST 段抬高(胸导联≥0.2mV,肢体导联≥0.1mV),或提示 AMI 病史伴左束支传导阻滞,起病时间<12 小时,年龄<75 岁。对前壁心肌梗死、低血压(收缩压<100mmHg)或心率增快(>100 次/分钟)患者治疗意义更大。

(三)ST 段抬高,年龄≥75 岁。慎重权衡利弊后仍可考虑溶栓治疗。

(四)ST 段抬高,发病时间 12~24 小时,有进行性缺血性胸痛或广泛 ST 段抬高并经过选择的患者,仍可考虑溶栓治疗。

(五)高危心肌梗死,就诊时收缩压>180mmHg 和(或)舒张压>110mmHg,首先应镇痛、降低血压,将血压降至 150/90mmHg 时再行溶栓治疗。若有条件应考虑直接行 PCI 治疗。

虽有 ST 段抬高,但起病时间>24 小时,缺血性胸痛已消失者或仅有 ST 段压低者不主张溶栓治疗。

二、急性心肌梗死溶栓治疗禁忌证及使用方法

(一)急性心肌梗死溶栓治疗禁忌证

急性心肌梗死溶栓治疗禁忌证如下:①既往任何时间发生过出血性脑卒中,1 年内发生过缺血性脑卒中或脑血管事件。②颅内肿瘤。③近期(2~4 周)活动性内脏出血(月经除外)。④可疑主动脉夹层。⑤入院时严重且未控制的高血压(>180/110mmHg)或慢性严重高血压病史。⑥目前正在使用治疗剂量的抗凝剂[国际标准化比率(INR)2~3],已知的出血倾向。⑦近期(2~4 周)创伤史,包括头部外伤、创伤性心肺复苏或较长时间(>10 分钟)的心肺复苏。

⑧近期(<3周)外科大手术。⑨近期(<2周)在不能压迫部位的大血管穿刺。⑩曾使用链激酶(尤其5日~2年内使用者)或对其过敏的患者,不能重复使用链激酶。⑪妊娠。⑫活动性消化性溃疡。

(二)急性心肌梗死溶栓剂使用方法

1. 尿激酶(Urokinase,UK)　为纤溶酶原直接激活剂,从人胚胎肾组织培养液或新鲜尿液中提取而得。是一种类似胰蛋白酶的丝氨酸蛋白水解酶,由两条多肽组成,无抗原性,分子量31 000~55 000D,半衰期为15~20分钟。为我国应用最广的溶栓剂,目前建议剂量为150万U左右,溶于0.9%氯化钠溶液或5%葡萄糖注射液50~100毫升中,于30分钟内匀速静脉滴注,配合肝素皮下注射7 500~10 000U,每12小时1次,或低分子量肝素皮下注射,每日2次。

2. 链激酶(streptokinase,SK)　为纤溶酶原间接激活剂,是一种从溶血性链球菌培养液中提取的非酶蛋白质,为一由414个氨基酸组成的多肽,有抗原性,分子量为47 000D。半衰期为15~20分钟,主要经肝脏代谢,代谢产物经肾脏从尿中排泄。本药或重组链激酶(r-SK)150万U于1小时内静脉滴注,配合肝素皮下注射7 500~10 000U,每12小时1次,或低分子量肝素皮下注射,每日2次。

3. 重组组织型纤溶酶原激活剂(rt-PA)　tPA是由527个氨基酸组成单链丝氨酸蛋白酶,分子量约为70 000D,最初是从人子宫和黑色瘤细胞培养液中分离提取,现可用基因技术大量生产人工重组tPA(rt-PA)。tPA对血栓的纤溶作用很强,而对血循环中的纤维蛋白原的降解作用很弱,致出血作用相对较小,通过肝脏内皮细胞和肝细胞被清除,半衰期为4~8分钟。我国采用rt-PA 8mg静脉注射,42mg在90分钟静脉滴注,配合肝素静脉应用,方法同上。90分钟冠状动脉造影通畅率明显高于尿激酶(79.3%VS53.0%)。美国FDA批准的用法为总剂量100mg,首先静脉注射10mg,之后第1小时50mg,第2、第3小时各20mg静脉滴注,总用药时间3小时。GWSTO试验证明,加速的用药方案具有更快的开通速度和更高的开通率,即首先静脉注射15毫克,之后30分钟50mg,随后60mg静脉滴注,总用药时间90分钟。

三、不同溶栓剂的比较及不良反应

(一)不同溶栓剂的比较

1. 开通率　UK、SK和tPA三种最常用的溶栓剂中,早期开通率以tPA最高,90分钟开通率分别为48%~68%、48%~55%和68%~72%,但3小时后三种溶栓剂的开通率无明显差别。

2. 病死率 GISSI-2 试验结果提示,SK 组的住院死亡率(8.6%)与 tPA 组的(9%)无显著差异。综合 GISSI-2 和 ISIS-3 中分析的 48 293 例患者的资料发现,tPA 与 SK 组的 35 天死亡率均为 10.5%。GUSTO-1 试验组,加速 tPA 组与 SK 组相比,死亡率相对下降 14%,绝对下降 1%,差异有显著性,但脑出血和中风的并发症增加。

3. 脑出血 脑出血的主要危险因素包括年龄(>75 岁)、正使用纤维蛋白特异性溶栓药物,其他还有脑血管病史、女性、黑人、低体重和入院时高血压。脑出血还与溶栓剂及抗凝剂的剂量有关。据有关研究表明,<65 岁病人脑卒中发生率约为 0.75%,不同溶栓剂间差异不明显,但在>65 岁的病人中 tPA 组脑卒中明显增加(tPA 2.1% vs SK 1.4%)。

(二)不良反应

1. UK 使用较大剂量时,少数患者有出血现象。轻度出血可见皮肤黏膜淤斑、肉眼及显微镜下血尿、血痰、小量咯血、呕血等。严重出血可见大量咯血、消化道出血、腹膜后出血及颅内、脊髓、纵隔内、心包出血等。

2. SK 本药对溶解纤维蛋白的特异性低,易产生全身性并发症。主要如下:①可见大量出血或致命性中枢神经系统出血。②变态反应。③血栓脱落。④再栓塞。⑤经冠状动脉注射本药时,再灌注心律失常的发生率较高。⑥静脉炎,很常见。⑦少数患者可有发热、寒战、头痛、背痛等症状。

3. rt-PA

(1)出血:最常见,可有胃肠道、泌尿生殖道、腹膜或颅内出血,浅层或表面出血,主要出现在侵入性操作的部位。全身性纤维蛋白溶解比用链激酶时要少见。

(2)心血管系统

①心律失常。使用本药治疗急性心肌梗死时,可发生再灌注心律失常,如加速性室性自主心律、心动过缓或室性早搏等。

②血管再闭塞。有报道用本药进行溶栓治疗后可发生胆固醇结晶栓塞。

(3)中枢神经系统:可致颅内出血、癫痫发作。

(4)泌尿生殖系统:有报道用药后立即出现肾血管平滑肌脂肪瘤引起的腹膜后血肿。

(5)骨骼肌肉系统:可出现膝部出血性滑囊炎。

(6)其他:偶见变态反应(图 19-4)。

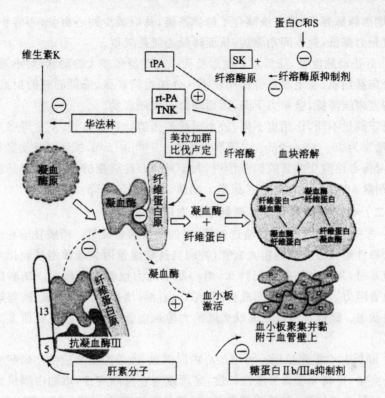

图 19-4　抗血小板制剂、抗凝剂和溶栓剂的抗血栓作用

第七节　硝酸酯类药

对于冠状动脉心肌桥患者,是否应用硝酸酯类药,目前存在争议。硝酸酯类药可反射性加快心率,加重壁冠状动脉受压,同时因其扩张冠状动脉后引起受挤压段壁冠状动脉相对性狭窄加重,可使心绞痛加重甚至诱发,故应禁忌使用。但心绞痛发作时可使用硝酸酯类药物缓解症状,可能是通过缓解合并的冠状动脉痉挛而起作用。除孤立性心肌桥外,部分冠状动脉心肌桥患者合并有冠心病,如冠状动脉狭窄比较明显,心绞痛发作频繁,在使用其他抗心肌缺血药后效果不理想时,适当使用硝酸酯类药可以考虑,但应尽量避免长期使用。

一、作用机制

(一)降低心肌耗氧量

1. 扩张静脉血管,降低前负荷　硝酸甘油选择性舒张静脉,特别是较大的静脉,增加静脉容量,使血液储存于静脉系统,从而减少回心血量,心容积缩小,心肌壁张力降低,射血间期缩短,从而降低心肌耗氧量。

2. 舒张动脉血管,降低左心室后负荷　主要舒张较大的动脉,对小动脉、毛细血管前括约肌、后毛细血管作用较小。外周血管扩张,降低心脏的射血阻抗,导致左室内压降低,壁张力下降,因而降低心肌耗氧量。

由于剂量不同,作用也不同,故小剂量扩张静脉容量血管,左室舒张末压下降,剂量常为 $20\sim40\mu g/min$;中等剂量为 $40\sim100\mu g/min$,扩张冠状动脉等传输血管,对偏心性病变血管的扩张作用,大于对同心性病变的血管,动静脉扩张相等;大剂量 $100\mu g/min$ 以上,扩张阻力动脉,血压明显下降。

(二) 心肌血流重分配,有利于缺血区灌注

1. 选择性扩张大的冠脉输送血管,增加缺血区血流量　硝酸甘油在低浓度时即选择性舒张心外膜的粗大血管,特别当这些血管因为动脉粥样硬化或痉挛发生阻塞时,其舒张作用强而持久,对心肌小阻力血管作用极弱。硝酸酯降低大的血管阻力,特别对狭窄而减少流量的远心端,增加灌注与供氧,改善缺血区的缺血状态。硝酸甘油舒张非缺血区的大输送血管,有利于血流经侧支分流到缺血区。

2. 降低左心室充盈压　可增加心内膜供血,改善左室顺应性。硝酸甘油减少回心血量,提高穿壁血管灌注梯度,显著改善左室顺应性,增加内膜供血。硝酸甘油静脉缓慢输注,以扩张静脉为主,降低左室舒张容积、左室充盈压,而动脉压和心率则无改变,心脏指数和每搏量减少或无改变。若快速大剂量输注,则同时扩张了外周小动脉,降低外周血管阻力。随着动脉压降低引起的交感神经反射性兴奋,心率增快,心脏指数和每搏量无改变或增加。口服硝酸酯类药的通常剂量,无论在静息还是在运动状态,都对心率、血压、心脏指数和每搏量无显著影响,但可降低肺动脉压。

3. 血流再分布　硝酸酯使血流从灌注部位再分布到缺血心肌区,特别在内膜下区。这种作用可能是部分通过侧支循环血流量增加,并部分通过心室舒张压降低,而降低心内膜下区的压力。局部用硝酸甘油能改变静息情况下的心肌灌注,优先增加灌注减少区的血流量,同时整体心肌灌注量没有或基本上不改变。硝酸甘油可刺激生成侧支,也可使已有的侧支开放,增加营养血流灌注缺血区,也可冲走有害代谢产物,表现在增加缺血区的反流量。存在良好的侧支循环可能是决定硝酸甘油治疗有效的重要因素。增加缺血区侧支循环,可防止梗死区扩大或再梗死,限制左室重构,维持左室功能。做冠状动脉搭桥手术的患者,硝酸甘油持续滴入升主动脉,阻塞区冠脉阻力下降,反流量增加。

4. 抗血栓作用　硝酸酯类药物通过一氧化氮(NO)刺激鸟核苷酸环化酶,导致血管扩张,抑制血小板聚集而黏附于损伤的血管壁,可以减少血栓形成,减少血小板血栓导致的血管收缩,改善缺血心肌灌注。

5. 细胞水平的作用机制　不管血管内皮是否完整,硝酸酯都有扩张血管的能力。硝酸酯进入平滑肌细胞后转变为有反应的一氧化氮或5-硝酸巯基化合物,激活细胞内的鸟核苷酸环化酶,产生环鸟苷酸单磷酸(cGMP),而cGMP可加速 Ca^{2+} 从细胞释出,从而调控细胞内钙而使血管平滑肌松弛和抗血小板凝集作用。一氧化氮的生成和腺环化酶的刺激都需要巯基团,预先应用 NI 酰半胱氨酸增加巯基团,硝酸甘油诱导的血管扩张作用增强。冠状动脉粥样硬化病变以及急性缺血时,NO 生成减少,外源性硝酸酯可以补充内源性 NO 的不足。在去内皮或内皮损伤时,这些非内皮依赖性的外源性硝酸酯,对冠脉痉挛的松弛作用,远远强于对正常血管段的松弛(图 19-5、图 19-6)。

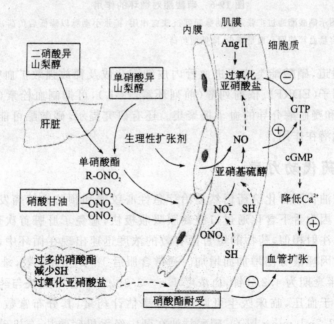

图 19-5　硝酸酯扩张血管作用机制

图示硝酸酯类药物经一系列酶化过程形成 NO 后通过 cGMP
途径发挥其扩血管作用

NO:一氧化氮　GTP:三磷酸鸟苷　cGMP:单磷酸环鸟苷

SH:巯基　AngⅡ:血管紧张素Ⅱ

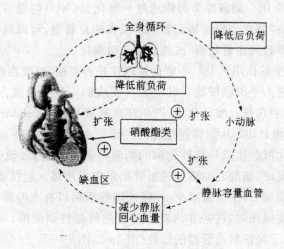

图 19-6　硝酸酯对循环的作用

图示硝酸酯通过扩张冠状动脉起到抗缺血作用；扩张小动脉以降低后负荷；扩张

静脉容量血管使回心血量减少，降低前负荷

近年报道，硝酸酯类有促进血管内皮细胞合成及释放强效扩血管物质，如内皮舒张因子（EDRF）、依前列醇（前列环素，PGI_2），可抑制血栓素（TXA_2）合成及 ADP 和凝血酶介导的血小板聚集。还有研究提示，硝酸酯可能有预防动脉粥样硬化潜在作用。

二、药代动力学

硝酸甘油舌下含化给药仍然是治疗急性心绞痛和预防心绞痛发作的首选治疗方法。因为舌下含化通过口腔黏膜吸收极快，避免了肝脏首次通过代谢，几乎与静脉注射相似，药物的短暂而有效的浓度迅速出现在循环中，很快达峰值。其吸收因唾液分泌增加而增加。通常含服后 1～2 分钟起效，维持 20～30 分钟，血浆半衰期为 4.2 分钟，血浓度 1.6～3.3ng/ml，心率加快与药物血浓度的相关性大于血压，临床医生可以通过心率估计药量，其分布常数为 0.35L/kg，清除率 2.2ml(min·kg)。硝酸甘油在肝中经无机硝酸盐-有机硝酸酯还原酶主要还原为水溶性较高的二硝酸代谢产物，小量为单硝酸代谢产物和无机硝酸盐，前者仍有扩血管作用，但作用只有原药的 1/10。硝酸酯类脱硝基速度主要取决于内源性谷胱甘肽的含量，血中如含有大量的有机硝酸酯，可以排空谷胱甘肽，使硝酸酯继续灭活（即脱硝基）速度减慢。口服小量硝酸甘油，在肝中迅速被代谢，难以达到疗效，只有口服大剂量时肝酶被饱和，部分药物逃脱肝代谢以原药进入体循环发挥作用,因此疗效较差。

健康人口服消心痛的生物利用度极低,仅 3%,大多数在胃肠道、肝脏破坏,口服也需大剂量。消心痛进入体循环后,很快代谢为 2-或 5-单硝酸异山梨酯,有人认为此两种代谢产物有显著的血流动力学效应。其药理活性,半衰期分别为 1.8 小时和 7.6 小时,口服其固体药对健康人半衰期为 30 分钟,清除率 10.6~17.7L/min,通常认为硝酸酯类代谢主要在肝脏,近年 Fung 的研究提出完全相反的见解,研究结果矛盾较多,有待进一步阐明。

硝酸甘油治疗各种类型心绞痛,并推荐用于急性心肌梗死伴心力衰竭,疗效确实可靠。2%硝酸甘油软膏剂直接涂于患者手臂腹面或胸前皮肤,直径 2~3 厘米,通过皮肤吸收而不经肝脏代谢,有效浓度维持 3~8 小时,每 4 小时可增加 2~3 厘米,直到出现头痛、血压下降,可随时擦去软膏。硝酸甘油贴片膜系密封的半透膜贴片,作用可维持 24 小时,每隔 24 小时更换 1 次。硝酸甘油口服片,起效与口含片一样快,3~5 分钟溶化,作用迅速,疗效持续 6 小时。硝酸甘油口服缓释剂是一种长效制剂,口服 2~8 小时内获疗效。硝酸甘油气雾剂,30 秒钟起效,比舌下含片显效快,作用强,使用方便,利于急救,安全可靠。硝酸甘油静脉给药,由于硝酸甘油作用快,停药后消失快,便于控制药物浓度。总之,五种用药方式酌情灵活运用。如终止发作可用含服、吸入、喷入途径,为预防发作多采用口服、皮肤给药等。重症患者,可采用静脉给药。

三、临床应用

硝酸甘油能迅速缓解各类心绞痛,包括劳累诱发的典型心绞痛、不稳定心绞痛;并用于治疗急性心肌梗死、充血性心力衰竭、高血压等。该药能缓解心绞痛发作,预防心肌缺血发作,使心肌梗死稳定,心力衰竭好转,提高患者运动耐量,改善缺血心电图变化,降低运动时心律失常,改善全身血流动力学,特别是降低左心室舒张末压,改善左室功能。该药起效迅速,效果确实可靠,使用方便,经济安全,可重复运用,但个体反应及吸收差异较大,应合理应用。

(一)硝酸甘油

舌下含服的剂量是 0.3~0.6 毫克,1~2 分钟起效,4~5 分钟血药浓度可达峰值,有效作用时间为 20~30 分钟。若症状不缓解,可每隔 5 分钟增加 0.3 毫克,但在 15 分钟内不能超过 1.2 毫克。间歇用药很少出现药物耐受性问题。在开始易诱发心绞痛的体育活动之前短时间,舌下含化硝酸甘油酯预防特别有效,可长达 40 分钟。在口腔黏膜干燥的患者,0.4 毫克雾化剂量能按定量起效,可能比舌下含化吸收更好,也能迅速地撒在舌上或舌下作为预防,在诱发心绞痛发作的活动前 5～10 分钟应用喷雾剂。

静脉滴注一般从 5～10μg/min 开始。即能降低肺动脉楔压(肺毛压),小剂量＞40μg/min 不仅对静脉系统有作用,而且对动脉阻力血管也起作用。开始,每 5～10 分钟增加 10μg/min,直至心绞痛缓解或出现明显的不良反应而使药量不再增加。最大剂量可达 240μg/min。剂量个体差异很大。近年发现小剂量静脉用硝酸甘油对急性心肌梗死早期患者可以控制缺血损伤,改善血流动力学,而且安全。限制梗死期膨胀和减少心室扩大,降低心肌耗氧量,减少或防止冠脉闭塞,血栓形成和灌注不足,减轻左室重构。心功能得到保护和减少并发症。目前推荐此用法。心肌梗死患者用硝酸甘油静滴 48 小时,可改用颊膜贴片,每日 3 次,共 6 周,其间允许 8 小时为无药间隔,以避免产生耐药性,或给予硝酸甘油 48 小时后改用 ACEI,如卡托普利,可以限制心室重构,保护心功能,缩小梗死范围,限制梗死扩展,减少室壁瘤发生率。经皮给药多用于预防心绞痛发作。通常采用硝酸甘油软膏和硝酸甘油贴片。

(二) 硝酸异山梨醇酯 (isosorbide dinittrate,消心痛)

该药片剂含于舌下或咀嚼成碎末含于口腔。每次 2.5～5mg,血药浓度 6 分钟达峰值,半衰期约 45 分钟,有效作用持续 10～60 分钟。口服后胃肠吸收完全,10～20 分钟起效,30～120 分钟血浆药物浓度达峰值,有效作用时间 4 小时。生物利用度个体差异极大,达 1%～75%。与硝酸甘油一样,在肝内还原水解,脱硝酸生成与单硝酸异山梨醇酯,其代谢速度仅为硝酸甘油的 1/6,代谢物原有药物活性,有效作用时间可持续 4 小时。通用剂量 10～60mg,每 4～6 小时 1 次。肝功能严重受损者应减少剂量。

硝酸异山梨醇酯的剂量,单次口服 20mg、40mg 或 60mg 可明显使心率呈剂量依赖性增加,且降低血压和减轻浓度,服药后 2～5 小时浓度最大,作用可持续 8 小时,剂量可因患者情况掌握,20～60mg,每 8 小时 1 次。

硝酸异山梨醇酯口腔喷雾剂,药物到口腔两侧颊黏膜,经黏膜迅速吸收,15 秒钟可在血浆中出现药物,5 分钟达峰值,每揿压 1 次活门,射出 0.09ml 液体,1.25ng 药物。为缓解心绞痛发作,常用剂量为 2.5～5mg。

硝酸异山梨醇酯(isoket 异舒吉)静脉滴注,可保持均衡的血药浓度,输注 30 分钟左右血浆药物浓度稳定。每小时输注 5ml,血药浓度可达 200～300ng/ml;口服单剂 12.5mg,则血药浓度仅 5～10ng/ml,相差极显著,常用静滴剂量 2～7mg/h,平均 3.3mg/h。

硝酸异山梨醇酯皮肤剂,药液分布于皮肤表面,1 小时后穿透皮肤沉积于真皮外层,其后缓慢透入真皮内层,进入血流。将喷射口距皮肤 20cm 处揿压活门,每次射出 0.31ml 液体含药 30ng,待药液风干 20 分钟后,可以清洗皮肤。通常每次 1 个喷射剂量,重症患者每次 2 个喷射剂量,每天 1～2 次。两个喷射剂量的疗效相当于口服缓释剂硝酸异山梨酯 40mg 的作用,优于释放 10mg 的硝酸甘油敷贴剂。

(三) 5-单硝酸异山梨酯 (elmtan,异乐定)

由于 5 位亚硝酸基因立体构型阻碍肝脏硝酸酯酶的作用,故离解较慢,口服吸收完全。首次经过肝脏几乎不被代谢分解,生物利用度接近 100%,故口服与静脉给药血管浓度相似,血药浓度个体差<25%,消除半衰期 4～5 小时。故作用时间长,常用剂量 20～40mg,每 8～12 小时 1 次。国产的鲁南欣康、艾复咛等,用法同单硝酸异山梨酯(异乐定)。它的控制剂(elantan～Long,40mg,长效异乐定),常用剂量为 50mg,每日 1～2 次;lmdur 依姆多,常用剂量为 30～60mg,每日 1～2 次。据报道,口服 5-单硝酸异山梨醇酯与相同剂量的硝酸异山梨醇酯缓释剂相比,患者有良好的耐受性,但前者减少心绞痛发作的次数和增加运动耐量优于后者。

四、不良反应

一是扩血管作用,最常见为颜面潮红,灼热感,反射性心率加快和搏动性头痛、头胀,后者与扩张脑血管,增加颅内压有关。通常继续用药数日后,可逐渐减轻消失,也可与镇痛药合用。

二是增高眼压,罕见,可诱发和加重青光眼,故颅内压和青光眼患者忌用。

三是个别患者对硝酸甘油高度敏感,小剂量可引起直立性(体位性)低血压、晕厥和心动过缓,老年人较常见,故初次应用本药应避免站立过久。万一发生症状应立即平卧,抬高下肢,必要时静注阿托品可缓解。故用药应从小剂量开始,服药时取坐位或卧位。极少数患者合服硝酸甘油时出现血压显著降低,反射性引起冠状动脉痉挛,此时不但不能缓解心绞痛症状,甚至使胸痛持续延长或程度加重。

其他还有由于硝酸盐会使血红蛋白变性,出现低氧血症。不常见,如慢性肺部疾病患者可出现低氧血症。长期大剂量静脉注射硝酸甘油,偶可导致高铁血红蛋白症及发绀,长期应用突然停药,可产生撤药综合征,由于冠状动脉痉挛,可产生心绞痛。美国 FDA 规定,严禁与治疗阴茎勃起功能障碍的药物西地那非(万艾可,sidenafil)合用,否则可造成严重血压下降,头痛、头晕、恶心,以致死亡。亦有过敏者。

五、耐药性

长期和连续应用于慢性稳定型心绞痛,耐药性可迅速发生,也可发生于不稳定型心绞痛静脉点滴硝酸甘油的情况下,减低生理作用或产生同样作用需要增加剂量。长期接触硝酸化合物,亦可产生药物依赖性。其机制如下:①硝酸盐通过靶血管组织连续代谢,建立动静脉浓度的梯度,当靶组织有抗硝酸盐代谢转换降低,浓度的梯度下降,发生耐药性,与中间产物含巯基的供体耗竭,致使 NO 生成减少,EDRF 下降,鸟苷酸环化酶激活速率降低,与 cGMP 减少有关。②口服长期给药致血液稀释,静脉容量增加,液体从血管外向血管内移动,限制了其降低心室内容量、压力及心肌需要的能力。③包括硝酸甘油在内的有机血管扩张剂激活反射性机制,交感神经系统和肾素-血管紧张素激活,引起血管收缩和钠潴留,限制了硝酸盐的有效性。

舌下应用硝酸盐,避免连续接触血管平滑肌,可防止耐药,但合用皮肤接触或口服制剂会产生交叉耐药性。连续静脉点滴硝酸甘油 24~48 小时,则可减少周围和冠状循环作用。间歇给药,耐药性不发生。口服硝酸盐,如硝酸异山梨醇酯 4 次/日,应用 2 日,耐药迅速发生,对舌下硝酸甘油的反应减少,停药 21 小时可恢复。为避免耐药,应有 8~12 小时无药期,通常在晚上停用。硝酸甘油贴膜也可耐药,隔 12 小时间歇治疗可以改善。有人观察,缓释 5-单硝酸异山梨醇,50mg/d 和 100mg/d,伴随有节律性昼夜浓度波动,通过运动耐量试验证实,3 周末长期治疗抗缺血作用没有减少。硝酸酯产生耐药性时,肾素-血管紧张素系统(RAS)激活,钠、水潴留,血液稀释,如联合应用 ACEI 或利尿剂是有益的。主要方法是以间断和非对称方式给药,硝酸甘油制剂夜间停用 12~14 小时。口服制剂 1 日多次者,最后 1 次不晚于下午 6 时。静脉制剂除危重患者,多不采用 24 小时持续滴注。

第八节 抗心肌缺血药

曲美他嗪(Trimetazidine,TMZ)是一种哌嗪类衍生物,系 3-酮酰辅酶 A-硫解酶(3-KAT)抑制剂,为优化心肌能量平衡的抗心肌缺血药。该药是目前欧洲心脏学会专家组建议中惟一提高具有潜在的抗心绞痛的代谢药物,也是目前惟一经临床多中心研究证实有抗心绞痛作用的代谢药物。目前,在心血管疾病尤其在缺血性心脏病领域应用广泛,是一种临床有效的抗心肌缺血的药物。冠状动脉心肌桥患者,部分病人可以发生心肌缺血,产生心绞痛,甚至心肌梗死、心律失常、心力衰竭。也有部分患者合并有缺血性心脏病,因而曲美他嗪是一种有效的抗心肌缺血药,作者在临床中应用不少患者,取得了良好的效果。

一、心肌保护机制

(一)调节心肌细胞能量代谢

心脏利用能量的形式是 ATP,但心肌储存 ATP 很少,必须及时合成。ATP 来源于心脏对多种供能物质的代谢,它们主要包括食物中的脂肪酸和糖类,还包括体内代谢产物,如乳酸、丙酮酸。在正常无心肌缺血的情况下,心脏活动的能量 $60\%\sim90\%$ 来自心肌细胞内的脂肪酸代谢,另外 $10\%\sim40\%$ 能量由糖酵解和乳酸氧化提供。在正常情况下,葡萄糖和游离脂肪酸代谢通路保持平衡。心肌缺血时,游离脂肪酸动员增加,脂肪酸氧化速度增加,葡萄糖氧化供能(葡萄糖有氧代谢)ATP 份额被压缩了 $5\%\sim10\%$,ATP 生成的速率下降。如以 1-6 碳软脂酸供能时,每消耗一个氧分子(O_2)可产生 4.3 个 ATP 的能量;而以葡萄糖氧化时,每消耗一个氧分子可提供 6 个 ATP 的能量。可见消耗同样的氧,葡萄糖供能比游离脂肪酸氧化供能的效能高 $12\%\sim28\%$。当一部分心肌缺氧时(如缺血时),脂肪酸和糖的代谢紊乱,未经氧化的游离脂肪酸产物在局部聚集导致缺血性损害。缺血一段时间后,全部氧化代谢的底物变成脂肪酸,导致无用脂肪酸和辅酶 A 的聚集,这样反过来抑制糖类氧化。脂肪酸的聚集导致 ATP 生成减少、收缩力降低、细胞膜损害。糖类氧化的抑制导致心肌收缩功能减弱及细胞酸中毒。TMZ 通过抑制长链 3 酮酰基辅酶 A 硫解酶(3-KAT),抑制了长链脂肪酸氧化,进而通过增加活化的丙酮酸脱氢酶(PDH)刺激葡萄糖氧化增加,此过程并不影响三羧酸循环和氧化磷酸化。通过抑制耗氧过多的游离脂肪酸氧化,促进葡萄糖氧化,利用有限的氧,产生更多的 ATP,增加心脏的收缩功能。TMZ 还能改善缺血、缺氧时葡萄糖酵解与葡萄糖氧化失耦联,使细胞内的 H^+ 浓度降低,Na^+、Ca^{2+} 聚集减少,抑制氧自由基的生成,同时有效的控制游离脂肪酸或葡萄糖氧化的供能平衡,减少高能磷酸盐生成过程中对氧的需求,维持 ATP 的产生,从而维持细胞的基本功能。

(二)对线粒体的保护作用

在心脏,线粒体的主要功能是合成 ATP 并维持 Ca^{2+} 平衡,这两个过程有赖于线粒体膜内的电子转运所产生的 H^+ 电化学梯度,在有氧的生理条件下,线粒体内 Ca^{2+} 浓度增加便能刺激三羧循环和 NADH 的氧化还原,产生 ATP。而在心肌缺血缺氧的条件下,有氧氧化受抑制,ATP 产生不足,Na^+-K^+-ATP 酶活性受抑制,细胞内 Na^+ 增多,无氧酵解增强,乳酸堆积,造成 H^+ 蓄积,细胞内酸中毒,Na^+-H^+ 交换被激活,也使细胞内 Na^+ 增多,进而激活 Na^+-Ca^{2+} 泵,造成钙超载,线粒体内 Ca^{2+} 聚积可引起膜通透性改变,导致线粒体肿胀,造成细胞不可逆的损伤。当再灌注时,大量氧供虽能使线粒体呼吸链功能有所恢复,但也可引起大量氧自由基产生和细胞内 Ca^{2+} 聚积,钙超载可激活磷脂酶,进一步加重膜损伤。TMZ 能减轻线粒体内钙聚积,保护线粒体氧化功能,抑制 Ca^{2+} 引起的线粒体肿胀;TMZ 可通过提高自由基清除酶活力,抑制氧自由基对细胞膜脂质过氧化反应,稳定膜的结构,减少细胞内酶的漏出,发挥对心肌缺血的保护作用。

TMZ 具有直接的心肌细胞保护作用,对血流动力学没有影响。

二、临床应用

(一)冠心病

1. 心绞痛 临床实践证明,无论单用或联用 TMZ,均能显著延迟运动所致心绞痛发作时间,减少心绞痛发作次数,延迟运动所致 ST 段下降 1mV 的时间,显著提高缺血发作阈值,增加缺血再灌注时心肌能量的生成,改善休息和运动时的左室收缩功能,增加心脏运动量,并且不伴血流动力学参数(如 HR、SBP)的改变,无负性肌力作用。

稳定型心绞痛的病人,冠状动脉已有较明显的固定狭窄,不能通过冠状动脉适应性的扩张来增加血流灌注,同时由于内皮细胞功能的损伤,一氧化氮(NO)产生减少,使在体力运动、情绪激动或寒冷气候时冠脉收缩,故约有 30%的稳定型心绞痛患者可以在静息状态下出现症状发作。TMZ 有助于优化心肌能量代谢,从脂肪酸氧化转向葡萄糖氧化,恢复糖酵解和氧化的偶联,促使氧耗较少的 ATP 产生,有助于缺血心肌机械功能的恢复。在 2001 年 9 月,欧洲心脏病年会(ESC)对曲美他嗪的治疗进展进行了专题研讨。认为在治疗稳定型心绞痛 β 受体阻滞剂是一线药物,但该类药物有一定的禁忌证,在老年患者更易发生。硝酸酯、钙拮抗剂、曲美他嗪可在一线药物有禁忌证或耐受性差时作为二线药物使用。研究证实,在治疗稳定型心绞痛时,与有血流动力学作用的药物相比,TMZ 至少有同等的疗效,而病人的耐受性更好。TMZ 与其他药物联合应用时,常有较好的协同作用,如在延长运动至心绞痛发作和 ST 段降低的时间上。地尔硫䓬治疗无效的病人加用 TMZ 可使症状改善。

2. 心肌梗死 Guler 等采用亚级量运动试验方法评定 TMZ 对急性心肌梗死的作用,结果对照组 38.6%患者引起心电图 ST 段下降,而 TMZ 组只有

18.1％的患者。而且,TMZ 提高心肌梗死患者运动耐量和降低缺血发作次数。也有研究表明,TMZ 促进心肌梗死后左室收缩和舒张功能的恢复。

3. 缺血性心肌病　周文龙对 19 例确诊为缺血性心肌病(左室射血分数＜40％)的患者在常规治疗的基础上加用,每日 60 毫克 TMZ 治疗 3 个月,随诊发现患者心绞痛明显减少,运动耐量(NYHA)分级明显改善。

4. 糖尿病并发冠心病　由于糖尿病并发冠心病患者心绞痛发作频繁,心肌梗死和充血性心力衰竭发生率更高,血管再通术后不良事件的发生率和病死率高,因此代谢干预尤其适合。一项对 TMZ 进行的抗缺血治疗和耐受性观察的多中心试验亚组分析中,糖尿病并发冠心病的稳定型心绞痛患者,在常规抗心绞痛基础上联合应用 TMZ 60mg/d,4 周后运动耐量明显改善,心绞痛发作的次数、硝酸盐的用量明显减少,运动到达 ST 段压低 1mV,和出现心绞痛的时间均显著延长(P 均＜0.01)。最近研究,TMZ 能改善冠心病合并 2 型糖尿病患者的左心室收缩功能,提高射血分数。

5. PCI 与 CABG　炎症被认为是冠状动脉粥样硬化性疾病发病的主要机制之一,并参与了冠状动脉介入术后再狭窄和各种急、慢性并发症的发生。白细胞介素 6(interleukin,IL-6)和全身性炎症标志的 C 反应蛋白(CRP)一起参与了炎症反应中的许多病理生理过程。刘素云等,Kuralay 等都证实,TMZ 能抑制不稳定型心绞痛患者冠状动脉介入术过程中血清 IL-6 和 CRP 浓度的升高。CK、CK-MB、CTNI 是心肌损伤的敏感指标,Labrou 等和 Bonello 等的研究证实,在冠状动脉介入术前 1 周应用 TMZ,TMZ 组在术后 6、12、18 和 24 小时测定心肌标志物水平明显低于对照组,TMZ 亦能明显提高 PCI 术后的左室收缩功能,提高射血分数。

在 CABG 术的患者,TMZ 的应用能够减少缺血-再灌注损伤,明显提高术后的心排血量,降低手术并发症、改善生活质量,口服 TMZ 的不良反应少且轻微,安全性好。

(二)冠状动脉心肌桥

TMZ 具有直接的心肌细胞保护作用,而对血流动力学没有影响,不影响心率、血压,适于冠状动脉心肌桥缺血患者的治疗。作者应用此药联合治疗取得良好的效果。这还需要多中心循证医学的进一步研究。

(三)慢性充血性心力衰竭

充血性心力衰竭是各种心脏疾病的终末状态及死亡的重要原因。多项研究表明,TMZ＋常规抗心力衰竭治疗能降低 NYHA 分级,增大最大运动时间,最大代谢当量、左心室射血分数，能减少左心室舒张末期内径、左心室舒张末期容量；左心室收缩末期内径和左心室收缩末期容量。还降低血清脑钠素水平，提高生活质量。少数研究显示，TMZ 治疗肺心病和扩张型心肌病心力衰竭有效、安全。

（四）X-综合征

有研究发现，一组 34 例 X-综合征患者，在服用 TMZ 前及服用 TMZ 后 1个月、6 个月分别行运动试验，1 个月时 4 例运动试验转阴，6 个月时 5 例运动试验转阴，1 个月及 6 个月时运动持续时间显著延长（P＝0.0094）。吴木富和陈林祥对 20 例患者 24 小时动态心电图观察，有心肌缺血，临床有"心绞痛"症状，但冠状动脉造影示正常冠状动脉的患者。对照组使用钙离子拮抗剂、硝酸酯类及β受体阻滞剂。观察组除上述治疗外加用 TMZ，3 个月后复查 24 小时动态心电图。结果观察组心肌缺血时间、程度及缺血总负荷均明显改善。

（五）病毒性心肌炎

王现青等对急性病毒性心肌炎患者 52 例采用随机、单盲分为两组。TMZ组 27 例，对照组 25 例。TMZ 组在治疗基础上给予 TMZ20 毫克，口服，3 次/日，连续 3 个月。TMZ 组临床症状，如心悸、胸闷等明显好转，其有效率为97.2%，而对照组有效率为 82.3%，两组差异有统计学意义（P＜0.05）。对心电图 ST—T 变化的影响 TMZ 组较对照组明显缩短，最早在 10 日左右，其有效率为 95.4%，而对照组为 67.3%（P＜0.05）。耿春才和邵彬将 44 例急性病毒性心肌炎合并心力衰竭患者随机分为 2 组，对照组 24 例，治疗组 20 例。治疗组在对照组治疗基础上加用 TMZ 4 周，对比治疗前后心功能改善情况，心肌标志物（CK-MB、CTNI）变化，超声心动图心功能参数变化。结果显示，两组患者心功能均有改善，治疗组有效率 87.5%，对照组有效率 60.0%，两组比较差异有统计学意义（P＜0.05）。治疗后两组 CK-MB、CTNI 较治疗前显著下降（P＜0.01），两组 CK-MB、CTNI 比较差异无统计学意义（P＞0.05）。治疗后两组LVEDD、LVEF 较治疗前均显著改善（P＜0.01），两组 LVEDD、LVEF 比较差异有统计学意义（P＜0.05）。

三、用法与不良反应

本药口服，每片 20mg，每日 40～60mg，可分 2～3 次，进餐时口服，35 毫克为缓释剂型（MR），2 次/日，有更好的药代动力学。

在临床应用中无明显不良反应，罕见有胃肠道不适。孕妇无临床资料，故应禁用,哺乳期不推荐使用此药。

第九节　他汀类药

　　他汀类药物能显著降低总胆固醇、低密度脂蛋白胆固醇和升高高密度脂蛋白胆固醇,也有一定降低甘油三酯作用。可降低冠状动脉粥样硬化的发生率,减轻,甚至逆转冠状动脉粥样硬化。有助于减轻心肌缺血,减少或减轻心绞痛、心肌梗死、急性冠脉事件的发生,降低冠心病患者的病死率,明显减少对 PCI 和 CABG 的需求。这不仅适用于冠状动脉心肌桥患者合并冠心病、高脂血症等的应用,对于防治壁冠状动脉粥样硬化亦有一定的益处,这还需要循证医学进一步论证。近年的临床和实验研究证实,他汀类药有作用多向性效应,可以防治20 余种疾病,其中多数与调脂作用无关。他汀类药的非调脂作用,也有利于冠状动脉心肌桥的治疗,有助于改善症状,改善缺血,改善预后。

一、药理作用

(一) 抑制 β-羟 β-甲基戊二酰辅酶 A 还原酶

　　HMG-CoA 还原酶是肝细胞合成胆固醇过程中的限速酶。它能催化 HMG-CoA 还原成甲羟戊酸,再经一系列反应合成胆固醇,若此酶被抑制,则胆固醇不能合成。他汀类药是属于 HMG-CoA 还原酶抑制剂,此类药物进入体内首先转化为活性药物,然后选择性地抑制 HMG-CoA 还原酶,阻滞胆固醇的合成,使肝细胞内胆固醇浓度降低,导致细胞表面低密度脂蛋白受体数量及活性增加,大量从血浆摄取低密度脂蛋白,结果血浆总胆固醇、低密度脂蛋白及载脂蛋白 B(apoB)浓度明显下降,甘油三酯及极低密度脂蛋白轻度下移,高密度脂蛋白及载脂蛋白 A(apoA)略有升高。

(二) 抑制炎症反应

　　他汀类药物可通过多种途径阻止淋巴细胞和单核细胞的生长,减少斑块中的炎症细胞,降低巨噬细胞的数量,从而起到稳定粥样斑块的作用。C-反应蛋白(CRP)是一种炎性反应标志物,可以预测心血管病事件及其严重程度。接受他汀类调血脂药物治疗 2 年的患者,CRP 水平平均下降 16.9%,而对照组的 CRP 水平无变化。冠心病患者接受他汀类药物治疗 2~3 个月,CRP、肿瘤坏死因子-a(TNF-a)、白细胞介素-6(1L-6)水平均有所下降,TNF-a、1L-6 分别下降 49% 和 35%。尽早应用疗效更为明显,与血脂水平无关。

（三）改善血管内皮细胞功能

他汀类药物可激活内皮细胞—氧化氮合成酶（NOS）基因转录，提高 NOS 水平，从而增加内皮舒张因子—氧化氮（NO）的浓度，且与剂量呈正比。他汀类药物增加 LDL 抗氧化能力，减少氧化型 LDL（OX-LDL）所引起的 NOS 的下调，延长 NOSmRNA 的表达，增加其稳定性并提高 NO 的生物利用率。该类药能够动员骨髓内皮原祖细胞（EPCs）入血，并黏附于受损部位；它还能发挥类似血管源性生长因子（VEGF）的作用，促进内皮前体细胞分化，增加循环中内皮前体细胞和内皮细胞的数量并增加其功能。现认为内皮前体细胞参与缺血损伤后的再修复，与调脂作用无关。故冠心病患者无论血脂水平是否升高，给予他汀类药物对病人有益，尤其是急性冠状动脉综合征（ACS）病人，应常规应用他汀类药物。

（四）对血管平滑肌细胞的作用

血管平滑肌细胞（VSMC）增殖、迁移及表型与功能改变在动脉粥样硬化及经皮冠脉介入治疗术后再狭窄的发生和发展中起着重要作用。他汀类靶向破坏基质金属蛋白酶-9（MMP-9）基因，降低平滑肌细胞的迁移，减少内膜增厚，减少动脉粥样硬化的进程和新生内膜的形成。氟伐他汀能够抑制血管成形术后新生内膜的增殖，防止再狭窄的发生，这种作用独立于调脂作用之外。普伐他汀属水溶性地汀类药，由于不能渗入细胞内，故难以干扰细胞内复杂的增殖过程。

（五）抑制血小板

他汀类药物可有效地减少血小板血栓素的产生，改变血小板膜胆固醇的含量以及细胞内钙水平，促进血小板对 NO 的敏感性，降低血小板活性，抑制血小板沉积和凝集，故能预防心脑血管事件的发生。

（六）对凝血机制的影响

他汀类药物可诱导纤溶酶原激活物抑制因子-1（PAI-1）的生成，调节内皮细胞产生的纤维蛋白溶解因子的表达。用辛伐他汀 20mg/日，3 个月后，血凝血酶原、Va 因子、Ⅷ因子的生成减少，纤维蛋白原浓度降低。有用普伐他汀治疗心血管病患者，6 个月后 PAI-1 下降 23％，纤溶酶原激活物（PA）抗原下降10％。所以，他汀类药物具有抗栓作用。

（七）舒张血管

高胆固醇血症能引起血管紧张素Ⅱ1 型受体（AT$_1$）过度表达，阿托伐他汀可降低胆固醇，逆转血管紧张素Ⅱ（AngⅡ）引起的血压升高和 ACS 患者 AT$_1$

受体过度表达,这不仅提示高血压发病与动脉硬化的关系,也说明他汀类药物具有舒张血管和抗高血压作用。阿托伐他汀和辛伐他汀还可以抑制由新福林引起的 Ca^{2+} 离子释放,阻抑大动脉平滑肌由 AngⅡ引起的 Ca^{2+} 离子浓度升高。他汀类的扩血管作用还与其激活内皮细胞 NOS 基因转录、提高 NOS 水平、增加内皮舒张因子(NO)浓度有关。他汀类药增加 NO 和改善内皮功能的作用,能扩张冠状动脉,增加冠状动脉血流量,改善心肌血流灌注。

(八)免疫抑制

他汀类药物抑制急性炎症反应中细胞间黏附分子-1(ICAM-1)的表达,阻断细胞间信号传递,同种异型应答的 T 细胞增殖明显被抑制,干预 Ras 蛋白的异戊烯化和生长因子对 Ras 蛋白的激活,避免触发细胞内信号瀑布反应及刺激细胞增殖、分化和 T 细胞激活,从而抑制淋巴细胞、血管平滑肌细胞等细胞的生长和增殖,保护内皮细胞,因而具有抑制慢性排斥反应的作用。

(九)抑制心肌成纤维细胞增殖和胶原合成

阿托伐他汀具有浓度依赖性抑制幼年健康大鼠心肌成纤维(CF)细胞的 DNA 合成作用,增加 CF 细胞的 GO/GI 期细胞百分率,降低 S 期、G2/M 期百分率和增殖数,阻滞 CF 细胞增殖周期,抑制 CF 细胞增殖。并且浓度依赖性降低 CF 细胞的胶原合成作用,因此可减轻心脏胶原的生成,降低心脏僵硬度、增加顺应性和改善心脏收缩和舒张功能。

二、临床应用

(一)调血脂作用

在临床上强化降脂治疗。一是高危患者的 LDL-C 降低至<2.6mmol/L(100mg/dl),在极高危患者可降至 1.81mmol/L(70mg/dl)。二是在高危和极高危患者,LDL-C 水平应从用药前的基线水平下降 30%～40%。在高危患者,尤其是 ACS 患者,他汀类的起始剂量要大一些,如辛伐他汀 40mg/日、阿托伐他汀 10～20mg/日或氟伐他汀 80mg/日。此外,他汀类在调血脂治疗的同时有治疗脂肪肝的作用。

(二)稳定粥样硬化斑块

他汀类药物具有稳定冠状动脉粥样硬化斑块的作用,故目前已普遍用于 ACS 的治疗。ACS 急性期在抗凝、抗血栓、抗心肌缺血治疗的同时,积极使用他汀类治疗,能有效防止和改善心肌缺血症状,降低 ACS 患者急性期病死率。

(三)预防和延缓动脉粥样硬化的发展

最新研究显示,血浆 LDL-C<1.9mmol/L(75mg/dl)时,动脉粥样硬化斑

块的进展即可停止。他汀类药物是目前最有效的降低总胆固醇(TC)的药物,是预防动脉粥样硬化发生和发展的最有效药物,改善内皮功能,抑制平滑肌增殖,防止血栓形成。

(四)预防和缓解心肌缺血症状

他汀类药物能稳定易损斑块,减少斑块破裂,防止血栓形成或发生冠状动脉痉挛,因而具有防止心肌缺血的作用。他汀类药物还能通过作用于 RhoGPT 酶而上调内皮 NOS 和改善血管内皮功能,这一作用可直接扩张冠状动脉,从而发挥抗心肌缺血作用。

(五)限制梗死面积、防止左室重构

他汀类药物能抑制 Ang II 介导的心肌肥厚和纤维化,并能阻断包括下调 Rho 家族小 GPT 综合蛋白活性在内的与心肌肥厚相关的细胞内信号通路。他汀类能剂量依赖性地延迟缺氧诱导的新生心肌细胞的坏死,抑制肌膜 Na^+/Ca^{2+} 交换,限制梗死面积,防止左室重构。

(六)稳定易损心肌和抗心律失常作用

他汀类药物可使室性心动过速(室速)/心室颤动(室颤)伴晕厥心肺复苏者再发室速或室颤的危险性降低 40%,全因死亡率降低 36%,心脏死亡的危险性降低 39%,说明他汀类药具有抗心律失常作用。其抗心律失常的机制可能与下列因素有关:①延缓斑块进展或促进斑块消退。②稳定斑块。③改善冠状动脉内皮功能,减轻心肌缺血。④抗氧化作用,减少氧自由基对心肌的损害。⑤改善自主神经对心脏的控制作用。他汀类药物的抗炎症作用有利于心房颤动(房颤)的预防。冠心病患者应用他汀类药物比不用该类药物的房颤发生率减少。

(七)改善心功能

他汀类药物改善缺血性和非缺血性心肌病患者的心功能,这可能与其抗炎、明显降低 TNF-a、IL-6 等影响心功能的细胞因子的水平和改善血管内皮功能有关。辛伐他汀能诱导转基因兔模型心肌肥厚和心肌纤维化的消退,并伴有心脏舒缩功能的改善。他汀类药可以减少心肌胶原 I 和胎儿肌球蛋白重链同工酶的表达,改善心肌梗死、慢性心力衰竭大鼠模型左室的重构和功能。

(八)防止介入治疗后再狭窄

PCI 或 CABG 术后强化他汀类降脂治疗,有预防或减轻再狭窄的作用,可显著减少主要不良心脏事件和再次血管重建,改善预后。因此,于介入治疗后要常规给予低分子肝素、氯吡格雷,长期口服阿司匹林、他汀类药物,以减少再狭窄的发生。

（九）减轻心肌缺血再灌注损伤

他汀类药物可通过增加磷脂酰肌醇 3-激酶（PI3K）及其下游底物丝氨酸/苏氨酸激酶和蛋白激酶 Akt，减轻心肌再灌注损伤。这可用于防治溶栓、介入等治疗中再灌注损伤。在心脏移植前使用他汀类药，心肌保护效果好，心脏复跳率高，室壁运动评分高，心肌梗死面积小，冠状动脉较少发生痉挛。他汀类药还可通过减少类异戊二烯的合成，提高 eNOS 的活性，增加 NO 生成，减轻再灌注损伤。

（十）降低冠脉搭桥术后死亡率

一项对 1 663 例接受冠脉搭桥术患者的研究显示，术前开始接受阿托伐他汀 40mg/日的患者（n＝943）与未用他汀类药物的患者（n＝720）相比较，总死亡率下降 50％（1.80％：3.75％）。

（十一）冠状动脉心肌桥

从他汀类药物的药理作用和前述的临床应用中，可以看到该类药对防治冠状动脉心肌桥患者动脉粥样硬化、心绞痛、心肌梗死、心律失常、心功能不全、PCI 或 CABG 中的应用，均有良好而重要的作用，发挥有益的效果。作者在部分病人中联合应用此药，效果不错。这需要进一步研究。

（十二）降低老年冠心病患者病死率

PROSPER 试验是第一个针对 70～80 岁有冠心病史或危险因素的老年患者的研究，这些患者随机接受普伐他汀 40mg/日治疗。主要终点包括冠心病死亡、非致死心肌梗死以及致命性或非致命性脑卒中，平均随访 3.2 年。结果显示，普伐他汀使 LDL-C 下降 34％，主要终点事件的相对危险下降 15％，冠心病死亡率下降 24％，非致死性心肌梗死也下降。

（十三）改善冠心病患者的肾功能

有研究发现，52％的心脏病发作和 60％的心功能不全患者，存在着中等程度的肾功能减退。GREACE 研究中发现，每日服用阿托伐他汀 10～80mg（平均 24mg/日），与对照组相比较能显著改善肾功能和降低总死亡率。随访 48 个月发现，在未接受他汀类药物治疗的病人中，内生肌酐清除率（CCr）平均下降 5.2％，而接受高剂阿托伐他汀治疗的病人中，CCr 上升 12％，受益最大。有的作者建议，慢性肾功能衰竭病人应服用他汀类药物，以获得肾脏和心脏的双重保护作用。

（十四）减轻心脏移植的排斥反应

同种异体心脏移植术前给予他汀类药物，可明显减轻冠状动脉增厚和心肌内膜单核细胞渗透,减少细胞因子(如 TNF-a、IL-6、IL-2)的激活和单核细胞组织因子(TF)的活性,改善心脏移植后患者的冠状动脉内皮功能,降低 TF 的促凝血活性,改善脂代谢,有利于预防心脏移植后冠脉疾病的发生。

(十五) 延缓和减轻血管和心脏瓣膜钙化

血管和心脏瓣膜钙化过程与动脉粥样硬化有关。欧洲心脏病学会曾把动脉钙化结节作为确定危险斑块的次要指标。他汀类药物可减轻、延缓,甚至阻止或逆转动脉粥样硬化进程,因而能延缓和减轻血管和心脏瓣膜钙化。

(十六) 降低脑卒中的发生率

已有多个临床试验证明,长期服用他汀类药物,可显著减少脑卒中的发生率。其中,对减少缺血性脑卒中发生率的疗效尤为显著。在 CARDA 研究结果中显示,他汀类使脑卒中发生率降低 48%。HPS 研究长达 5 年,结果显示,辛伐他汀使脑卒中发生率总体下降 25%,其缺血性脑卒中的发生率降低 28%,主要心血管事件(脑卒中、心肌梗死、血管重建)的总体危险性降低 20%,两组出血性脑卒中发病率近似相等。

(十七) 降血压和改善高血压预后

他汀类药在治疗高胆固醇血症合并高血压的过程中具有降血压效应,其疗效比低脂饮食对血压的控制更好。他汀类药能减轻冷加压试验时的升压幅度,增强血管紧张素转化酶抑制剂或钙拮抗剂的降压作用。他汀类降血压机制可能与改善内皮功能和血管弹性有关。但他汀类改善动脉弹性和缩小脉压的作用相对较缓慢,需要长期治疗才能显示疗效。ASCOT 试验入选了 19 342 例高血压患者,主要终点是非致死性心肌梗死和冠心病死亡。平均随访 3.3 年,结果发现阿托伐他汀治疗(10mg/d)组主要终点相对危险降低 36%。

(十八) 防治高血压左室肥厚

对血清胆固醇水平正常的高血压病患者行他汀类治疗有一定的降血压作用,可防止心肌肥厚和心血管重构,改善左心室舒缩功能。

(十九) 防止深静脉血栓形成和肺栓塞

他汀类药物具有抗凝血和抗血小板作用,因此它有防止深静脉血栓形成的作用。长期服用该类药物能使深静脉血栓形成的危险比降至 0.68,有效防止老年人深静脉血栓形成。据此推测,他汀类药物也具有防止血栓性肺栓塞的作用。

(二十) 防治肺动脉高压

使用辛伐他汀每日 20～80mg 治疗原发性或继发性肺动脉高压,可使平均肺动脉压下降,心功能改善、右室收缩压降低。这可能是由于他汀类药物增加 NO 和前列腺素 E_2(PGE_2),抑制内皮素-1($ET-1$)、$Ang II$ 和血栓素 A_2(TXA_2),抑制炎症反应,减轻中毒性损伤后的肺血管炎症性损害,促进凋亡,抑制基质金属蛋白酶(MMPs),抑制肺小血管内微血栓形成。因此,对肺血管有直接扩张作用,减轻血管新生内膜的形成,抑制肺血管重构,减轻右室和肺小动脉中膜肥厚程度,因而使肺血管阻力下降,从而减轻甚至逆转已形成的严重肺动脉高压。

(二十一)改善老年人骨代谢

他汀类药物可诱导骨形态发生蛋白-2(BMP-2)基因表达,促进骨合成代谢和成骨作用,这与 BMP-2 的高表达、引起细胞自分泌和旁分泌 BMP-2 增多、细胞碱性磷酸酶(ALP)活性增高有关。由于骨密度增加,故可降低骨质疏松病人发生骨折的危险。

(二十二)对类风湿关节炎的作用

TARA 研究共纳 116 例类风湿关节炎患者,随机接受阿托伐他汀 40mg/d 或安慰剂治疗。6 个月后治疗组病变活跃积分(DAS_{28})显著改善,CRP 及血沉指标也显著改善。

(二十三)降低糖尿病患者的终点事件

4S 试验研究显示,在辛伐他汀治疗的糖尿病亚组中,主要冠心病事件下降幅度为 55%,明显大于非糖尿病亚组。在 HPS 研究中,使用辛伐他汀治疗无动脉硬化闭塞性疾病的糖尿病患者,亚组的终点事件减少了 33%。进一步亚组分析显示,不同疗程、类型、控制状况、高龄(>65 岁)、伴有高血压和基线胆固醇低于平均水平的糖尿病患者,都能从他汀类干预中获益,终点事件危险性降低 25%。PROBE 研究表明,氟伐他汀可使糖尿病患者发生心血管事件的风险降低 47%。美国糖尿病协会推荐,2 型糖尿病患者无论 LDL-C 水平如何,均应考虑他汀类药物治疗。欧洲胆固醇指南建议,糖尿病患者的血脂治疗目标值应和已确诊为冠心病的患者相同。此外,他汀类药可减少糖尿病的发生率。

综上,可以看出他汀类药物是一类对心血管系统具有全面保护作用,安全性好,不良反应少,疗效确切的高效调血脂药物。它的非调脂作用或作用多向性效应日益受到重视,并已得到广泛的临床应用。他汀类药的多器官保护作用已成为心血管病防治中的基础药物之一。

三、用法与不良反应

(一)用法

1. 洛伐他汀(美降脂) 口服,每日 20 毫克,晚餐时 1 次服用,必要时可增至每天 40mg 或每天 80mg,1 次或分次服用。最大剂量为每日 80mg。低剂量的洛伐他汀(每天 10mg)对于绝经后的高脂血症妇女非常有效。

2. 辛伐他汀(舒降脂)　口服,每日 10～20mg,晚餐时服用,可根据情况逐渐增大,最大剂量为 1 日 60mg。系洛伐他汀的甲基化衍生物。应注意监测肝功能和磷酸肌酸激酶。

3. 普伐他汀(普拉固)　口服,每日 10～40mg,每晚 1 次或分 2 次服用。系洛伐他汀的羟基化衍生物。

4. 氟伐他汀(来适可)　口服,20～40mg/日,每晚 1 次服用。

5. 阿托伐他汀(立普妥)　口服,每日 10～40mg,晚间服用,最大剂量可至每日 60mg,极少数可至每日 80mg。阿托伐他汀 10mg、40mg、80mg 可分别降低 38%、46% 和 54% 的低密度脂蛋白水平。同时可使甘油三酯水平降低 13%～32%。因此,它是惟一建议应用于混合型高脂血症的他汀类药物。

6. 瑞舒伐他汀钙(可定)　口服,每日 10～20mg,晚间服用。可定 10mg,可降低 LDL-C 达 46%,使 82% 的患者达到 LDL-C 治疗目标,有效升高 LDL-C。可定有效降低 TG,相当于双倍剂量阿托伐他汀。起始剂量为 5mg,每晚 1 次。

7. 血脂康　中药,类他汀作用,成分为红曲。同内大规模临床试验证明,具有良好的他汀类药物作用,可用于由高脂血症及动脉粥样硬化引起的心脑血管疾病的辅助治疗。口服,0.6g/次,2 次/日,轻症也可 0.6g/日或 0.9g/日。疗效好,不良反应少。

(二)不良反应

本类药物毒性较小,一般耐受性良好。少数患者可有便秘、腹泻、消化不良、胃灼热感、腹胀等胃肠道症状,发生率 2%～6%。6%～7%患者服药后可有转氨酶可逆性的增高。5%的服用者有中度血清磷酸肌酸激酶升高。单用此类药物引起肌痛和磷酸肌酸激酶活性增高的发生率<0.2%,若与烟酸合用可升至 2%,与吉非罗齐合用可升至 5%,如与环孢霉素使用能高达 50%。骨骼肌溶解症是严重的毒副作用,可导致急性肾功能衰竭,危及生命,发生率一般<0.1%,仍应引起临床医师的高度重视。应定期询问患者是否有肌痛、乏力等症状,定期监测转氨酶 ALT(SGPT)与磷酸肌酸激酶 CK(CPK)。偶见视力模糊、味觉异常及皮疹等。孕妇及哺乳期妇女禁用。

第十节 其他治疗药物

一、血管紧张素转换酶抑制剂（ACEI）

（一）治疗冠心病作用机制

1. 增加冠状动脉供血　使心外膜冠状动脉扩张，并改善侧支循环，防止冠状动脉痉挛，增加冠状动脉血流量，改善心肌供血。

2. 减少心肌耗氧　能抑制循环中血管紧张素Ⅱ及醛固酮生长，扩张外周小动脉和小静脉，减轻心脏前后负荷，降低室壁运动张力，降低动脉压和左室充盈压，不增加心率，减少心肌耗氧量。

3. 防止左室重构　防止急性心肌梗死早期的梗死壁扩展和急性左室扩张，有利于防止左心室重构，保护心功能。

4. 减轻再灌注损伤　有清除自由基和防止脂质过氧化作用，可减轻早期再灌注治疗时的再灌注心肌损伤和再灌注心律失常。

5. 抑制血小板聚集　有抑制血小板聚集，促进前列腺环素（PGI_2）之合成，强化内皮舒张因子的作用。可减轻心肌缺血，防止冠状动脉内血栓形成。

6. 增强心肌活力　能抑制心机局部肾素-血管紧张素-醛固酮系统，解除血管紧张素Ⅱ对心肌细胞的毒性作用，增强其活力。

7. 改善血脂　本药对改善血脂有良好作用，能增高高密度脂蛋白，降低胆固醇和甘油三酯，降低血糖和增加胰岛素敏感性。

血管紧张转换酶抑制剂具有预防和治疗心血管疾病的双重作用。通过降低血压和减轻左心室肥厚，并直接阻止颈动脉粥样硬化形成和血栓形成，在降低血压的同时也保护了血管。在心肌梗死早期给药，可以降低高危患者的病死率，抗心律失常作用可以预防梗死后猝死。还可通过降低室壁张力，改善心肌梗死后的心肌重塑并降低左心衰竭的发生率。

（二）适应证与禁忌证

1. 适应证

（1）冠心病，包括各型心绞痛、急性心肌梗死、合并心功能不全。

（2）冠状动脉心肌桥合并急性冠状动脉综合征，或合并冠心病患者。

（3）各期慢性高血压，尤其是合并冠心病、糖尿病、心功能不全、肾功能不全与蛋白尿者。

(4)慢性充血性心力衰竭、无症状性心功能不全患者。

(5)慢性肾病合并蛋白尿者,可延缓肾功能不全进展,减轻蛋白尿。

(6)主动脉瓣关闭不全患者可降低心脏后负荷,延缓心力衰竭的发生。

(7)肺动脉高压患者。

(8)对确诊冠心病或心脑血管疾病的高危患者,长期使用 ACEI 可减少心血管事件发生率与死亡率。

2. 禁忌证

(1)严重双侧肾动脉狭窄。该类患者依靠高水平 Ang Ⅱ 来维持肾血流,使用 ACEI 可使 Ang Ⅱ 水平下降,从而使肾血流急剧下降,导致急性肾功能衰竭。

(2)严重主动脉狭窄。

(3)肥厚型或限制型心肌病。

(4)严重颈动脉狭窄。

(5)缩窄性心包炎。

(6)严重肾功能不全。用药前血清肌酐＞2.3mg/dl(203mmol/L),特别是使用利尿剂者,应慎用 ACEI,因可诱发急性肾功能不全与高钾血症。

(7)严重贫血。

(8)中性粒细胞减少症,ACEI 尤其是卡托普利偶可诱发或加重骨髓抑制。

(9)妊娠、哺乳期妇女。

(10)高尿酸性肾结石。

(三) 不良反应

1. 咳嗽　发生率较高,可达 5％～35％。通常是一种持续性干咳,在用药后数周或数月后出现,如患者不能耐受,应减量或停药,停药后可在数天内消失。

2. 首剂低血压　在应用 ACEI 首剂后,偶可发生血压突然下降,特别是血管内容量缺失的患者,如已应用大量利尿剂或呕吐、腹泻及老年患者,用药期间应密切观察血压。

3. 肾功能损害　部分用药患者出现血清肌酐升高,患者一般可以耐受,无须停药,若肌酐增高达一倍以上,则应停用。对某些肾功能障碍的患者,如糖尿病肾病,ACEI 可改善或延缓其肾功能的恶化。

4. 高血钾　本药有轻度潴钾、升高血钾的作用,一般不可与保钾利尿剂合用,亦不可同时补充钾盐。

5. 皮疹　与用药剂量大有关,多呈瘙痒型斑丘疹,发好于上肢及躯干上部,出现于用药数天后,持续时间短,数小时或数天,一般不影响继续用药。

6. 味觉障碍　偶可发生,与剂量有关,表现为味觉失真、味觉丧失或出现甜味、金属味等。通常为可逆性、自限性的,有时可影响患者的生活质量。亦可出现口腔溃疡。

7. 血管神经性水肿　罕见,易出现在用药早期,部分患者可有先兆表现,即眼睑水肿或面部单侧或双侧水肿。有时可出现喉痉挛、水肿、呼吸衰竭等致命性症状。本症一旦出现,应立即停药并住院治疗。

8. 血液改变　大剂量卡托普利可引起白细胞减少、中性粒细胞减少或缺乏症,但多发生于合并肾脏、胶原组织、自体免疫疾病的患者,以及同时应用免疫抑制药时。罕见,大多发生在用药最初 4 个月内,停药后 3 个月左右白细胞可恢复正常水平。

9. 蛋白尿　多见于使用大剂量卡托普利后。

10. 其他　偶有头痛、眩晕、疲乏、恶心、脱发、肝炎、淤胆性黄疸、急性胰腺炎、抗核抗体阳性。

(四)用法与剂量

从 1982 年使用卡托普利以来,ACEI 有了很大的发展,之后产生了第二代依那普利,第三代贝那普利、培朵普利、福辛普利、西拉普利等,药物品种很多,要根据病人不同病情合理选用。

1. 卡托普利(巯甲丙脯酸、开搏通)　口服,12.5～25mg,3 次/日。

2. 依那普利(悦宁定)　口服,5～10mg,2 次/日。

3. 贝那普利(洛丁新)　口服,10～20mg,1 次/日。

4. 培朵普利(雅施达)　口服,4～8mg,1 次/日。

5. 福辛普利(蒙诺)　口服,10～40mg,1 次/日。

6. 西拉普利(一平苏)　口服,2～6mg,1 次/日。

7. 雷米普利(瑞泰)　口服,2.5～10mg,1 次/日。

8. 咪达普利(达爽)　口服,5～10mg,1 次/日。

9. 赖诺普利(捷赐瑞)　口服,10～20mg,1 次/日。

二、血管紧张素 II 受体拮抗剂 (ARB)

(一)药物基本特性与适应证

1. 药物基本特性

(1)选择性阻断 AT_1 受体与 Ang II 结合,从而阻滞 Ang II 的有害作用(血管收缩、平滑肌细胞增生、左心室肥厚、交感神经激活等)。

(2)对经 ACE 途径与非 ACE 途径(例如糜蛋白酶)产生的 AngⅡ均有抑制其功能的作用。

(3)ARBs 使用后 AngⅡ水平代偿性增高,使之与 AT_2 受体结合增多,从而发挥对血管组织的保护作用。

(4)ARBs 类药均为长效药物,可每天服用 1 次,耐受性良好,极少引起不良反应。

(5)ARBs 对缓激肽水平无影响,故没有 ACEI 增高缓激肽而引起干咳的不良反应,另一方面也无缓激肽水平增高带来的扩张血管与保护靶器官的作用。

(6)ARBs 与 ACEI 的禁忌证是相同的。

2. 适应证

(1)急性心肌梗死合并左心室衰竭。

(2)慢性心力衰竭。

(3)各级高血压。

(4)主动脉瓣关闭不全。

(5)慢性肾病合并慢性轻、中度肾功能不全和(或)蛋白尿患者,尤其适用于 2 型糖尿病肾病患者。

(6)肺动脉高压症。

(二)用法与剂量

1. 氯沙坦(科索亚) 生物利用度 33%,最大效应时间 3～4 小时,半衰期 6～9 小时,35% 从尿排泄,60% 从粪便排泄。口服,25～100mg/日。

2. 缬沙坦(代文) 生物利用度 25%,最大效应时间 2～4 小时,半衰期 6 小时,16% 从尿排泄,83% 从粪便排泄。口服,40～420mg/日。

3. 伊贝沙坦(安博维) 生物利用度 60%～80%,最大效应时间 1.5～2 小时,半衰期 11～15 小时,20% 从尿排泄,80% 从粪便排泄。口服,75～300mg/日。

4. 替米沙坦(美卡素) 生物利用度 42%～58% 最大效应时间 0.5～1 小时,半衰期 24 小时,1% 从尿排泄,97% 从粪便排泄。口服,20～80mg/日。

5. 坎地沙坦(必洛斯) 生物利用度 15%,最大效应时间 3～4 小时,半衰期 9 小时,33% 从尿排泄,67% 从粪便排泄。口服,4～32mg/日。

6. 奥美沙坦(傲坦) 生物利用度 26%,最大效应时间 1～2 小时,半衰期 13 小时,35% 从尿排泄,45% 从粪便排泄。口服,5～40mg/日。

三、尼可地尔 (*Nicorandil*)

尼可地尔为一种血管扩张剂,其结构兼有烟酰胺和硝酸酯的特点,具有较强扩张大的冠脉输送血管作用,持续时间较长,特别适用于缓解冠状动脉痉挛。对冠脉阻力血管影响弱,不会发生"窃流"现象。适用于冠心病心绞痛,亦可用于冠状动脉心肌桥伴发冠状动脉痉挛患者。对体循环动静脉有微弱扩张作用,但较大剂量时,亦可显著扩张外周动脉而降低血压。还可用于轻、中型高血压,降血压后,心率轻度增加。尼可地尔的作用机制是具有磷酸酯样作用,加强细胞内 cGMP 的生成,降低细胞内钙,钾通道激活作用,致使血管松弛,不易产生耐药性。口服,每次 5~20 毫克,每日 2 次。

四、中药

冠心病属于中医"胸痹"、"心痛"的范畴。中医学认为,其发生是由于气血阴阳不足,导致寒邪、瘀血、痰浊等病理因素痹阻于心脉,痰阻脉络,气血运行不畅,不通则痛,因此心前区疼痛会反复发作。

(一) 中医对冠心病的分型与治则

1. 血瘀气滞型 表现为胸闷、胸痛。治以活血化瘀,行气通络为主。可选用血府逐瘀汤。

2. 阴寒内结型 表现为胸闷、气促、心悸、胸痛等,可出现形寒肢冷、苔白清腻等征象。治以辛温通阳,开痹散结为主。可选用栝楼薤白白酒汤。

3. 痰浊闭阻型 表现为胸闷、胸痛、气促、咳嗽、痰多难咳出。治以通阳豁痰,活血通络为主。可选用栝楼薤白半夏汤、桃红四物汤加减。

4. 心肾阴虚型 表现为头晕、口干、烦热、心悸、腰酸、胸闷等。活以滋阴益肾,治血通络为主。可选用左归饮加减。

5. 气阴两虚型 表现为心悸、气促、头晕、乏力、失眠、胸闷或胸痛等。治以益气养阴,活血通络为主。可选用生脉散合归脾汤加减。

6. 阳气虚弱型 表现为心悸、水肿、气促、胸闷、胸痛、面色苍白等。治以益气温阳,活血通络为主。可选用参附汤合桂枝去为药汤。

7. 心阳欲脱型 表现为四肢厥冷、出冷汗、心悸、气促、神志模糊、面色青紫等。治以回阳救逆,益气复脉为主。可选用四逆汤、参附汤等。

8. 气虚血瘀型 表现为胸痛、心悸、出汗、乏力、气促等。治以益气活血为主。可选用人参营养汤和桃红四物汤加减。

（二）治疗冠心病的常用中成药

1. 宽胸气雾剂（细辛、高良姜、檀香、荜茇、延胡索之挥发油及冰片）　本品芳香温通可缓解心绞痛，多于喷药后 2～5 分钟内起效。

2. 冠心苏合香丸（苏合香油、朱砂、冰片、青木香、乳香、檀香）　心绞痛时含服 1 粒，或每日 1～3 次，每次 1 粒。本方具有芳香开窍、理气止痛作用，对寒凝型心绞痛效果好。

3. 速效救心丸（川芎、冰片）　胸痛发作时予 10～15 粒含服，一般 5 分钟内心绞痛得到缓解；平素每日 3 次，每次 5 粒，可预防发作。

4. 复方丹参滴丸（丹参、三七、冰片等）　发作时含服 10 粒，平素每日 3 次，每次 10 粒，功能活血化瘀、理气止痛，用于心绞痛、心肌梗死。复方丹参片，每日 3 次，每次 4 片。

5. 冠心丹参滴丸（丹参、三七、降香）　每日 3 次，每次 10 粒，服上药胃不适者可选用此药。二者功能类似。

6. 冠心Ⅱ号片（丹参、川芎、红花、赤芍、降香）　活血化瘀、理气止痛，用于气滞血瘀心绞痛。每日 3 次，每次 3 片（每片 0.3 克）。

7. 地奥心血康（薯蓣皂苷）　属活血化瘀、行气止痛，每日 3 次，每次 1～2粒（每粒 0.1 克）。

8. 通心络胶囊（人参、水蛭、全蝎、土鳖虫、蜈蚣、蝉蜕等）　属芳香温通、益气活血止痛，用于心气虚乏、血瘀阻络心绞痛。每次 3～4 粒，每日 3 次。

9. 抗心梗合剂（黄芪、丹参、赤芍、党参、黄精、郁金）　益气活血方剂，为一般急性心肌梗死通用方。

10. 生脉注射液（人参、麦门冬、五味子）　属益气养阴复脉方剂。用于急性心肌梗死、心源性休克等治疗。每次 50ml，加入 5% 葡萄糖液 100～250ml 中静脉滴注。每日 1 次，7～14 日为 1 个疗程。

11. 参附注射液（人参、附子）　益气温阳固脱，用于血压低或并发休克者。每次 30～50ml，加入 5% 葡萄糖液 250ml 中静脉滴注。

12. 复方丹参注射液（丹参、降香）　活血化瘀止痛药，用于冠心病心绞痛、心肌梗死。每次 10～20ml，加入 5% 葡萄糖液 250ml 中静脉滴注，每日 1 次，7～14 日为 1 个疗程。

冠状动脉心肌桥患者，部分病人可发生心肌缺血，产生心绞痛、心肌梗死等，也可合并冠心病，产生不同临床类型，对于病情较重者中西结合治疗，常有利于缺血改善、症状缓解、预后进步，可酌情选用适合中药。

五、心理治疗与注意事项

中国目前约有 4 000 万冠心病患者,每年死于冠心病的人数估计超过 100 万。随着社会经济的快速发展,生活节奏的显著加快,社会竞争的日益激烈,亚健康人群日渐增多。过重的心理负荷或社会压力,往往导致各种心理障碍和躯体疾患的发生。焦虑障碍是综合医院最常见的心理障碍,与冠心病密切相关。近几年来,作者接诊了不少冠状动脉心肌桥患者,部分病人亦存在焦虑和抑郁。

焦虑症(anxiety)是以发作性或持续性情绪焦虑和紧张为主要临床相的神经症。分为广泛性焦虑症和惊恐发作。在心内科,冠心病患者一般表现为广泛性焦虑症,以经常或持续的、无明确对象或固定内容的紧张不安,或对现实生活中的某些问题,过分担心或烦恼为特征。与现实很不相称,常伴有自主神经功能亢进,运动性紧张和过分警惕。其临床表现常与冠心病相似,患者感心悸、胸闷、气促、胸部紧压感、面色苍白、出汗、尿频,怕冷等,亦常伴有睡眠障碍。在一般人群中,其患病率为 4.1%～6.6%,而在冠心病病人中,其患病率为40%～70%。国外 Cassem 等在心脏监护病房发现,约 80% 的病人存在焦虑。Leonard 等研究发现,绝大部分心肌梗死的患者,都不同程度地出现焦虑和抑郁,其中大部分病人可在心肌梗死后短期内恢复正常,但仍有少数病人在心肌梗死后长时间的出现焦虑和抑郁。

冠心病合并焦虑症,对患者的影响主要表现为患者的依从性、生活质量和预后,增加医疗费用等。有研究表明,焦虑、抑郁等负性情绪可引起体内交感神经活动增强,引发儿茶酚胺的过量分泌,脂质代谢的紊乱,促凝血物质和有强烈缩血管作用的血管紧张素Ⅱ(AngⅡ)的释放,心率加快,血压升高等。其结果是心肌供血、供氧减少,而心肌氧耗增多。如此负性情绪就促发或加重了心绞痛、心肌梗死、心律失常及心力衰竭。有明显焦虑的患者发生致命性冠脉事件的危险度明显增高。冠状动脉心肌桥合并焦虑患者,亦会产生上述影响,这有待进一步研究。

冠心病合并焦虑症机制十分复杂,迄今未明。目前认为,与遗传、行为类型、环境因素等有关。有的学者提出"中枢说",强调大脑杏仁核和下丘脑等"情绪中枢"和焦虑症的联系,边缘系统和新皮质中苯二氮蓬受体的发现。也有学者提出"周围说",根据 β 肾上腺素能阻断剂能有效地改善躯体的症状,缓解焦虑。心理分析学派认为,焦虑症是由于过度的内心冲突对自我威胁的结果。亦有学者认为,焦虑是一种习惯性行为,由于致焦虑刺激和中性刺激间的条件性联系使条件刺激泛化,形成广泛的焦虑。国内戚厚兴等研究表明,冠心病焦虑水平与血清氧化低密度脂蛋白(ox-LDL)有关,焦虑障碍重者,血清 ox-LDL 浓度明显增高。Lader 提出,遗传素质是本病的重要心理和生理基础,一旦产生较强的焦虑反应,通过环境的强化或自我强化,形成焦虑症。

在冠心病合并焦虑的患者中,抗焦虑治疗和冠心病二级预防治疗同等重要,在冠状动脉心肌桥合并焦虑的患者,除针对心肌桥的必要治疗外,抗焦虑治疗亦很重要。抗焦虑治疗主要是指心理干预和药物治疗。

(一)心理干预

1. 集体心理治疗　　对患者及家属介绍有关心肌桥、冠心病知识及防治措施,使他们正确理解疾病,树立与疾病作斗争的信心,积极配合饮食和药物治疗。

2. 个别心理治疗　　主要采取精神支持疗法,包括耐心聆听、解释疏导、鼓励、暗示等,根据患者的性格特点,帮助消除心理社会紧张刺激。

3. 音乐治疗　　以感受式音乐疗法为主,曲调以轻松活泼的乐曲或歌曲。音乐带给人们快乐,音乐带给人们希望,音乐带给人们力量,有助于焦虑、抑郁的恢复。

4. 放松疗法　　在神经肌肉渐进放松训练(躺卧式)指导语录音播放中,逐渐达到全身肌肉放松,思想情绪放松,从而使交感神经活动性降低。

(二)药物治疗

现有的抗焦虑药,大致分 4 类,即苯二氮䓬类,巴比妥类,抗抑郁药[选择性5-羟色胺(5-HT)再摄取抑制剂],β 受体阻滞剂。世界精神病协会(WPA)推荐的首选药物仍是选择性 5-HT 再摄取抑制剂。这类药物包括百忧解(氟西汀)、赛乐特(帕罗西汀)、左络复(舍曲林)等。它们均具有疗效肯定、不良反应轻、安全范围广的优点。同时,这 3 种药的起始剂量都是每日 1 次,每次 1 片。必要时剂量可以加倍。一般在给药 2～4 周起效,若服药 6 周明显好转,应考虑给予4～6 个月的巩固治疗,以防止病情复发。若 6 周治疗无效或效果不理想,可考虑换用三环抑郁药等药物。

(三)注意事项

1. 避免使用增强心肌收缩力的药物,如强心苷类、多巴胺或多巴酚丁胺等。

2. 避免剧烈运动,过度劳累,造成心脏负荷加重,心率增快,血压增高,使壁冠状动脉受压加重。要活动适当,劳逸结合。

3. 避免情绪激动,生气、暴怒,心情不快,使交感神经兴奋性增高,诱发心肌缺血。要心情愉快、放松,遇事保持心情平静、安宁。

4. 要戒烟限酒,防止交感神经兴奋,防止冠状动脉痉挛,防止血小板黏附聚集增加,防止冠状动脉粥样硬化。

5. 保持平衡饮食,低脂、低盐,多吃蔬菜、水果,少吃海鲜、肉类,避免刺激性食物。不过饱,每餐七、八成即可,避免增加心脏负担,防止冠脉硬化。

6. 积极治疗高血压、高脂血症、糖尿病、肥胖等合并病,亦有助于防止冠状动脉粥样硬化。

参考文献

[1] 邹建刚,黎辉. 实用心血管病药物治疗. 南京:江苏科学技术出版社,2007

[2] 张鸿修,黄体钢. 实用冠心病学(第四版). 天津:天津科技翻译出版公司,2005

[3] 张志寿. 冠心病专家门诊 150 问. 北京:人民军医出版社,2005

[4] 姬尚义,沈宗林. 缺血性心脏病. 北京:人民卫生出版社,2005

[5] 李占全,金元哲. 冠状动脉造影与临床(第 2 版). 沈阳:辽宁科学技术出版社,2007

[6] 张志寿,杨瑞峰. 冠状动脉心肌桥的研究进展. 心脏杂志,2009,21(3):417~420

[7] MöhlenKamp S,Hort W,Ge J,et al. Update on myocardial bridging. Circulation,106:2616~2622

[8] Bourassa MG,Butnaru FA,Lesperance J,et al. Symptomatic myocardial bridges:Overview of Ischemic mechanisms and current diagnostic and treatment strategies. J Am Coll Cardiol,2003,41:351~359

[9] 梁明,韩雅玲,佟铭,等. 冠状动脉心肌桥分布特征及治疗效果分析. 心脏杂志,2004,16(3):238,241

[10] 陈灏珠. 实用内科学(第 11 版). 北京:人民卫生出版社,2002

[11] 戴汝平,支爱华. 提高对冠状动脉肌桥及其临床意义的认识. 中国循环杂志,2007,22(5):321~322

[12] 杨瑞峰,尚士芹,马逸. 心肌桥的冠脉造影与临床研究. 中国实验诊断学,2008,12(3):345~347

[13] 李玉峰,王士雯,卢才义,等. 心肌桥临床特点分析. 中国循环杂志,2007,22(5):370~372

[14] Stathaki M,Velidaki A,Koukouraki S,et al. Myocardial bridging in a pa-

tient with exertional chest pain. Clin Nucl Med,2005,33:684~686

[15] 吴立群,秦永文,廖德宁,等.现代心血管疾病治疗学.北京:北京大学医学出版社,2008

[16] 宋书田,安淑芬,周岊梧,等.曲美他嗪的心肌保护机制及其在心血管疾病中的应用进展.中国心血管杂志,2008,13(6):463~465

[17] Taegtmeyer H,King LM,Jones BE. Energy substrate metabolism、myocardial ischemia、and targets for pharmacotherapy. Am J Cardiol,1998,82:54K~60K

[18] Kantor PF,Lucien A,Kozak R,et al. The antianginal drug trimetazidine shifts cardiac energy metabolism from fatty acid oxidation to glucose oxidation by inhibiting mitochondrial long-chain 3-Ke-toacyl coenzyme A thiolase. Circ Res,2000,86:580~588

[19] 张树俭.他汀类药物的作用多向性效应及其临床应用.心血管病学进展,2007,28(3):448~452

[20] 代华磊,杨蓓.冠心病与焦虑症.心血管病学进展,2008,29(1):71~72

[21] Doerfler LA,Paraskos JA. Anxiety,posttraumatic stress disorder,and depression in patients with coronary heart disease:a practical review for cardiac rehabilitation professionals. J Cardiopulm Rehabil,2004,24:414~421

[22] Demer Ll. Cholesterol in Vascular and valvular calcificution. Circulation,2001,104(16):1881~1883

[23] Pan W,Pintar T,Anton T,et al. Statins are associated with a reduced incidence of perioperative mortality after coronary artery bypass graft surgery. Circulation,2004,110(11 Suppll):Ⅱ45~Ⅱ49

第二十章 冠状动脉心肌桥的介入治疗

　　1977 年 9 月,Greuntzig 在瑞士苏黎世成功地进行了世界上第一例经皮冠状动脉腔内成形术(percutaneous trasluminal coronary angioplasty,PTCA),从此开创了介入心脏病学的新纪元。以 PTCA 为基础的冠心病介入治疗技术迅速发展,已经成为冠心病血管重建的重要手段。目前,除了 PTCA 外,冠状动脉介入治疗(percutaneous coronany intervention,PCI)还涵盖其他多项能解除冠状动脉狭窄的新技术,如激光消融术、旋磨术、旋切术、旋吸术、支架置入术等。冠状动脉介入治疗是采用机械的方法减轻或消除狭窄而达到血管重建的目的,即通过血管,应用器械减少斑块负荷或挤压斑块使冠状动脉内径扩大,血流通畅。球囊扩张主要是挤压斑块,对于软斑块有非常好的效果。球囊扩张对硬斑块的挤压变形作用不明显,主要是通过撕裂硬斑块,扩张正常血管,扩大血管内径。因此,球囊抽瘪后血管有明显的回弹,而且容易并发夹层,甚至导致急性闭塞。后来出现了减少斑块负荷的方法,如激光消融、旋磨、旋切、旋吸等方法。这些方法使 PCI 的成功率提高,但并发症也随之增加,而再狭窄率并没有像预期那样下降。支架的出现和应用可以说是 PCI 的里程碑。支架最重要的贡献是增加了 PCI 的安全性,在血管急性闭塞或濒临闭塞的紧急情况下,置入支架可以迅速恢复血流,避免急诊冠状动脉搭桥手术,在提高了 PCI 成功率的同时,降低了死亡率和急性心肌梗死的发生率。其次,支架较球囊扩张能明显增加血管内径,可大大改善 PCI 的效果,能有效地制止血管弹性回缩和负性重构,降低了再狭窄率。随着 PCI 方法不断进步的同时,PCI 的器械也在不断地改进,指引导管的外径变小,而内径相对增加;支持力增加,创伤减小;操作更加简单、方便。球囊的推力增加,表面阻力降低,通过病变的能力大大增加;现在有适应各种病变情况的导丝,如常规导丝、亲水涂层导丝、不同硬度适用于慢性闭塞的导丝等;支架改进更多,支持力,柔顺性,支架覆盖面积,支架表面的光洁度,X 线可视,几乎达到了无可挑剔的程度。所有这些,均使 PCI 的安全性和成功率得以进一步提高。目前,PCI 的格局是以 PTCA 为基础,充分利用冠状动脉支架术,结合旋磨术及旋切术,使冠心病的近、远期疗效均有很大的改善。

PCI 与最新的科学技术成就紧密结合,使得 PCI 具有强大的生命力和无穷的发展潜力。近年来,支架作为载体在局部用药防治再狭窄的手段已受到重视,药物涂层支架临床应用进一步降低了再狭窄率,提高了 PCI 治疗效果。血管远端保护装置,用基因直接刺激血管生长以治疗心肌缺血的可能,为 PCI 带来新的契机;干细胞或肌细胞种植术及经皮冠状动脉搭桥术可能成为介入治疗史上的又一次革命。所有这些新进展强烈地预示着介入性心脏病学一个崭新时代的来临。

冠心病 PCI 治疗经过几十年的发展,在临床和基础方面进行了大量卓有成效的研究,取得了巨大的成功,成为一项十分有效的治疗手段,并且日益规范化。冠状动脉心肌桥介入治疗,亦应该是 PCI 治疗的一部分,从国内外有限资料看,近期疗效满意,仍有待深入研究和进一步开展,以取得更多的经验。

冠状动脉心肌桥的介入治疗应包括三种情况,即孤立性心肌桥的介入治疗,心肌桥和心肌桥近端合并严重动脉粥样硬化病变的介入治疗、心肌桥合并冠心病的介入治疗。

第一节　孤立性心肌桥的介入治疗

一、适应证与操作要点

(一) 适应证

PCI 由于经验累积和新技术、新器械的出现,其适应证在不断地扩展。收益大于风险是相对适应证,反之就是相对禁忌证。平衡收益和风险之比需要考虑以下很多因素:①患者的全身情况能否耐受操作。②心肌缺血的严重程度。③介入操作成功的可能性。④处理并发症的能力。⑤远期效果。⑥费用。适应证主要根据患者的临床症状、心肌缺血的客观证据、PCI 成功的把握性、左室功能、是否合并其他疾病而定。PCI 的主要作用是缓解心绞痛,改善心肌缺血、改善左室功能、提高运动耐量。临床医师需要与患者本人和家属客观和认真地讨论 PCI、CABG 和药物治疗的利弊,要尊重患者本人的意见和选择。

根据文献报告,孤立性心肌桥的介入治疗适应证如下:

1. 患者心绞痛症状明显,有心肌缺血的影像学证据,冠脉造影显示壁冠状动脉收缩期狭窄属 Nobel Ⅲ级,经过正规、足量药物治疗效果不佳者。

2. 患者有上述临床表现及无创和有创检查客观证据,但平时心率多在 60 次/min 以下,不能应用 β-受体阻滞剂或钙离子拮抗剂治疗者。

（二）操作要点

冠脉造影术和支架术经股动脉实施，按常规方法操作。术中选用的指引导管为 F_7 或 F_6 的 Judkins 指引导管。多数病人于心肌桥处直接将支架置入壁冠状动脉内。如壁冠状动脉完全闭塞或狭窄十分严重，亦可先用 2～5mm 的球囊先行预扩张后再置入支架。支架长度的选择以能完全覆盖心肌桥的长度为准，按参照血管 1.0∶1.1 的比例选择支架直径，或所选用的支架直径比参考血管直径大 0.25～0.5mm，以保证贴壁良好，防止支架受心肌桥压迫回缩。支架的选择上常选用柔韧性强，支撑力大的支架，如 Multi-link 支架，支架释放压力为 12 个大气压，常使用高压扩张（>14 个 atm），以达到支架满意扩张程度。多选用管状支架。有用普通支架，亦有用雷帕霉素药物洗脱支架。后者对预防远期再狭窄效果好。以支架置入后冠状动脉无收缩期狭窄，且无并发症为介入治疗成功的判断标准。

所有患者在支架置入术前 24 小时内，均被给予抗血小板药物，如阿司匹林及氯吡格雷各 300mg 顿服。支架术开始时静脉给予肝素 10 000IU，术后 6 小时继以皮下注射低分子量肝素 1 周。术后阿司匹林每日 150mg 长期服用，氯吡格雷每日 75mg 服用 1 年以上，常规加用他汀类调脂药物。定期门诊随诊观察。

二、并发症

（一）冠脉内支架植入术并发症

1. 急性或亚急性血栓形成　一般发生在安放支架后 2～14 日，可导致急性心肌梗死，甚至死亡，须紧急血管重建，是冠状动脉支架植入术最为严重的并发症。其处理一般首选 PTCA 结合冠脉溶栓术，若不成功可实施紧急 CABG。

2. 出血和血管穿刺局部并发症　早年发生较多，目前应用联合抗血小板治疗，出血及周围血管并发症发生率<1%。但支架植入术后必须在血管穿刺处仔细压迫止血，并严密观察。

3. 支架脱落　应用裸支架和早年的预装支架偶尔发生，因支架绑载不牢靠，病变预扩张不完全和导引导管与冠脉口对接不到位所致，发现应及时取出。

4. 冠状动脉穿孔　极少发生，可见于支架球囊过大（与血管直径之比>1.2），在支架外高压扩张或慢性完全闭塞病变引导钢丝未通过血管真腔而由内膜下通过的情况下植入支架。一旦发生，应在穿孔近端用球囊低压扩张阻断血流，尽快手术治疗。

5. 紧急 CABG　血管内支架脱落、移位和支架血栓形成导致的急性血管闭塞及心脏穿孔等,均须行紧急CABG术。

冠状动脉内支架术后再狭窄发生率较PTCA明显降低,但由于平滑肌细胞过度增生,仍在20%左右(15%～40%)。预防支架内再狭窄最重要的进展是血管内放射治疗和药物涂层支架(DES)。DES已成为当前介入治疗研究的新热点,西罗莫司(雷帕霉素)涂层支架、紫杉醇涂层支架的应用,使支架再狭窄率明显降低,令人鼓舞,远期疗效有待进一步观察。

(二)经皮冠脉腔内成形术并发症

1.冠状动脉夹层　即由于明显的内膜损伤而在造影时显示不同程度的管腔内充盈缺损、造影剂向管腔外渗出或管腔内线状密度升高。造影检出率在20%～40%。病变在球囊扩张以后常引起轻微夹层,通常呈良性过程。但严重、复杂的夹层可引起急性血管闭塞而必须急诊CABG或导致急性心肌梗死,甚至死亡。大约4%的患者发生严重缺血并发症。对轻度无症状者无须特殊处理;对严重内膜撕裂、血管直径≤2.5mm者,可考虑原球囊低压再次持续(3～15分钟)加压扩张;产生低血压、休克等紧急情况或病变复杂难以处理时,应考虑急诊CABG。

2.冠状动脉痉挛　早年发生率为5%,近年已降至1.3%。主要和导管、导引钢丝和球囊的刺激有关。患者出现胸痛和ST段抬高,冠状动脉普遍变细。大部分患者痉挛可由药物缓解,不至于造成不良后果。但有部分病人可发生急性心肌梗死。处理应迅速退出导管、球囊和导引钢丝,及时向冠状动脉内注入硝酸甘油200～300μg,可重复应用。必要时含服硝苯地平(心痛定)5mg,或冠状动脉内注入维拉帕米0.1mg。

3.冠状动脉闭塞　可由冠状动脉痉挛、夹层和血栓形成或上述因素共同造成,应分别处理。发生率约5%,临床可表现为持续性心绞痛、急性心肌梗死,心电图示ST段抬高,冠状动脉造影发现血管完全闭塞。处理原则是冠状动脉内注入硝酸甘油;也可再次插入钢丝和球囊,在闭塞部位再次扩张,或必要时植入冠状动脉内支架;冠状动脉内注入t-PA或尿激酶以溶解血栓。上述处理难以奏效时,应考虑急诊CABG。

4.持久心绞痛　行球囊扩张时,多数患者体验到轻重不等的心绞痛,球囊抽瘪以后,心绞痛即可消失。少数患者(约5%)胸痛持续存在,用硝酸甘油不能缓解,其中一半与冠状动脉痉挛、夹层或闭塞有关,另一半与上述并发症无关。其治疗主要针对相关联的并发症。

5.急性心肌梗死　发生率为4%～5%。大多数由于冠状动脉夹层或急性闭塞所致,一部分与严重、长时间的痉挛有关,少部分患者在成功的PTCA后发生,可能由于扩张部位的血栓形成所致。处理原则同冠状动脉闭塞。

6.冠状动脉栓塞　发生率约0.2%。极少数患者由于手术中引导钢丝或球囊导管周围形成的血凝块脱落,或者冠状动脉粥样硬化斑块因导管碰撞或加压扩张而脱落,可造成远端血管栓塞。为预防其发生,术中应充分用肝素抗凝。在推送引导钢丝前进时,尖端应保持游离状态,避免碰撞斑块。一旦发生栓塞,可重新插入球囊导管,扩张栓塞都位,对血栓栓塞者亦可试行冠状动脉内溶栓治疗。

7.冠状动脉破裂或穿孔　发生率<0.1%。在进行PTCA的过程中,偶尔引导钢丝或球囊导管可穿破冠状动脉。导致心脏压塞或冠状动脉瘘。一般易发生于严重偏心性狭窄的患者和慢性完全闭塞病变使用较硬的引导钢丝操作时。为预防其发生,在推送引导钢丝过程中须谨慎操作,保持引导钢丝尖端在管腔内呈游离状态。一旦发生,需要进行急诊CABG并修复破裂血管。

8.心律失常　可因导管和球囊刺激或堵塞冠状动脉引起心脏缺血,出现室速及室颤,发生率约为2%。一旦出现应迅速将球囊及导管退出冠状动脉口,同时尽快施行电转复治疗。行右冠状动脉PTCA时,常引发缓慢型心律失常,应常规放置临时起搏器。

9.穿刺血管损伤并发症　主要是因穿刺血管(包括动、静脉)损伤或局部压迫止血不当产生的夹层、血栓形成、栓塞、出血、血肿、假性动脉瘤和动-静脉瘘等并发症,可引起严重后果,必须及时、正确地处理。

10.非血管并发症　是指与血管损伤无关的全身并发症,包括低血压、脑卒中、心功能损害和造影剂肾病。应及时发现,及时处理。

以上合并症是PCI中可以发生或较为多见的,对于冠心病患者PCI已积累了大量成功的经验与失败的教训。近年PCI中更注意到以下并发症:

一是无再流现象。是指PCI后冠状动脉原狭窄病变处无夹层、血栓、痉挛和明显的残余狭窄,但血流明显减慢(TIMI 0~1级)的现象。若血流减慢为TIMI 2级时,称为慢血流现象,发生率为1%~5%。多见于血栓性病变(如AMI)、退行性大隐静脉旁路移植血管病变的介入治疗和使用斑块旋磨术、旋切吸引导管以及人为误推入空气时。临床表现与冠状动脉急性闭塞相同。发生无再流现象时,死亡率增高10倍。其产生机制尚不清楚,可能与微循环功能障碍有关,包括痉挛,栓塞(血栓、气栓或碎片),氧自由基介导的血管内皮损伤,毛细血管被红细胞和中性粒细胞堵塞和因出血所致的心肌间质水肿。治疗措施为冠状动脉内给予硝酸甘油和钙拮抗剂(维拉帕米0.1~0.2mg,总量1.0~1.5mg;或地尔硫草0.5~2.5mg,总量5~10mg);循环支持(包括多巴胺升血压、主动脉内气囊反搏),维持血液动力学稳定;若为气栓,可通过引导导管加压注入动脉血,清除微循环内气栓子。

二是分支闭塞。较常见。小分支闭塞可无缺血症状,大分支闭塞则可引起严重的后果,如 AMI、急诊 CABG 或死亡。分支闭塞应以预防为主,原则上根据分支大小和分支开口本身有无病变来确定是否使用双钢丝技术保护分支,或对吻球囊技术扩张分支。对分支病变置入支架时应选用侧孔大的支架,以免影响分支,分支一旦闭塞,应再行扩张。分支病变处置入"Y"或"T"型支架因技术复杂、易损伤冠状动脉主支和再狭窄率根高,已很少使用。

死亡、AMI 和急诊 CABG 是冠心病介入治疗最严重的并发症,是冠状动脉损伤导致急性闭塞或濒临闭塞的结果。由于支架的广泛应用,其发生率已分别降至<1%、1%~2% 和 1%~2%。

目前,冠状动脉心肌桥开展介入治疗的病例还不够多,以上可供参考,以减少其并发症。

三、治疗效果

冠状动脉内支架植入术的成功率可达 95%。冠状动脉内支架植入术现已成为冠心病介入治疗最主要的手段和方式,80% 以上进行 PCI 治疗的患者置入了支架。冠状动脉支架,分为自膨胀型支架和球囊扩张型支架。后者又分为管状裂隙支架、缠绕型支架、环状支架、多式样支架和定制支架。按支架材料可分为不锈钢支架、镍-钛合金支架、钽支架等。要认真选择适合病人,根据病变血管特点选择合适的支架,细心准确,精心操作,严密观察,尽可能减少并发症的发生。

刘幼文等报道了 10 例孤立性心肌桥患者,有心肌缺血症状,经支架置入术后疗效观察。男 9 例,女 1 例,年龄 37~65(52±7)岁,均有较典型的心绞痛症状,其中临床诊断为不稳定型心绞痛 5 例,稳定型心绞痛 4 例,陈旧性心肌梗死 1 例。并发原发性高血压 4 例,高胆固醇血症 3 例。心绞痛发作时所有患者的心电图均有明显的 ST 段下移,发生的导联与心肌桥的部位相对应。4 例行核素心肌显像者均有动态心肌缺血,缺血部位与出现心肌桥的冠脉所灌注的心脏部位一致。本组有 7 例患者经足量的 β 受体阻滞剂和(或)钙离子拮抗剂治疗,心绞痛控制仍不满意。其余 3 例因平时自主心率多在 60 次/min 以下,故不适于 β 受体阻滞剂或钙离子拮抗剂的治疗。冠脉造影和支架术经股动脉实施。按常规方法操作。冠状动脉造影显示,8 例患者的心肌桥位于前降支的近中段,2 例位于前降支的中远端;收缩期血管的狭窄程度按 Nobel 分级均为 Ⅲ级,即收缩期壁冠状动脉狭窄程度 75%～100%,病变节段长度 8～20mm,冠状动脉内注射硝酸甘油后收缩期狭窄无明显变化。所有患者除前降支外,其他血管未见明显狭窄病变。术中选用的指引导管为 F_7 或 F_6 的 Judkins 指引导管。9 例于心肌桥处直接置入支架,1 例壁冠状动脉完全闭塞者则用直径 2.5mm 的球囊先行预扩张后再置入支架。支架长度的选择以能完全覆盖心肌桥的长度为准,按参照血管 1.0：1.1 的比例选择支架直径,本组选用的管状支架直径分别为 2.5、2.7 或 3.0mm。8 例为 penta 支架,2 例为 Cypher™ 支架。释放支架的压力为 911.9～1 215.9KPa,球囊扩张时间<l0s。所有患者在支架置入术前 24h 内均给予阿司匹林及氯吡格雷各 300mg,顿服。支架术开始时静脉给予肝素 10 000IU,术后 6h 继以皮下注射速必凝 0.4～0.6ml,每日 2 次,持续 1 周。术后阿司匹林每日 150mg 长期服用,氯吡格雷每日 75mg 服用 6 个月,常规加用他汀类调脂药物。10 例患者置入支架的成功率为 100%,术中即刻造影显示心肌桥压迫影像完全消失,管腔无残余狭窄。1 例患者术中尽管置入支架的过程非常顺利,但发生了冠状动脉穿孔,即刻造影可见造影呈片状向心肌内及心包内渗漏,后经原位长时间低压力球囊扩张封堵破孔,同时用等量鱼精蛋白静脉注射中和肝素,约 30min 后局部出血停止,继续观察 1h 无再出血迹象后结束手术。本组患者未见支架内血栓形成、急性心肌梗死或死亡等并发症。术后住院期间所有患者的心绞痛症状均明显减轻或完全消失。4 例术前行核素心肌显像有左心室前壁缺血者,术后 2 个月复查,其缺血征象消失。随访 4～13 个月,7 例保持无症状,3 例手术后 2～5 个月胸痛症状再发,其中 2 例程度较轻,且经药物可以控制,另 1 例胸痛发作频繁,药物难以控制,后经冠状动脉造影证实原置入支架处血管发生了 95% 的再狭窄(此例为前述发生冠状动脉穿孔的患者),后转外科做了冠状动脉搭桥处理。本组共有 3 例在支架术后 6～10 个月复查了冠脉造影。其中 1 例再发心绞痛,造影显示支架内再狭窄程度为 95%(冠脉穿孔患者);另 2 例无症状,其中 1 例再狭窄程度<20%(penta 支架),1 例再狭窄程度为 O(cypher™ 支架)。

戴启明等报道了经冠状动脉造影证实的 55 例心肌桥患者,除 1 例为右冠状动脉心肌桥外,其余均为左前降支心肌桥。男 39 例,女 16 例,年龄 38～78 岁,平均(61±11)岁。收缩期狭窄 30%～99%,平均(55±18)%,肌桥长度15～30mm,平均(24.5±3.5)mm。12 例有心绞痛症状,其收缩期狭窄均在 75% 以上,且其长度均在 20mm 以上。7 例症状较重的患者,在其左前降支心肌桥内植入 TAXUS 支架后症状消失,其余有症状的病例使用 β 受体阻滞剂可缓解心肌桥所致的心绞痛。12 例有心绞痛症状患者随访 1～3 年。无 1 例新发心肌梗死、心脏性猝死及左心功能不全。

四、冠状动脉支架内再狭窄

1995 年，Stables 首次报告冠状动脉内支架用于经药物治疗无效的严重心肌桥病人取得成功。支架可以对抗冠脉腔压力，使症状缓解，冠状动脉血流正常。1997 年，Klues 等报道了 3 例有症状的冠状动脉心肌桥病人成功植入冠状动脉内支架后，即刻血流动力学、冠状动脉造影及冠状动脉内超声改变和 7 周后良好效果。支架植入消除了冠状动脉腔压迫，舒张期血流异常和临床症状。CFR 从 2.4 ± 0.5 上升至 3.8 ± 0.3。7 周后冠状动脉造影发现冠脉腔径增大不伴有收缩期或舒张期减小，CFR 进一步增加，冠脉内超声未发现支架段近端或远端心内膜穿孔。所有病人有显著临床改善，伴有体力活动增加。其他学者也有心肌桥患者冠状动脉内支架术后有益的短期内冠状动脉和临床改善。Haager 等于 2000 年报道了 11 例冠状动脉心肌桥有症状的病人，成功地进行了冠状动脉内支架植入，在 7 周、6 个月、2 年随访病情稳定。在直接支架植入后，冠状动脉造影显示不存在收缩期压迫及血流异常。在 7 周冠状动脉造影显示 11 例病人中有 5 例（46％）显示支架内再狭窄，4 例接受了靶病变再血管化治疗，其中 2 例进行了 PTCA，另 2 例行 CABG，采用了乳房内动脉移植于左前降支。在 2 年时，所有病人均无心绞痛和心脏事件发生。Möhlenkamp 等报道了一组 25 例冠状动脉心肌桥患者，均接受了冠状动脉内支架治疗，在这些病人中有 50％病例发生了支架内再狭窄或与操作有关的严重合并症，认为与冠状动脉内舒张早期压力梯度增加有关。Bourassa 等报告，不同研究者报道的心肌桥患者冠状动脉支架植入后再狭窄率是不同的，从冠状动脉长度 25mm 至相对小的血管径，需要长期研究支架几何形态稳定性、支架内再狭窄病人的预后结果。

马辉等研究了心肌桥介入治疗后支架内再狭窄及其再次治疗效果的观察。作者选择了 2000 年 1 月～2004 年 2 月随机选择经冠状动脉造影证实冠状动脉前降支近段或中段有严重心肌桥，在硝酸甘油试验时肌桥血管收缩期狭窄≥95％，有劳累性心绞痛症状，心电图运动试验阳性者 17 例。男 11 例，女 6 例，年龄37～72(42±12)岁，合并 AMI 2 例。作为治疗组（A 组）。对照组（B 组），选择单纯前降支动脉粥样硬化严重狭窄（≥70％）者 59 例，男 45 例，女 14 例，年龄 41～81(58±13)岁，心绞痛者 51 例，AMI 者 8 例。二组均用冠状动脉非药物涂层支架。A 组选用支架直径比参考血管直径大 0.25～0.5mm，以保证贴壁良好，支架长度覆盖整个心肌桥。B 组常规行普通支架治疗。以支架植入后冠状动脉内径残余狭窄＜20％且无并发症为治疗成功的判断标准。所有病人术前及术后常规抗凝治疗,口服阿司匹林 0.1,每日 1 次;氯吡格雷 75mg,每日 1 次,服用 3 个月以上。术后应用低分子肝素 1 周。6~8 个月内复查冠状动脉造影,观察治疗前后的影像学疗效。术后冠状动脉造影支架内径狭窄>70％者判定为再狭窄。A 组 17 例严重肌桥病变本身行支架治疗,总共治疗 19 处,均位于前降支的中段。B 组病人 59 例中有 5 例未行冠状动脉造影随访,成功随访 54 例病人,共计治疗病变 63 处。两组支架治疗成功率 100％,两组支架植入后的血管内径比较有显著性差异(P<0.05),支架长度比较无显著性差异(P>0.05),见表 20-1。两组病人 20 个月内临床随访率均为 100％。A 组 6~8 个月内冠状动脉造影随访率为 100％;B 组 6 个月内冠状动脉造影随访率为 91.5％(54/59)。A 组 17 例中 8 例(47％)手术后 1 个月和 3 个月出现支架内再狭窄,7 例应用球囊扩张法治疗支架内再狭窄,1 例直接应用雷帕霉素涂层支架治疗,继续临床随访 6 个月。支架内再狭窄的 8 例中,7 例未再出现任何心脏不良事件,1 例因心绞痛发作再次行冠脉造影发现支架内再次狭窄,并行第三次介入治疗,应用雷帕霉素涂层支架后继续临床随访直至 20 个月,无症状。A 组另外 9 例(53％)术后 6~8 月复查冠状动脉造影无再狭窄。B 组成功随访的 54 例中,有 8 例在 6 个月内发生再狭窄(14.8％),其中 6 例再次行介入治疗,另 2 例行冠状动脉搭桥手术,临床随访至 20 个月,仅 1 例再出现心脏不良事件。A 组的再狭窄率(47％)显著高于 B 组(14.8％),P<0.05。

表 20-1　两组支架植入后血管内径及支架长度比较($\bar{x} \pm s$, mm)

	A 组(n=17)	B 组(n=59)
血管内径	3.18±0.19*	3.28±0.11
支架长度	16.72±6.84	16.89±5.67

注:两组比较* P<0.05

　　苏永才等进行了心肌桥对冠状动脉支架内再狭窄的研究。选择 2003 年 2 月~2006 年 2 月住院因冠状动脉粥样硬化狭窄行择期经皮冠脉成形术及冠状动脉支架植入术,植入雷帕霉素洗脱冠状动脉支架(Cypher TM)的 72 例冠心病患者,其中合并心肌桥组患者有 23 例,无心肌桥组患者 49 例。23 例合并心肌桥组患者的心肌桥均发生在左前降支中远段,冠状动脉粥样硬化狭窄病变发生在心肌桥近段的冠状动脉有 22 例患者,1 例冠状动脉病变发生在心肌桥远段的冠状动脉;其中按 Noble 分级方法,Ⅰ级有 8 例,Ⅱ级有 12 例,Ⅲ级有 3 例。49 例无心肌桥组患者中,有 38 例冠状动脉病变在左前降支中远段,有 8 例发生在回旋支,3 例在右冠状动脉。两组患者冠状动脉病变部位及病变类型差异无统计学意义。合并心肌桥患者共植入支架 32 枚,无心肌桥组患者共植入支架 56 枚,成功率为 100%。两组患者术后均正规治疗并随访记录不良心脏事件,术后 6~8 个月内复查冠状动脉造影。合并心肌桥组患者支架内再狭窄发生率为 30.4%(7 例),而无心肌桥组发生率为 10.2%(5 例),差异有统计学意义(P<0.05)。Logistic 回归分析表明,心肌桥是支架内再狭窄的强影响因素,其比值比是 1.955,95%可信区间为 1.154~3.314,P=0.0127。合并心肌桥组患者主要不良心脏事件发生率明显高于无心肌桥组患者(65.2% 和 18.4%,P<0.01)。

孙新海等进行了 64 层螺旋 CT 在冠状动脉支架置入术后评估中的价值研究。采用 64 层螺旋 CT 对 27 例冠状动脉支架置入术后的患者(共 47 个支架)进行 CT 冠状动脉成像,观察支架及其支架血管和非支架血管的通畅性。一般而言,支架内的密度与正常充盈对比剂的临近冠状动脉内的密度一致、支架两端血管无变细是支架通畅的直接征象。支架远端冠状动脉充盈充分,可间接提示支架通畅。支架变形、远端冠状动脉不充盈或充盈不良明显变细或呈断续状,常提示存在严重的支架内再狭窄。支架再狭窄包括支架内大于 50%的狭窄和支架边缘 5mm 范围以内的管腔狭窄。本组支架通畅 43 例,支架内狭窄 3 个、闭塞 1 个,支架前后血管狭窄 25 支(包括两近端狭窄 4 例),非支架血管狭窄 26 支。认为 64 层螺旋 CT 冠脉成像作为一种无创性影像学检查技术,应为冠状动脉支架评价的首选方法。

从上述国内外文献中可以看出,心肌桥内壁冠状动脉支架置入术后,再狭窄率明显高。心肌桥是支架内再狭窄发生的独立预测因素。亦有研究认为,支架内再狭窄与患者是否合并糖尿病、吸烟及是否行急诊冠状动脉介入术植入支架、支架长度及冠状动脉病变类型等因素有关。

冠状动脉心肌桥患者,对于孤立性心肌桥患者,肌桥内冠脉狭窄程度明显者,目前多采用冠状动脉支架置入术。不少文献证明,临床症状改善明显,近期疗效令人满意,但远期发生支架内再狭窄率较高,且还有一定风险和不足,如血管穿孔、手术费用高,对于多发肌桥所致的心绞痛缓解效果不佳。当出现支架内再狭窄时,可再次行血管成形术,远期效果仍令人满意,常选用柔韧性好、支撑力强的支架,使用药物洗脱支架有望可降低远期再狭窄率。故在选择介入治疗时,一定要持慎重态度。

第二节　心肌桥近端合并严重动脉粥样硬化病变的介入治疗

Ge 等用血管内超声显像发现,86％的心肌桥患者近端血管有粥样斑块。临床研究已发现,由于受肌桥收缩的异常血流动力学的影响,肌桥近端的血管易发生病变,出现血管痉挛、斑块和血栓等改变。

王宁夫等进行了心肌桥和心肌桥近端合并严重动脉粥样硬化病变的介入治疗疗效观察。试验组(A 组)为 2000 年 1 月～2003 年 12 月随机选择冠状动脉造影证实冠状动脉前降支近段或中段有严重心肌桥,且心肌桥近端合并动脉粥样硬化并狭窄≥70％的患者,在硝酸甘油试验时肌桥血管收缩期狭窄≥95％。心肌桥近端动脉粥样硬化病变的定义为心肌桥与动脉粥样硬化病变之间有 1.0cm 以上的正常血管。入选 28 例,男 19 例,女 9 例,年龄 60±13(41～77)岁。心绞痛 24 例,合并急性心肌梗死(AMI)4 例。

对照组为有症状心肌桥组(B 组):为单纯前降支近段或中段心肌桥不合并其他心脏病的患者,在硝酸甘油试验时,肌桥处血管在收缩期狭窄≥95％,心电图运动试验阳性,并有心绞痛症状。入选 16 例,男 11 例,女 5 例,平均年龄 42±11(37～72)岁,合并 AMI 者 2 例。另为单纯前降支动脉粥样硬化严重狭窄组(C 组)。单纯前降支近段或中段动脉粥样硬化严重狭窄≥70％,无心肌桥。入选 59 例,男 45 例,女 14 例,平均年龄 58±13(41～81)岁。有心绞痛者 51 例,AMI 者 8 例。对 28 例心肌桥近端动脉粥样硬化严重狭窄患者,行支架置入术,但不治疗心肌桥,应用普通冠状动脉支架,按标准方法进行;对 16 例有症状单纯心肌桥患者的心肌桥,行介入治疗,选用的支架直径要比参考血管直径大 0.25～0.50mm。对 59 例单纯前降支严重病变但无心肌桥的患者行常规行普通支架治疗。三组均成功行介入手术。A 组 6 个月内 4 例(14.3％)再狭窄,B 组 6 个月内 7 例(43.7％)出现再狭窄,C 组 8 例(14.8％)再狭窄。三组中再狭窄患者均再次接受介入治疗。A 组 4 例支架内再狭窄,3 例术前为心绞痛,在支架术后 2 个月时出现再狭窄症状,表现为劳力型心绞痛,另 1 例 AMI 在术后 5 个月时出现支架内完全闭塞,但因右冠状动脉代偿前降支远端,未发生再次心肌梗死。均再次行介入治疗,随诊直至 20 个月,无心绞痛症状发作。B 组 16 例中 7 例手术后 1 个月和 3 个月出现支架内再狭窄,再次球囊扩张后继续临床随访 6 个月。其中 6 例未再出现任何心脏不良事件;另外 1 例因心绞痛发作再次行冠状动脉造影发现支架内再狭窄,并行第三次介入治疗,应用雷帕霉素涂层支架后继续临床随访直至 20 个月,无症状。C 组 8 例在 6 个月内发生支架内再狭窄,其中 6 例再次行介入治疗,另 2 例行 CABG 术,临床随访至 20 个月,未再出现任何心脏不良事件。本研究表明,心肌桥近端严重动脉粥样硬化病变的介入治疗疗效未受心肌桥近端异常血流动力学的影响,是一种理想的介入治疗方法。但对于单纯肌桥病变的患者,应用支架置入术治疗病变的心肌桥血管,远期再狭窄率较高。但支架内再狭窄后,再次介入治疗仍可取得一定疗效。

第三节　心肌桥合并冠心病的介入治疗

一、适应证及相对禁忌证

(一)无症状或仅有轻度心绞痛(CCS 分级 Ⅰ 级心绞痛)

1. 非糖尿病患者,1 或 2 支血管病变,病变血管支配较大区域的存活心肌,负荷试验显示所支配区域心肌缺血,治疗成功的把握性很大,为公认的适应证(Ⅰ类)。

2. 伴有糖尿病,1 或 2 支血管病变,病变血管支配中等区域的存活心肌,负荷试验显示所支配区域心肌缺血,治疗成功的把握性很大,大多认为可行 PCI(Ⅱa 类)。

3. 3 支血管病变,病变血管支配中等区域的存活心肌,治疗成功的把握性很大,负荷试验显示心肌缺血的证据,可考虑 PCI,但其有效性尚待证实(Ⅱb 类)。

4. 病变血管仅支配较小区域的存活心肌,没有心肌缺血的客观证据,PCI成功的机会很小,临床症状可能与心肌缺血无关,存在导致并发症或死亡的高危因素,左主干病变,狭窄≤50%,属于相对禁忌证。

(二)中、重度心绞痛(CCS 分级 Ⅱ～Ⅳ 级心绞痛,不稳定性心绞痛、非 ST 段抬高心肌梗死)

中、重度心绞痛患者,多有明显的冠状动脉狭窄,药物治疗效果欠佳,血管重建治疗可以明显缓解心绞痛发作。如果患者同时有左心室收缩功能降低,血管重建有可能延长寿命。对于不稳定性心绞痛或非 ST 段抬高心肌梗死,尤其高危患者,支持早期冠状动脉造影和血管重建治疗。抗血小板药物、低分子肝素和他汀类调脂药,都有助于改善血管重建的效果。

1. 病变血管支配中一大区域的存活心肌,负荷试验显示明显心肌缺血,PCI成功的把握性很大,危险性小,为公认的适应证(Ⅰ类)。

2. 静脉桥局限性病变,不适于再次 CABG 者可行 PCI(Ⅱa 类)。

3. 2~3 支血管病变、中或高危病变,同时伴有左前降支近段病变,且合并糖尿病或左心室功能不全,虽可考虑 PCI,但有效性尚待证实(Ⅱb 类)。

4. 没有心肌损伤或缺血的客观证据,尚未进行药物治疗,支配较小区域的存活心肌,PCI 成功的把握性较小,发生并发症的危险性较高,狭窄≤50%,适合 CABG 的严重左主干病变,属于相对禁忌证。

(三) AMI

1. 直接 PCI。与溶栓治疗相比,梗死相关动脉再通率高,TIMI 3 级血流明显多,再闭塞率低,缺血复发少,且出血(尤其脑出血)的危险性低。与药物治疗比较,对 AMI 并发心源性休克患者,可明显降低 6 个月病死率。直接支架置入术在降低心脏事件发生率和减少靶血管重建方面优于直接 PTCA,可较广泛应用。

(1)伴有 ST 段抬高或新出现的完全性左束支传导阻滞(LBBB)的心肌梗死患者,能在发病 12 小时内施行 PCI;或是发病 12 小时后仍有症状者,由有经验的介入医生,在具备一定条件的导管室及时施行 PCI,为公认的适应证(Ⅰ类)。

(2)伴有 ST 段抬高或新出现的完全性 LBBB 的心肌梗死患者,发病 36h 内发生心源性休克,<75 岁,可以在休克发生 18 小时内由有经验的介入医生,在具备一定条件的导管室完成 PCI 者,亦为公认的适应证(Ⅰ类)。

(3)适合再灌注治疗,但有溶栓治疗禁忌证的 AMI 患者,可行 PCI 治疗(Ⅱa 类)。

(4)在心肌梗死急性期治疗非梗死相关动脉;已经溶栓治疗,目前没有心肌缺血的症状;发病已经超过 12 小时,目前没有心肌缺血的证据;术者经验不足。上述情况均属于相对禁忌证。

2. 溶栓后 PCI

(1)溶栓后仍有明显胸痛,ST 段抬高无显著回落,临床提示未再通或有再梗死证据者,为补救性 PCI 公认的适应证(Ⅰ类)

(2)心源性休克或血液动力学不稳定者可行 PCI(Ⅱa 类)。

(3)溶栓失败后 48~72 小时常规 PCI;溶栓成功后即刻 PCI 治疗狭窄的梗死相关动脉(TIMI 3 级血流),均属于相对禁忌证。

3. 急性期后的 PCI。AMI 患者出院前行冠状动脉造影,是安全、必要的,并根据情况做血管重建治疗是合理的。

(1)有自发或诱发的心肌缺血,持续血液动力学不稳定者,为公认的适应证(Ⅰ类)。

（2）左心室射血分数＜40％、左心衰竭、严重室性心律失常者，大多认为应行 PCI（Ⅱa 类）。

（3）PCI 开通闭塞的梗死相关动脉；或对所有非 Q 波心肌梗死患者行 PCI；或急性期出现过左心衰竭，但左心室射血分数＞40％者，也可考虑行 PCI，但其价值尚待证实（Ⅱb 类）。

（4）AMI 48h 内无自发或诱发的心肌缺血者，PCI 开通闭塞的梗死相关动脉属于相对禁忌证。

4.CABG 术后 PCI：

（1）CABG 术后 30 天内发生心肌缺血，为公认的适应证（Ⅰ类）。

（2）CABG 术后 1～3 年在移植血管上出现局限的病变，患者左心室功能良好；由于自体血管新病变引起的心绞痛，或心绞痛不典型，但有客观的心肌缺血证据；或 CABG 术后 3 年的静脉桥病变，也可行 PCI 治疗（Ⅱa 类）。

（3）静脉桥完全闭塞；或多支血管病变，多支静脉旁路移植血管闭塞，左心室功能受损，属于相对禁忌证。

以上是冠心病患者 PCI 的适应证及相对禁忌证。冠状动脉心肌桥患者合并冠心病有以下四种情况：①心肌桥轻，冠心病重，则遵循冠心病介入指南，选择合适病人进行 PCI 处理。②心肌桥重，冠心病轻，对心肌桥适合冠状动脉内支架术者则按常规进行，对冠心病则采用药物治疗。③心肌桥重，冠心病重，可同时介入治疗。④心肌桥轻、冠心病轻，采用药物治疗。

二、PCI 成功与操作要点

（一）PCI 成功

PCI 成功包括血管造影成功，操作成功和临床成功。

1. 血管造影成功　成功的 PCI 使靶部位的血管管腔明显增大。在支架广泛应用之前，一致公认的成功定义是，指残余狭窄＜50％，且获得 TIMI3 级血流。然而随着包括冠状动脉支架先进辅助技术应用，残余狭窄＜20％已成为理想血管造影结果的临床基准。

2. 操作成功　PCI 达到血管造影成功的标准，将同时住院期间无主要临床并发症（如死亡、心肌梗死、急诊 CABG）视为操作成功。CK-MB 比正常上限高 3～5 倍的非 Q 波心肌梗死有临床意义。

3. 临床成功　PCI 近期临床成功是指患者达到血管造影和操作成功后，心肌缺血症状和（或）体征缓解。远期临床成功要求长期维持近期临床成功的效果，操作后患者心肌缺血症状和体征持续 6 个月以上。再狭窄是近期临床成功而远期临床不成功的主要原因。再狭窄不是并发症，而是一种对血管损伤的反应。药物涂层支架使再狭窄率有明显降低。长病变及小血管病变易发生再狭窄。

（二）操作要点

冠心病患者进行 PTCA、冠脉内支架术，应遵循《经皮冠状动脉介入治疗指南》，按常规方法进行冠状动脉造影及 PCI 治疗。术前应掌握好适应证，避免禁忌证，做好各种必要准备；术中应精心操作，严格按操作规则，根据病情及病变的特点，选择合适的治疗，避免和及时处理好并发症；术后应严密观察、继续服药、定期复查，使患者安全、有效。

三、PCI 并发症及防治

可参照第一节关于合并症部分。力求把合并症降到最低限度，尽量避免严重合并症的发生。

程中伟等报告1例冠状动脉心肌桥患者经皮冠状动脉介入术，致冠状动脉破裂，引起缩窄性心包炎。患者，男性，45岁，因反复胸痛10个月、腹胀1个月于2006年2月6日入院。曾于2005年4月出现胸痛，与劳累无关，持续20分钟至2小时可自行缓解，每天发作2～3次。5月检查心电图正常，平板运动试验可疑阳性，考虑不除外"冠心病、心绞痛"。7月25日冠脉造影示前降支中段心肌桥，收缩期狭窄40％～50％，置入药物涂层支架1枚。置入支架后即刻出现左前胸剧痛、大汗，即刻造影示造影剂外漏，考虑血管破裂未予特殊处理，疼痛持续5天缓解，术后一直服用阿司匹林和氯吡格雷。患者出院后仍反复胸痛，性质同前。11月 ECG 示肢体导联低电压，广泛导联 T 波低平倒置；超声心动图示少至中量心包积液。2006年1月，患者自觉腹围增大，尿量减少，活动耐力下降，症状逐渐加重。入院查体左颈静脉充盈，肝颈回流征（＋），心界向左扩大、心率86次/分，腹膨隆，移动性浊音（＋），双下肢轻度可凹性水肿。入院后仍有胸痛发作，性质同前，每日1～3次。肝肾功能正常。腹部超声见腹腔积液。腹水检查黄色，细胞总数 $5600/mm^3$，白细胞 $42/mm^3$，黎氏试验阴性，ALB25g/L。肘静脉压 3.43KPa。胸部 CT 重建示心包明显增厚（图 20-1A）。UCG 示室间隔轻度抖动，下腔静脉增宽（23mm），吸气无变化，中至大量心包积液，心包增厚5～7mm（图 20-1B），回声增强，右室壁脏层心包活动僵硬，二尖瓣 E 峰吸气变化率为30％。考虑患者为缩窄性心包炎。2006年2月23日行心包剥脱术，术中见心包腔内大量棕红色液体，脏层心包厚约2mm，壁层心包厚约5mm。

通过本例报告,希望心脏介入医生严格掌握支架置入术指征,本例患者虽有心肌桥,但壁冠状动脉管腔收缩期狭窄属轻度(Ⅰ级),应以药物治疗为主,不需支架置入。对介入病人应避免并发症的发生,一旦发生与操作相关并发症,如冠状动脉破裂、心包积血,应给予恰当处理,不仅要考虑急性期结果,还要关注中远期预后。此病人支架置入术中就发现冠状动脉破裂,应根据患者症状及对血流动力学影响通过 uCG 监测积血量,及时引流,不应任其发展,否则血液在心包腔内机化后会引起心包增厚,进而引起心包缩窄。

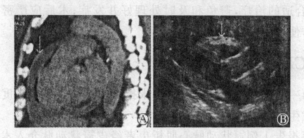

图 20-1　箭头所示为增厚的心包

A. 胸部 CT　　B. UCG

四、PCI 治疗效果

(一) PTCA 疗效

PTCA 的成功率最初为 $60\%\sim70\%$,随着导管的改进和技术的提高,目前已达 95% 以上。成功的患者心绞痛消失或显著减轻,心电图运动试验阴转或运动耐量明显提高,心肌血流灌注以及心肌功能恢复正常或明显改善。

PTCA 不仅近期疗效显著,而且远期疗效也是肯定的,不增加死亡或心肌梗死的发生,但大约 30% 病人发生再狭窄。

PTCA 术后再狭窄主要发生在术后 $3\sim6$ 个月内,其发生率为 $25\%\sim40\%$。主要临床表现为 PTCA 术后消失或显著减轻的心绞痛又复发,运动试验再度阳性或运动耐量减低。也有部分再狭窄病人无明确胸痛症状,而造影显示明确的再狭窄征象。随防造影显示,管腔狭窄直径增加 30% 以上;PTCA 所获得的管腔直径的增加,丧失 50% 以上;管腔狭窄直径从 PTCA 刚结束时的 $<50\%$,增加到 $\geq50\%$。ACEI 类药、阿司匹林、氯吡格雷、他汀类等药可减少再狭窄的发生率。PTCA 术后支架植入可使再狭窄的发生率下降 $10\%\sim20\%$,应用药物涂层支架,使再狭窄率又有明显下降。目前,血小板膜糖蛋白(GP)Ⅱ b/Ⅲ a 受体阻滞剂已开始用于 PTCA 术后的再狭窄,PTCA 术后基因治疗(如成纤维细胞

生长因子等)可预防再狭窄的发生。PTCA 后再狭窄的处理应根据病人的具体情况而定,通常可再次施行 PTCA。

(二)冠状动脉内支架植入术疗效

冠状动脉内支架植入术的成功率可达 95% 或以上,冠状动脉内支架植入术现已成为冠心病介入治疗最主要的手段和方法,80% 以上冠状动脉介入治疗的患者置入了支架。涂层支架的植入明显降低了支架内再狭窄率,进一步提高了疗效,改善了症状,减少了急性心肌梗死的发生率和病死率,减少了心脏事件的发生率。吕树铮等分析了冠心病患者应用雷帕霉素洗脱冠状动脉支架(Cypher TM)在真实临床条件下的应用效果,其报道 139 例患者在支架植入术后 6～8 月复查,冠状动脉造影显示再狭窄率为 10.1%。

从 1984 年,我国首例 PCI 开展以来,近十余年有了快速的发展,以 PTCA 和支架置入术为主体的 PCI 技术在我国发展十分迅速,每年完成例数以 30%～40% 的速度增长,而且效果十分显著。中国内地 2006 和 2007 年的 PCI 完成数量以超过 10% 的递增。目前 PCI 的成功率为 95% 右右,严重并发症减少,2007 年全国统计经注册的 PCI 治疗人数已达 144 673 例,平均每例患者置入 1.56 枚支架,其中 97.8% 为药物洗脱支架,在冠心病治疗中发挥着重要的作用,当然这与我国病人的实际需要比还有不少的差距。目前,我国各地之间的 PCI 发展很不平衡,设备条件及技术水平存在很大差距,需要进一步规范。培养更多合格的介入诊疗从业人员、规范实施国内介入诊疗机构和医师的准入制度,是解决我国心血管疾病诊疗体系矛盾的当务之急。冠心病的 PCI 丰富经验,为今后冠状动脉心肌桥的患者开展更多、更好的介入治疗提供了借鉴及经验。国内颜红兵等研究显示,STEMI 梗死相关动脉合并心肌桥患者直接 PCI 术后即刻前向血流改善较差,住院死亡率高(13%)和 6 个月主要心脏不良事件常见(19%)。因此,对 STEMI 梗死相关动脉合并心肌桥患者,行直接 PCI 术需要慎重。

参考文献

[1]姬尚义,沈宗林.缺血性心脏病.北京:人民卫生出版社,2005

[2]李占全,金元哲.冠状动脉造影与临床(第 2 版).沈阳:辽宁科学技术出版社,2007

[3]张鸿修,黄体钢.实用冠心病学(第四版).天津:天津科技翻译出版公司,2005

[4]《中华心血管病杂志》.心脑血管病治疗指南和建议.北京:中华心血管病杂志编辑部,2003

[5] 刘幼文,刘强,金光临,等.支架置入术治疗有心肌缺血症状心肌桥的疗效观察.临床心血管病杂志,2004,20(6):332～333

[6] 王宁夫,潘浩,童国新.心肌桥和心肌桥近端合并严重动脉粥样硬化病变的介入治疗疗效观察.中华心血管病杂志,2005,33(8):684～686

[7] 苏永才,张小乐,吴剑胜,等。心肌桥对冠脉内支架内再狭窄的影响。中国心血管病研究,2007,5(11):813～815

[8] 马辉,王宁夫,潘浩,等.心肌桥介入治疗后支架内再狭窄及其再次治疗效果的观察.《心脑血管病防治》,2007,7(4):229～231

[9] 孙新海,侯代伦,李娴,等.64层螺旋CT在冠状动脉支架置入术后评估中的价值.医学影像学杂志,2007,17(1):11～13

[10] 戴启明,马根山,冯毅,等.冠状动脉心肌桥55例临床分析.实用心脑肺血管杂志,2006,14(9):732～733

[11] Stables RH,Knight CT,McNeill JG,et al. Coronary stenting in the management of myocardial ischemia caused by muscle bridging. Br Heart J. 1995,74:90～92

[12] Möhlenkamp S,Hort W,Ge T,et al. Update on myocardial bridging. Circulation,2002,106:2616～2622

[13] Berry JF,Von Mering GO,Schmalfuss C,et al. Systolic compression of the left anterior descending coronary artary:a case series,review of the literature,and therapeutic options including stenting. Cath Cardiovasc Intervent. 2002,56:58～63

[14] Haager PK,Schwarz ER,vom Dahl J,et al. Long-term angiographic and clinical follow-up in patients with stent implantation for symptomatic myocardial bridging. Heart,2000,84:403～408

[15] Bourassa MG,Butnaru FA,Lesperance J,et al. Symptomatic myocardial bridges:Overview of ischemic mechanism and current diagnostic and treatment strategies. J Am Coll Cerdiol,2003,34:351～359

[16] KursaKlioglu H,Boarcin C,Iyisoy A,et al. Angiographic restenosis after myocardial bridge. Jap Heart T,2004,45:581～589

[17] 程中伟,张抒扬.心肌桥内经皮冠状动脉介入术致冠状动脉破裂引起缩窄性心包炎一例.中国介入心脏病学杂志,2007,15(1):46

[18] 吕树铮,宋现涛,陈韵岱.中国内地2006至2007年经皮冠状动脉介入治疗注册登记分析.中华心血管病杂志,2009,37(1):26

第二十一章　冠状动脉心肌桥的手术治疗

冠状动脉心肌桥患者，多数无症状不需要治疗。对于有症状、有心肌缺血征象的病人，多数首选药物治疗。对于经药物治疗无效的重症心肌桥患者，才考虑介入治疗或手术治疗。对于冠状动脉造影壁冠状动脉收缩期狭窄≥75％，舒张期仍有明显狭窄＞50％的患者，临床上有严重心绞痛样症状，程控电刺激或运动诱发心动过速时，心电图上有明显心肌缺血性改变，药物治疗不能缓解者，可以考虑手术治疗。冠状动脉心肌桥的手术治疗目前主要有肌桥松解术或称肌桥切断术及冠状动脉旁路移植术两种。手术方式要根据患者的病情及MB-MCA的特点选择决定。目前，国内外已开展此两类手术，积累了一定的病例，取得了有益的效果，具有一定的经验，仍须积累更多的病例，进行更深入研究。

第一节　心肌桥切断术

一、适应证与手术方法

（一）适应证

心肌桥切断术适用于表浅型，肌桥厚度＜0.5cm，长度短于2.5cm，冠脉造影显示壁冠状动脉收缩期狭窄Ⅱ、Ⅲ级，舒张期管径完全恢复正常，有心绞痛症状，有心肌缺血征象，经内科正规药物治疗效果不佳者。

（二）手术方法

在常温全麻下找到心肌桥，予以切除，彻底解除对冠状动脉的压迫，恢复其远端血流。多在全麻体外循环（CPB）下进行，主动脉阻断22～137min，平均（79.6±35.5）min；体外循环45～200min，平均（115.7±45.7）min；最低鼻温27.5～32.0℃，平均（29.7±1.8）℃。心肌保护液使用冷血停跳液。亦有在全麻非体外循环下手术。分离肌桥时要小心，以防出血和损伤冠状动脉。

单纯行心肌桥切除术者很少，往往与冠状动脉搭桥术或换瓣术同时进行。

二、合并症

可出现心脏体外循环下或非体外循环下手术合并症。有学者报道,1例全麻非体外循环下行肌桥切断术,肌桥切断后,出现右室破裂,改行体外循环下冠状动脉搭桥术(冠状动脉旁路移植术,CABG)术。

三、疗效

郭少先等报道了冠状动脉肌桥的外科治疗经验,选自1997年11月～2003年1月经冠状动脉造影16 518例,检出MB 74例,本组检出率0.45%。其中手术治疗15例(男10例,女5例),余均内科保守治疗。本组手术治疗者,所有心肌桥壁冠状动脉收缩期狭窄均>60%。15例分为A组4例,单发MB;B组11例,MB合并其他心脏疾病。A组3例有心绞痛症状,1例以室上性心动过速就诊;心电图有心肌缺血或梗死表现;心功能Ⅰ级3例,Ⅱ级1例。B组均有症状,多为心悸、气促、胸闷;其中5例心电图有心肌缺血或梗死表现;心功能Ⅰ级4例,Ⅱ级4例,Ⅲ级2例,Ⅳ级1例。除A组2例病人全麻非体外循环手术外,其余均在体外循环(CPB)下完成手术。MB行肌桥切断术和(或)冠状动脉旁路移植术(CABG),合并畸形同期手术。A组中1例全麻非体外循环中行肌桥切断后右室破裂,改行体外循环下CABG。B组11例中肌桥切断术5例,同时行二尖瓣成形2例,主动脉瓣置换,双瓣膜置换并三尖瓣成形,CABG各1例;CABG 6例,同时行二尖瓣置换2例,双瓣膜置换,二尖瓣置换并三尖瓣成形、升主动脉替换、左室流出道疏通各1例。A组左前降支MB 4处,纯缘支MB 2处,1例舒张期不能完全恢复正常。B组左前降支MB11处,后降支MB1处,2例舒张期不能完全恢复正常。A组肌桥长度[(4.1±2.7)cm]较B组[(2.1±1.1)cm]长,差异有显著性,P=0.035。两组病人年龄分别为[44.3±8.6]岁和(52.0±7.7)岁,肌桥收缩期狭窄程度分别为(80.0±13.0)%和(78.0±14.4)%,差异无显著性。术后早期(30d内)无死亡。A组无并发症。症状完全消失。B组1例二尖瓣置换和肌桥切断术后2h,出现急性前壁心肌梗死,行CABG后顺利恢复。8例病人随访2～8个月,心功能Ⅰ级7例,Ⅱ级1例。

黄晓红等报道了冠状动脉心肌桥合并其他心脏病外科治疗和随访观察的经验。选自1999年1月～2006年12月24例心肌桥合并其他心脏病患者,并进行了心肌切开术和(或)CABG术,合并其他心脏病同期手术。其中合并二尖瓣病变9例,主动脉病变3例,双瓣病变4例、冠心病及肥厚型心肌病各3例,升主动脉扩张及房间隔缺损各1例。患者平均年龄55.4岁,男17例,女7例。4

例合并高血压,1 例合并糖尿病。24 例患者冠脉造影显示前降支心肌桥收缩期狭窄程度均≥50%(程度为 50%~90%,平均 75%),其中 2 例除前降支心肌桥外,同时发现右冠状动脉心肌桥收缩期狭窄 90%。患者均有症状,多为心悸、气短、胸闷,其中 16 例有胸痛。15 例心电图有心肌缺血改变,2 例有陈旧性心肌梗死表现。NYHA 心功能Ⅰ级 8 例,Ⅱ级 13 例,Ⅲ级 2 例,Ⅳ级 1 例。所有患者均在全麻体外循环下完成手术。其中行心肌切开术 11 例,同时行二尖瓣成形、二尖瓣置换各 2 例,主动脉瓣置换 1 例,双瓣置换并三尖瓣成形 2 例,CABG术 3 例及房间隔修补 1 例。心肌桥行 CABG 术 13 例,同时行二尖瓣置换 3 例,二尖瓣成形 2 例,主动脉瓣置换 2 例,双瓣置换并三尖瓣成形 2 例,左心室流出道疏通 3 例,升主动脉替换 1 例。除 1 例外,其他 12 例均采用左侧乳内动脉与前降支吻合。手术成功率 100%,没有医院内死亡,所有患者均康复出院。1 例二尖瓣置换和心肌切开术后 2 小时,急性前壁心肌梗死行 CABG 术,顺利恢复。在行 CABG 术的 13 例病例中,除 1 例大隐静脉作桥血管外,其他均采用左侧乳内动脉与前降支吻合。术后进行随访共 22 例,2 例失访,随访率 92%,平均随访时间 38 个月(6~87 个月)。16 例患者无任何不适,另外 6 例偶有心悸、胸闷、气短等,但症状较手术前明显好转,均无胸痛发作,术后心电图未提示有心肌缺血改变。患者心功能明显改善,心功能Ⅰ级 15 例,Ⅱ级 7 例。所有 22 例患者在随访中未发生心肌梗死、死亡或需再次血运重建。

Binet 等首先报道了心肌切开术,该手术能够增加冠状动脉血流,恢复缺血部位的血供,从而消除临床症状。以后国内外不断有这方面报道。上述两篇文献介绍了心肌桥患者心肌切开术或 CABG 术及合并其他心脏病手术的经验。有作者认为,心肌桥表面心肌厚度小于 5mm,心肌桥长度小于 25mm,舒张期管径完全恢复正常者,适合于心肌切开术;反之,行 CABG 术。文献作者认为,采用何种手术方式,主要是要考虑心肌桥表面心肌的厚度及术者的经验,心肌桥的长度并非主要影响因素。心肌切开术具有一定风险,主要是由于走行于心肌内的冠状动脉行程难以预期。如果心肌桥表面心肌厚度大于 5mm,切开心肌、游离过深可能会切破右室前壁,引发出血;或心肌切开创面过大,止血困难,且不一定能完全松解。这点对于单纯的心肌桥患者,采用常温不停跳方法手术时,表现更为明显。CABG 手术简便易行,如果采用左侧乳内动脉行前降支肌桥旁路移植,远期通畅率高,可能更容易被大多数心外科医生接受。上述文献研究的是心肌桥合并其他心脏病的外科治疗,除心肌桥外,尚合并有其他心脏手术,需在体外循环、心脏停搏下完成。此时实施心肌桥表面的心肌切开较不停跳时相对容易操作,对于较浅的心肌桥可能容易完成。对于心肌桥深度大于

5mm 时,建议采用 CABG 术。当心肌桥合并其他需要手术治疗的心脏病患者,心肌桥收缩期狭窄大于 50%,可能导致心肌缺血时,应同期手术治疗。外科手术能有效改善心肌桥引起的心肌缺血,手术风险小,中、远期疗效满意。

第二节　冠状动脉搭桥术

一、适应证与禁忌证

(一)适应证

1. 冠状动脉心肌桥　适用于纵深型,肌桥厚度>0.5cm,长度>2.5cm,冠状动脉造影显示壁冠状动脉收缩期狭窄Ⅱ、Ⅲ级,舒张期狭窄>50%,有心绞痛症状,有心肌缺血征象者。

2. 冠心病

(1)无症状或有轻度心绞痛症状,但冠状动脉造影显示有明显的左主干病变(狭窄程度>50%);相当于左主干病变的前降支和回旋支近端狭窄≥70%;或 3 支血管病变的患者,尤其是左心室功能不正常(EF<50%)者等。

(2)稳定型心绞痛患者,冠状动脉造影显示有明显的左主干病变;或相当于左主干病变的前降支和左回旋支,近端狭窄≥70%;3 支血管病变伴左心室射血分数<50%;2 支血管病变伴左前降支近端狭窄和左心室射血分数<50%;无创检查证实,有心肌缺血者;内科药物治疗无效。

(3)不稳定型心绞痛,或有非 ST 段抬高心肌梗死患者内科治疗无效,或经冠状动脉造影显示有明显的左主干病变,或左前降支和回旋支近端狭窄>70%。

(4)左心功能低下的冠心病患者,冠状动脉造影显示有明显的左主干病变;左前降支和左回旋支近端狭窄≥70%;伴有左前降支近端病变的、2 支或 3 支血管病变者。

(5)急性心肌梗死后溶栓治疗无效者,应采取在 6 小时内行 CABG,有可能挽救缺血心肌的死亡。但 PCI 治疗有时比 CABG 更快更方便,且同样有效。

(6)有严重室性心律失常伴左主干病变,或 3 支血管病变的患者。

(7)PCI 操作过程中心电图显示急性心肌缺血,伴有血流动力学改变,或有顽固性心律失常者。

(8)PCI 失败后仍有进行性心绞痛或伴有血流动力学异常者。

(9)CABG 后内科治疗无效的心绞痛患者。

(10)冠状动脉造影中,冠状动脉夹层导致局限梗阻者。

(11)急性心肌梗死伴心源性休克,经内科治疗不能改善左室功能者。

(12)心肌梗死并发症治疗。包括室壁瘤、室间隔穿孔、乳头肌断裂、左心室破裂等。

经过40多年的临床实践,CABG已经成为被普遍接受的冠心病最有效的治疗方法之一。CABG手术的适应证应包括临床指征和解剖指征。其临床指征包括各种类型的心绞痛、心肌梗死及其相关并发症;解剖指征包括病变发生的部位,严重程度以及心肌梗死的面积等。在确定要进行CABG手术时,应充分考虑如下几个问题:①病人是否能从CABG手术获得最大益处,能在多大程度上提高生活质量,延长寿命。②仔细权衡手术的风险与手术可能获得的好处。③治疗费用的有效性(cost-effective),即CABG是否疗效最好,风险最低,费用最少(可从以后生命的全过程考虑,并非指本次手术的费用)。

(二)禁忌证

1. 全身情况太差

(1)严重心肺功能不全者,如心脏扩大显著,心胸比>0.75,左室射血分数<20%和(或)左室舒张压增高[>20~25mmHg(2.66~3.32KPa)],重度肺动脉高压,右心衰竭。

(2)肝肾功能不全、脑血管后遗症偏瘫。

2. 冠状动脉弥散性病变,且以远端冠状动脉为主,狭窄远端冠状动脉太细小(1mm以下)。

3. 陈旧性心肌梗死范围较大,核素及超声心动图检查无存活心肌。

高龄、合并慢性阻塞性肺疾患,高血压,糖尿病等,均不应视为手术禁忌证,经积极控制血压、血糖后,仍可以手术。

近年来,由于介入治疗的广泛开展,CABG手术的适应证与禁忌证已发生变化,并且随着医学技术的发展,还会相应发生变化。

三、手术方法与并发症

(一)手术方法

1. 常规冠状动脉旁路移植术(CCABG)　手术分两组进行,一组在上边开胸取ITA,另一组取大隐静脉或桡动脉移植血管。CCABG是在中低温体外循环下进行的,一般患者采取平卧位,正中切口,纵劈胸骨,切开心包悬吊。建立体外循环。在升主动脉远端插主动脉管,右心耳插双极静脉引流管,升主动脉插针连接"Y"型管,一端灌注停跳液,一端做左心引流,并行循环,降温。阻断升主动脉,心脏停搏并松弛即可开始移植血管与狭窄远端冠状动脉进行吻合。

2. 不停跳、非体外循环搭桥技术(OPCABG)　体外循环的应用,极大地推动了心脏外科技术的发展,但同时,体外循环造成的损伤,即"全身炎症反应综合征"引起的器官功能损害,也是心脏手术后并发症的根源。大约70%的术后并发症与体外循环有关,如凝血功能障碍、呼吸功能衰竭、肾功能衰竭以及神经系统症状等。

20世纪80年代后期出现的不停跳、非体外循环搭桥技术,由于围手术期并发症明显减少、患者术后恢复快、住院费用低等优点,得到很高的重视。以这一技术为主的微创心肌血运重建术正在成为冠心病外科治疗的重要方法。

OPCABG较CCABG适应证明显拓宽。对于有肝、肾、肺功能障碍,全身凝血机制或免疫功能异常,或有严重主动脉粥样硬化而不适于接受CCABG的患者,可以考虑行OPCABG。但是OPCAB也有其局限性,一般冠状动脉直径较细;吻合部位较深,位于心脏侧面、后面;心室大,血流动力学不稳定,耐受不了搬动的心脏,不适合用OPCAB。其禁忌证如下:①巨大心脏、C/T>0.75、LV>73mm。②严重心律失常。③左主干严重病变合并右冠状动脉闭塞。④心脏不能耐受搬动,一搬动即出现血压低、心律失常。⑤合并心内手术。

移植血管的提取同常规体外循环下搭桥。不停跳搭桥病人全身所需肝素用量为常规体外循环所需的1/3;常规开胸,开胸后用专门的固定器对所需搭桥的冠脉固定,切开冠脉。

3. 微创CABG　由于近年来非体外循环下停跳技术的发展,以及器械的进步,使得微创、心肌血运重建成为可能。它集中体现在手术切口一般长7~9cm,明显小于常规手术。微创CABG一般常采用左胸前外侧切口,做LAD或对角支搭桥;右胸切口搭RCA;移植血管多采用ITA,在胸腔镜辅助下取得。微创CABG具有组织损伤较小、出血少、伤口小、恢复快、住院日短、费用低的优点。但它存在手术野较小,技术难度较大,供选择搭桥的血管有限,少数术中改行CABG的缺点。

CABG由于大量的临床实践,技术有了很大进步。我国某些大的心脏中心,已达到国际先进水平。随着CABG手术医师队伍的不断扩大,麻醉和手术技术的改进,某些先进器械和设备的应用,微创冠状动脉搭桥术所占比例会越来越大,CABG手术越来越朝着微创和无创方向发展。

(二)手术并发症

CABG是一种要求高度精确的手术,术中需要准确决断,如主动脉插管的位置,心肌保护方法的选择,冠状动脉吻合口的位置、大小、数目,移植血管的材料和长度等。手术操作要轻巧、快捷,吻合口要精确、严密。同时,手术中还可能遇到各种各样的困难。如处理得好,绝大多数患者可顺利康复。如缺乏认识、经验,或处理失当,可导致严重或致命的并发症。关键在于积极预防和处理。

1. 心律失常 较为常见,多为室上性心动过速或心房颤动(20%～30%,术后2～3天为发病高峰,相关危险因素包括老年男性、心肌桥的数量、右冠病变、左侧乳内动脉的应用和主动脉阻断时间等),也可见室性期前收缩。应尽早去除病因,静脉注入胺碘酮,可有效地控制心律失常,如系室性期前收缩,应给予利多卡因等治疗。

2. 围手术期心肌梗死 发生率2.5%～5%。CABG术后远期心肌梗死发生率3年为10%,15年为26%～36%,应及时发现,积极处理。

3. 术后出血 发生率<1%。术中要避免严重的损伤和确切的止血。

4. 低心排血量综合征 由于患者术前心功能差、肺动脉高压,术中同时进行其他手术如瓣膜置换等,而致手术时间长,或因手术者技术欠佳,心肌保护不好,主动脉阻断时间过长,心肌缺血解除不满意等。一旦发生,要积极治疗密切监测。

5. 心包压塞 如患者术后出血,引流不畅,应积极开胸探查,解除心脏或对冠状动脉移植血管的压迫,彻底止血,左胸腔置引流管。

6. 术后猝死 10年为3%,合并左心功能低下,发生率明显增高。

7. 精神行为异常 术后较为常见,约3/4的患者有,大多轻微。脑栓塞发生率在0.5%,老年患者为5%～8%。

8. 切口感染 患者脂肪多,抵抗力差,合并糖尿病,术中伤口污染,伤口内止血不彻底,缝合不严密,留有死腔,可导致胸部切口或下肢切口感染,应及时清创和全身使用抗生素治疗。

9. 气胸、血气胸 很少发生,及时胸腔穿刺,引流。

10. 呼吸系统并发症 可致患者术后呼吸功能不全、肺不张或合并感染,及时进行相应处理。

11. 其他 心力衰竭、呼吸衰竭、电解质紊乱、体循环及肺循环栓塞、移植血管闭塞和硬化等。早期发现、正确处理,及时恢复。

四、手术疗效

CABG术在西方国家已成为一种最常见安全的心脏直视手术,在美国每年有 35 万～40 万患者接受 CABG 术,约占整个心脏手术的 70％以上。我国开展此手术已 30 余年,有了许多发展,特别是近几年发展迅速,积累了宝贵的经验。

（一）心绞痛缓解

一般认为,手术后 80％～95％患者心绞痛发作的程度或频度得到缓解或减少,生活能力改善,至少 75％患者在早期心绞痛完全消失。有资料显示,CABG 术后 1 个月、1 年、5 年、10 年和 15 年,心绞痛缓解率分别为 99.7％、95％、83％、63％和 37％。手术 3 个月后和 4 年后,是心绞痛可能复发的两个时期。一般冠状动脉搭桥术后,远期心绞痛缓解率为 90％左右,早期复发多由于冠状动脉桥阻塞或再血管化不完全引起,晚期则由于自身冠状动脉硬化的进展和冠状动脉移植血管狭窄或堵塞所致。

（二）心电图变化

目前认为,有 64％～86％的患者术后心电图检查心肌缺血程度减轻。

（三）提高运动耐力改善工作能力

CABG 术后 3～10 年,运动耐受力较非手术者明显改善,运动测验显示 75％患者术后运动耐力增加。术后＞50％患者恢复工作能力。CABG 术后,患者心绞痛症状缓解,心功能改善,生活质量提高。1 年后,除老年、体弱者外,大部分患者可恢复工作能力。

（四）延长患者生命

通过 30 多年的努力,冠状动脉旁路移植术可以延长患者生命已有了肯定的回答。分析结果认为,单支病变者手术治疗的效果与内科治疗者无明显差别,多支病变和左冠状动脉主干病变者,外科治疗者寿命较内科治疗者长。

（五）手术死亡率下降

目前,在西方发达国家,CABG 术死亡率降至 3％以下。手术死亡率与病例的选择,医院的条件,手术的时间,特别与手术技巧有关。随着近年来 CABG 术的不断开展,其临床价值亦越来越明显,手术死亡率由 1970 年以前的 5％～12％,目前已降至 1％左右,成为治疗冠心病的一种十分安全有效的手术方法。

（六）远期存活率提高

总体而言,CABG 手术的 1、5、10、15、20 年存活率分别为 95％、95％、75％、55％、40％,23 年的存活率是 38.5％。高龄患者(65～75 岁)的 10、15 年存活率是 54％、33％。亦有报告,1 个月、1 年、5 年、10 年、15 年以上生存率为 94％～99％、95％～98％、80％～94％、64～82％、60％。这与患者手术年龄、病情轻重、术后自我保护意识增强与否有关。手术远期效果受患者本身血管病变及冠状动脉移植血管是否发生再狭窄等因素的影响,手术 6 年后死亡率逐渐增加,患者多死于心脏原因,其他原因死亡者占 25%。

(七)移植血管通畅率

一般为 65%～90%,且不同的血管其通畅率不同。最常用的血管桥是大隐静脉和内乳动脉。大隐静脉的早期通畅率为 88%,1 年、5 年和 15 年以上通畅率分别为 81%、70% 和 50%,其阻塞率大约是 2.1%/1 年;内乳动脉的远期效果明显高于静脉桥,1 年和 10 年通畅率分别为 95.7%、90% 以上,而且其存活期明显高于应用静脉桥的患者。内乳动脉通畅率最高,10 年在 90% 以上,完全堵塞的时间还不清楚。乳内动脉之所以通畅率高,可能和其内皮功能及所分泌的某些因子、前列腺素有关。大隐静脉可发生内膜增厚和动脉硬化,1 年内静脉吻合口近端狭窄可达 20%,5 年可达 25%,血栓形成亦可发生,10 年通畅率在 50% 左右。如吻合在前降支,其通畅率会高于吻合的小的冠状动脉和瘢痕区的靶血管。

(八)再次手术

随着 CABG 手术增多,再次行 CABG 术已成为临床面临的问题之一。再次手术的发生率在 5 年、10 年、15 年分别为 3%、11%、33.2%,近年择期手术的病死率并不高于首次手术。静脉桥的狭窄或阻塞,5%～10% 发生于 1 年内。吻合错误,血管损伤,血流量低,病情进展等,均可能引起狭窄。静脉桥的长度不够或过长导致扭曲,静脉内皮损伤,均可形成血栓,静脉瓣亦可能有影响,可致静脉狭窄,需要再手术治疗。根据不同的报告,97% 的患者 5 年内免于再手术,90% 和 65% 患者分别在 10 年和 15 年内免于手术。乳内动脉的使用,使再手术率下降,年轻患者再手术率增加。89% 的患者再手术后可望缓解症状,10 年生存率为 65% 左右。再次手术危险性是第一次手术的两倍,冠状动脉左主干疾病、3 支以上病变狭窄和左室功能不全,是最重要的危险因素。

(九)再梗死

除了发生围手术期心肌梗死,有作者报道,96% 的患者术后 5 年和 64% 的患者术后 10 年不会发生再梗死。

(十)左室功能

65% 的患者术后左室功能明显改善,缺血心肌由于得到了血液供应,使挫抑和冬眠心肌功能恢复,节段心肌收缩能力增强。1 年后会更明显。但如再血管化不完全或吻合口不通畅,会影响心功能的恢复。左室舒张功能在手术后改善更快。

（十一）与内科药物治疗的比较

CABG 组的无症状生存期要明显高于药物组，而对于有高危因素的患者，CABG 组的远期存活率和生活质量都要明显高于药物组。

（十二）与 PCI 的比较

CABG 的优点是有更加明确的中期疗效；术后心绞痛发生率低，需再次血管化少；抗心绞痛用药减少。许多大组研究报道表明，3 支及 3 支以上冠状动脉病变的患者，CABG 的疗效明显优于介入治疗。而左主干病变的患者无论有无症状，均应首先考虑手术治疗，药物和介入治疗都很危险。如合并其他分支病变，有心绞痛症状和左室射血分数下降，更应积极手术治疗。

刘继红等报道了微创冠状动脉搭桥治疗冠状动脉肌桥 2 例的经验。患者系 2005 年 5 月～8 月住院病人。病例 1 为女性，45 岁，活动后胸闷气短、心前区痛半年。查体双肺呼吸音粗，未闻啰音。心脏听诊未闻及杂音。超声心动图示心脏各瓣膜及房室结构无异常，舒张功能减弱，左心室射血分数 0.56。运动试验提示，$V_{2\sim4}$ 异联 ST 段压低 $>0.1mV$。冠状动脉造影示冠状动脉呈右优势型，前降支于第一对角支后有长约 4.5cm 的收缩期狭窄，最重处大于 90％，舒张期恢复正常，其余冠状动脉造影无异常。入院诊断为冠状动脉前降支肌桥。2005 年 5 月经胸骨下段切口，长约 8cm，胸骨正中锯开至第三肋间向左侧横断，游离左侧乳内动脉，以弹簧线阻断前降支近端和远端，心脏局部稳定器固定前降支，行乳内动脉至前降支肌桥远端冠状动脉搭桥术。病例 2 女性，50 岁，活动后心前区痛 1 年。查体心脏无异常发现。超声心动图示心脏各瓣膜及房室结构无异常，心脏舒张功能减弱，左心室射血分数 0.48。运动试验提示 $V_{1\sim4}$ 导联 ST 段压低 $>0.1\ mV$。冠状动脉造影示冠状动脉前降支第 7 段长约 3.5cm 的狭窄，舒张期管腔通畅无狭窄，收缩期狭窄程度最重处达 85％。入院诊断为冠状动脉前降支肌桥。2005 年 8 月行冠状动脉旁路移植术。手术方式完全于病例 1 相同。两例患者术后顺利康复出院，心肌缺血症状完全消失，随访至今一般情况良好。采用小切口 CABG 术治疗冠状动脉前降支肌桥，简便易行，且效果确实可靠。文献报道，小切口采用左前外侧切口，本文 2 例均采用胸骨下段小切口，该方法内乳动脉非常容易获得，显露方便，值得推广。

杜奇容等报道了 1 例微创冠状动脉旁路移植术治疗左前降支心肌桥的经验。患者，女，76 岁。因反复胸痛、胸闷 1 年，加重 2 日余入院。患者反复发作胸痛，多在劳累后发作，呈心前区压榨感，发作时大汗淋漓，无放射痛，持续数分钟即好转。因胸痛、晕厥 1 次来我院就诊，以冠心病、心绞痛收入心内科。患者有高血压、高血脂病史。冠状动脉造影检查显示前降支中段心肌桥,心肌桥呈80%～90%狭窄(图21-1),长度约2.7cm(图21-2),其余冠状动脉正常。出院后给予药物治疗,每周仍发作心前区疼痛2～3次。2006年8月8日因再次出现胸痛、胸闷来院急诊,经本科会诊考虑手术治疗。入院临床诊断为前降支中段心肌桥,高血压。2006年8月14日在心脏不停跳下行CABG术,术中以大隐静脉吻合至前降支中段的远端。术后患者胸闷、胸痛症状消失,随访1年无不适。

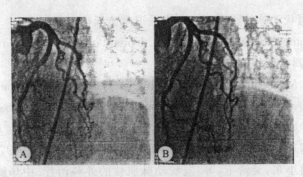

图21-1 左冠状动脉造影(左前斜位+头位)

注:A为左前降支心肌桥;B为舒张期左前降支正常

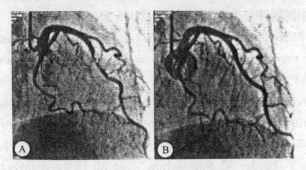

图21-2 左冠状动脉造影(右前斜位+头位)

注:A为左前降支心肌桥;B为舒张期左前降支正常

微创小切口的操作是心脏外科发展的趋势与方向。其效果直接体现在避免了体外循环及心脏停搏带来的缺血再灌注损伤,减少了传统手术切口带来的痛苦及相关并发症,同时更符合美观的理念追求。

参考文献

[1] 姬尚义,沈宗林.缺血性心脏病.北京:人民卫生出版社,2005

[2] 李占全,金元哲.冠状动脉造影与临床(第2版).沈阳:辽宁科学技术出版社,2007

[3] 张鸿修,黄体钢.实用冠心病学(第四版).天津:天津科技翻译出版公司,2005

[4] 吴清玉.冠状动脉外科学.北京:人民卫生出版社,2004

[5] Möhlenkamp S,Hort W,Ge J,et al. Update on myocardial bridging. Circulation,2002,106:2620

[6] Bourassa MG,Butnaru FA,Lesperance J,et al. Symptomatic myoardial bridges:Overview of ischemic mechanism and current diagnostic and treatment strategies. J Am Coll Cardial,2003,34:358

[7] 张志寿,杨瑞峰.冠状动脉心肌桥的研究进展.心脏杂志,2009,21(3):419

[8] 郭少先,吕小东,吴清玉,等.冠状动脉肌桥的外科治疗.中华胸心血管外科杂志,2004,20(5):300

[9] 黄晓红,王永云,许建屏,等.冠状动脉心肌桥合并其他心脏病外科治疗和随访观察.中国循环杂志,2007,22(4):229～301

[10] Barylei MM,Tirilomis T,Buhre W,et al. Off-pump supraaterial decompression myotomy for myocardial bridging. Heart Surg Forum,2005,8:E49～54

[11] pratt Jw,Michler RE,pala J,et al. Minimally invasive coronary artery bypass grafting for myocardial muscle bridging. Heart Surg Forum,1999,2:250～253

[12] Juilliere Y,Berder V,Suty-selton C,et al. Isolated myocardial bridges with angiographic milking of the left anterior descending coronary artery:a long term follow-up study. Am Heart J,1995,73:462～465

[13] 杜奇容,王宜青,陈德海,等.微创冠状动脉旁路移植术治疗左前降支心肌桥一例.中国胸心血管外科临床杂志,2008,15(3):240

[14] Berry JF,Von Mering GO,Schmalfuss C,et al. Systolic compression of the left antering descending coronary artery:a case series,review of the literatus,and therapeutic options inducing stenting. Catheter Cardiovasc

Interv,2002,56:58～62

[15] 刘继红,何学志,庄熙晶,等.微创冠状动脉搭桥治疗冠状动脉肌桥二例.中国循环杂志,2007,22(4):318

[16] 张志寿.冠心病专家门诊150问.北京:人民军医出版社,2005

[17] AI-Ruzzeh S,George S,Yacoub M,et al. The clinical outcome of off-pump coronary artery bypass surgery. Eur J Cardiothorac Surg,2001,20(6):1152～1156

[18] Buffolo E,de Andrade CS,Branco J N,et al. Coronary artery grafting without cardiopulmonary bypass. Ann Thorac Surg,1996,61(1):63～66

第二十二章　冠状动脉心肌桥的预后

第一节　临床意义

由于冠状动脉心肌桥在普通的人群尸检中发现率很高,有的为 5.4%～85.7%,有的为 15%～85%,亦有 40%～85%,多数>50%。因此,长时期以来,人们认为是一种良性的解剖变异。尽管这种畸形在出生时就存在,但通常在 30 岁以后才表现出症状。而且在冠状动脉心肌桥人群中,多数没有症状,人们常认为是一种良性病变。通常当一个心绞痛的患者,尤其是中、青年患者无常见的冠心病危险因素和心肌缺血的证据时,要考虑到冠状动脉心肌桥。但是,并不是所有心肌桥患者都有心肌缺血的客观征象,因为大多数情况下是由于严重变异的结果。

为了评价孤立性心肌桥的临床意义,Kramer 等回顾了 658 例冠脉造影和左室功能均正常的病人,结果发现 81 例(12%)患者有左前降支的心肌桥。在这 81 例中,仅仅有 11 例收缩期管腔直径狭窄大于 50%,而 15 例有典型的心绞痛发作。但有关闭塞的长度未做报道。有三分之一(25/81)的患者做了运动诱发试验,试验中有 3 例心肌缺血阳性,随访 5 年,生存率为 95%,且无心源性猝死的发生。另有研究报道 28 例孤立性心肌桥随访 11 年,根据收缩期狭窄的程度分为两组,即小于 50%(15 例)和大于 50%(13 例)两组,在随访期间无 1 例心肌梗死发生。Juilliere 等对 61 例患者,进行长达 11 年的研究,发现无论收缩期压迫是否大于 50%,随访中无一例出现心肌梗死或与心脏疾病相关的死亡。

随着人们对冠状动脉心肌桥认识的深入,其临床意义的重要性已为广大临床医师所接受。心肌桥的临床表现无特异性,尤其是中老年伴冠心病易患因素的人群,更容易长期被误诊误治为冠心病,使病情延误甚至加重恶化。患者的心肌缺血表现可随着冠状动脉受累程度或合并冠状动脉粥样硬化等情况逐渐加重。近年有不少报道,冠状动脉心肌桥不仅可出现各种类型心绞痛,而且可以发生心肌梗死、急性冠状动脉综合征、心肌顿抑、左心功能不全、室间隔穿孔、恶性心律失常,甚至猝死。这是由于心肌桥冠状动脉血流动力学特点表现为为周期性收缩期血管压缩,伴有局部的峰压,持续的舒张期直径减少,增快的血流速度,衰减的血流以及冠脉血流储备的减少,这些特征可以解释心肌桥病人出现的症状和缺血发作。心肌桥部位冠状动脉受压可用一个病理过程以示受压程度的演变,即心绞痛→心动过速→心律失常→心肌缺血→心肌梗死→猝死。心肌桥可使其压迫的冠状动脉结构发生变化,血流动力学出现明显异常,并可导致不同程度的心脏事件的发生,从而揭示了心肌桥的临床意义。

姚道阔等报道了1例心肌桥引起急性心肌梗死伴晕厥报道。患者,男,57岁,因突发晕厥2次,胸闷、胸痛1日,于2006年2月10日入院,诊断为急性前壁心肌梗死、血管迷走性晕厥。冠状动脉造影示左前降支(LAD)中段可见2处肌桥。造影过程中出现晕厥,心率60次/分钟,血压40/20mmHg,经用多巴胺后3min血压恢复至100/60mmHg。该患者心肌桥血管近端无明显冠脉病变,决定进行药物治疗,并进行随访,病情稳定。

蒋艳伟等报道了心肌桥猝死1例。患者,女,26岁。某日因感头痛、流涕、发热,以"感冒"自购药物治疗。次日中午开始发生抽搐、神志不清,于12时20分被人送医院抢救。入院查体:血压115/84mmHg,脉搏92次/分钟,律齐,昏迷状,颈软,双瞳孔等大、等圆,对光反射灵敏。诊断"抽搐原因待查"。经医院抢救治疗无效,于当晚7时40分死亡。死后2天尸检。心重275g,左心室壁厚1.3cm,右心室壁厚0.3cm;左冠状动脉前降支距起始部0.5cm开始进入室间隔肌层内行走,壁冠状动脉走约1.0cm后向外穿出,肌桥厚1.2cm,壁冠状动脉直径0.1cm。镜下部分心肌细胞肥大,部分心肌横纹不清或消失,左心室前壁部分心肌是灶性收缩带状坏死,心尖部肌纤维灶性纤维化,心脏传导系统检查未见明显异常。双肺重960g,表面光滑,切面淤血;镜下肺呈灶性水肿、气肿及出血。鉴定结论为左前降支心肌桥致急性心功能衰竭死亡。

从以上临床资料中可以看出,多数冠状动脉心肌桥的临床过程是良性的,但是发生急性冠状动脉事件的报道仍时有发生,值得临床医师高度重视,对有症状的冠状动脉心肌桥患者应积极治疗,密切观察、防止不良事件的发生。目前尚缺乏大样本、多中心有关壁冠状动脉收缩期和舒张期狭窄都很重、症状明显、心肌缺血证据充足,经过积极的治疗患者长期随访调查的资料,以得出权威性的结论。

第二节　预后的影响因素及预防

因为冠状动脉心肌桥在普通人群尸检中发现率很高,因此被认为是一种良性的解剖变异。多数患者无临床症状,一般预后良好。孤立性心肌桥患者长期预后良好,5年生存率97.5%。一组左前降支心肌桥的患者,11年的生存率为98%,未见与冠状动脉心肌桥相关的死亡。有些患者有心绞痛、心肌梗死、心律失常等症状,经药物、介入或手术治疗后,也有发生猝死者。故对冠状动脉心肌桥患者的预后,应作进一步的分析、研究,以期进一步改善患者的预后,防止或减少心脏事件的发生。

一、影响预后因素

(一)心肌桥的解剖结构

1. 表浅型与纵深型　表浅型,是指壁冠状动脉位于浅表的心肌,厚度一般不超过2mm,一般不会引起肌桥段冠状动脉收缩期狭窄。

纵深型,是指壁冠状动脉位于较深的心肌之中,厚度常常在2mm以上,可能压迫并扭曲血管,不仅导致收缩期壁冠状动脉狭窄,血流灌注减少,而且影响舒张早中期血流,从而导致心肌缺血。

表浅型比纵深型预后要好。

2. 单发型与多发型　单发型,一个心脏系只有一个心肌桥,大多数为单发型,常见于左前降支冠状动脉。

多发型,一个心脏有2个或以上的心肌桥,较少见。

单发型比多发型预后要好。

3. 心肌桥的长度、宽度、厚度　心肌桥的长度从4mm至40mm不等,宽度从10mm至30mm不等,厚度从1mm至4mm不等,心肌桥越长,其厚度就越大。对血流动力学影响愈明显。有作者将心肌桥的厚度视为决定血管收缩期狭窄程度的指标之一,但是肌桥具体多厚时才能引起临床症状的心肌缺血尚不明确。

4. 心肌桥肌束位置　心肌纤维与冠状动脉的夹角近似直角者最多,成斜角者较少,近平行者更少。心肌桥的位置离冠状窦越近,心肌桥对血管的压迫作用越明显。心肌桥的肌束位置与走向会影响收缩期压迫程度,当肌纤维横向跨过血管朝向心尖及心肌桥较深围绕前降支近段时,管腔受压程度重。有时心肌桥不仅仅覆盖冠状动脉,有研究发现心肌桥可同时跨过动脉和静脉,当剧烈运动时,可以引起心肌缺血和血流同流,导致心肌供氧不足。

(二)壁冠状动脉受压程度

根据冠状动脉造影,Nobel将壁冠状动脉收缩期狭窄按程度由轻而重分为3级。Ⅰ级狭窄<50%,Ⅱ级为50%~75%,Ⅲ级>75%。从预后角度考虑,应该是狭窄程度轻,预后好;狭窄程度重,预后差。

(三)临床有无症状

按临床上有无症状,冠状动脉心肌桥可以分为以下三型:单纯型,各种医学检查诊断有心肌桥的存在,但没有临床症状,最多见;功能型,指在排除其他心脏病变或存在不足以引起明显心肌缺血症状的心脏病变的情况下,发现的心肌桥,较少见;混合型,存在心肌桥同时合并其他心脏病变,如冠状动脉粥样硬化或肥厚型心肌病并有临床症状,不少见。有时单纯型会向功能型和混合型转化,其演变趋势值得重视。一般来说,单纯型预后良好。

(四)孤立性心肌桥或合并其他冠脉或心脏病变

1. 孤立性心肌桥　孤立性心肌桥患者长期预后良好,5 年生存率 97.5%。一组左前降支心肌桥的患者,11 年的生存率为 98%,未见与 MB 相关的死亡。Juilliere 等 8 年期间连续冠状动脉造影,发现有左前降支心肌桥 61 例,检出率 0.82%(0.41%~1.16%/年)。对 28 例孤立性心肌桥有收缩期压迫的患者进行了长达 11 年的预后研究。根据壁冠状动脉收缩期受压程度分为两组。A 组(收缩期受压<50%),15 例,71%病人自觉很好或良好,50%病人有临床症状,64%病人服用抗心绞痛药;B 组(收缩期受压≥50%),13 例,50%病人自觉良好,70%病人有临床症状,50%病人服用了抗心绞痛药。11 年随访中,两组无一例出现心肌梗死或与心脏疾病相关的死亡。

2. 心肌桥近端合并严重动脉粥样硬化病变　王宁夫等进行了心肌桥和心机桥近端合并严重动脉粥样硬化病变的介入治疗疗效观察及随访。分三组。A 组为冠状动脉前降支近段或中段有严重心肌桥,且心肌桥近端合并动脉粥样硬化并狭窄≥70%的患者,在硝酸甘油试验时,肌桥血管收缩期狭窄≥95%。入选 28 例,对心肌桥近端动脉粥样硬化严重狭窄患者行支架置入术,但不治疗心肌桥。B 组为有症状心肌桥组,为单纯前降支近段或中段心肌桥不合并其他心脏病的患者,在硝酸甘油试验时,肌桥处血管在收缩期狭窄≥95%。入选 16 例,进行了介入治疗。C 组为单纯前降支动脉粥样硬化严重狭窄组,单纯前降支近端或中段动脉粥样硬化严重狭窄≥70%,无心肌桥,入选 59 例,进行普通支架治疗。三组均成功进行了介入治疗。A 组 4 例支架内再狭窄,B 组 7 例再狭窄,均再次介入治疗。B 组有 1 例行第三次介入治疗,随访 20 个月,无症状。C 组 8 例支架内再狭窄,6 例再次介入治疗,2 例行 CABG 术,临床随访 20 个月,均无心脏不良事件。

从上述中可以看出心肌桥近端合并严重动脉粥样硬化病变,经过积极的介入治疗,仍然可以取得良好的效果,随访 20 月病情稳定,这还有待长期随访。

3. 心肌桥合并冠心病　有研究报道冠状动脉心肌桥患者有 50% 合并冠心病,这比单纯孤立性心肌桥患者增加了病情的严重性,如果及时采用药物治疗、或介入治疗,或手术治疗,仍然可以取得良好的效果。目前尚缺乏大系列、多中心有关心肌桥、心肌桥合并近端严重动脉粥样硬化病变、心肌桥合并冠心病的药物治疗、介入治疗、手术治疗效果比较及长期预后随访的研究。

4. 心肌桥合并肥厚型心肌病　心肌桥在肥厚型心肌病患者中检出率较高,可达 30%。Yetman 等研究发现,有心肌桥的肥厚型心肌病患儿较无心肌桥的患儿有更频繁的胸痛、心脏停搏、室性心动过速、运动时 ST 段明显压低以及校正 Q—T 间期离散度增加。其 5 年生存率(67%)明显低于无心肌桥的患儿(94%,P=0.004)。Sorajja 等研究发现,肥厚型心肌病的成年患者,无论是否存在心肌桥,其远期生存率无明显差异。上述资料提示心肌桥在肥厚型心肌病的成年患者的意义不如儿童患者重要。

5. 心肌桥合并瓣膜性心脏病　冠状动脉心肌桥患者有部分病人合并瓣膜性心脏病,这无疑增加了心肌桥患者病情的严重性,使心功能不全有所加重。但如及时进行瓣膜置换术,仍然可以取得良好的效果,远期预后仍有待于对比观察、随访。黄晓红等报道了冠状动脉心肌桥合并其他心脏病外科治疗和随访观察的经验。选自 1999 年 1 月～2006 年 12 月 24 例心肌桥合并其他心脏病患者进行了心肌切开术和(或)CABG 术,合并其他心脏病同期手术,如瓣膜置换术、瓣膜成形术等,患者心功能明显改善,所有 22 例患者在随访中未发生心肌梗死、死亡或需再次血运重建。这需要更多病例长期对比随访研究。

(五) 是否及时早期正确诊断治疗

要改善冠状动脉心肌桥患者的预后,一定要及时发现,正确诊断,积极治疗,以防心血管事件的发生。多数患者无症状,预后良好,对有症状的患者,及时去医院检查,发现心肌缺血的征象,发现心肌桥的特征性改变,如 64 层螺旋 CT 冠脉成像或冠状动脉造影,以便采取相应的治疗,使病情稳定。如以前未能被发现,亦可突然发生急性冠状动脉综合征,甚至猝死的病例。

以上这些影响预后的因素,仅供参考。Yano 等研究认为,在急性下壁心肌梗死患者中,位于左前降支的心肌桥、右室心肌梗死和高肌酸肌酶水平是出现休克的不良预示因素。心肌桥合并其他心脏病,会影响预后,合并左心功能不全亦会影响预后,这均有待长期预防观察。

二、预后的危险分层

关于冠状动脉心肌桥的危险分层,目前文献上尚未提到,国内外亦未制定相应指南,这与目前尚未开展大规模、多中心的长期研究有关。作者根据现有资料及个人临床经验,提出以下看法,供同道参考及进一步研究。

(一)低危

1. 浅表肌桥,单发心肌桥的位置离冠状窦远。

2. 壁冠状动脉按 Nobel 分级属Ⅰ级。

3. 无临床症状或症状轻微。

4. 无心肌缺血征象,如心电图、平板运动试验、动态心电图、超声心动图、心肌核素显像等无异常发现。

(二)中危

1. 浅-深肌桥,单发或多发,心肌桥的位置离冠状窦较近。

2. 壁冠状动脉按 Nobel 分级属Ⅱ级。

3. 有中度临床症状。

4. 有心肌缺血征象,如心电图、平板运动试验、动态心电图、超声心动图、心肌核素显像等。

(三)高危

1. 纵深型肌桥,单发或多发,心肌桥的位置离冠状窦位置近。

2. 壁冠状动脉按 Nobel 分级属Ⅲ级。

3. 有明显临床病状,可出现不稳定型心绞痛、急性心肌梗死、严重心律失常、左心功能不全等。

4. 有明显心肌缺血征象,如心电图、平板运动试验、动态心电图、超声心动图、心肌核素显像等。

5. 或合并有肌桥近端严重动脉粥硬化病变、冠心病、肥厚型心肌病、心脏瓣膜病等。

三、预 防

(一)防病因

冠状动脉心肌桥尸解检出率文献报道不一,可为 5.4%～85.7%,诊断方法和标准需要统一,使人群中发生率有一个比较准确的判定。目前冠状动脉造影的检出率较低,在 0.4%～4.6%之间,亦有达 16%报道。多层螺旋CT冠状动脉成像可提高其检出率,达 18.6％。总之,目前认为是一种良性冠状动脉解剖变异,有人归之为"先天性心脏病"。这与胚胎时期心脏血管发育位置异常有关。有可能与胚胎发育时染色体变异有关,对此尚需要进行分子生物学研究,如何避免或减少这种冠脉解剖变异,才可以避免或减少心肌桥的发生。

亦有学者认为,后天某些因素可能参与其形成,尤其是在心脏移植患者和肥厚型心肌病患者发生率较高,这些都值得进一步研究。后天哪些因素参与心脏桥的形成,如果避免或控制这些因素就可以减少后天心肌桥的产生。Vong-patanasin 等认为,心肌桥可能存在先天性和获得性两种类型,后者是在心肌肥厚,心肌收缩力增强以及室壁应力增加等条件下形成的。心肌肥厚时心肌收缩力增加,对壁冠状动脉的压迫更强,可使本已存在但并不明显的心肌桥程度加重,故推测心肌肥厚可以促进心肌桥的临床发生。

郭丽君等分析了心肌桥的临床表现和预后的关系。对该院 2 871 例冠状动脉造影患者中检出 35 例心肌桥病例,其中 24 例为孤立性心肌桥,有肌桥前段血管粥样硬化者 15 例,包括冠心病者(固定狭窄≥50％者)9 例。此 9 例中急性下壁、后壁心肌梗死 2 例,急性下壁、右室心肌梗死 1 例,急性前间壁心肌梗死 1 例,其余 5 例表现为心绞痛或不典型胸痛。合并肥厚型心肌病者 3 例,合并高血压者 13 例,有左室肥厚者 7 例。其中 24 例孤立性心肌桥患者中,急性前侧壁心肌梗死 1 例,典型心绞痛 10 例,不典型胸痛 13 例,心电图异常和正常组各 12 例。本研究发现,心肌桥前段血管粥样硬化组的肌桥收缩期狭窄程度(68％±13％)与无粥样硬化组(54％±14％)差异有非常显著意义(P＜0.01)。心电图异常组的肌桥收缩期狭窄程度(63％±13％),重于心电图正常组(49％±13％,P＜0.05),但与心绞痛的典型症状(58％±15％)与否(54％±15％)关系不大。左室肥厚者的肌桥收缩期狭窄程度(69％±9％),重于非肥厚者(58％±16％,P＝0.09)。3～50(26.6±17.7)个月的随访期内无恶性临床事件发生。通过本研究说明:①心肌桥的狭窄程度越严重,造成的心肌缺血越严重,即出现心电图异常的可能性就越大。②心肌桥有促发或加速其前段冠状动脉血管粥样硬化病变的倾向,且与心肌桥的狭窄程度有关。③左室肥厚可能促进本不严重的心肌桥的发生。④心肌桥的预后良好。

(二)防诱因

1. 防止过度劳累,防过度体力劳动,过度体育运动,过度增加负重,以防止心脏负荷过重,心率增快,增加壁冠状动脉收缩期受压加大,产生心绞痛及缺血征象。要注意劳逸适度。

2. 防止情绪激动,暴怒、生气,使交感神经兴奋,心率加快,血压增高,加重壁冠状动脉收缩期受压,产生相应症状及征象。心情要保持平静。

3. 防止吸烟,酗酒,暴饮暴食,以免增加心脏负荷,激活交感神经,产生相应症状及征象。也要防止吃刺激性食物,饮食要清淡适量。不喝浓茶,咖啡。

4. 防止发热、感冒、感染,体温上升,心率加快,否则,既增加壁冠状动脉受压,又可以诱发心肌缺血。

5. 防止应用正性肌力药物,如洋地黄类、多巴胺、多巴酚丁胺、氨力农、米力农等,以免增强心肌收缩力,增加心率,加重壁冠状动脉受压而诱发心肌缺血。硝酸酯类药亦应避免,因也可加重壁冠状动脉收缩期受压。

(三) 及早诊治

1. 对心肌桥易发人群,加强普查,以期早期发现、早期治疗。

2. 对有可疑心肌桥症状患者,及时进行相关检查,以期及早发现,并对其进行危险分层,采取相应的治疗,以获得良好的效果,并进行认真的随访。

(四) 预防为主抓苗头

对已诊治的冠状动脉心肌桥患者,要搞好二级预防,服用必要的药物,保持健康的生活方式,防治冠心病的危险因素,定期复诊、定期复查,使病情保持长期稳定。如患者有不适,应及时就医,及时诊治;如需要住院,应尽快采取有效治疗方法,使其病情早日控制,取得最佳治疗效果。

参考文献

[1] Möhlenkamp S, Hort W, Ge J, et al. Update on myocardial bridging. Circulation, 2002, 106:2621

[2] 戴汝平,支爱华. 提高对冠状动脉肌桥及其临床意义的认识. 中国循环杂志, 2007, 22(5):321~322

[3] 董敏,钱菊英. 冠状动脉心肌桥研究现状. 中华心血管病杂志, 2006, 34(5): 474~476

[4] Juilliere Y, Berder V, Suty-selton C, et al. Isolated myocardial bridges with angiographic milking of the left antering descending coronary artery: a long-term follow-up study. Am Heart J, 1995, 129:663~665

[5] Yano K, Yoshino H, Taniuchi M, et al. Myocardial bridging of the lefe antering descending coronary artery in acute inferior wall myocardial infarction. Clin Cardiol, 2001, 24:202~208

[6] Yetman AT, McCrindle Bw, MacDonald C, et al. Myocardial bridging in

children with hypertrophic cardiomyocapthy-a risk factor for sudden death. N Engl J Med,1998,339:1201～1209

[7] Sorajja P,Ommen SR,Nishimura RA,et al. Myocardial bridging in adult patients with hypertrophic cardiomyopathy. J Am Coll Cardiol,2003,42:889～894

[8] 张志寿,杨瑞峰.冠状动脉心肌桥的研究进展.心脏杂志,2009,21(3):419

[9] Kramer JR,Kitazume H,proudfit WL,et al. Clinical significance of isolated coronary bridges:Benign and frequent condition involving the left anterior descending artery. Am Heart J,1982,103:283～288

[10] Bonvini RF,Alibegovic J,Keller XP,et al. Coronary myocardial bridge:an innocent bystander. Heart Vessels,2008,23:67～70

[11] 王升平.心肌桥及其影像学评价.医学影像学杂志,2008,18(4):432～437

[12] Nayar PG,Nyamu P,Venkitachalam L,et al. Myocardial infarction due to myocardial bridging. Indian Heart J,2002,54:711～712

[13] 姚道阔,南方,赵敏,等.心肌桥引起急性心肌梗死伴晕厥一例报告.北京医学,2006,28(10):637

[14] 蒋艳伟,吴小瑜,朱少华,等.心肌桥猝死1例.法律与医学杂志,2006,13(4):294

[15] Alegria JR,Hermann J,Holmes DR,et al. Myocardial bridging. Eur Heart J,2005,26:1159～1168

[16] Yetman AT,McCrindle BW,MacDonald C,et al. Myocardial bridging in children with hypertrophic cardiomyopathy——a risk factor for sudden death. N Engl J Med,1998,399:1201～1209

[17] Sorajja P,Ommen SR,Nishimura RA,et al. Myocardial bridging in adult patients with hypertrophic cardiomyopathy. J Am Coll Cardiol,2003,42:889～894

[18] 王宁夫,潘浩,童国新.心肌桥和心肌桥近端合并严重动脉粥样硬化病变的介入治疗疗效观察.中华心血管病杂志,2005,33(8):684～686

[19] 黄晓红,王永云,许建屏,等.冠状动脉心肌桥合并其他心脏病外科治疗和随访观察.中国循环杂志,2007,22(4):299～301

[20] 郭丽君,谭婷婷,毛节明.冠状动脉心肌桥的临床和预后分析.中华医学杂志,2003,83(7):553～555

第二十三章　冠状动脉心肌桥的展望

　　1737 年,Reyman 在尸检中发现了冠状动脉心肌桥。1922 年 Grainicanu 首先描述了心肌桥的存在,但直到 1960 年 portmanu 和 lwing 才率先报道了冠状动脉心肌桥的影像学表现,即冠状动脉某一节段收缩期变得狭窄,模糊或显影不清,而舒张期显像正常。几十年来,国内外心血管病学者,对冠状动脉心肌桥患者进行了大量基础和临床研究,取得了丰硕的成果,对冠状动脉心肌桥有了进一步的认识,对其发病机制、临床表现、特殊检查、诊断与治疗等方面有了更多研究与进展,对其临床意义与预后亦进行了长期随访和更多认识。但目前对冠状动脉心肌桥的认识尚不同,对其重视程度也不一致,主要是缺乏系统的,深入的研究,特别是缺乏大样本、多中心、长时间的循证医学的研究。心血管界对于冠状动脉心肌桥应给予更多的关注,进行更多、更深入、更系统的基础与临床研究,特别应加强对其流行病学、肌桥解剖发生、发病机制,心肌缺血、冠状动脉粥样硬化的发生、临床表现、诊疗技术与预后等方面进行深入的研究;对冠状动脉心肌桥的临床诊断,治疗原则的深入研究;对药物治疗、介入治疗、手术治疗的对比及预后的长期随访,应该按照循证医学原则进行认真评价,以便对冠状动脉心肌桥有一个全面、客观的认识。这些研究必将推动冠状动脉心肌桥在诊断、治疗上有一个更大的提高,引起心血管界的进一步重视,它在心血管疾病谱中的地位,也将日益显得重要。

第一节　加强对心肌桥的科学研究

一、积极开展流行病学研究

　　目前,冠状动脉心肌桥的检出率无论尸体解剖,还是冠状动脉造影,或 64层螺旋 CT,差异较大,需要进一步搞清真实发生率是多少。

(一)普通人群研究

　　1. 尸检检出率　现有国内外文献报道,有关冠状动脉心肌桥的尸检检出率差别从小到最大,由 5.4%～85.7%。这可能和标本来源和检查方法不同有关,与性别、年龄、心脏大小无明显关系。这需要规范标本来源和检查方法,使检出结果差异较小,更符合客观实际,这就要严格的科研设计。

2. 冠状动脉造影检出率 目前冠状动脉造影对冠状动脉心肌桥的检出率,有报道为 0.5%～40%,而冠状动脉造影又是诊断冠状动脉心肌桥的金标准,多数报告<10%。冠状动脉造影能否显示心肌桥对壁冠状动脉的压迫受许多因素影响,包括心肌桥的厚度和宽度;心肌桥与壁冠状动脉的解剖关系;壁冠状动脉周围结缔组织和脂肪组织的多少;血管扩张剂可加重收缩期狭窄,血管收缩剂则减轻收缩期狭窄;心肌桥近段冠状动脉有无粥样硬化狭窄;冠状动脉造影投照体位。所以,冠状动脉造影对冠状动脉心肌桥检查需要规范化。常规左、右前斜位加头位会更清楚显示,造影中使用硝酸甘油可以提高壁冠状动脉的检出率。在浅表肌桥病人,看不到"挤奶征",新的影像技术和刺激试验有助于发现心肌桥病人。

3. 多层螺旋CT检出率 近年多层螺旋CT,特别是64层螺旋CT冠状动脉成像对发现冠状动脉心肌桥的价值受到更多重视,其诊断MB-MCA的敏感性和检出率要高于冠状动脉造影。但64层螺旋CT冠状动脉成像对MB-MCA检出率也有一定差异,从 7.33%～18.56%。需要统一操作方法、图像诊断分析技术、规范诊断标准,进一步提高冠状动脉心肌桥的检出率。

(二) 高危人群的检测

1. 冠心病 据有的文献报道,冠心病患者合并冠状动脉心肌桥的比例可达50%,因而对冠心病患者进行64层螺旋CT冠状动脉成像、冠状动脉造影时,应注意是否有冠状动脉心肌桥及其特点,如冠心病患者死亡时尸检除按常规进行,亦应关注有无冠状动脉心肌桥,并注意进行深入的研究。

2. 肥厚型心肌病 据有的文献报告,肥厚型心肌病患者合并冠状动脉心肌桥的比例可达30%～50%。因此,对肥厚型心肌病患者及其家人,应进行64层螺旋CT冠状动脉成像或冠状动脉造影检查,并注意是否有冠状动脉心肌桥及其特点。对于病故的成人、儿童肥厚型心肌患者,应争取尸检,注意有无冠状动脉心肌桥并注意研究。

3. 高血压 高血压是心血管常见病、多发病,目前我国高血压患者已达2亿人,且有上升趋势。在高血压患者中,有左室肥厚者不少,而左室肥厚是冠状动脉心肌桥后天发生的重要因素。对于高血压左室肥厚患者,应进行64层螺旋CT冠状动脉成像或冠状动脉造影检查,注意是否有冠状动脉心肌桥及其特点。对于因高心病死亡患者,应争取尸检,除常规尸检,应仔细检查有无冠状动脉心肌桥。

4. 心脏移植术和CABG术 据有关文献报道,心脏移植术和CABG术,冠状动脉心肌桥的发现率较高,约 15％。故对这类病人手术前后应常规行 64 层螺旋 CT 冠状动脉成像及冠状动脉造影,以期明确冠状动脉心肌桥的发生率,手术前后有何变化。对于因心脏移植术或 CABG 术后病故病人,亦应争取尸检,认真检查有无冠状动脉心肌桥及其特点。

上述高危病人进行必要的相关检查,会提高冠状动脉心肌桥的检出率,这些高危病人合并冠状动脉心肌桥,将会增加这些病人病情的复杂性,甚至严重性,这些病人中冠状动脉心肌桥的检出,为心肌桥的病因研究将有可能提供有益的资料。

二、进一步研究冠状动脉心肌桥发病机制

(一)冠状动脉心肌桥的发生

通常人们认为,心肌桥是一种先天性解剖异常,心肌桥在人群中发现率观点不一。也有文献报道,心肌桥既可以是先天性的,也可以是后天获得的。Wymore 等曾报道过 33 例心脏移植术病人,最初冠状动脉造影检查正常,但一年后冠状动脉造影却发现心肌桥存在,推测心肌桥的出现可能和心肌僵硬、心肌重量增加及顺应性降低有关。到底冠状动脉心肌桥如何发生,还需要进一步深入研究。

1. 先天性　目前,人们普遍认为冠状动脉心肌桥是一种先天性冠状动脉解剖的变异,可能与胚胎时期血管发育位置异常有关。有的学者提出心肌桥最常发生于前降支近段,可能同胚胎时期该段血管位于心肌内有关。故有人认为冠状动脉心肌桥是属于先天性心脏病。为什么有的人发生,有的人不发生,先天性因素是什么,如何形成,何时形成,为何产生不同部位,为何产生不同长度、厚度等还要进一步研究搞清。

(1)遗传因素:先天性心脏病是胎儿心脏在母体内发育有缺陷或部分停顿所产生。病孩出生后即有心脏血管病变。目前认为,先天性心脏病是多因素疾病,属遗传因素和子宫内环境因素相互作用的结果。

遗传因素中,患先天性心脏病的母亲和父亲其子女的先心病患病率远高于人群的患病率。有的是染色体异常,有的是单基因突变。有的学者认为,冠状动脉心肌桥,是先天起源,大多反映是一种基因密码进化的残迹。应从心血管遗传学、心血管分子生物学角度,进一步研究冠状动脉心肌桥先天起因、发生、发展的变化过程,发生部位、长度、厚度等影响因素。对于冠状动脉心肌桥患者,应该进一步检查其父母、子女患冠状动脉心肌桥的情况。

(2)子宫内环境因素:一般先天性心脏病,除了遗传因素,还有子宫内环境

因素(包括子宫内病毒感染、药物、高原环境、早产、高龄、营养不良、患糖尿病、苯丙酮尿症、高钙血症的母亲病变,胎儿受压,妊娠早期先兆流产,放射线接触等)相互作用的结果。冠状动脉心肌桥的产生,除了遗传因素外,是否与子宫内环境因素有关,尚需进一步研究。

2.后天性　亦有学者认为,冠状动脉心肌桥可以后天形成,如上述心脏移植患者。此外,肥厚型心肌病、冠心病、高血压、CABG术后心肌桥的发生率均高,是完全后天因素形成的,还是后天因素,如心肌肥厚,促成先天因素显现而共同促成,这些都要进一步研究。目前认为,本病多为先天因素,后天因素占多少,后天因素中单独因素占多少,促成因素占多少,这些都需要进一步去研究。

(二)冠状动脉心肌桥的发病机制

关于冠状动脉心肌桥的发病机制,已进行了不少基础与临床研究,现已明确表浅型MB对冠状动脉压迫小,产生心肌缺血不明显;纵深型MB因与左前降支关系密切,可扭曲该血管,不仅可致收缩期血流灌注减少,而且可影响舒张早中期血流,明显降低冠状动脉血流的储备。在心动过速存在情况下,可以通过缩短舒张期时间和增强收缩期的血流速度而诱发心肌缺血,当心脏负荷增加时,可导致缺血性心脏事件的发生。MCA因反复受压或扭曲,更易发生痉挛。其近段由于存在湍流等血流动力学紊乱,更易继发动脉粥样硬化。在此基础上可发生斑块破裂、出血、血栓形成及冠状动脉痉挛,而导致急性冠状动脉综合征的发生。

关于发病机制还需要做进一步深入研究。

1.关于Nobel分级　Nobel等根据冠脉造影心肌桥对壁冠状动脉收缩期压迫造成的狭窄程度分为以下3级:Ⅰ级狭窄<50%;Ⅱ级狭窄在50%～75%,可能产生乳酸增加,心肌局部有缺血症状;Ⅲ级狭窄>75%,乳酸明显增加,心肌局部有缺血性ECG改变,并产生临床症状。压迫程度取决于心肌桥的位置、厚度、长度、心率、心室收缩力等因素。Nobel分级为广大学者所接受,一般认为Ⅱ级以上者将导致心肌缺血并有相应临床症状。也有学者认为,仅15%的冠状动脉血流发生在收缩期,而冠状动脉供血主要在舒张期,但冠状动脉造影显示心肌桥出现的"挤奶征"仅仅发生在收缩期,因此不应当导致心肌缺血。但临床上,心肌桥与心肌缺血的关系已经得到充分肯定,所以心肌桥对冠状动脉的压迫不单纯位于心脏收缩期。研究表明,正常冠状动脉的最小、最大截面积分别出现在收缩期和舒张早期,而心肌桥累及的冠状动脉最小截面积出现在收缩末期至舒张早期。所以,心肌桥对冠状动脉的影响可一直延缓至舒张早、中期。Nobel等将心肌桥壁冠状动脉管径收缩期较舒张期缩窄的程度分为3级。

Schwarz 等运用冠状动脉造影及血管内超声对肌桥段血管的血流动力学研究发现,壁冠状动脉血流速度明显增加,收缩期血管内径缩小可达 80％以上,舒张期内径仍可缩小约 35％,且血管最大截面积至舒张中期才出现,纠正了只有收缩期心肌桥对冠状动脉构成压迫的概念。心肌桥不仅在收缩期同时在舒张早、中期限制血流灌注,明显降低冠状动脉血流储备。对于 Noble 分级应有更多循证医学论证,亦应考虑将舒张期狭窄程度加于其内,这样更符合客观实际,有利于指导临床。对冠状动脉心肌桥概念应有更全面认识。

2. 关于动脉粥样硬化　研究表明,血流对肌桥近端的冠状动脉冲击作用加强,涡流造成内膜损伤,内皮功能紊乱,易发生动脉粥样硬化。Ge 等经血管内超声检测心肌桥近段冠状动脉发生动脉粥样硬化高达 86％。如狭窄明显,必然造成心肌缺血。而冠状动脉造影和病理检查发现粥样硬化较少累及壁冠状动脉及其远段血管,这种“保护效应”可能与血流切应力及血管超微结构改变等因素有关。管腔狭窄所致高切应力可使壁冠状动脉内皮细胞形态指数发生改变,抗动脉粥样硬化基因表达,同时又促成内皮细胞合成一氧化氮,产生一定的动脉保护效应。组织学研究表明,壁冠状动脉内膜仅由收缩型平滑肌细胞和间质胶原组成,而没有找到可大量增殖的合成型平滑肌细胞。Masuda 等发现,壁冠状动脉处血管活性物资(如内皮型一氧化氮合成酶、内皮素-1 和血管紧张素转化酶)的表达较其近段和远段明显降低,可对该处冠状动脉产生保护效应。由于心肌桥压迫,其远段血管长期处于低压状态,动脉粥样硬化发生率也很低。临床上,也有某些病人壁冠状动脉及其远段血管,发生严重动脉粥样硬化,以至管腔明显狭窄、甚至闭塞,这种病人“保护效应”如何失去,冠心病的多种危险因素是否造成严重动脉粥样硬化,都需要进一步研究,这有利于进一步防治血管粥样硬化。

3. 关于血流动力学　心肌桥冠状动脉血流动力学特点表现为周期收缩期血管压缩,伴有局部的峰压,持续的舒张期直径减少,增快的血流速度,衰减的血流以及冠状动脉血流储备的减少,这些特征可以解释心肌桥病人出现的症状和缺血发作。目前,国内外对此进行了一定的研究,尚须运用冠状动脉造影、冠状动脉内超声,冠状动脉内多普勒对更多病人进行研究,可以结合更多生化指标研究。

4. 关于冠状动脉痉挛　冠状动脉心肌桥患者,容易合并冠状动脉痉挛,易发生心肌缺血症状。心电图及心肌显像负荷试验均可呈现缺血性改变,亦可诱发心脏不良事件。此类研究不多,应进一步深入研究冠状动脉心肌桥患者合并壁冠状动脉痉挛的发生率、产生因素、作用机制、临床表现、危害性、如何防治等内容。

三、进一步研究冠状动脉心肌桥临床表现

目前,对冠状动脉心肌桥的临床表现有一定的研究,如可以产生各种类型心绞痛、心肌梗死、心律失常、左心功能不全,甚至猝死,这还需要大样本、多中心进行深入细致的研究。

(一)孤立性心肌桥

目前,国内外对此有不少报道,但缺乏大样本、多中心循证医学研究。现认为它的临床表现与冠心病类似,缺乏特异性,这有待深入探讨,是否有其特点,如心绞痛,典型心绞痛占多少,不典型心绞痛占多少,表现为前胸痛多少,表现为劳力性胸闷气短多少,静息性胸闷气短多少,持续多长时间。一般认为,对硝酸甘油反应差,甚至有加重的占多少,有关病人症状,还应耐心细问,从中能否找出其特点。又如心肌梗死,ST 抬高的占多少,非 ST 段抬高的占多少,有何不同症状,心梗部位、程度,与冠状动脉心肌桥部位、长度、厚度关系,心肌梗死的合并症如何均需进一步研究。还有心律失常,快速心律失常,缓慢心律失常,窦性心律失常、房性心律失常、交界区心律失常、室性心律失常等发生率,发生情况,严重性,都应深入研究。还有心力衰竭发生率,表现情况及冠状动脉心肌桥可以发生猝死,猝死率如何,有无先兆及临床表现,猝死的危险因素有哪些,如何防治,这些亦应深入研究。冠状动脉心肌桥容易合并冠状动脉痉挛。使其临床表现严重,虽有报道,还应进一步探讨发生率、临床表现特点、产生因素,如何防治,这需要进行大样本、多中心研究。

(二)心肌桥合并近段冠状动脉严重粥样硬化

临床上有部分冠状动脉心肌桥患者合并壁冠状动脉严重粥样硬化,其临床症状要比孤立性心肌桥症状多,其发生率多少,有何临床特点,症状上有何不同,无创及有创检查有何表现,需要大样本、多中心对比研究。

(三)心肌桥合并冠心病

临床上冠状动脉心肌桥合并冠心病不少见,由于心肌桥的严重性不同,冠心病的严重性也不同,因而其临床表现亦会有不同特点,症状上有何不同,无创及有创检查有何不同,需要与孤立性心肌桥进行大样本、多中心对比研究。

(四)心肌桥合并肥厚型心肌病

临床上冠状动脉心肌桥合并肥厚型心肌病患者比例较多,虽有一定研究,认为儿童肥厚型心肌病预后差,还要进一步研究。孤立性心肌桥患者,合并或

不合并肥厚型心肌病,临床上有何不同特点,成人与儿童在临床上有何不同特点,如何防治,有待更多病例进行对比研究。

(五)心肌桥合并心脏瓣膜病

临床上,冠状动脉心肌桥有部分病人合并心脏瓣膜病,增加了其临床表现的多样性,复杂性,甚至严重性,与孤立性心肌桥相比,有何不同临床症状,无创及有创检查有何不同,也要进行更多病例深入对比研究。

四、加强对冠状动脉心肌桥心肌缺血检查研究

(一)加强心电系列检查

当前对孤立性心肌桥患者,尚缺乏大样本、多中心有关静息心电图、心电图负荷试验、动态心电图等的单系列、多系列对比研究。进一步揭示孤立性心肌桥患者的发生率,心电图导联变化、ST—T变化,与冠状动脉心肌桥厚度、长度、宽度、部位、Noble分级关系等,对于揭示病情轻重,治疗决策,预后判定等方面有重要意义。目前报道的病例数少,检查项目不够完全,描述也不够详细,对此方面分析较少,需要更深入、更详细的研究,并有循证医学的证据。

(二)加强对超声心动图研究

超声心动图对于冠状动脉心肌桥合并心肌缺血、心肌梗死及其他合并症的检出具有重要意义,目前国内外文献对此有一定报道。尚缺乏大样本、多中心对孤立性心肌桥合并心肌缺血、心肌梗死超声心动图、超声负荷试验的对比研究。

超声心动图有许多进展,特别是三维超声心动图进一步发展能够用于检测冠状动脉各主支,可行定性、定量、管腔、管壁、血流等方面检查,在体表进行,将会极大地方便对冠状动脉心肌桥、冠心病的检测。

(三)加强对心肌核素显像研究

冠状动脉心肌桥患者进行心肌核素显像检查,国内外文献有所报道,对于揭示心肌缺血、心肌梗死、左室功能障碍,判断壁冠状动脉狭窄程度、治疗决策等有重要意义。但目前尚缺乏大样本、多中心,有关孤立性心肌桥患者心肌核素显像(静息、负荷)的研究,以及与心电系列、超声心动图的对比探讨。

五、深入开展对冠状动脉心肌桥特异检查研究

冠状动脉心肌桥特异性检查,包括多层螺旋CT冠状动脉成像、冠状动脉造影、冠状动脉超声(包括冠状动脉血管内超声、冠状动脉内多普勒血流测定)

等。对此国内外学者进行了不少研究,对冠状动脉心肌桥的准确判断和治疗决策,预后判定等方面,发挥了很大的作用,但大样本、多中心的研究还缺乏。另外,这些特异性检查仍有待进一步深入研究,进一步提高。

(一) 多层螺旋 CT 冠状动脉成像

多层螺旋 CT 冠状动脉成像,尤其是 64 层螺旋 CT 冠状动脉成像,在评价血管节段方面特异性高,阴性预测值也较高。64 层螺旋 CT 冠状动脉成像在诊断冠状动脉心肌桥方面,比冠状动脉造影检出率高,对壁冠状动脉的分布、位置、走形、管腔狭窄、毗邻结构、空间位置等,能直接显示,并可以利用各种功能的后处理软件,对冠状动脉及其各个分支进行定量分析,以精确测量不同期相的壁冠状动脉的缩窄程度,心肌桥的厚度、长度以及近(远)段血管有无斑块等情况。对于浅表型心肌桥的检出和诊断较为敏感,这对提前预防心肌桥患者心肌缺血和监控心肌桥的演变有着尤为积极的意义。虽然在时间和空间分辨率方面有了很大提高,但仍存在局限性,比如对心动过速、心律失常和严重钙化的患者,MSCT 的应用就受到限制。因此,需要开发出扫描速度更快,层厚更薄的CT 机,同时也需要开发出新的图像分析软件,提高诊断的准确率。随着探测器的排数增多,在一个心动周期内能够成像更大的心脏面积,扫描时间越短,在扫描时运动的可能性越小,大大减少了伪影。另外,在如此短时间内对冠状动脉血管树进行成像,造影剂的用量也将大大减少。螺旋 CT 冠状动脉成像的最终目标就是 CT 层数足够多,使心脏在一次跳动时就能够完成成像。这样,对心率较快患者,甚至是明显心律失常患者也可以进行螺旋 CT 成像。期待不久的将来 MSCT 能够基本取代目前的有创检查,成为诊断冠状动脉心肌桥、冠心病、评价和随访疗效的全新高效的无创方法。

目前,能够开展 64 层螺旋 CT 冠状动脉成像的单位逐渐增多,甚至亦有128 层螺旋 CT 冠状动脉成像在开展,说明发展之快,这要求临床的检测更细、报告更细。例如,冠状动脉心肌桥,不只报告某支血管,还应具体化,如是前降支近段、中段、远段,是表浅型、纵深型,壁冠状动脉长度、宽度、心肌桥厚度,距壁冠状动脉之间距离,又如收缩期壁冠状动脉狭窄程度、舒张期壁冠状动脉狭窄程度,壁冠状动脉近段动脉粥样硬化程度等内容。这些对临床具有指导意义,有的医院在片子上标出"MB"位置,医生一看一目了然。

(二) 冠状动脉造影

冠状动脉造影(CAG)是诊断冠状动脉心肌桥的"金标准"。目前,国内外进行了许多研究,CAG 对于冠状动脉心肌桥的诊断、介入治疗或手术治疗、疗效观察、预后判定等方面有重要意义。对浅部肌桥不易发现，应进一步研究如何提高对浅部肌桥的发现率。与 MSCT 相比，CAG 对 MB-MCA 检出率低，应多体位、多角度造影，造影中使用硝酸甘油可以提高壁冠状动脉的检出率。以往研究均按 Noble 分级，对于冠状动脉心肌桥患者，除了进一步提高对收缩期壁冠状动脉受压狭窄程度做精细判断外，对于舒张期壁冠状动脉狭窄程度及舒张期舒缓延迟，也应进一步深入研究，并与 MSCT 对比，与无创性缺血检查对比，与临床表现对比。CAG 是一种有创性检查，有一定的风险性，同时价格较贵，人力物力需要较大，对于心肌桥的检出和随访皆不方便。对于浅表型肌桥检出率低，不适合做大范围的心肌桥检查手段推广。64 层螺旋 CT 冠状动脉成像发现冠状动脉心肌桥检出率高，且可评定斑块性质，对浅层肌桥检出率高，对肌桥和壁冠状动脉可进行深入分析，三维成像研究，无创、安全、方便、快捷，费用低，更适合大范围的心肌桥的检查和研究。

（三）冠状动脉血管内超声

冠状动脉血管内超声在定量评价壁冠状动脉管腔面积以及显示心肌桥收缩狭窄等特征方面具有很高的准确性和重复性。冠状动脉内超声可以观察到心肌桥周围特征性的无回声区，称为"半月征"。有的冠状动脉心肌桥患者，冠状动脉造影未发现"挤奶征"，而冠脉血管内超声却可以发现"半月征"，冠状动脉内激发试验也可诱发"挤奶征"。因此，当冠状动脉造影未发现"挤奶征"时，进行冠状动脉血管内超声，可以提高心肌桥的检出率，而且可以观察动脉粥样硬化病变情况，根据血管内超声检查，90％壁冠状动脉近段有动脉粥样硬化病变。另外，对冠心病的诊断、指导介入治疗等亦有重要意义。目前，冠状动脉血管内超声应用还有限，应进行更多研究，如冠状动脉血管内超声与冠状动脉造影、64 层螺旋 CT 对冠状动脉心肌桥、冠心病诊断对比研究，指导冠状动脉心肌桥、冠心病介入治疗对比研究。

冠状动脉内多普勒血流测定，可以对壁冠状动脉的血流情况进行定性和定量分析，可以发现冠状动脉心肌桥特有的"指尖样现象"或"峰坪征"，能直接观察和精确测量壁冠状动脉以及近段、远段的血液流速、管壁压力等，对于心肌桥的诊断和定量分析有重要的临床价值。冠状动脉多普勒血流测定与冠状动脉血管内超声，同冠状动脉造影、64 层螺旋 CT，可以进行更多对冠状动脉心肌桥、冠心病诊断对比研究，指导冠状动脉心肌桥、冠心病介入治疗对比研究。目前，这两项技术显示的图像皆为二维图像，不够立体直观；作为一种有创检查，还存在一定的风险性，费用较高，不利于普及。但随着冠状动脉血管内超声发展，三维成像在不久将来有可能实现，这样图像显示立体直观，血流测定更符合客观实际,虽不适于普及,在一定病人中,特别是较为疑难病人中,深入对比研究是有必要的。

第二节　提高对心肌桥的诊治技术

一、提高冠状动脉心肌桥的诊断

目前,冠状动脉心肌桥的诊断率还不够高,还有相当的误诊率、漏诊率。需要进一步提高冠状动脉心肌桥的诊断率,减少其误诊率、漏诊率,这是摆在心血管工作者面前的一项重要任务。

(一)提高对冠状动脉心肌桥的认识

目前,在临床医师中,特别是心血管临床医师中,有的医师对冠状动脉心肌桥还缺乏必要的认识。对什么是心肌桥,什么是壁冠状动脉,冠状动脉心肌桥有什么临床意义,应如何诊治等,都应有必要的、足够的、充分的认识,这样在临床实际工作中,就会想到它,考虑它,进行必要的检查,去弄清它。

(二)提高对冠状动脉心肌桥临床表现的认识

目前,冠状动脉心肌桥尚缺乏特异的临床症状、体征,需要进一步去观察、研究。不少冠状动脉心机桥病人类似冠心病的表现,因怀疑冠心病去检查而被发现。所以,在临床上遇到不明原因的胸闷、气短、胸痛、心悸、头晕,而硝酸甘油疗效欠佳,患者年龄较轻,缺乏冠心病危险因素,并排除其他可能,则要想到冠状动脉心肌桥可能性较大,并进一步进行有关心肌缺血及冠状动脉心肌桥特异性检查。

(三)提高对冠状动脉心肌桥检查的认识

对可疑冠状动脉心肌桥患者,要进行必要的检查,包括心肌缺血的检查,如心电系列检查、超声心动图、心肌核素显像等,从中可以发现心肌缺血、心肌梗死、心律失常等。这些往往发生在较重或严重的冠状动脉心肌桥患者中。冠状动脉心肌桥的特异性检查,如无创性检查,多层螺旋 CT 冠状动脉成像,特别是64 层螺旋 CT 冠状动脉成像;有创性检查,如选择性冠状动脉造影,冠状动脉血管内超声,冠状动脉内多普勒血流测定等。一般检查是由简到繁,由易到难,先无创,后有创。对多数冠状动脉心肌桥有症状患者,需药物治疗患者,进行了64 层螺旋 CT 冠状动脉成像检查即可,如合并桥血管近段冠状动脉严重粥样硬化、冠心病等,则应进行冠状动脉造影,如需要介入治疗或 CABG 治疗,亦可进行冠状动脉血管内超声、冠状动脉内多普勒血流测定等检查。

（四）提高对冠状动脉心肌桥诊断的精细度

在诊断冠状动脉心肌桥时，要排除与之症状相似的其他疾病。在诊断孤立性心肌桥时，不仅要对 MB-MCA 进行定性、定量、定位、分型诊断，还应进行危险分层，壁冠状动脉近段冠脉粥样硬化程度检测。并应注意是否合并冠心病、肥厚型心肌病、高血压等。

（五）主动发现冠状动脉心肌桥患者

冠状动脉心肌桥患者，多数没有症状，多数不需要治疗，预后多数良好。但无症状者，并不一定表示冠状动脉心肌桥程度轻，也有平时无症状，突然发生急性冠脉综合征，甚至猝死的病例。所以，对于某些高危险职业者，如宇航员、飞行员、潜水员、高空作业者、司机等在查体时，应在条件允许范围内，进行 64 层螺旋 CT 冠状动脉成像检查，以发现隐匿型冠状动脉心肌桥患者，并采取相应的措施。对于冠心病、肥厚型心肌病、高血压、心脏移植患者、心脏瓣膜病患者，合并冠状动脉心肌桥较多，亦应在条件许可情况下，进行 64 层螺旋 CT 冠状动脉成像检查，以便发现冠状动脉心肌桥患者，采取必要的防治措施。

二、提高冠状动脉心肌桥的治疗水平

当前，随着对冠状动脉心肌桥检测手段的发展，特别是 64 层螺旋 CT 冠状动脉成像的临床应用与发展，对冠状动脉心肌桥患者发现增多，需要治疗的病人也在不断增加。目前，对冠状动脉心肌桥患者选择治疗何种方法尚存在不同见解，缺乏大规模、多中心比较药物治疗、介入治疗和手术治疗对冠状动脉心肌桥患者治疗的效果，以及用循证医学指导，根据患者不同病情来选择不同治疗方法。

目前认为，冠状动脉心肌桥是一种冠状动脉先天发育异常。孤立性心肌桥，多为浅表型肌桥，多无症状，有症状者又缺乏临床特异性。对于无症状或症状轻微者，无需治疗，但应避免剧烈运动，重体力劳动。对于有症状者则需治疗，应严格掌握治疗原则，应该以循证医学原则进行评价后，予以指导治疗。治疗原则是减轻 MB 下 MCA 的压迫，缓解症状，提高生活质量、治疗措施有药物治疗、介入治疗和手术治疗，选择主要取决于患者临床情况。

对于冠状动脉心肌桥有症状患者，首选是药物治疗，并首选 β 受体阻滞剂。大量文献报道，由于其减慢心率，减轻收缩期压迫，提高冠状动脉血流储备，改善患者症状，提高运动耐量，疗效满意。对 β 受体阻滞剂有禁忌或有冠状动脉痉挛者,可选用非二氢吡啶类钙离子拮抗剂,其可降低心肌收缩力,缓解冠状动脉痉挛,延长舒张期,改善心肌缺血。也有患者两者合用。硝酸酯类药物应禁忌,因其可反射性地加快心率,加重冠状动脉受压,扩张冠状动脉后引起挤压段血管相对性狭窄加重,而诱发或加重心绞痛。但在心绞痛发作时,可以使用该药,以缓解症状。对合并冠心病、桥血管近段严重动脉粥样硬化者,也可以考虑合并使用硝酸酯类药,但应注意观察病情。抗血小板、抗凝、溶栓治疗,如阿司匹林、肝素可用于预防冠脉内血栓形成,对急性心肌梗死可以行溶栓治疗。调脂药,如他汀类,有助于防治动脉粥样硬化及斑块稳定。抗心肌缺血药、中药等可以根据病情选用。增强心肌收缩力的药物,如强心苷类等应避免使用。目前冠状动脉心肌桥患者,β受体阻滞剂应用及研究较多,其他药物研究尚缺乏,也应进行深入研究,以拓宽药物治疗的范围。

介入治疗是冠状动脉心肌桥患者另一重要治疗方法,一般用于药物治疗无效的重症心肌桥患者,壁冠状动脉收缩期受压≥75%,国内外文献报道近期疗效满意,但远期再狭窄率高,可达30%～50%,因而有学者不主张支架置入治疗。为减少支架后再狭窄,药物涂层支架的应用,明显降低了支架内再狭窄,这尚需大样本、多中心远期研究。此外,阿司匹林与氯吡格雷联合应用在冠心病介入治疗至少1年以上,对于冠状动脉心肌桥PCI术后是否应使用更长时间,是否有利于减少支架内再狭窄,这需要更多病例和更长时间的研究。他汀类药物长期应用无疑有助于减少支架内再狭窄,这也需要更多病例和更长时间的研究。此外,中药配合应用,有助于减少支架内再狭窄,这也需要更多病例和更长时间的研究。如果支架内再狭窄明显减少,将更有利于冠状动脉心肌桥患者开展介入治疗。据有的文献报道,即使发生明显支架内再狭窄,再次介入治疗,置入药物涂层支架,仍有满意的远期疗效。

手术治疗是冠状动脉心肌桥患者另一重要方法,一般用于临床上有严重心绞痛病状,有明显心肌缺血征象,冠状动脉造影显示壁冠状动脉收缩期狭窄≥75%,舒张期狭窄>50%的患者。是选择心肌切除术或CABG术,这要根据患者病情。心肌桥表面心肌厚度小于5mm,适合心肌切开术,反之行CABG术。心肌切开术有一定风险,主要由于走行于心肌内的冠状动脉行程难以预测。所以,单纯心肌桥切除术者,往往与CABG术或换瓣术同时进行。如果心肌桥较厚或较长,其下的冠状动脉不易分离,或担心行肌桥切断时有心室穿孔危险,冠状动脉造影显示壁冠状动脉有严重收缩期狭窄,可行CABG术。对于合并MCA近段固定狭窄,临床症状明显者,应选择CABG术。对于合并冠心病者,冠状动脉狭窄明显,有顽固心绞痛,心肌缺血征象明显,也就选择CABG术。

CABG 术有良好的近期和远期效果,能缓解心绞痛,改善心肌缺血,提高运动耐量与左室功能,延长寿命。CABG 术已积累了丰富的经验,有了很大发展,现多开展 OPCABG,多采用微创小切口手术。也有以腹壁下动脉作胸廓内动脉于左前降支间的 H 形桥,不必游离乳内动脉,可以减少因胸肋牵开器牵开肋骨导致的术后疼痛。后外侧切口行降主动脉与左回旋支搭桥,对再次 CABG 手术尤为有价值。一些新的设备和技术不断被应用,如声控调节胸腔镜系统,机器人辅助系统,新一代的牵开器、固定器等能更好为术者暴露手术野,新小血管吻合器,如激光微小血管吻合器可提高吻合质量,并使全闭式手术成为可能。微创伤冠状动脉搭桥术尽管术式繁多,但最终目的都是为了在不影响近、远期疗效的前提下,减少创伤,缩短住院时间,降低医疗费用。从目前的临床资料,微创 CABG 术的早期结果还是令人满意的,但其远期疗效仍有待进一步观察。

三、改善冠状动脉心肌桥的预后

长期以来,因为冠状动脉心肌桥在普通人群尸检中的发现率很高,因此被认为是一种良性的解剖变异。多数患者无临床症状,一般预后良好。有文献报道,孤立性心肌患者长期预后良好。近年国内外文献不断有报道,冠状动脉心肌桥患者有发生各种类型心绞痛、急性心肌梗死、严重心律失常,左室功能不全,甚至猝死的病例发生,说明冠状动脉心肌桥的预后并不都是好的,有的病例可发生急性冠脉事件。目前尚无相关收缩期和舒张期狭窄都很重的且症状明显的患者长期随访调查的资料和心肌缺血的证据来得出权威的结论。

要改善患者的长期预后,还要开展大样本、多中心的、长期随访的循证医学的研究。

要搞清目前我国冠状动脉心肌桥的确切发生率,无症状的占多少,有症状的占多少,有症状的发生心绞痛的占多少,心肌梗死的占多少,心律失常及严重的心律失常的占多少,左室功能障碍占多少,猝死占多少,这些症状发生与心肌桥的厚度、壁冠状动脉长度、宽度、收缩期受压程度有何关系,与壁冠状动脉粥样硬化程度,合并冠心病、肥厚型心肌病、瓣膜心脏病的关系,从而寻找影响预后的因素,以便进行积极防治。

要改善冠状动脉心肌桥的预后还要从源头上研究,探讨能否减少心肌桥的发生。从现有研究资料看,冠状动脉心肌桥一般是先天冠状动脉解剖变异造成,但什么因素、什么条件、什么时候已经形成,其形成的过程、部位、严重程度与什么因素有关等,这些都需要进一步深入探讨。搞清这些因素、条件,以期进行人为预防、干预,以减少其发生。也有学者提出,有些冠状动脉动脉心肌桥是后天因素造成,有的完全是后天性,有的是后天因素使先天形成的明朗化。关于后天因素现已有一些研究,还可能继续研究有无其他因素,如能减少,甚至消除、避免这些因素,又可以减少后天性冠状动脉心肌桥的发生。

要改善冠状动脉心肌桥的预后,还要避免不良诱因,如过度增加心脏负荷,包括过度体力、脑力劳累,情绪激动,吸烟,酗酒,饮浓茶、咖啡,暴饮暴食;或服用正性肌力药物,硝酸酯类药等,有可能增加心脏不良事件发生,这些也需进一步研究。

要改善冠状动脉心肌桥的预后,还要早发现,早诊治,采取正确决策,采用最佳治疗手段。对于高危病人,更要密切观察,坚持必要治疗,预防不良因素,以防止心脏不良事件的发生。搞好冠状动脉心肌桥的二、三级预防工作,对此可以做进一步研究工作。

参考文献

[1] 张志寿,杨瑞峰.冠状动脉心肌桥的研究进展.心脏杂志,2009,21(3):417～420

[2] 戴汝平,支爱华.提高对冠状动脉肌桥及其临床意义的认识.中国循环杂志,2007,22(5):321～322

[3] Kawawa Y,Ishikawa Y,GomiT,et al. Detection of myocardial bridge and evaluation of its anatomical properties by coronary multi-slice spiral computed tomography. Eur J Radiol ,2007,61(1):130～138

[4] Masuda T,Ishikawa Y,Akasaka Y,et al. The effect of myocardia bridging of the coronary artery on vasoactive agents and atherosclerosis. J Pathol,2001,193:408～414

[5] Malek Am,Alper SL,Izumo S. Hemodynamic shear stress and its role in atherosclerosis. JAMA,1999,282:2035～2042

[6] Ge JB,Erbel R,Gorge G,et al. High wall shear stress proximal to myocardial bridging and atherosclerosis:intracoronary ultrasound and pressure measurements. Br Heart J,1995,73:462～465

[7] 王升平.心肌桥及其影像学评价.医学影像学杂志,2008,18(4):432～437

[8] 戴汝平,高建华.冠状动脉多排螺旋 CT 成像.北京:科学出版社,2007

[9] Schoenhagen P,Haliburton SS,Stillmom AE,et al. Noninvasive imaging of cronary arteries:current and future role of multi-detector row CT. Radiolo-

gy,2004,232:7～17

[10] Prendergast BD,Kerr F,Starkey IR,et al. Normalization of abnormal coronary fractional flow reserve associated with myocardial bridging using an intracoronary Stent. Heart,2002,83:705～707

[11] 黄飞俊,刘世沧. 3 例冠状动脉肌桥与急死尸检材料. 中国法医学杂志,1993,8(3):182

[12] 蒋艳伟,吴小瑜,朱少华,等. 心肌桥猝死 1 例. 法律与医学杂志,2006,13(4):294～295

[13] 姚道阔,南方,赵敏,等. 心肌桥引起急性心肌梗死伴晕厥一例报告. 北京医学,2006,28(10):637

[14] 吴清玉. 冠状动脉外科学. 北京:人民卫生出版社,2004

[15] Buffolo E,de Andrade CS,Branco JN,et al. Coronary artery grafting without cardiopulmonary bypass. Ann Thorac Surg,1996,61(1):63～66

[16] Haager PK,Schwarz ER,Vom Dahl J,et al. Long-term angiographic and clinical follow-up in patients with implantation for symptomatic myocardlal bridging. Heart,2000,64:403～408

[17] Möhlenkamp S,Hort W,Ge J,et al. Update on myocardial bridging. Circulation,2002,106:2621

[18] Juilliere Y,Berder V,Suty-Selton C,et al. Isolated myocardial bridges with angiographic milking of the left anterior descending coronary artery: A long-term follow-up study. Am Heart J,1995,129:663～665

[19] 梁长虹,刘辉. 多层螺旋 CT 在心血管疾病中的应用及技术进展. 中华心血管病杂志,2008,36(11):966～967

[20] 中华医学会心血管病学分会、中华心血管病杂志编辑委员会. 经皮冠状动脉介入治疗指南(2009). 中华心血管病杂志,2009,37(1):4～25

附　录

附录1　推荐在我国采用心肌梗死全球统一定义

·对策研究·

（中华医学会心血管病学分会　中华心血管病杂志编辑委员会）

心肌梗死最初是一个病理学名词,20世纪起,冠心病在西方国家流行,心肌梗死患者增多,因此在流行病学和临床上都需要对其建立定义。最初由世界卫生组织(WHO)在1959年提出心肌梗死的定义。1979年,WHO与国际心脏病学会联合会(ISFC)又加以修订,基本上是从临床症状、心电图、血生物标志物的测定3个方面进行评定。随着对心肌梗死更敏感的生物标志物的发现和影像显示技术的发展,心肌梗死的定义也逐步修订,更趋完善。2000年,欧洲心脏病学会(ESC)和美国心脏病学会(ACC)发布了联合共识。之后,心肌梗死的治疗也有了很多进展,带来了更丰富的内容。美国心脏协会(AHA)、ACC、ESC、世界心脏联盟(WHF)和WHO一起组成了心肌梗死再定义工作小组修订定义。由于WHF和WHO代表世界各国,新的定义被冠以"全球统一"。虽然WHO最后因故未署名,但并不影响其权威性。

本次修订是在2000年共识的基础上进行的,不脱离原来的框架,但纳入了新的思路。从现代的临床实践出发,将心肌梗死细分为5型6类。心电图着重规定急性心肌缺血和陈旧性心肌梗死标准。生物标志物明显强调首推肌钙蛋白,其次是肌酸激酶同工酶(CK-MB),CK总值不被推荐。影像技术的发展使其在心肌梗死的诊断和分型中占有一席之地。工作小组由来自20个国家的44位专家组成,分为执行、生物标志物、心电图、影像、介入、研究、全球前景、实施8个组。我国也有专家应邀参加。经过两年多的努力,文稿于2007年10月分别在Circulation,JACC(Journal of fhe American College of Cardiology)和European Heart Journal上发表。当前许多流行病学和临床研究都趋向于国际合作,采用统一定义有利于统一认识,统一行动。近年来,中国的心血管病学界愈来愈走向世界,融入世界,今后有必要采用心肌梗死全球统一定义,与世界各国的研究接轨。中华医学会心血管病学分会和中华心血管病杂志编辑委员会召开专家研讨会,大家一致同意我国采用该统一定义。

一、心肌梗死全球统一定义

(一) 心肌梗死的定义

1. 急性心肌梗死诊断标准 心肌梗死一词应该用于临床上有心肌缺血并有心肌坏死的证据者。下列任一项存在可以符合心肌梗死的诊断:

(1)心脏生物标志物(最好是肌钙蛋白)增高或增高后降低,至少有一次数值超过参考值上限的 99 百分位值,并有以下至少一项心肌缺血的证据:①缺血症状。②指示新的心肌缺血的心电图变化,即新的 ST 段改变或左束支传导阻滞。③心电图出现病理性 Q 波。④影像学证据示新的活力心肌丧失或新的区域性心壁运动异常。

(2)突发、未预料到的心脏性死亡,涉及心脏停搏,常伴有提示心肌缺血的症状、推测为新的 ST 段抬高或左束支传导阻滞、冠状动脉造影或尸检有新鲜血栓的证据。死亡发生在可取得血标本之前或生物标志物在血中出现之前。

(3)基线肌钙蛋白正常做经皮冠状动脉介入术(PCI)治疗的患者,生物标志物升高超过正常上限的 99 百分位值提示为围手术期心肌坏死。按习用裁定,生物标志物升高超过正常上限的 3 倍定为与 PCI 相关的心肌梗死。已经认识到一种与证实的支架血栓形成相关的亚型。

(4)基线肌钙蛋白值正常做冠状动脉旁路移植术(CABG)治疗的患者,心脏生物标志物升高超过正常上限的 99 百分位值提示为围手术期心肌坏死。按习用裁定,将生物标志物升高超过正常上限的 5 倍加上新的病理性 Q 波或新的左束支传导阻滞,或冠状动脉造影证实新的移植的或自身的冠状动脉闭塞,或有活力心肌丧失的影像学证据,定为与 CABG 相关的心肌梗死。

(5)有急性心肌梗死的病理学发现。

2. 陈旧性心肌梗死的诊断标准 下列标准之一符合陈旧性心肌梗死的诊断:

(1)发生新的病理性 Q 波,症状有或无。

(2)有影像学上活力心肌丧失区的证据,该处变薄和不能收缩而无非缺血性原因。

（3）有已愈合或愈合中心肌梗死的病理学发现。

3. 病理学　心肌梗死定义为心肌细胞由于长时间心肌缺血而坏死。心脏组织因冠状动脉阻塞而死亡。按临床和其他特征以及病理学表现，心肌梗死可分为演变期（<6h），急性期（6h～7d），愈合期（7～28d）和已愈合期（≥29d）。

（二）心肌梗死的临床分类

心肌梗死临床分为以下五型：

1 型：与缺血相关的自发性心肌梗死，由一次原发性冠状动脉事件如斑块侵蚀和（或）破裂、裂隙或夹层引起。

2 型：继发于缺血的心肌梗死，由于需氧增多或供氧减少引起，例如冠状动脉痉挛、冠状动脉栓塞、贫血、心律失常、高血压或低血压。

3 型：突发、未预料到的心脏性死亡，包括心脏停搏，常有提示心肌缺血的症状，伴有推测为新的 ST 段抬高，或新的左束支传导阻滞，或冠状动脉造影和（或）病理上一支冠状动脉有新鲜血栓的证据，但死亡发生于可取得血样本之前或血中生物标志物出现之前。

4a 型：伴发于 PCI 的心肌梗死。

4b 型：伴发于支架血栓形成的心肌梗死。

5 型：伴发于 CABG 的心肌梗死。

（三）检出心肌梗死的心脏生物标志物

优先选择检测肌钙蛋白（I 或 T）升高和（或）降低，其中至少一次测量值超过参考数值上限的 99 百分位值。当不具备肌钙蛋白测定时，检测 CK-MB 的升高和（或）降低，其中至少一次测量值超过参考数值上限的 99 百分位值。对这些生物标志物的测定必须强调适当的质量控制。在参考数值上限的 99 百分位值的标准精确度（变异系数）每次测定应≤10%。不推荐应用未经独立确定标准精确度的检测方法。

再梗死：对初次心肌梗死之后从临床体征或症状怀疑复发梗死的患者，推荐立即测定心脏肌钙蛋白，3～6h 后应取得第二次标本。如第 2 次标本的测量值升高 20%，并超过参考数值上限的 99 百分位值，诊断为再梗死。

无明显缺血性心脏病时的肌钙蛋白升高：①心脏挫伤或其他创伤，包括手术、消融、起搏等。②急性或慢性心力衰竭。③主动脉夹层。④主动脉瓣膜病。⑤肥厚型心肌病。⑥快速或缓慢性心律失常，或心脏传导阻滞。⑦心尖膨隆综合征。⑧横纹肌溶解伴心脏损伤。⑨肺栓塞，严重肺动脉高压。⑩肾功能衰竭。⑪急性神经系统疾病，包括卒中或蛛网膜下腔出血。⑫浸润性疾病，如淀粉样变性病、血色沉着病、肉瘤病与硬皮病。⑬炎性疾病,如心肌炎或心内膜心包炎的心肌波及。⑭药物中毒或毒素。⑮重危患者,尤其有呼吸衰竭或败血症。⑯烧伤,尤其大于30%体表面积时。⑰极度劳顿。

(四) 心电图检出心肌梗死

心肌梗死的心电图表现(无左室肥大或左束支传导阻滞时)

1. ST段抬高　两个相邻导联上有新的在J点的ST段抬高,其切点为V_2～V_3导联上男性≥0.2mV或女性≥0.15mV,和(或)其他导联≥0.1mV。

2. ST段压低与T波改变　在两个相邻导联上新的水平样或下垂型ST段压低≥0.05mV,和(或)在两个相邻的R波为主的或R/S比值>1的导联上T波倒置≥0.1mV。

3. 陈旧性心肌梗死伴有的心电图变化　在V_2～V_3导联上任何Q波宽度≥0.02s,或V_2和V_3导联为QS波;在Ⅰ、Ⅱ、aVL、aVF或V_4～V_6导联任何两个相邻导联上Q波宽度≥0.03s,深度≥0.1mV;在V_1～V_2导联上R波宽度≥0.04s,和R/S>1伴同向直立T波而不存在传导障碍。

4. 常见的心电图诊断心肌梗死难点

(1)假阳性:良性早期复极综合征;左束支传导阻滞;预激综合征;Brugada综合征;心包心肌炎,肺栓塞;蛛网膜下腔出血;胆囊炎;代谢障碍如血钾过高;未能辨认J点位移的正常范围;电极换位或应用改良的Maison-Likar构形(上肢电极在锁骨外端,左下肢电极在左前腋线肋缘至髂嵴的中点)。

(2)假阴性:陈旧性心肌梗死有Q波和(或)持续性ST段抬高;起搏心律;左束支传导阻滞。

(3)再梗死:有轻度ST段抬高的患者当ST段再次抬高≥0.1mV或出现新的病理性Q波时,应考虑再梗死,尤其伴有缺血症状时。ST段压低或左束支传导阻滞本身不应考虑为心肌梗死的确实标准。

(五) 影像技术检测心肌梗死

在生物标志物升高时,影像技术由于能检出室壁运动异常可用于心肌梗死的诊断。如由于某些原因生物标志物未测定或可能已经变为正常,在不存在非缺血原因的情况下,只要证明有新的活力心肌丧失就符合心肌梗死的诊断。然而,如生物标志物已以合适的次数测定并且正常,这些测定应比影像诊断标准优先考虑。

超声心动图和核素技术与运动或药物负荷试验结合能鉴别缺血和心肌活性。无创性影像技术于不存在其他原因的情况下能通过显示区域心壁运动异常、变薄或瘢痕而诊断愈合期或已愈合的梗死。

（六）伴发于 PCI 的心肌梗死

诊断标准：在 PCI 的场合下，可通过操作前或操作后即刻、术后 6～12 小时、18～24 小时测定心脏生物标志物来检出与操作相关的细胞坏死的出现。假定基线值为正常，术后生物标志物超过参考数值上限的 99 百分位值，指示为操作后的心肌坏死。当前还没有确实的科学基础来规定诊断围术期心肌梗死的生物标志物阈值。按习用裁定，建议将升高超过 3 倍参考数值上限的 99 百分位值定为与 PCI 相关的心肌梗死（4a 型）。如心脏肌钙蛋白在操作前升高，此后相隔 6 小时的至少两个标本不稳定，就没有足够的资料来推荐诊断围术期心肌梗死的生物标志物标准。如测得的数值稳定，进一步测定生物标志物结合心电图或影像学的表现作为再梗死的诊断标准可以适用。

心肌梗死的另一个亚型（4b 型）与支架血栓形成相关，由冠状动脉造影和（或）尸检证实。

（七）伴发于 CABG 的心肌梗死

诊断标准：CABG 术后任何心脏肌钙蛋白的升高提示心肌细胞坏死，意味着生物标志物增高幅度可能与有损的结局相关。然而，有关在 CABG 情况下应用生物标志物来诊断心肌梗死的现有文献甚少。因此，不能单独以生物标志物诊断 CABG 情况下的心肌梗死（5 型）。

鉴于观察到生物标志物显著升高的患者对生存的不利影响，按习用裁定，建议将 CABG 术后第 1 个 72h 内生物标志物升高超过 5 倍参考数值上限的 99 百分位值而伴有新出现的病理性 Q 波或新的左束支传导阻滞，或冠状动脉造影证实新的移植或自身冠状动脉阻塞，或有新的活力心肌丧失的影像学证据者，应考虑诊断为与 CABG 相关的心肌梗死（5 型）。

（八）涉及心肌梗死的临床调查研究

临床研究中，研究者与管理机构对心肌梗死的定义须保持一致。研究者应提供不同类型心肌梗死（如自发性，围手术期）的全面数据，包括诊断心肌梗死所用的心脏生物标志物参考值上限的 99 百分位值的倍数（如附表 1 所示）。

附表 1　按所用的生物标志物的参考数值上限的 99
百分位值的倍数作出不同类型心肌梗死的分类

99 百分位值的倍数	1 型心肌梗死	2 型心肌梗死	3 型心肌梗死[a]	4 型心肌梗死[b]	5 型心肌梗死[b]	总数
1～2 倍			—	— —	— —	
2～3 倍			—	— —	— —	
3～5 倍			—			
5～10 倍			—			
>10 倍			—			
总数			—			

注:[a] 此型心肌梗死生物标志物不可得到,因为患者在可作生物标志物测定前已死亡;[b] 为了病例资料的完整,应报告生物标志物数值的分布;"—"代表生物标志物未能测定;"— —"代表生物标志物升高低于用以判定这些类型心肌梗死的界限

参考文献

[1] Thygesen K, Alpert JS, White HD; Joint ESC/ACCF/AHA/WHF Task Force for the Redefinition of Myocardial Infarction. Universal definition of myocardial infarction. J Am Coll Cardiol,2007,50:2173～2195

（本文编辑：干岭）

附录2　经皮冠状动脉介入治疗指南(2009)

·指南与共识·

（中华医学会心血管病学分会　中华心血管病杂志编辑委员会）

经皮冠状动脉介入治疗(PCI)作为冠心病治疗的重要手段之一在不断发展。开始时仅限于球囊成形术,称为经皮冠状动脉腔内成形术(PTCA),而现在PCI还包括了其他解除冠状动脉狭窄的新技术,例如斑块消蚀技术(斑块旋切术、旋磨术、激光血管成形术)及冠状动脉内支架置入术等。2002年中华医学会心血管病学分会及中华心血管病杂志编辑委员会专家组编写了"经皮冠状动脉介入治疗指南"。在此后的5年中,PCI技术及辅助药物治疗又获得了进一步发展,尤其是药物洗脱支架(DES)的广泛应用,明显地减少了因再狭窄而造成的再次血管重建,成为PCI技术发展的一个新的里程碑。大量临床试验结果的发表,为PCI临床应用提供了新的循证医学证据,过去的指南显然已不能满足临床医生的需要。为此,中华医学会心血管病学分会和中华心血管病杂志编辑委员会专家组在系统复习文献的基础上,经认真研究讨论,达成共识,并参考2005年和2007年ACC/AHA/SCAI更新的经皮冠状动脉介入治疗指南[1-2]和2005年欧洲心脏病学会经皮冠状动脉介入治疗指南[3],重新修订了本指南。

为了便于读者了解PCI对某一适应证的价值或意义,多因素权衡利弊,本指南对推荐类别的表述仍沿用国际上通常采用的方式:

Ⅰ类:指那些已证实和(或)一致公认有益、有用和有效的操作或治疗,推荐使用。

Ⅱ类:指那些有用/有效的证据尚有矛盾或存在不同观点的操作或治疗。

Ⅱa类:有关证据/观点倾向于有用/有效,应用这些操作或治疗是合理的。

Ⅱb类:有关证据/观点尚不能充分证明有用/有效,可以考虑应用。

Ⅲ类:指那些已证实和(或)一致公认无用和(或)无效,并对一些病例可能有害的操作或治疗,不推荐使用。

对证据来源的水平表达如下:

证据水平A:资料来源于多项随机临床试验或荟萃分析。

证据水平B:资料来源于单项随机临床试验或多项非随机对照研究。

证据水平 C:仅为专家共识意见和(或)小规模研究、回顾性研究、注册研究。

一、概述

(一) PCI 成功的定义

1. 血管造影成功　成功的 PCI 使靶病变部位血管管腔明显增大,在支架应用之前,血管造影显示最小管腔直径减小至 50% 以下伴 TIMI 3 级血流为血管造影成功。随着包括冠状动脉支架在内的技术的应用,最小狭窄直径减少至 20% 以下方被视为造影成功。

2. 操作成功　PCI 操作成功指 PCI 达到血管造影成功标准且住院期间无重要临床并发症[如死亡、心肌梗死(MI)、急诊靶病变血管重建(TLR)]。

关于死亡、MI 和 TLR 的定义:本指南推荐采用学术研究联合会(academic research consortium)共识[4]的定义:①死亡指 PCI 术中或术后发生的与器械或操作相关的并发症有关的死亡。②围术期 MI 指术后 48h 内新出现的 Q 波和(或)心肌损伤的生物标志物升高。对基线心肌生物标志物正常的患者,术后肌钙蛋白或肌酸激酶同工酶升高大于 3 倍正常上限定义为 PCI 相关 MI。③TLR 指由于有缺血症状或客观证据并且靶病变处管腔狭窄严重度>50% 而进行的血管重建术。

3. 临床成功

(1)PCI 近期临床成功:指操作成功并且患者恢复以后心肌缺血症状和征象缓解。

(2)远期临床成功:要求长期维持近期临床成功的效果,心肌缺血症状和征象缓解持续至 6 个月以上。

近期成功以后,再狭窄不能认为是并发症,而是一种对血管损伤的反应。有重要临床意义的再狭窄的发生率可以用术后对靶血管施行血管重建的频率判断。

(二) 对开展 PCI 的医疗机构资质及术者的要求

PCI 是一项侵入性治疗技术,具有潜在风险,为规范心血管病介入诊疗技术的临床应用,保证医疗质量和医疗安全,卫生部发布了心血管疾病介入诊疗技术管理规范[5],该规范要求开展 PCI 的医疗机构应为三级医院,有心血管内科、心脏大血管外科或胸外科,设有心血管造影室和重症监护室,每年完成的心血管病介入诊疗病例不少于 200 例,其中治疗性病例不少于 100 例,血管造影并发症发生率低于 0.5%，心血管病介入诊疗技术相关死亡率低于 0.5%。要求从事 PCI 的医师应经过卫生部认定的心血管疾病介入诊疗培训基地系统培训并考试合格，作为术者每年需完成 PCI 不少于 50 例。

二、血管重建策略选择

（一）PCI 的一般指征

PCI 最初应用于慢性稳定性冠心病患者，逐渐扩展到急性冠状动脉综合征（ACS）患者。循证医学的证据表明：在适合行 PCI 的病变条件下，对病情急、重的患者多可增加生存和减少心血管事件。因此，本指南中 PCI 的指征按慢性稳定性冠心病，非 ST 段抬高 ACS 和 ST 段抬高 MI(STEMI)分别表述。

随着时间的推移，各种指征均有改变，这些变化既有证据逐渐充足使该指征的风险或获益更为明确，也有由于经验积累，新技术、新器械的使用和各种药物等辅助手段的改善等因素。所以 PCI 指征在不同时代的指南中的表述有显著的不同。因此，在充分理解指南所推荐的 PCI 指征的同时，还应当结合以下情况进行综合考虑：医院条件，术者经验，对每个患者各种条件的综合评估，心外科支持，患者及家属的期望值及治疗费用等。只有充分评估这些因素，才能使指南中所推荐的 PCI 指征更有效地指导临床实践。

1. 慢性稳定性冠心病　PCI 是缓解慢性稳定性冠心病患者症状的有效方法之一。与药物治疗相比总体上不能降低死亡及 MI 发生率，但有证据表明，在有较大范围心肌缺血的患者中 PCI 仍比药物治疗具有优势。因此，PCI 应主要用于有效药物治疗的基础上仍有症状的患者以及有明确较大范围心肌缺血证据的患者。DES 的使用，PCI 辅助药物治疗的改进，使 PCI 疗效有可能进一步提高。但规范的药物治疗仍是治疗的基础，相当一部分慢性稳定性心绞痛患者通过规范的药物治疗可避免或推迟 PCI。

在慢性稳定性心绞痛有较大范围心肌缺血证据的患者，PCI 疗效较为肯定，应尽可能置入支架。较为复杂病变如慢性完全闭塞和外科手术高风险患者已有较多的临床证据，推荐级别有所提升。但糖尿病合并多支血管病变，无保护左主干病变等仍不能充分证明 PCI 的疗效等同于或优于冠状动脉旁路移植术(CABG)。尽管已有部分证据显示，PCI 在一些更为复杂、风险更高的病变中有一定的价值，尤其在亚洲的一些有关无保护左主干 PCI 治疗取得了令人鼓舞的结果[6-7]，但在临床上，特别是经验不多的医疗中心和术者仍不宜普遍推荐 PCI 用于此类病变。关于慢性稳定性冠心病 PCI 推荐指征见附表 2。

2. 非 ST 段抬高 ACS　包括不稳定性心绞痛和非 ST 段抬高 MI。在这些患者中,可采取早期保守策略和早期介入策略。循证医学证据表明:对危险度高的患者,早期介入治疗策略显示了明显的优势。所以,这些患者 PCI 的指征是建立在危险分层的基础上。

危险分层的方法常用的有 TIMI 和 GRACE 预测积分,这些危险分层上的指标都是将患者症状、体征、心电图、心肌生物标志物及其他辅助检查指标进行分析,权重后总结而来。实际上针对不同患者要灵活应用这些指标及组合,其中胸痛时间持续过长、有心力衰竭表现、血液动力学不稳定、心肌生物标志物显著升高和心电图示 ST 段显著压低更为重要。

附表 2　慢性稳定性冠心病 PCI 推荐指征

指　征	推荐类别	证据水平	证据来源
有较大范围心肌缺血的客观证据	Ⅰ	A	ACME[8] , ACIP[8]
自体冠状动脉的原发病变常规置入支架	Ⅰ	A	BENESTENT[10] , STRESS[11]
静脉旁路血管的原发病变常规置入支架	Ⅰ	A	SAVED[12] , VENESTENT[13]
慢性完全闭塞病变	Ⅱa	C	
外科手术高风险患者	Ⅱa	B	AWESOME[14]
多支血管病变无糖尿病,病变适合 PCI	Ⅱa	B	BARI[15] , ARTS[16] , Hoffman 等[17] , Takagi 等[18] , Daemen 等[19]
多支病变并糖尿病	Ⅱb	C	
经选择的无保护左主干病变	Ⅱb	B	SYNTAX[20] , MAIN-COMPARE[21]

(1)极高危患者(符合以下 1 项或多项):①严重胸痛持续时间长、无明显间歇或＞30min,濒临 MI 表现。②心肌生物标志物显著升高和(或)心电图示 ST 段显著压低(≥2mm)持续不恢复或范围扩大。③有明显血液动力学变化,严重低血压,心力衰竭或心原性休克表现。④严重恶性心律失常:室性心动过速、心室颤动。

(2)中、高危患者(符合以下 1 项或多项):①心肌生物标志物升高。②心电图有 ST 段压低(＜2mm)。③强化抗缺血治疗 24h 内反复发作胸痛。④有 MI 病史。⑤造影显示冠状动脉狭窄病史。⑥PCI 后或 CABG 后。⑦左心室射血分数(LVEF)＜40％。⑧糖尿病。⑨肾功能不全(肾小球滤过率＜60ml/min)。

对于低危和早期未行 PCI 的非 ST 段抬高 ACS 患者出院前应进行必要的评估,根据心功能、心肌缺血情况和再发心血管事件的危险采取相应的治疗。

对中、高危以上的非 ST 段抬高 ACS 患者行 PCI 应遵循首先进行危险分层,合理规范的术前、术中用药和恰当的 PCI 策略,危险度越高的患者越应尽早些 PCI,术前、术中的用药如抗血小板治疗、抗凝治疗等也随着危险度的增加应适当的加强。关于非 ST 段抬高 ACS 患者 PCI 指征推荐附表 3。

附表 3　非 ST 段抬高 ACS 患者 PCI 指征推荐

指　征	推荐类别	证据水平	证据来源
对极高危患者行紧急 PCI(2h 内)	Ⅰa	B	ISAR-COOL[22],BARI[15]
对中、高危患者行早期 PCI(72h 内)	Ⅰ	A	FRISC Ⅱ[23], TACTICS-TIMI18[24], Hoffman 等[17],RITA 3[25]
对低危患者不推荐常规 PCI	Ⅲ	C	
对 PCI 患者常规支架置入	Ⅰ	C	

3. 急性 STEMI　循证医学证据表明,PCI 能有效降低 STEMI 总体死亡率。但总体死亡率降低的获益仍取决于以下因素的影响:患者发病时间,梗死部位及心功能状况所构成的总体危险度,患者年龄及合并疾病情况,患者用药情况,医生经验及导管室人员熟练配合程度,以及进门-球囊扩张(door-to-balloon,D-to-B)时间。所以,合理、有效的使用 PCI 手段是 STEMI 再灌注治疗的关键。

(1)直接 PCI:对所有发病 12h 内的 STEMI 患者采用介入方法直接开通梗死相关血管(IRA)称为直接 PCI,对于 STEMI 患者直接 PCI 是最有效降低死亡率的治疗。但是尽可能缩短 D-to-B 时间是关键。不能因延缓或等待 PCI 而失去尽早再灌注治疗的时间,尤其是发病 3h 以内患者,如需延迟 PCI 而患者无溶栓禁忌证则应立即行静脉溶栓治疗。

直接 PCI 是降低 STEMI 死亡率最有效的方法,在有条件的医院应大力提倡。及时(<12h)、有效(PCI 后 TIMI 血流 3 级)和持久(较低的再闭塞率)是成功的关键。越危重的患者获益越显著(如心原性休克),但年龄>75 岁,发病时间>12h 以及伴随疾病越多其风险也随之显著增加,应权衡利弊。对于胸痛基本已缓解,冠状动脉残余狭窄轻,TIMI 血流 3 级的患者冠状动脉再发事件的几率较低,应十分慎重选择 PCI。关于 STEMI 患者直接 PCI 推荐指征见附表 4。

附表 4　STEMI 患者直接 PCI 推荐指征

指　征	推荐类别	证据水平	证据来源
所有 STEMI 发病 12h 内,D-to-B 时间 90min 以内,能由有经验的术者和团队操作者	I	A	PAMI[26],GUSTOIIb[27],PRAGUE-1[28],PRAGUE-2[29],DANAMI-2[30]
溶栓禁忌证患者	I	C	
发病>3h 的患者更趋首选 PCI	I	C	
心原性休克,年龄<75 岁,MI 发病<36h,休克<18h	I	B	SHOCK[31]
有选择的年龄>75 岁心原性休克,MI 发病<36h,休克<18h,权衡利弊后可考虑 PCI	IIa	B	Dauerman 等[32-33]
发病 12～24h,仍有缺血证据,或有心功能障碍或血液动力学不稳定或严重心律失常	IIa	C	
患者血液动力学稳定时,不推荐直接 PCI 干预非梗死相关动脉	III	C	
发病>12h 无症状,血液动力学和心电稳定患者不推荐直接 PCI	III	C	
常规支架置入	I	A	Suryapranata 等[34],PAM-ISTENT[35],Stone 等[36]

（2）转运 PCI(transfer PCI)：转运 PCI 是直接 PCI 的一种,主要适用于患者所处的医院无行直接 PCI 的条件,而患者有溶栓治疗的禁忌证,或虽无溶栓禁忌证但发病已>3h,尤其为较大范围 MI 和(或)血液动力学不稳定的患者。

转运 PCI 的获益取决于 D-to-B 时间,转运时间<90min 仍能使绝大多数患者获益,尤其是相对高危者、不能行其他再灌注治疗和就诊时已发病>3h、<12h 的患者。转运开始前仍应考虑给予适当的药物治疗(主要是抗血小板,抗凝治疗),尽管全量溶栓已被否定(见易化 PCI);在我国转运 PCI 更应提倡,使 PCI 惠及更多的患者。

STEMI 转运 PCI 的推荐指征：

就诊医院无行直接 PCI 条件,尤其是有溶栓禁忌证或虽无溶栓禁忌证却已发病>3h、<12h 患者(I 类推荐,证据水平 B)[29-30,37-38]。

（3）补救 PCI(rescue PCI)：补救 PCI 是指溶栓失败后 IRA 仍处于闭塞状态，而针对 IRA 所行的 PCI。溶栓剂输入后 45～60min 患者，胸痛无缓解和心电图示 ST 段无回落临床提示溶栓失败。

现已有更多的证据表明，补救 PCI 对 STEMI 患者的益处，尤其对于早期有休克、心力衰竭或恶性心律失常患者获益更为显著。尽管有研究提示，补救 PCI 有较高的血栓和出血的风险，这些研究大多只入选高危患者，事件发生率本身较高，但如能更准确评价 PCI 开通 IRA 的益处，补救 PCI 总体上的获益仍较为显著。关于 STEMI 补救 PCI 的推荐指征见附表 5。

附表 5　STEMI 补救 PCI 的推荐指征

指　征	推荐类别	证据水平	证据来源
溶栓 45～60min 后仍有持续心肌缺血症状或表现	Ⅰ	B	King 等[2]，Gershlick 等[39]
合并心原性休克，年龄<75 岁、发病<36h，休克<18h	Ⅰ	B	Gershlick 等[39]，MERLIN[40]
发病<12h 合并心力衰竭或肺水肿	Ⅰ	B	Gershlick 等[39]，MERLIN[40]
年龄>75 岁心原性休克，MI 发病<36h，休克<18h，权衡利弊后可考虑补救 PCI	Ⅱa	B	Dauerman 等32-33
血液动力学或心电不稳定	Ⅱa	C	

（4）易化 PCI(facilitated PCI)：易化 PCI 是指发病 12h 内拟行 PCI 的患者于 PCI 前使用血栓溶解药物，以期缩短开通 IRA 时间，使药物治疗和 PCI 更有机结合。易化 PCI 一般使用溶栓剂或血小板糖蛋白Ⅱb/Ⅲa 受体拮抗剂或它们的不同组合。尽管理论上存在获益的可能性，但目前临床试验尚未证实。以 ASSENT-4[41] 为代表的临床研究结果表明，易化 PCI 结果劣于直接 PCI。因此，目前已完全否定了应用全量溶栓剂后立即行易化 PCI 的策略（Ⅲ类推荐，证据水平 B）。虽然对出血风险很低的年轻、高危的 STEMI 患者 90min 内不能立即 PCI 时可考虑应用，这也仅属可考虑的下策（Ⅱb 类推荐，证据水平 C）。然而非全量溶栓剂和(或)其他抗栓药物及不同组合的易化 PCI 研究仍正在进行中。

5)早期溶栓成功或未溶栓患者择期(>24h)PCI 指征：这类患者差别较大，有的 IRA 已开通，有的 IRA 仍处闭塞状态，在后期进一步的干预方案上也有较大的差别，因此，这类患者要有详细的临床评估，现已有初步的循证医学证据。

关于早期溶栓成功或未行溶栓患者择期 PCI 的推荐指征见附表 6。

附表 6　早期溶栓成功或未行溶栓患者择期 PCI 的推荐指征

指　征	推荐类别	证据水平	证据来源
病变适宜 PCI 且有再发 MI 的表现	I	C	
病变适宜 PCI 且有自发或诱发缺血表现	I	B	DANAMI[42]
病变适宜 PCI 且有心原性休克或血液动力学不稳定	I	B	SHOCK[43]
LVEF≤40%,心力衰竭,严重室性心律失常,常规行 PCI	IIa	C	
对无自发或诱发缺血的 IRA 的严重狭窄于发病 24h 后行 PCI	IIb	C	
IRA 完全闭塞,无症状的 1～2 支血管病变,无严重缺血表现,血液动力学和心电学稳定,不推荐发病 24h 后常规行 PCI	III	A	DECOPI[44],OAT[45],TOSCA-2[46]

对 STEMI 后期患者的处理,主要根据 IRA 是否开通和临床上是否有自发缺血、诱发缺血、再发 MI、休克或血液动力学不稳定等表现。血管开通和有相应临床表现者处理应积极,如果血管未开通和无相应临床表现处理应趋于保守,尤其是无症状 IRA 完全闭塞的 MI 患者开通 IRA 的获益有限。当然仍需要更大规模和更长时间的临床研究。STEMI 患者处理流程见附图 1。

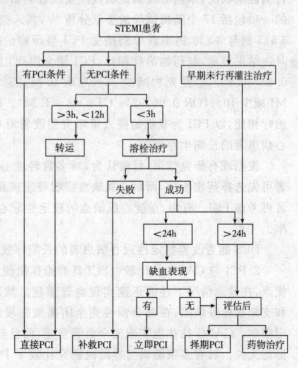

附图 1　STEMI 患者处理流程

（二）PCI 与单纯药物治疗和 CABG 的比较

1. PCI 与药物治疗的比较　慢性稳定性冠心病患者 PCI 的主要获益在于缓解症状、改善生活质量，既不能降低死亡与 MI 的发生率，也不能改善远期预后。一项包括 11 个随机试验的荟萃分析显示[47]，在无新近 MI 的慢性稳定性冠心病患者，与药物保守治疗相比，PCI 并不减少死亡、MI 与血管重建。COURAGE 试验显示[48]，稳定性冠心病患者在最佳药物治疗的基础上行 PCI 并不降低死亡、MI 与其他主要心血管事件的风险。1 年与 3 年随访发现，PCI ＋规范的药物治疗组的心绞痛缓解率高于单纯规范的药物治疗组。5 年随访发现，两组心绞痛缓解率无差异，可能与药物治疗组中 1/3 的患者在随访期间因症状无法控制而接受血管重建治疗有关。COURAGE 试验核医学亚组分析显示[49]，与单纯规范的药物治疗相比，在规范的药物治疗的基础上行 PCI 能明显减轻心肌缺血，尤其是治疗前存在中、重度缺血的患者。在心肌缺血减轻的患者，PCI 能降低未校正死亡与 MI 风险。COURAGE 试验生活质量分析也显示[50]，在理想药物治疗的基础上行 PCI 能更好地改善 24 个月内心绞痛症状和自测健康状况，术前心绞痛症状较严重或较频繁者从 PCI 获益更大。最近发表的一项包括 17 个随机试验的荟萃分析[51]，共入选 7 513 例稳定性冠心病患者，3 675 例与 3 838 例患者分别接受 PCI 与药物治疗，平均随访 51（12～122）个月。结果显示，与药物治疗相比，PCI 使全因死亡减少 20%（OR 0.80，95% CI 0.64～0.99），心性死亡减少 26%（OR 0.74，95% CI 0.51～1.06），非致死性 MI 减少 10%（OR 0.90，95% CI 0.66～1.23）。研究显示，与单纯规范的药物治疗相比，以 PCI 为基础的侵入策略有望改善有中、重度心肌缺血的稳定性冠心病患者的长期生存率。

根据现有研究结果，目前认为，对多数轻度心绞痛（CCS 分级 Ⅰ 或 Ⅱ 级）患者可先选择药物治疗，而对心肌缺血症状较重或希望保持良好体能的有症状患者可考虑 PCI。有中、重度心肌缺血的稳定性冠心病患者 PCI 可改善长期生存率。

DES 能否改善稳定性冠心病患者的长期疗效还有待进一步研究。

2. PCI 与 CABG 的比较　PCI 具有操作简便，创伤较小和术后康复较快等优点，在紧急情况下还能迅速实现血管重建。然而，PCI 也存在支架内再狭窄和支架血栓等缺陷，在部分慢性完全闭塞或弥漫病变中，PCI 的应用也受到一定限制。CABG 往往能实现完全血管重建，而且与阻塞性动脉粥样硬化病变的形态无关。已有多项随机与非随机研究比较了 PCI 与 CABG 的疗效。尽管这些研究还存在某些局限性，但仍然获得了一些较为普遍的共识。

（1）对于单支血管病变患者：PCI 与 CABG 的远期生存率和 MI 发生率相当。然而，接受 PCI 的患者往往需要应用更多的抗心绞痛药物，术后接受靶血管再次血管重建术的患者也更多，主要由 PCI 后的再狭窄所致。DES 能有效降低再狭窄与再次血管重建率，从而缩小 PCI 与 CABG 在再次血管重建方面的差距。

（2）对于非糖尿病多支血管病变患者：裸金属支架（BMS）时代的大量研究显示，PCI 与 CABG 的死亡与 MI 发生率相当，但 PCI 的再次血管重建率高于CABG。ARTS 试验[16]是第一项比较 BMS 和 CABG 的随机试验。1 年随访结果显示，BMS 组和 CABG 组的死亡、卒中和 MI 发生率均相当，但 BMS 组再次血管重建率更高，主要与 PCI 术后再狭窄有关。一项包括 23 个随机试验的荟萃分析显示[52]，多支血管病变患者 PCI 与 CABG 的 30d 死亡率（1.1% 对1.8%，P＝NS）和 5 年死亡率（10.2% 对 9.1%，P＝NS）均相当。另一项包括 4个随机试验共 3 051 例患者的荟萃分析也显示[19]，PCI 与 CABG 的 5 年生存率无显著性差异（91.5% 对 91.8%，P＝0.69），但 CABG 的 5 年无再次血管重建生存率却明显高于 PCI（92.1% 对 71.0%，P＝0.001）。BARI 试验[15]10 年随访结果也显示，PCI 与 CABG 的 10 年生存率无显著性差异（71.0% 对 73.5%，P＝0.18），在非糖尿病患者，两者生存率几乎相当（77.0% 对 77.3%，P＝0.59）。然而，PCI 的再次血管重建率显著高于 CABG（76.8% 对 20.3%，P＜0.001）。

与 BMS 相比，DES 能显著降低再狭窄率，减少再次血管重建。与 CABG相比，非糖尿病多支血管病变患者使用 DES 不增加死亡与 MI，但其再次血管重建率可能依然高于 CABG。ARTSⅡ试验将置入雷帕霉素洗脱支架的多支血管病变患者与 ARTSI 试验中置入 BMS 或接受 CABG 的患者进行非随机对比，结果显示，雷帕霉素洗脱支架组的 1 年主要不良心脑血管事件发生率与 CABG基本相当，而雷帕霉素洗脱支架组的 1 年死亡、脑血管意外与 MI 的发生率还低于 CABG。一项比较多支血管病变 DES 与 CABG 的非随机研究也显示，两者死亡、脑血管事件发生率均无显著性差异[53]。新近发表的纽约州注册资料显示[54]，在 3 支血管病变患者，CABG 的 18 个月未校正生存率与 DES 相当（93.7% 对 93.4%，P＝NS），但 CABG 的 18 个月校正生存率依然高于 DES（94.0% 对 92.7%，P＝0.03）。最近公布的 SYNTAX 试验（90% 以上为多支病变）显示[20]，紫杉醇洗脱支架与 CABG 的 30d 与 12 个月死亡率均相当。与CABG 相比，紫杉醇洗脱支架的卒中发生率更低（0.6% 对 2.2%，P＝0.003）。将 SYNTAX 试验中死亡、MI 与卒中等安全终点联合进行分析发现，紫杉醇洗脱支架与 CABG 的总体安全终点事件发生率无显著性差异(7.9%对 6.4%,P =0.39)。然而,PCI 的再次血管重建率却依然高于 CABG(13.7%对 5.9%,P <0.0001)。

在 SYNTAX 试验中,Serruys 等在以往多套冠状动脉病变评分与分类系统的基础上,结合专家共识,开发出一套新的病变评分系统,即 SYNTAX 积分。该系统采用冠状动脉树 16 分段法,结合冠状动脉的优势分布、病变部位、狭窄程度与病变特征,对直径≥1.5mm 的血管进行评分。该评分系统共包括 12 个问题,内容包括优势类型、病变数、累及节段和病变特征(完全闭塞、三分叉、分叉、主动脉、开口病变、严重迂曲、病变长度>20mm、严重钙化、血栓、弥漫/小血管病变)。采用电脑交互问卷依次回答上述问题,对每一病变进行评分后的总分值即为 SYNTAX 积分。SYNTAX 试验显示,病变风险积分与 PCI 的结果关系密切,而 CABG 的结果则不受积分的影响。将 SYNTAX 积分用于多支血管病变,有助于识别能更多从 DES 获益的患者。采用 SYNTAX 积分进行分层分析显示,在积分较低(0~22)的 3 支血管病变患者,紫杉醇洗脱支架与 CABG 的12 个月主要不良心脑血管事件发生率相当(17.3%对 15.2%,P=0.66);而在积分中度(23~32)与较高(≥33)的患者,PCI 的 12 个月心脑血管事件发生率均显著高于 CABG(中度:18.6%对 10.0%,P=0.02;较高:21.5%对 8.8%,P =0.002)。

(3)对于糖尿病多支血管病变患者:BMS 时代的大量研究显示,CABG 的生存率可能与 PCI 相当或更高。BARI 试验[15]10 年随访结果显示,糖尿病多支血管病变患者 CABG 的 10 年生存率显著高于 PCI(57.9%对 45.5%,P= 0.025)。Hlatky 等的一项包括 6 个随机试验共 499 例糖尿病患者的荟萃分析显示,PCI 与 CABG 的 5 年死亡率并无显著性差异(19.3%对 17.3%,P=NS)。

DES 有望改善糖尿病多支血管病变患者 PCI 的临床结果,但其不良事件发生率仍高于 CABG。ARTS 试验 2 年随访结果显示,糖尿病患者 CABG 后死亡与主要不良心脏事件的发生率显著低于 BMS 组。最近公布的 CARDia 试验显示,在合并复杂病变(61%为 3 支血管病变)的糖尿病患者,使用雷帕霉素洗脱支架行 PCI 的 1 年心脑血管事件发生率与 CABG 无显著性差异(15.1%对 11.0%,P=0.22),不过,其雷帕霉素洗脱支架的再次血管重建率却依然高于 CABG(7.3%对 2.0%,P=0.01)。最近发布的 SYNTAX 试验也显示,在接受药物治疗的糖尿病患者,紫杉醇洗脱支架的心脑血管事件发生率显著高于 CABG(26.0%对 14.2%,P=0.0025)。总之,在糖尿病多支病变患者,现有资料更多支持 CABG,正在进行中的 FREEDOM 等试验将提供更多的循证医学证据。

　　(4)对无保护左主干病变患者:BMS时代的大量研究显示,由于CABG有明确的生存获益,而支架术后再狭窄率也较高,因此一致认为应首选CABG。

　　自DES问世以来,已有多项研究评价了雷帕霉素或紫杉醇洗脱支架用于左主干病变的疗效。总体结果显示,在部分无保护左主干病变患者,DES与CABG的结果已基本相当。最近公布的MAIN.COMPARE注册结果显示,尽管CABG的3年无靶病变血管重建生存率更高(98.4%对90.7%,P<0.001),但两者累计生存率以及复合终点事件(死亡、Q波MI、卒中)的发生率均无显著性差异。

　　风险评分有利于指导左主干病变患者选择DES或CABG。在低、中危的无保护左主干病变患者,DES与CABG的长期生存率基本相当,PCI为其理想或合理的治疗选项;而在高危左主干病变患者,由于CABG的长期生存率更高,应尽量选择CABG。最近公布的SYNTAX试验左主干病变亚组分析发现,在SYNTAX积分较低(0~22分)和中度(23~32分)的左主干病变患者,PCI与CABG的12个月心脑血管事件发生率相当;在积分较高(≥33分)的患者,PCI的12个月心脑血管事件发生率显著高于CABG(25.3%对12.9%,P=0.008)。一般认为,在积分较低(0~22)的患者,如左心功能正常的孤立性无保护左主干病变,或合并单支血管病变者,可根据患者个体特征、患者意愿和医生意向选择PCI或CABG。在中度积分患者(23~32),PCI依然是合理选项,但应根据患者特征与合并症选择治疗。而在积分较高的(≥33)的患者,其病变多较为复杂,PCI一般也不可行,应选择CABG。

　　总之,冠心病治疗方案的选择应结合冠状动脉造影的结果、左心室功能、患者的症状和心肌缺血的范围、病变风险评分等综合判断。合并糖尿病、多支血管病变、左心室功能减退、左主干远端以及伴有前降支近段病变的多支血管病变以及通过PCI不能达到完全血管重建的患者,选择CABG的得益可能更大。具体原则如下:

　　PCI适于中等范围以上心肌缺血或有存活心肌的证据,伴有前降支受累的单支或双支血管病变,能达到完全血管重建者;PCI成功率高、手术风险低、再狭窄率低的病变;能够进行完全性血管重建的多支病变;有外科手术禁忌证或外科手术高危,或要接受非心脏外科大手术者;ACS,尤其是急性心肌梗死患者。

　　CABG适于左主干病变(狭窄>50%)、多支血管病变伴左心室功能异常(LVEF<50%)、伴有前降支近端明显狭窄的双支血管病变、经充分药物治疗后

仍存在进行性缺血且病变不适合 PCI 或其效果不理想者、前降支闭塞而无前壁 MI 的患者，PCI 不成功或不能进行完全血管重建的患者。

单纯药物治疗适合于无大面积心肌缺血证据；非前降支开口或近端的不能血管重建的单支血管病变；二级分支血管病变；病变狭窄＜50％的患者。

三、PCI 方法的选择

（一）BMS 和 DES 的选择

PCI 已从单纯 PTCA 时代进入到支架时代。BMS 的安全性和疗效均优于单纯 PTCA，但术后由于内膜增生，支架内再狭窄，导致再次血管重建率高，在小血管、长病变、冠状动脉慢性完全闭塞和分叉病变以及糖尿病患者尤其明显；而 DES 可显著抑制内膜增生，从而大大降低支架术后再狭窄率和再次血管重建率（5％～10％）。支架的主要问题是支架内血栓形成。BMS 血栓多发生在急性期（＜24h）和亚急性期（术后 1～30d），主要与支架贴壁不良有关；经过支架置入时球囊高压扩张或后扩张，加上术后至少 4 周的双重抗血小板治疗（阿司匹林＋噻吩吡啶类），发生率已降至 0.5％左右：由于 BMS 置入 4 周时，内膜多已完全修复，并覆盖支架表面，所以晚期血栓（1 个月～1 年）极少。而 DES 除了急性、亚急性血栓外，还存在晚期、甚至极晚期（＞1 年）支架内血栓的问题，发生率每年约 0.5％，可能与内膜愈合延迟有关。

针对 DES 的潜在安全性问题，对早期随机临床试验 4 年荟萃分析结果表明，DES 与 BMS 相比，能明显降低再次血管重建率，轻度地增加了晚期支架内血栓发生率，但死亡和 MI 无显著性差异[55-57]，提示 BMS 再狭窄和再次血管重建所导致的死亡和 MI 可能抵消了 DES 晚期血栓的风险。针对特定亚组患者，如支架内再狭窄、慢性完全闭塞、糖尿病、小血管病变的研究，也都证明了 DES 比 BMS 优越，促使其临床使用范围远超出了最初临床试验中简单病变的指征，即标签外（off-label）应用[58-64]。虽然标签外应用相关临床试验样本量较小，随访时间较短，对低发生率的支架内血栓、死亡、MI 等终点事件无法判断，大样本"真实世界"的注册登记研究长时间随访结果显示，DES 的疗效均优于 BMS，而安全性至少与 BMS 相当。

冠状动脉内支架无论 BMS 还是 DES 置入后，均须预防支架内血栓形成，因为由此产生的冠状动脉事件后果严重，可发生 MI 和猝死。置入 BMS 重点预防早期血栓[65]，技术上支架应较高压置入或高压球囊后扩张，必要时以血管内超声指导，确保支架完全贴壁；在药物治疗方面，术前、术后司斯匹林加噻吩吡啶类双重抗血小板治疗至少 4 周[66]。置入 DES 除预防早期血栓外，还应预防晚期和极晚期血栓[67]；技术上同 BMS，药物治疗方面，由于 DES 抑制内膜增生而延迟内皮修复，术后需双重抗血小板治疗至少 1 年。因并发出血、外科手术、经济状况不佳和不知情等任何原因提前停用双重抗血小板治疗中氯吡格雷的患者，发生支架内血栓的比例会明显增高[68]。有研究提示，再延长双重抗血小板治疗可能会进一步降低支架内血栓的发生率，但大多数研究目前尚不支持这一观点[69]。

为了有效预防 DES 晚期支架内血栓，术前应充分告知患者 DES 双重抗血小板治疗的必要性和疗程至少 1 年时间，并强调不得轻易停用；外科择期手术也应推迟到双重抗血小板治疗结束后进行[70]；对双重抗血小板治疗依从性差[71]，以及对出血风险大的患者均不应选择 DES，否则后果比 BMS 支架再狭窄严重。

标签外应用，包括完全闭塞病变、长病变、分叉病变、无保护的左主干病变以及急性心肌梗死等情况，已有一些临床试验对 DES 与 BMS 或 CABG 进行了比较。这些研究，如针对完全闭塞病变的 PRISON Ⅱ 试验[64]、针对长病变的 TAXUSⅥ试验[59]、针对分叉病变的 SCANDSTNT 试验[72]以及针对急性心肌梗死患者的 TYPHOON 试验[61]、SESAMI 试验[73]，发现尽管 DES 组再狭窄发生率、TLR 以及心血管事件发生率与既往 SIRIUS 和 TAXUS 系列研究（标签内应用）相比较高，但是与 BMS 相比还是具有显著的优势。而最近公布的 SYNTAX 试验 1 年的结果显示，对于无保护左主干病变和（或）3 支病变，尽管 DES 的一级复合终点（包括全因死亡、心脑血管事件、MI 或再次血管重建）方面不如 CABC，但是硬终点（死亡、MI、卒中）的发生率两种治疗策略并无差异。不过基于上述亚组患者支架内血栓的担心，对双重抗血小板治疗应更加重视，在规范应用至少 1 年的基础上，其疗程应该更加个体化。

目前，临床上 DES 和 BMS 选择的原则：能耐受至少 1 年的双重抗血小板治疗患者，特别是易发生再狭窄的病变，可首选 DES。对所有置入 DES 者，术后双重抗血小板治疗均应至少 1 年[2]；对支架内血栓高风险的患者和病变，如肾功能障碍、糖尿病患者以及多支血管病变、分叉和左主干病变等，术后双重抗血小板治疗可延长至 1 年以上。按方案停用氯吡格雷后，低剂量的阿司匹林应长期服用。而因各种原因对双重抗血小板治疗难以坚持 1 年或有较高出血风险者，以及预期进行非心脏手术的患者应选用 BMS。关于 DES 和 BMS 推荐选择指征见附表 7。

附表 7 DES 和 BMS 推荐选择指征

指 征	推荐类别	证据水平	证据来源
DES 应用于临床试验证实的 DES 有效性优于 BMS 的亚组(病情稳定的原位病变,参考血管直径2.25～4.00mm,病变长度<30mm)患者	I	A	RAVEL[74], SIRIUS[75], E-SIRIUS[76], C-SIRIUS[77], TAXUS-II[78], TAXUS-IV[79], TAXUS-VI[59]
术前,医生应充分告知患者 DES 后需双重抗血小板治疗的时间,在肯定患者对该治疗的依从性后应用 DES	I	C	Grines 等[70]
对近期需要进行侵入性操作和外科手术,12 个月内必须间断双重抗血小板治疗的患者,应置入 BMS 或单纯 PTCA(必要时置入 BMS)	I	C	
慢性完全闭塞病变选用 DES	I	B	PACTO[80],PRISON II[64]
BMS 置入后再狭窄病变选用 DES	IIa	B	ISAR-DESIRE[81],SISR[82],RIBS-II[83]
分叉病变的主支血管置入 DES、侧支球囊扩张	IIa	B	SCANDSTENT[72]
有选择的无保护左主干病变选用 DES	IIa	B	Chieffo 等[84],SYNTAX[20]
长病变(病变长度>30mm)选用 DES	IIa	B	Dawkins 等[59],TAXUS-V[85]
急性心肌梗死选用 DES	IIa	B	TYPHOON[61], SESAMI[73], HORIZONS-AMI[86],Garg 等[87]
下述病变选用 DES 的疗效或安全性尚待确定:			
分叉病变计划双支架置入	IIb	B	NORDIC[88]
多支血管病变合并糖尿病	IIb	B	SYNTAX[20]
DES 后再狭窄	IIb	C	
旁路移植血管病变	IIb	B	Okabe 等[89]
任何原因不能使用≥12 个月双重抗血小板治疗者,不推荐使用 DES	III	C	Grines 等[70]

(二) 单纯球囊扩张

目前,由于冠状动脉内支架术使靶病变再次血管重建明显减少,因而在 PCI 时已广泛应用。仅在某些冠状动脉病变和临床情况时,作单纯球囊扩张术。

心肌供血范围不大、血管内径小(<2.5mm)的冠状动脉发生病变并引起临床症状时,经球囊扩张后达"支架样(stent-like)"管腔疗效,则行单纯球囊扩张

术。分叉病变 PCI 时,如分支血管内径较小且仅起始部狭窄,通常主张仅对主支血管行支架术,而分支血管行球囊扩张术即可。有时,经"对吻"(kissing)球囊扩张后疗效满意,也无需置入支架。

最近的研究提示,用药物涂层球囊作冠状动脉病变扩张可降低再狭窄发生率。

(三)冠状动脉斑块旋磨术

冠状动脉斑块旋磨术是用高速旋转的金刚钻磨头(14～18 万 r/min)将粥样斑块消蚀。磨头刺激常引起冠状动脉痉挛;细小的斑块碎粒阻塞冠状动脉循环下游,可产生慢血流或无复流。为此,操作者必须能熟练处理这些并发症。

COBRA 研究未能证明冠状动脉斑块旋磨术较普通球囊扩张术在治疗复杂首次冠状动脉病变方面的长期益处。STRATAS 研究[90]也未发现积极冠状动脉斑块旋磨术治疗的优点,相反 CARAT 研究显示,用大的磨头作积极治疗会产生更多的并发症和更差的临床疗效。冠状动脉斑块旋磨术对支架内再狭窄治疗的作用,及其临床疗效是否更优于单纯球囊扩张术还有争论。

目前,仅在血管内膜呈环形表浅严重钙化、导引钢丝已通过病变但球囊导管不能跨越、或者在支架置入前不能对狭窄病变作适当扩张时,可考虑使用冠状动脉斑块旋磨术(Ⅰ类推荐,证据水平 C)[1,91]。DES 术时,为了使支架均匀贴壁,对某些钙化病变可行冠状动脉斑块旋磨术。

(四)定向性冠状动脉斑块旋切术

理论上,通过定向性冠状动脉斑块旋切术,切除阻塞性斑块(而非用球囊导管或支架挤压斑块),可获得足够大的血管腔。但 Simonton[92]研究显示,与普通球囊扩张术相比,定向性冠状动脉斑块旋切术早期并发症增多,临床益处不明显。因此,仅在技术熟练的介入医生,定向性冠状动脉斑块旋切术可用作首次开口/分叉及偏心性病变治疗(Ⅱb类推荐,证据水平 C)[1,91]。

定向性冠状动脉斑块旋切术是惟一可对阻塞性动脉粥样硬化斑块或再狭窄病变进行活组织检查的方法。

(五)支架内再狭窄放射疗法

支架内(通常包括支架两端 5mm 节段)再狭窄通常为内膜增生所致,尤其是 BMS。支架内再狭窄的危险因素主要包括长病变(>30mm)、长支架、小血管(内径<2.5mm)、术后即刻管腔内径较小、完全阻塞病变、开口/分叉病变、糖尿病。尽管单纯球囊扩张术治疗支架内再狭窄安全,但复发率较高。以往某些BMS 的随机、安慰剂对照试验指出,血管内放射疗法能降低自身冠状动脉或静

脉桥支架内再狭窄。但是,近年来的研究证明冠状动脉内 DES 治疗再狭窄,较血管内放射疗法更安全、有效(Ⅱa 类推荐,证据水平 B)[1,91]。同时,DES 术后再狭窄用放射治疗加重内膜修复延迟和增加血栓形成并发症,因此放射疗法不推荐用于 DES 后再狭窄(Ⅲ类推荐,证据水平 C)[1,91]。

(六) 切割球囊

切割球囊通常装有 3～4 把纵向排列的金属刀片,以便在低压球囊扩张时能对斑块作切开。但是,对 1 238 例的原位(denovo)冠状动脉狭窄病变的切割球囊治疗显示,6 个月造影再狭窄发生率与普通球囊疗效相似。RESCUT 试验资料显示,支架内再狭窄治疗也不一定需要用切割球囊,仅在用普通球囊扩张"滑脱"时应用(Ⅱa 类推荐,证据水平 C)。切割球囊可能在扩张冠状动脉开口处病变和轻、中度钙化病变时具有一定的价值。

(七) 远端保护装置

绝大多数 PCI 时,均存在冠状动脉栓塞的可能性,尤其是静脉桥血管 PCI 或急性心肌梗死直接 PCI 治疗时。桥血管病变介入治疗属高危 PCI。以往随机临床研究显示,血小板糖蛋白Ⅱb/Ⅲa 受体阻滞剂并不改善旁路血管 PCI 疗效,带膜支架也不降低远端栓塞发生率。

应用远端保护 GuardWire 系统显著改善桥血管 PCI 时心肌灌注分级。SAFER 试验[93]中,GuardWire 使一级终点(30d 死亡、MI、急诊 CABG、靶病变再次血管重建)下降 42%。同样,应用 FilterWire 系统也增加桥血管病变 PCI 时前向血流。HIRE 随机对照研究显示[94],FilterWire 和 GuardWire 桥血管 PCI 的 30d 死亡、MI、靶血管再次血管重建复合事件发生率分别为 9.9% 和 11.6%。尽管远端保护装置的技术方面还需进一步改进,但目前仍是静脉桥血管病变 PCI 时预防冠状动脉栓塞的推荐手段(I 类推荐,证据水平 A)。

在急性心肌梗死直接 PCI 时,远端保护装置的临床疗效尚未证实。EM-ERALD 研究中,应用远端保护 PCI 的 MI 面积降低幅度与对照组相似。DEDI-CATION 试验[95]进一步证明,直接 PCI 时常规应用远端保护装置 FilterWire 系统并不改善微血管灌注,也不减低 MI 面积和严重心脏事件。为此,急性心肌梗死直接 PCI 时不宜常规应用远端保护装置预防冠状动脉血栓栓塞(Ⅱb 类推荐,证据水平,C)[1,91]。

(八)血栓抽吸装置

REMIDIA 试验[96]结果显示,PCI(包括直接 PCI)时,在支架置入前用血栓抽吸装置(例如 Diver CE)能显著降低微循环阻塞和心肌功能障碍。

四、冠状动脉成像及血液动力学评价

冠状动脉造影通过对比剂充填血管而获得二维血管腔轮廓图像,是公认的诊断冠心病的"金标准"。然而,冠状动脉造影不能显示血管管壁,有其技术局限性。血管内超声成像、光学相干断层扫描、冠状动脉血流速度和压力测定等冠状动脉内成像和生理功能评价技术弥补造影在诊断和介入治疗中的缺陷。多层 CT 尤其目前的 64 层螺旋 CT 冠状动脉造影是一项快速发展的无创伤性诊断技术。

(一) 冠状动脉造影术(coronary angiography, CAG)

CAG 是一种较为安全可靠的有创性诊断技术,可清楚显示整个左或右冠状动脉的主干及其分支的血管腔,了解冠状动脉血管树的详细情况,包括冠状动脉起源和解剖变异,狭窄病变的部位、范围、严重程度和侧支血管,其可辨认直径约 0.2mm 的冠状动脉细小分支,从而为冠心病的诊断、治疗提供可靠的解剖、功能资料和疗效判断。

每一个冠状动脉病变至少采集 2 个互相垂直的投射视角的图像。单个投射视角可能遗漏偏心性狭窄病变。狭窄严重程度取决于病变与"正常"参照血管段比较而得到的直径狭窄百分数,≥50% 则认为狭窄有临床意义。

(二) 血管内超声(intravascular ultrasound,IVUS)

IVUS 可明确血管壁病变的形态、性质及病变分布,并能准确测定血管狭窄程度(最小和最大管腔直径、最小管腔面积和斑块面积),是 CAG 的重要补充手段,有助于介入治疗策略的选择。

1. IVUS 在诊断中应用

(1)CAG 不明确的病变:IVUS 能精确测定狭窄程度,对临界病变、性质无法确定的病变以及某些特殊部位病变如开口病变(左主干及右冠状动脉开口)和分叉病变有重要价值[97]。当 CAG 结果不能解释临床症状时,IVUS 检查怀疑的罪犯血管,常能识别发病原因。IVUS 对钙化病变的诊断敏感性和特异性均明显高于 CAG,且可判断钙化在病变中的部位(表浅或深部)和程度。

(2)不稳定性(易损性)斑块的检出:其管腔的狭窄程度常并不严重,大多有正性重构。IVUS 上不稳定的斑块多为偏心性软斑块,一般有薄的纤维帽,斑块内有面积较大的低回声或无回声暗区,代表脂核。纤维帽可完整,发生破裂者则纤维帽不完整,表面可出现溃疡或糜烂,可继发形成血栓。

(3)CAG 未能检出的病变:IVUS 能在 CAG 上看似正常的部位检出粥样硬

化病变[98]，可能是由于血管发生代偿性扩张而使造影结果假性正常[99]。

（4）斑块进展、消退的研究：三维重建图像可定量测定斑块容积，能研究病变的进展和消退，有报道经 IVUS 检查证实，采用强化降脂治疗后，粥样硬化斑块可发生消退[100]。

（5）移植心脏血管病：由于大多数心脏移植患者无胸痛症状，一些常规开展心脏移植工作的临床中心，在导管检查时常规进行 IVUS 检查，可检出病变并确定其严重程度[101]。

2.IVUS 在介入治疗和随访中应用

（1）确定斑块性质和范围以帮助治疗方法的选择：旋磨术是严重表浅钙化病变最佳的治疗方法。对分叉病变主支和分支血管病变累及范围的精确判断可用于指导手术方案。研究认为，采用 IVUS 指导下的介入治疗较造影指导下的介入治疗能提高近期和远期的效果，尤其是对左主干病变。

（2）介入治疗中的指导作用：精确定量血管直径是 IVUS 指导介入治疗的重要依据。对管腔直径、狭窄程度、"正常"参照血管的直径和介入后管腔直径能增加的程度等的估计常用于治疗方法的确定：可利于选择更合适的介入器械。IVUS 研究证实．有些没有完全贴壁和（或）扩张不良的支架在 CAG 中不能显示（左主干、长病变和分叉病变）：如果 IVUS 证实支架放置非常理想，则可安全地降低全身抗凝的水平，这些研究结果推动了支架置入术改进，使用高压球囊扩张，使支架完全扩张和贴壁。IVUS 观察 DES 发现，支架置入术后如支架扩张和贴壁不理想，需要进一步采用高压球囊后扩张，而支架放置不理想尤其是扩张不充分是 DES 术后发生支架内再狭窄和血栓的重要原因。

（3）研究再狭窄的机制：IVUS 研究显示支架术后发生的再狭窄主要是由内膜的过度增生引起的，管型支架的弹性回缩较少见，支架边缘再狭窄与病变未完全覆盖有关。

（4）介入治疗并发症的监测：成功的球囊扩张术后，IVUS 证实40％～80％的病变存在单个或多个夹层分离，通常发生在软、硬斑块交界处。IVUS 对夹层分离深度和范围的判断有助于指导下一步治疗方案的选择，指导支架置入的时机和位置。IVUS 也可识别壁内血肿，指导采取进一步的治疗措施。IVUS 是目前检出晚期支架贴壁不良方面最有价值的方法。

（三）冠状动脉内压力测定

血流储备分数（fractional flow reserve，FFR）是指存在狭窄病变的情况下，该冠状动脉所供心肌区域能获得的最大血流与同一区域在理论上、正常情况下所能获得的最大血流之比，定义为充血状态下冠状动脉狭窄病变远端的平均压与主动脉平均压的比值。通过导管技术,0.014英寸的压力导丝能测定冠状动脉压力。FFR不依赖于心率、血压、心室收缩力等变化,基本不受微循环功能障碍影响。腺苷或罂粟碱可诱导冠状动脉最大充血反应。

无论微循环功能和血流状况如何,正常血管的FFR值应为1;如果FFR<0.75,通常认为心外膜血管的狭窄病变有血液动力学意义[102]。相对冠状动脉血流储备(relative coronary flow reserve,rCFR)和FFR相关性良好,而绝对冠状动脉血流储备(CFR)与FFR相关性很差,因为后者无法预测微血管病变对CFR的影响。

FFR的临床应用:最有临床应用价值之处在于对临界病变的评价、多支血管病变时罪犯血管的检出、非侵人性检查无心肌缺血证据时决定是否行血管成形术,以及确定造影所不能显示的病变的位置。有报道认为,如果FFR超过0.77,则非侵入性的检查如常规的运动心电图试验,同位素或负荷超声心动图均不会有心肌缺血的证据[102-104],然而,当FFR<0.73时,至少其中之一的非侵人性检查会检测到心肌缺血的存在[102]。因此,在诊断性研究中,当FFR>0.75,可认为狭窄没有临床意义,FFR<0.75可作为病变再血管化的指标。回顾性的研究证实,当FFR>0.75时,推迟介入治疗是安全的。

压力测定也被用于指导和评价介入治疗。冠状动脉内压力测定评价开口处冠状动脉内支架的置入,理想的冠状动脉内支架置入术至少应使置入支架节段冠状动脉管腔通畅。有研究认为,FFR>0.94是支架置入理想的指标,与IVUS观察到的支架放置理想相关性良好[105]。

(四) 光学相干断层扫描(optical coherence tomography,OCT)

利用光纤干涉仪和能发射低能量、波长1 320nm的近红外光光源,通过导管技术,成像光纤导丝可提供冠状动脉的二维横截面图像和三维重建图。不同组织的光后散射反射指数不同,表现为密度和回声不同的OCT图像,可用于组织定性。与超声相比,钙化组织对红外光的反射较弱,因此可显像钙化组织和钙化病变后方的组织。目前临床上所用的OCT的轴向分辨率为$10\sim15\mu m$,因此可提供接近于组织学检查的超高分辨率的图像[106]。

1. OCT的临床应用　在不稳定性斑块的识别中,OCT对病变内脂质结构的识别有重要的临床应用价值。而IVUS对薄纤维帽和细小破口的识别受限于其分辨率。多数研究显示,斑块不稳定因素除了薄纤维帽,富含脂质外,还有代表病变内炎症反应的巨噬细胞的丰富含量。OCT有可能在体观察病变内的巨噬细胞聚集情况。OCT检测病变内巨噬细胞是基于含有巨噬细胞的斑块的光折射指数高度不均一,呈现为强的光散射。主动脉和颈动脉标本的体外研究显示,OCT原始数据的NSD值和纤维帽内的巨噬细胞的量高度相关($r=0.84$,

$P<0.001)^{[107]}$。OCT其他临床应用包括评价药物或介入治疗对病变结构和血管形态的影响,可评价支架扩张、贴壁和内膜增生情况。DES置入后,新生内膜的增生受到明显的抑制,有时支架表面可能仅有几层细胞覆盖,远超出IVUS的分辨率。

2. OCT的局限性　血液可明显干扰光的传递和深部组织穿透力,第一代OCT检查时必须进行持续的盐水灌注以替代血液,所以检查中可导致心肌缺血,并且不能用于冠状动脉开口部位病变的显像。另外,OCT的穿透性较差,不能用于直径较大(如>4.0mm)血管的显像,或仅能显像血管管腔面的组织结构,因此OCT不适合于血管壁深层结构的显像如深部钙化、血管外膜和支架周围组织。

(五) 多层 CT(multislice computer tomography,MSCT)

随着高分辨快速扫描领域的不断提高,MSCT会成为无创性冠状动脉造影技术。对比剂增强的MSCT可用于显像冠状动脉管腔,称为冠状动脉CT造影。对临床诊断冠心病可能性小的人群,冠状动脉CT造影结果阴性者可除外冠状动脉病变。但对判断冠状动脉斑块及狭窄程度有很大局限(尤其有显著钙化者)。

1. 冠状动脉钙化的检测　电子束CT(EBCT)和心电门控的快速螺旋CT可检测冠状动脉钙化并进行定量,钙化表明有冠状动脉斑块,但是不一定与管腔狭窄程度相关[108-109],目前有关CT与冠状动脉钙化的组织病理学相关性和临床意义的研究绝大多数来源于EBCT的资料。

2. 冠状动脉斑块的检测　高分辨、对比剂增强的MSCT、可检测非钙化的冠状动脉粥样硬化病变,是无创伤性、在体定性和定量分析粥样硬化斑块的新途径。有研究测定病变的CT密度值来鉴别富含脂肪的斑块与纤维性斑块[110],初步的研究比较了急性心肌梗死患者和稳定性心绞痛患者的冠状动脉图像,提示前者在MSCT上非钙化性的斑块更常见,不过,MSCT、对斑块形态学细微结构如纤维帽厚度等的评价仍有限。迄今为止,还没有对MSCT、评价非钙化的粥样硬化病变的敏感性和特异性作出系统的研究,其临床价值也有待进一步的探讨。对钙化性病变判断价值有限。

3. 冠状动脉管腔的显像　对狭窄病变而言,最强密度投照位置的二维重建图像能提供最大的诊断准确性,三维重建并不能提供更多的信息。与IVUS比较,对于临界狭窄病变,采用64层螺旋CT的敏感性为87%,特异性为72%,准确率为80%。目前,MSCT对冠状动脉的狭窄程度尚不能进行精确分级。钙化会显著影响对管腔狭窄程度的判断。

4. 冠状动脉畸形和变异的评价　能显示冠状动脉开口位置异常,并观察冠状动脉起始段走向与心脏大血管的关系,可诊断冠状动脉－肺动脉瘘。心肌桥在 MSCT 上表现为壁冠状动脉的表面有厚度和范围不同的心肌纤维覆盖,但尚不能测定壁冠状动脉受压程度。

5. PCI 术后和 CABG 的评价:由于支架金属伪像,目前 MSCT,还不能可靠地诊断支架内再狭窄,尤其当支架直径 3.0mm 或支架位于远段血管时,但可评价支架边缘再狭窄。由于桥血管受心脏搏动的影响较小,MSCT 对桥血管的显像质量较高,对其通畅性评价的准确性也较高,但对吻合口狭窄和远端冠状动脉病变的判断存在局限性。

6. 对部分冠状动脉慢性完全闭塞病变的 PCI 可能有指导作用。

五、PCI 术的药物治疗

无论是否行 PCI,药物治疗都是冠心病治疗和二级预防的基石。PCI 可改善心肌缺血并减少由此引发的急性和慢性不良事件风险,但 PCI 术中对病变斑块的挤压、促凝组织的暴露以及支架等器械置入等可促进血小板激活、血栓形成而导致 PCI 围术期不良心血管事件。PCI 术后由于基础疾病进展、PCI 局部病变处再狭窄或血栓形成等,发生不良心血管事件和再次入院治疗的风险仍较正常人群高。近年大量循证医学的证据表明,合理应用抗血小板、抗凝、他汀类、β 受体阻滞剂及血管紧张素转换酶抑制剂(ACEI)等药物能够明显降低 PCI围术期及术后长期不良心血管事件风险,对达到 PCI 预期效果和改善患者预后具有重要意义[1,111]。

(一)围手术期用药

1. 血管扩张药物推荐指征

(1)PCI 术中为了正确测量真实血管直径并减少血管痉挛反应,建议常规冠状动脉内注射硝酸甘油,可根据患者血压在术中或手术结束时重复注射。少数对硝酸甘油无反应的患者,可用维拉帕米代替(Ⅰ类推荐,证据水平 C)。

(2)对无/慢复流现象,建议应用腺苷、维拉帕米和硝普钠(Ⅱa 类推荐,证据水平 C)。

2. 抗血小板药物推荐指征[2,112-113]

(1)阿司匹林:①术前已经接受长期阿司匹林治疗的患者应在 PCI 前服用100~300mg(Ⅰ类推荐,证据水平 A)。②以往未服用阿司匹林的患者应在 PCI术前至少 2h,最好 24h 前给予 300mg 口服(Ⅰ类推荐,证据水平 C)。③PCI 术后,对于无阿司匹林过敏或高出血风险的患者,口服 100~300m/d,置入 BMS

者至少服用 1 个月,置入雷帕霉素洗脱支架者服用 3 个月,置入紫杉醇洗脱支架者服用 6 个月,之后改为 100mg/d 长期服用(Ⅰ类推荐,证据水平 B)。④对于担心出血风险者,可在支架术后的初始阶段给予 75~100m/d 的低剂量阿司匹林治疗(Ⅱa 类推荐,证据水平 C)。

(2)氯吡格雷:①PCI 术前应当给予负荷剂量氯吡格雷(Ⅰ类推荐,证据水平 A)。术前 6h 或更早服用者,通常给予 300mg 负荷剂量(Ⅰ类推荐,证据水平 B);急性心肌梗死行急诊 PCI 或术前 6h 以内服用者,为更快达到高水平的血小板抑制,可给予 600mg 负荷剂量(Ⅰ类推荐,证据水平 C);对溶栓治疗 12~24h 内行 PCI 者,可口服 300mg 负荷剂量的氯吡格雷(Ⅰ类推荐,证据水平 C)。②置入 DES 的患者,如无高出血风险,PCI 术后服用氯吡格雷 75mg/d 至少 12 个月。接受 BMS 的患者,氯吡格雷 75mg/d 至少 1 个月,最好 12 个月(如患者出血风险增高,最少应用 2 周)(Ⅰ类推荐,证据水平 B)。③对阿司匹林禁忌的患者,应在 PCI 术前至少 6h 给予 300mg 负荷剂量的氯吡格雷和(或)PCI 时加用血小板糖蛋白Ⅱb/Ⅲa 受体拮抗剂(Ⅱa 类推荐,证据水平 C)。④置入 DES 的患者,可考虑将氯吡格雷服用时间延至 1 年以上(Ⅱb 类推荐,证据水平 C)。

(3)血小板糖蛋白Ⅱb/Ⅲa 受体拮抗剂:①不稳定性心绞痛/非 STEMI(UA/NSTEMI)行 PCI 的患者,如未服用氯吡格雷,应给予一种血小板糖蛋白Ⅱb/Ⅲa 受体拮抗剂(Ⅰ类推荐,证据水平 A)。在实施诊断性 CAG 前或 PCI 术前即刻给药均可。②UA/NSTEMI 行 PCI 的患者,如已服用氯吡格雷,可同时给予一种血小板糖蛋白Ⅱb/Ⅲa 受体拮抗剂(Ⅱa 类推荐,证据水平 B)。③STEMI 行 PCI 的患者,可尽早应用血小板糖蛋白Ⅱb/Ⅲa 受体拮抗剂(Ⅱa 类推荐,证据水平 B)。④接受择期 PCI 并置入支架的高危患者或高危病变(如 ACS、近期 MI、桥血管狭窄、冠状动脉慢性闭塞病变及 CAG 可见的血栓病变等),可应用血小板糖蛋白Ⅱb/Ⅲa 受体拮抗剂,但应充分权衡出血与获益风险(Ⅱa 类推荐,证据水平 B)。

3. 抗凝药物推荐指征[2,112-113]

(1)普通肝素:①行 PCI 的患者应该使用普通肝素(Ⅰ类推荐,证据水平 C)。②UA/NSTEMI 拟行早期侵入检查或治疗的患者,建议优先选用普通肝素(与血小板糖蛋白Ⅱb/Ⅲa 受体拮抗剂合用)(Ⅰ类推荐,证据等级 B)。③STEMI 行直接 PCI 者应使用普通肝素(Ⅰ类推荐,证据水平 C)。④PCI 术前用过普通肝素者,PCI 术中必要时追加普通肝素,并考虑是否应用血小板糖蛋白Ⅱb/Ⅲa 受体拮抗剂(Ⅰ类推荐,证据水平 C)。⑤应用普通肝素剂量的建议:与血小板糖蛋白Ⅱb/Ⅲa 受体拮抗剂合用者,围术期普通肝素剂量应为 50~

70U/kg,使活化凝血时间(ACT)＞200s;如未与血小板糖蛋白Ⅱb/Ⅲa受体拮抗剂合用,围术期普通肝素剂量应为 60～100U/kg,使 ACT 达到 250～350s(HemoTee 法)或 300～350s(Itemochron 法):当 ACT 降至 150～180s 以下时,可拔除鞘管。⑥对于行非复杂性 PCI 者,术后不应常规应用普通肝素(Ⅰ类推荐,证据水平 A)。⑦严重肾功能障碍患者(肌酐清除率＜30ml/min)建议优先选用普通肝素(Ⅱa类推荐,证据水平 C)。

(2)低分子肝素:①UA/NSTEMI 接受早期保守治疗或延迟 PCI 者,建议使用低分子肝素(Ⅰ类推荐,证据水平 B)。②如 PCI 术前已用低分子肝素抗凝,建议在 PCI 术中继续使用低分子肝素(Ⅰ类推荐,证据水平 B):如 PCI 术前 8～12h 接受过标准剂量依诺肝素皮下注射,应于 PCI 前静脉追加 0.3m/kg 的依诺肝素,如 PCI 术前 8h 内接受过标准剂量依诺肝素皮下注射,无需追加依诺肝素(Ⅰ类推荐,证据水平 B)。但应注意防止鞘管内血栓发生,必要时增加抗凝药的使用。③不推荐普通肝素与低分子肝素混用及不同低分子肝素之间交叉使用。④因低分子肝素对 ACT 影响较小,故 PCI 术中使用低分子肝素者无须常规监测 ACT(Ⅰ类推荐,证据水平 C),术后亦不应将 ACT 作为拔除鞘管的依据。出血高危患者必要时可监测 Xa 因子活性。⑤严重肾功能障碍患者(肌酐清除率＜30ml/min)如需使用低分子肝素抗凝,其用量应减少 50％(Ⅱb类推荐,证据水平 C)。⑥术前使用磺达肝癸钠者,PCI 术中需补充普通肝素(Ⅰ类推荐,证据水平 C)。

(二)PCI 后二级预防药物治疗

冠心病 PCI 后二级预防是冠心病防治的重要环节,需要引起重视。预防目标是降低 PCI 后人群的病死率并减少不良心血管事件的复发。

PCI 术后的二级预防用药建议。

1. 抗高血压治疗　初始治疗使用 β 受体阻滞剂和(或)ACEI,必要时加用其他降压药物,以使血压达标[＜140/90mmHg(1mmHg＝0.133kPa),慢性肾病或糖尿病者应＜130/80mmHg](Ⅰ类推荐,证据水平 A)。

2. 调脂治疗[114]　使用他汀类药物达到以下目标:①LD-L-C＜2.60mmol/L(Ⅰ类推荐,证据水平 A)。②极高危患者(如 ACS、糖尿病)LDL-C＜2.08mmol/L(Ⅱa类推荐,证据水平 A)。

3. 糖尿病治疗　进行生活方式调整和药物治疗以使 HbA1c＜6.5％(Ⅰ类推荐,证据水平 B)。

4. 抗血小板/抗凝治疗[2,112-113]

(1)阿司匹林:无过敏及出血风险增加的支架术后患者,阿司匹林 100mg/

d,长期服用(Ⅰ类推荐,证据水平 B)。

(2)氯吡格雷:①置入 DES 者,无高危出血风险时 75m/d 至术后至少 12 个月。置入 BMS 者,75mg/d 至少 1 个月,最好 12 个月(出血风险增高者最少 2周)(Ⅰ类推荐,证据水平 B)。②所有接受 PCI 但未置入支架的 STEMI 患者,氯吡格雷应至少持续 14d(Ⅰ类推荐,证据水平 B)。③未行再灌注治疗的 STE-MI 和非 STEMI 患者择期 PCI 后可长期(1 年)口服氯吡格雷 75mg/d(Ⅱa 类推荐,证据水平 C)。④阿司匹林过敏或不能耐受者可用氯吡格雷替代(Ⅰ类推荐,证据水平 A)。

(3)华法林和阿司匹林长期合用:①华法林联用阿司匹林和(或)氯吡格雷时可增加出血风险,应尽量选用 BMS,且术后应密切观察出血情况(Ⅰ类推荐,证据水平 B)。②PCI 后需用华法林、氯吡格雷和阿司匹林时,建议 INR 应控制在 2.0~2.5,阿司匹林采用低剂量(75mg/d),氯吡格雷 75mg/d(Ⅰ类推荐,证据水平 C)。

5. ACEI　除非有禁忌证,所有 LVEF≤40% 及高血压、糖尿病或慢性肾脏疾病的患者均应开始并长期服用 ACEI(Ⅰ类推荐,证据水平 A)。

6. 血管紧张素受体拮抗剂　①建议用于不能耐受 ACEI 的患者,以及心力衰竭或 MI 后 LV:EF≤40% 的患者(Ⅰ类推荐,证据水平 A)。②用于不能耐受 ACEI 的高血压患者(Ⅰ类推荐,证据水平 B)。

7. 醛固酮拮抗剂　建议用于 MI 后无明显肾功能障碍或高钾血症,且已接受治疗剂量 ACEI 和 β 受体阻滞剂、LVEF≤40%、合并糖尿病或心力衰竭的患者(Ⅰ类推荐,证据水平 A)。

8. β受体阻滞剂　除非有禁忌,对 MI 后、ACS、左室功能障碍(无论有无心力衰竭症状)的患者,均应长期应用(Ⅰ类推荐,证据水平 A)。

六、对比剂

(一) 类型

对比剂(contrast media)是 CAG 和 PCI 中血管显影的基本药物。目前用于心血管系统检查的对比剂均为有机碘对比剂。根据渗透压的高低可将对比剂分为等渗对比剂(300~330mosm)、相对低渗对比剂(640~900mosm)和高渗对比剂(1 500~2 300mosm)。高渗对比剂由于不良反应多,已被淘汰。目前常用的对比剂以低渗或等渗对比剂为主。低渗对比剂(非离子型单体有机碘对比剂)具有低渗透压特性,化学毒性较低,有高度的亲水性,不影响心率和节律,亦不减低心肌收缩力。其对凝血功能和纤维蛋白的溶解功能及补体活性无明显影响,且全身耐受性好,极少有过敏反应及恶心、呕吐等不良反应。等渗对比剂(非离子型二聚体有机碘对比剂)与血浆等渗,适用于易于发生对比剂肾病的高危人群[115]。

理想的对比剂应具备成分含量高、显像效果佳、无生物活性、过敏反应少、体内外稳定性好,且肾毒性低等特点。

(二)用量

对比剂的用量和毒副作用密切相关,因此,应尽量减少对比剂的用量。CAG 时,应根据病情需要,在保证造影质量和手术操作的前提下,尽量采取合适的投照体位和减少每次推注量,以减少总的对比剂用量。并应避免短时间内大量快速和连续推注对比剂。

对慢性闭塞或复杂多支血管病变,PCI 程序应尽量简化。应控制对比剂推注次数,减少对比剂用量,其对比剂总量最好控制在 300～400ml 以内,并予充分的水化疗法。

对心力衰竭、低血压、低血容量、心原性休克及急诊 PCI 等重症高危患者,在治疗原发病和控制疾病状态的同时,谨慎选择和应用合适的对比剂种类,严格控制对比剂剂量,并注意控制推注速度,延长推注间隔时间,以免造成严重的心、肾等不良事件[116]。

对肾功能障碍患者,CAG 和 PCI 时对比剂用量应更为严格,接受对比剂的总量不应超过其基础 GFR 毫升数的 2 倍[117]。也可参考 Cigarroa 计算公式:[5ml×体重(kg)/Cr(mg/d1)]。以等渗对比剂(非离子型二聚体有机碘对比剂)较好[118],有条件者可选用,同时应给予足量水化疗法。

总之,对比剂的使用原则是在保证 CAG 和 PCI 操作的前提下,尽量减少对比剂的用量,同时还应考虑到患者重要脏器对对比剂推注的容积/速度的耐受性[119-121]。

(三)不良反应

对比剂副作用或不良反应,可分为特异质反应(过敏/变态反应)与物理-化学反应,前者与剂量、注射速度无关,而后者则与剂量、注射速度和注入方式有明确的关系。对比剂的特异质反应的发生率很低,但出现迅速,可引起一系列过敏样表现,严重者可出现休克甚至危及生命。引起对比剂过敏反应的高危患者为有对比剂过敏史或过敏体质者(如哮喘、荨麻疹、神经性皮炎、湿疹、食物及花粉过敏等)。物理.化学反应主要是肾脏毒性、心脏负荷过重和局部疼痛等,其高危患者有:慢性肾病、心力衰竭、糖尿病、高龄、血管炎、甲状腺功能亢进或减退以及同时应用其他肾毒性药物等[115-121]。

1. 过敏反应　①正确掌握 CAG 和 PCI 的适应证,对必须行 CAG 和 PCI 的过敏体质患者,应尽量选用全身副反应性小的对比剂。②对有对比剂过敏史或过敏体质者造影前可预先使用抗组织胺药和(或)糖皮质激素等以减少过敏反应的发生。术中应密切观察患者,以便及早发现过敏反应,并及时给予抗组胺药、地塞米松、肾上腺素等药物治疗并及时采取相应有效措施。③高危患者应选用非离子型等渗或低渗对比剂,并控制对比剂的单次剂量和总量[118]。

2. 对比剂肾病(contrast induced nephropathy,CIN)　CIN 是指排除其他肾脏损害因素后使用对比剂后 24～72h 内发生的急性肾功能损害,现在新的命名为对比剂导致的急性肾损伤。通常以血清肌酐(SCr)水平较使用对比剂前升高 25% 以上或 SCI 绝对值增加 44.2μmol/L(0.5mg/dl)以上作为诊断标准。临床多表现为非少尿型急性肾功能衰竭,故 CAG 后 2～5d 忽略检查尿及肾功能时易造成漏诊。多数患者肾功能可于 7～10d 恢复[122]。CIN 的主要危险因素为原有肾功能障碍、糖尿病和使用对比剂的剂量过多,其他可能危险因素有心力衰竭、高血压、并用肾毒性药物和高龄患者等[119-121]

CIN 的防治:①水化疗法。水化疗法是使用最早、目前被广泛接受的、可有效减少 CIN 发生的治疗方法。使用等渗晶体液(生理盐水或重碳酸盐溶液)比低渗溶液可能更为有效。由于目前尚无充分证据表明重碳酸盐溶液比生理盐水更好,因此目前提倡使用等渗盐水静脉水化疗法。方法:从造影前 6～12h 至造影后 12h,应用生理盐水持续静脉点滴(1.0～1.5ml·kg^{-1}·h^{-1}),保持尿量 75～125ml//h。但对心功能障碍的患者要注意补液速度,以免加重心力衰竭。尚无充分证据表明口服补液的效果和静脉持续生理盐水输注相当[123-124]。②药物治疗。目前研究较多的有 N-乙酰半胱胺酸(NAC)、抗氧化剂(抗坏血酸)、他汀、前列腺素 E1、腺苷受体抑制剂(茶碱)、多巴胺-1 受体激动剂、小剂量多巴胺、钙离子拮抗剂等,但尚无证据表明上述药物的预防和治疗 CIN 的效果。应在术前至少 24h 停用双胍类、非甾体类抗炎药等药物,尽量不用襻利尿剂[125-129]。

总之,目前尚无一种理想的 CIN 预防药物,重视术前对患者肾功能的评价,选择适合的对比剂剂型,并严格限制对比剂剂量是预防 CIN 的有效手段。对已经发生的 CIN 也没有特效治疗药物,故足量有效的水化疗法仍是预防和治疗 CIN 的主要措施。

七、复杂病变及特殊人群的 *PCI*

（一）复杂病变 PCI

冠状动脉复杂病变包括形态学高危病变、操作技术复杂和长期疗效有待充分证据证实的病变,据 ACC/AHA1988 年冠状动脉病变分型标准,从形态学上 B2/C 型病变属复杂病变。目前建议将冠状动脉病变分为高危(至少具备 1 项 C 型病变形态特征)和非高危(无 C 型病变形态特征)两大类更符合临床实际[130-131]。复杂病变往往预示 PCI 后不良事件增多。

1. 左主干病变 PCI　冠状动脉左主干病变约占 CAG 病例的 3%~5%,一般认为左主干狭窄＞50%,需行血管重建。外科治疗一直被认为是左主干病变的首选治疗方法。球囊扩张治疗无保护左主干病变在技术上是可行的,但手术中和 3 年的死亡率很高,不推荐使用。BMS 的应用,有效解决了冠状动脉弹性回缩和血管急性闭塞的问题,使即刻手术成功率大幅提高,但是再狭窄仍然是一个重要问题[132]。在 DES 时代,PCI 的结果和风险得到改善,DES 可以明显减少再狭窄的发生率,有关试验显示左主干 PCI 具有与外科治疗相当的近、中期甚至远期疗效[133]。在我国有经验的中心,无保护左主干 PCI 同样具有较好的操作成功率及近、中期疗效[134]。多中心注册资料显示:心功能障碍是预测无保护左主干病变 PCI 不良临床事件的主要危险因素(HR 4.21,95%CI 2.27~7.81,P=0.001),因而绝大多数学者主张:对无保护左主干病变的患者行 PCI 宜选择 LVEF＞40% 的患者[135]。由于左主干病变多合并其他血管病变,应尽可能达到完全血管重建。此外,左主干病变的其他特征如:体部病变、开口病变还是末端分叉病变、左主干直径、右优势冠状动脉是否完全闭塞等同样是决定能否进行 PCI 的重要因素。对于 CAG 时左主干开口病变展现困难以及弥漫性左主干病变,IVUS 检查能提供更为丰富而准确信息,有利于支架的选择及定位;IVUS 也能准确判断支架是否贴壁良好,故推荐在 IVUS 指导下行左主干病变 PCI[136]。

2. 桥血管 PCI　CABG 后 1 年内大隐静脉桥血管出现病变和闭塞的发生率为 15%~30%,至术后 10 年时,50% 的静脉旁路移植血管闭塞,由于再次 CABG 围术期死亡率明显增高,PCI 成为 CABG 后心肌缺血的有效手段。CABG 早期(30d 内)心肌缺血通常是由于血栓性静脉旁路移植血管闭塞,可以用 PCI 的方法再通。CABG 后 1~12 个月发生心肌缺血的主要原因是吻合口狭窄。CABG 后 1~3 年心肌缺血反映了移植血管出现狭窄或冠状动脉出现新的狭窄,PCI 效果好。CABG 后 3 年以上心肌缺血通常是由于旁路移植血管粥样硬化斑块,由于斑块松软且多伴有血栓,在介入操作中非常容易脱落,导致无再流现象、远端血管栓塞和 MI[137]。

尽管 CABG 后患者为高危患者,非桥血管 PCI 的效果类似于非 CABG 患者。因此,CABG 患者术后出现心肌缺血应尽可能行原位冠状动脉而非桥血管的 PCI[138]。关于远端保护装置的应用目前存在着争论,但 FIRE[139]、PRIDE[94]等研究结果使远端保护装置成为桥血管标准治疗。在进行退化性静脉桥血管 PCI 时应尽可能同时使用远端保护器以防止远端血管床栓塞;而对于严重桥血管病变而不能行冠状动脉血管 PCI 者,可能再次 CABG 疗效优于 PCI。

桥血管 PCI 指征建议:

(1)当进行静脉桥血管 PCI 术时,应采用远端保护装置(Ⅰ类推荐,证据水平 A)。

(2)CABG 后 3 个月出现缺血,可行桥血管 PCI(Ⅰ类推荐,证据水平 A)。

(3)因桥血管孤立病变导致 CABG 后 1～3 年后出现缺血症状或有相关缺血证据,行桥血管 PCI(Ⅱa 类推荐,证据水平 C)。

(4)内乳动脉桥通畅,而行其他自身闭塞血管 PCI(Ⅱa 类推荐,证据水平 C)。

(5)慢性闭塞静脉桥血管,不推荐行 PCI(Ⅲ类推荐,证据水平 B)。

(6)CABG 后多支血管病变伴多支桥血管功能丧失,不推荐行 PCI(Ⅲ类推荐,证据水平 B)。

3. 冠状动脉慢性完全闭塞(chronic total occlusion,CTO)PCI　通常将闭塞时间超过 3 个月,TIMI 血流 O 级(完全闭塞)或 TIMI 血流 Ⅰ级(功能性闭塞)的病变称为 CTO。CAG 发现 CTO 率约为 31%,由于 CTO 病变具有广泛的钙化、大量纤维组织增生、再血管化及负性血管重构等组织病理学特征,与非闭塞病变相比,CTO 病变 PCI 的手术成功率低,再狭窄和再闭塞发生率高。随着近年来技术逐渐进步和器械不断改进,CTO 病变 PCI 成功率有明显提高。一些回顾性研究及小样本前瞻性研究表明,对于选择性病例,CTO 病变 PCI 能降低患者心血管事件发生率,提高生存率,改善缺血症状和心功能,表明 CTO 病变开通具有积极临床意义[140]。

过去认为 CTO 病变 PCI 相对安全,实际上 CTO 病变 PCI 的并发症高达 5% 以上,因而在制定 CTO 病变 PCI 决策前应个性化的评估获益/风险比[141]。对于多支血管病变,当其 CTO 病变的解剖结构适合进行 PCI 时,仍可通过 PCI 进行再血管化治疗。但如合并以下临床及血管造影表现,则不推荐 PCI 作为首选治疗:①合并左主干病变。②复杂 3 支血管病变,尤其是合并胰岛素依赖性糖尿病、严重左心室功能障碍、慢性肾功能障碍。③供应较大面积心肌的前降支近端闭塞,但是其解剖结构不适于 PCI 者。④患者同时罹患多处 CTO 病变[142]。

4. 冠状动脉肌桥的 PCI　冠状动脉肌桥的造影发现率通常为 0.5％～7.5％,低于尸解的检出率(有报道尸检发现率高达 80％)。其临床意义未有一致的认识,零散的报道认为肌桥减少收缩期血流,可引起心肌缺血产生心绞痛,急性心肌梗死,心室颤动或猝死[143]。但大量报道认为,孤立的肌桥是良性的[144]。对于有明显缺血症状的肌桥,首选治疗手段是药物治疗(β 阻断剂和钙通道阻断剂)。有少量报道对药物治疗无效的肌桥采用冠状动脉内支架置入治疗,缺血症状明显改善。但由于肌桥的局部病理解剖特征,支架完全扩张需要较高压力,且支架局部持续受压,故目前报道的支架治疗肌桥的病例中 50％以上的患者出现再狭窄和冠状动脉穿孔等并发症[145]。鉴于肌桥的良好预后,引起严重缺血症状并对药物治疗无反应的患者非常少见,同时血管内支架置入严重并发症和再狭窄发生率高,不推荐采用血管内支架置入治疗肌桥。

5. 钙化病变 PCI　研究显示,在 CAG 中 15％的病例可发现钙化,非磷酸盐钙化在 CAG 中不显影。IVUS 检查钙化的阳性率为 85％。钙化主要分为内膜面钙化和外膜或斑块基底部钙化,前者对介入治疗影响大。钙化病变的主要难点是造影评价钙化程度欠准确,球囊、支架通过困难和支架不能充分扩张,易导致血栓发生率增加及冠状动脉穿孔等并发症[145]。IVUS 有助于评价钙化病变的程度和部位,从而选择适宜治疗。钙化病变不宜采用直接支架术,在支架置入前需充分预扩张,预扩张多选择比参考血管直径更小及耐高压球囊充分扩张,轻中度的钙化病变,可采用切割球囊术,对于无法充分扩张的钙化病变,采用旋磨术,旋磨术能提高钙化病变的 PCI 成功率,但不降低再狭窄率。支架释放后应使用非顺应性高压球囊行后扩张,直至支架完全膨胀,必要时应行 IVUS 检查明确支架贴壁情况。

6. 分叉病变 PCI　真正分叉病变的定义为狭窄程度大于 50％的病变同时累及主要血管及其分支开口处。分叉病变的靶血管再次血管重建率明显高于非分叉病变(17％对 14％),但 MI 及死亡发生率相当[147]。在 BMS 时代,已有多个研究表明双支架术并不优于单支架术。尽管 DES 在非分叉病变治疗中的良好疗效,双 DES 置入并不能降低分叉病变的再狭窄率及靶血管再次血管重建率。NORDIC 研究[88]是 DES 时代最大的分叉病变单支架置入与双支架置入的前瞻随机对照研究,发现双支架置入组再狭窄(＞50％)为 5.1％,而单支架组为 5.3％(P＝NS);两组心血管事件发生率相当;但在双支架置入组,围术期 MI

率高于单支架置入组。这一结果与 BMS 时代相似。因而,目前关于分叉病变的共识是策略越简单越好,除非分支血管直径大、开口部及近端均显著狭窄,一般不推荐对分叉血管病变常规置入双支架,可采用支架跨越分支(crossover)技术。

一般认为,在支架跨越分支技术治疗分叉病变时,只有当主支血管置入支架后边支血管出现血流受损(TIMI 血流低于 3 级)时才需要球囊扩张处理,而球囊扩张后血流无改善或出现夹层及无血流才是双支架置入指征。在双支架置入技术中,各种不同的治疗策略[T 支架、V 支架、挤压技术(crush)、裤裙技术(cullotte)等]结果相近[148]。在双支架置入中应强调最终对吻扩张,是降低靶血管再狭窄率及支架内血栓发生率的关键。

7. 再狭窄病变的处理　再狭窄指的是 PCI 后 CAG 显示血管内径再次狭窄达到或超过 50%,伴或不伴临床症状、不良心血管事件(指死亡、MI、再次血管重建等)。在球囊扩张时代,PTCA 后 6 个月靶血管再狭窄率为 32%～40%,在 BMS 时代,再狭窄率也高达 17%～32%,在 DES 时代,再狭窄率依然达到 10%左右。再狭窄可发生于支架内(主要由内膜增生引起)或支架两端(主要由边缘效应、内膜增生和负性血管重构引起)。引起再狭窄的主要原因是血管损伤后过度修复导致内膜增生,负性重构及弹性回缩所致,目前尚无有效的系统药物治疗方法抑制或治疗再狭窄。如果仅复查 CAG 发现有再狭窄而无明显心肌缺血症状或证据的,应仅予以强化的药物治疗而不再行 PCI。REST 等试验表明,支架置入后再狭窄率明显低于单纯球囊扩张组(18%对 32%),因而 PTCA 后再狭窄采用支架置入术治疗是可行的。BMS 置入后再狭窄置入 DES 能明显降低再狭窄发生率和再次血管重建率,其结果优于血管内放射治疗。对于 DES 置入后再狭窄的治疗尚无大型随机对照研究,一些小型对照研究提示重复 DES 置入依然是最佳治疗方式,优于再次 PTCA、BMS 置入或局部放射治疗。但无论是采用同种 DES 还是另一种 DES 置入,再狭窄率约为 15%～20%,高于 BMS 再狭窄后置入 DES。

8. 冠状动脉血栓病变的处理　冠状动脉内血栓多见于 ACS 患者和桥血管病变,通过 CAG 发现,ACS 患者血栓发生率为 40%,血管镜发现率为 90%。血栓性病变 PCI 时急性闭塞、MI 和死亡等危险性增加。目前采用的方法是冠状动脉内局部溶栓、血小板糖蛋白 Ⅱb/Ⅲa 受体拮抗剂的应用、远端保护装置、机械性去栓、PTCA 及支架置入等。目前,对中、高危 ACS 患者 PCI 术前推荐应用血小板糖蛋白 Ⅱb/Ⅲa 受体拮抗剂[149-151]。鉴于 SAFER、FIRE 等研究结果,远端保护装置已成为静脉桥血管的标准治疗,然而远端保护装置在 ACS 患者

PCI 中的应用结果令人失望，可能是由于 ACS 患者血栓性质与静脉桥血管血栓不同所致。血栓病变进行单纯球囊扩张能改善 CAG 表现，但易于发生末梢血管的微栓塞、无复流等并发症，无法改善患者的预后。血栓病变不作为支架置入的禁忌证，支架内血栓发生率为 0～9.6%[152]目前支架置入前常规使用血小板糖蛋白Ⅱb/Ⅲa 受体拮抗剂等抗栓辅助药物治疗能明显降低支架血栓发生率。

血栓抽吸装置作为支架置入前的辅助治疗研究较多，X-TRACT、REME-DIA 等研究均提示采用血栓抽吸能明显降低无复流及远端微栓塞发生率，改善靶血管的血流状况，但对心血管事件发生率、死亡率等无明显改善[153]。最近 TAPAS 研究结果表明在急性心肌梗死直接 PCI 中，血栓抽吸能改善临床预后[154]，提示支架置入前血栓抽吸可能是处理血栓病变一种有发展前景的治疗策略。

(二) 特殊人群的 PCI

1. 老年患者进行 PCI　年龄＞75 岁是 PCI 并发症风险增加的主要因素之一。老年人的冠状动脉病理形态学改变以及临床状况更为复杂，随着年龄增加，出现不良事件的风险逐渐增加。老年患者进行 PCI 的可行性虽然已经明确，但需要进行 PCI 的老年患者往往临床情况较为复杂，常有 MI 病史，或者有较低的 LVEF 以及存在慢性心力衰竭，此外还常合并存在多种疾病，如肾功能衰竭、卒中、肿瘤等，因此风险较高[155]。至今还缺乏针对老年患者 PCI 与其他治疗方式比较的随机研究，大多数资料来源于亚组分析或注册研究。在支架时代，老年患者 PCI 的成功率和再狭窄的发生率虽然和非老年患者相似，但是住院期间心血管事件的发生率、远期死亡率、PCI 相关的血管并发症和出血事件却明显增高。

老年稳定性冠心病患者 PCI 的适应证参照稳定性冠心病 PCI 的适应证，但要注意老年患者病情的复杂性，衡量利弊及与其他治疗方式相比较疗效的差异进行综合评估，决定 PCI 与否。老年患者 PCI 并发症风险较非老年患者高，应采取相应措施预防并发症的发生。

65 岁或以上的 ACS 患者，早期 PCI 与早期保守治疗相比，6 个月内的 MI 和死亡的绝对风险率下降了 4.8%（相对风险率减少 39%）。而对于年龄为 75 岁或以上的患者，早期 PCI 可以减少 6 个月内的死亡和 MI 的发生率达到 10.8%（相对风险率减少 56%），提示老年人的获益可能更大[156]。3 个注册研究显示，对于老年患者有选择性的进行早期 PCI，生存率可以获得显著的改善。因此，年龄不能单独作为早期 PCI 的禁忌证（证据水平 B）。老年患者应像非老年患者一样对各种合理的急性期处理和长期治疗的收益/风险进行评估。与非老年患者相比,老年患者的围手术期风险增加,但是,在 PCI 策略的整体获益程度方面,老年患者与非老年患者相比至少是相当的,甚至有可能获益程度更大,因此建议使用,但应采取相应措施预防并发症的发生。

老年急性 STEMI 的再灌注策略与非老年患者相似[157],在再灌注时间窗内应积极寻求再灌注治疗,尤其是直接 PCI。在时间窗以内,没有 PCI 条件医院的患者,如有溶栓禁忌,应转到有 PCI 条件的医院进行 PCI。年龄＞75 岁伴有 ST 抬高或者新出现的左束支传导阻滞的 MI 患者,如果在 MI36h 内出现心原性休克,没有 PCI 的禁忌证,可以在休克出现的 18h 内进行直接 PCI(Ⅱa 类推荐,证据水平 B)。

2. 肾功能障碍患者 PCI　肾功能障碍是 PCI 预后不良的强烈预测因素[158]。肾功能障碍患者 PCI 的风险增加,包括肾功能障碍恶化、急性和亚急性支架血栓形成发生率增加、出血发生率增加(证据水平 B)。另外,对比剂有潜在的肾功能损害。CIN 在原有肾功能受损和糖尿病肾病的患者多见,是 PCI 后较为常见的、潜在的严重并发症[159]。CIN 没有有效治疗,需积极预防。

对于肾功能障碍患者,尤其是合并糖尿病时,CIN 发生率显著增加,并增加 30d 和 1 年的死亡率(A 类证据)。因此,在应用含碘对比剂之前评估基础肾功能非常重要,单用血清肌酐水平不足以准确评价肾功能,尤其是老年、女性或低体重患者。肾小球滤过率或肌酐清除率更能准确反映肾功能情况,但计算繁琐。建议临床医师根据血清肌酐水平计算肾小球滤过率。对肾功能障碍患者确保采取恰当的策略以降低围手术期危险。

慢性肾功能障碍患者的术前准备:术前给予适当容量液体以维持足够尿量,一般可于术前 2～3h 开始持续静脉点滴生理盐水或 5％葡萄糖 100ml/h,术后持续点滴 10h 或直至出现充足尿量(证据水平 B)。合并左心功能不全者可同时给予适当利尿剂。应选用非离子型对比剂。对于严重肾功能障碍患者[SCr＞176.8μmol/L(2.0mg/dl)],必要时做好血液透析准备。术前 24～48h 至术后 48h 内应停用有肾毒性的药物(某些抗生素、非甾体类消炎药、环孢菌素、双胍类降糖药等)。

肾功能障碍患者的出血风险增加,出血并发症会导致死亡率增加,对肾功能障碍患者应采取措施降低出血的发生。肾功能障碍时会影响低分子肝素排泄,严重肾功能不全时最好使用普通肝素抗凝,并严密监测 ACT 或活化部分凝血酶时间,调整剂量。

3. 糖尿病患者 PCI　糖尿病合并冠心病者常常出现弥漫性血管病变、多支血管病变、远端血管病变、小血管病变、左主干病变及侧支循环较差等病变特征。糖尿病患者的临床情况常常较为复杂，还常合并存在多种疾病，如肾功能衰竭、卒中等，死亡率和致残率均较高，是高危亚组患者。糖尿病是再狭窄的最主要危险因素[160]。

糖尿病患者不管是行 PCI 或 CABG，其血管重建术效果较非糖尿病患者差，并发症和死亡率均较非糖尿病患者高，再狭窄率增高（证据水平 A）。因此，对血管重建术的方式选择较困难。血小板糖蛋白Ⅱb/Ⅲa受体拮抗剂是否有益目前尚未肯定。

单纯球囊扩张术对于糖尿病患者效果不佳。CABG 后患者的存活率比 PTCA 后的患者在临床和统计学上都有明显的优势（证据水平 A）。糖尿病患者接受了内乳动脉旁路移植术患者的存活率比接受大隐静脉旁路移植的要高。PTCA 后的再狭窄所引起的血管闭塞，是造成糖尿病患者术后远期死亡率增高的决定因素。此外，冠状动脉前降支对心肌的长期保护，可能可以解析为什么内乳动脉旁路移植亚组患者的存活率优势[161]。

糖尿病患者支架置入术的成功率（92%～100%）常常与非糖尿病患者相似。多数研究表明，糖尿病患者支架置入后短期内，其死亡率、非致命 MI 和紧急 CABG 复合终点的发生概率为 0.70%～6.75%，与非糖尿病患者几乎相同（证据水平 B）。但是糖尿病患者 PCI 后的再狭窄率为 24%～40%，高于所观察的非糖尿病患者的 20%～27%（证据水平 A）。1 年内糖尿病患者需要再次血管重建和总的心血管不良事件率更高[162]。

DES 为解决支架内再狭窄最有希望的方法，多项 DES 随机临床试验的亚组分析结果显示，DES 显著降低糖尿病患者的再狭窄率，显著降低 TLR 达 68.6%[163]。CARDia 研究对比糖尿病合并多支血管病变患者 PCI 与 CABG 的疗效，结果显示虽然 PCI 组在再次血管重建方面显著增加（9.9%对 2.0%，P<0.001），但在死亡、非致死性 MI 和卒中方面两组之间无统计学差异，提示对于糖尿病合并多支血管病变，应用 DES 进行 PCI 是一种可以选择的治疗。

对于高危及中危糖尿病合并 UA/NSTEMI，早期 PCI 的获益程度与非糖尿病患者相似。糖尿病合并 STEMI 患者获益于早期再灌注治疗，获益程度与非糖尿病患者相似。

糖尿病患者应进行综合危险因素管理，大量研究表明长期严格的二级预防明显改善糖尿病患者的预后。

4. 女性患者 PCI　接受 PCI 患者中大约三分之一为女性。与男性相比，行 PCI 的女性患者往往合并有高血压、糖尿病、高血脂以及其他合并症的比率更高(证据水平 B)。尽管与男性患者的冠状动脉病变程度和心脏收缩功能相近,但女性患者表现为心力衰竭的比例显著增加,推测可能与舒张功能障碍有关。各项女性患者进行 PCI 的成功率和死亡率的研究结果不一致,不过最近的几个大规模注册研究显示,女性患者进行 PCI 的住院死亡率明显高于男性(证据水平 A)[164],不管是急性心肌梗死还是陈旧性心肌梗死,PCI 后死亡率的性别差异持续存在,其原因还未能明确。少量的研究结果提示女性患者 PCI 死亡率高与性别本身无关,可能与女性的体表面积相对较小有关。女性的 PCI 死亡率高可能与女性的血管床较小,导致内膜撕裂、穿孔及血管并发症风险较高有关。IVUS 显示,在斑块形态学和管腔内径方面没有性别的差异。

女性患者的出血并发症较男性多,对女性患者应注意术中和术后的抗凝尽量避免过于积极的方案。根据体重使用抗凝剂,使用普通肝素抗凝最好根据ACT 调整剂量。女性使用血小板糖蛋白Ⅱb/Ⅲa 受体拮抗剂的出血并发症并不比男性高。与普通肝素相比,直接凝血酶抑制剂比伐卢定的应用在男性患者和女性患者都可以显著减少出血的风险。女性患者血管穿刺部位易出现出血并发症,应用更小型号的鞘管,采用经桡动脉径路可以减少局部并发症的发生。

DES 的应用,尤其是在小血管病变的女性患者中应用 DES 可以获得与男性患者同样的疗效。但是这一结论还有待于进一步证实。

多个大规模临床研究的荟萃分析结果显示,与传统的保守治疗相比,早期PCI 中联合应用血小板糖蛋白Ⅱb/Ⅲa 受体拮抗剂可以显著改善男性不稳定性心绞痛和非 STEMI 患者的预后,但是对于女性患者来说这种治疗效果的获益明显减少(证据水平 A)[165]。小样本观察发现早期介入策略对高危的女性患者有效。对于 STEMI 患者,不管是男性还是女性,都能从早期 PCI 获益(证据水平 A)。合并心功能障碍或者心原性休克的高危患者早期进行 PCI 疗效同样没有性别差异。

八、并发症及处理

(一)急性冠状动脉闭塞

急性冠状动脉闭塞指 PCI 时或 PCI 后靶血管急性闭塞或血流减慢至 TIMI 0~2 级。急性冠状动脉闭塞常由冠状动脉夹层、痉挛或血栓形成所致。某些临床情况、冠状动脉解剖和 PCI 操作技术因素可增加急性冠状动脉闭塞发生的危险性。明确潜在夹层存在、及时应用支架置入术,通常是处理急性冠状动脉闭塞的关键。高危患者(病变)PCI 前和术中应用血小板糖蛋白Ⅱb/Ⅲa 受体拮抗剂有助于预防血栓形成导致的急性冠状动脉闭塞。

（二）慢血流或无复流

慢血流或无复流指冠状动脉狭窄解除,但远端前向血流明显减慢(TIMI 2级,慢血流)或丧失(TIMI 0～1级,无复流)。多见于急性心肌梗死、血栓性病变、退行性大隐静脉旁路血管 PCI、斑块旋磨或旋切术时,或将空气误推入冠状动脉。目前认为,无复流的治疗包括冠状动脉内注射硝酸甘油、钙通道阻滞剂维拉帕米或地尔硫革、腺苷、硝普钠、肾上腺素等;必要时循环支持(包括多巴胺和主动脉内球囊反搏)以维持血液动力学稳定。若为气栓所致,则自引导导管内注入动脉血,以增快微气栓的清除。大隐静脉旁路血管 PCI 时,应用远端保护装置可有效预防无复流的发生,改善临床预后。对慢血流或无复流的处理原则应是预防重于治疗。

（三）冠状动脉穿孔

冠状动脉穿孔可引起心包积血,严重时产生心脏压塞。慢性完全闭塞性病变 PCI 时使用中度、硬度导引钢丝或亲水涂层导引钢丝,钙化病变支架术时高压扩张,球囊(支架)直径与血管大小不匹配,可能增加冠状动脉穿孔、破裂的危险性。一旦发生冠状动脉穿孔,先用球囊长时间扩张封堵破口,必要时应用适量鱼精蛋白中和肝素,这些对堵闭小穿孔常有效。对破口大、出血快、心脏压塞者,应立即行心包穿刺引流,置入冠状动脉带膜支架(大血管)或栓塞剂(小血管或血管末梢)。必要时行紧急外科手术。

（四）支架血栓形成

支架血栓形成一种少见但严重的并发症,常伴 MI 或死亡。学术研究联合会建议对支架血栓形成采用新的定义:①肯定的支架血栓形成(definite/confirmed),即 ACS 并经 CAG 证实存在血流受阻的血栓形成或病理证实的血栓形成。②可能的支架血栓形成(probable)。PCI 后 30d 内不能解释的死亡,或未经 CAG 证实靶血管重建区域的 MI。③不能排除的支架血栓形成(possible)。PCI 后 30d 后不能解释的死亡。

同时,根据支架血栓形成发生的时间分为急性:发生于 PCI 后 24h 内。亚急性:发生于 PCI 后 24h～30d。晚期:发生于 PCI 后 30d～1年。极晚期:发生于 1年以后。30d 内又称早期支架血栓形成[166]。

支架血栓形成可能与临床情况、冠状动脉病变和 PCI 操作等因素有关。ACS,合并糖尿病、肾功能减退、心功能障碍或凝血功能亢进及血小板活性增高患者,支架血栓形成危险性增高。弥漫性、小血管病变、分叉病变、严重坏死或富含脂质斑块靶病变,是支架血栓形成的危险因素。PCI 时,支架扩张不充分、支架贴壁不良或明显残余狭窄,导致血流对支架及血管壁造成的剪切力可能是造成支架血栓形成的原因。PCI后持续夹层及DES长期抑制内膜修复,使晚期和极晚期支架血栓形成发生率增高[167-169]。早期的报道指出,DES术后1～2年内支架血栓形成的危险性并不比BMS增加,但前者2年后仍存在支架血栓形成的危险。最近ESTROFA注册研究显示,DES术后3年的累积支架血栓形成发生率为2％。早期与晚期支架血栓形成的患者谱不同。发生支架血栓形成的近期预后不佳,尤其不能恢复正常血流时[170]。

一旦发生支架血栓形成,应立即行CAG,对血栓负荷大者,可用血栓抽吸导管做负压抽吸。PCI时,常选用软头导引钢丝跨越血栓性阻塞病变,并行球囊扩张至残余狭窄<20％,必要时可再次置入支架。通常在PCI同时静脉应用血小板糖蛋白Ⅱb/Ⅲa受体拮抗剂(例如,替罗非班首先5min内弹丸注射$10\mu g/kg$,继以$0.15\mu g/kg^{-1} \cdot min^{-1}$静脉滴注36h)。对反复、难治性支架血栓形成者,则需外科手术治疗[171]。

支架血栓形成的预防包括控制临床情况(例如控制血糖,纠正肾功能和心功能障碍)、充分抗血小板和抗凝治疗,除阿司匹林和肝素外,对高危患者(如ACS)、复杂病变(尤其是左主干病变)PCI术前、术中或术后应用血小板糖蛋白Ⅱb/Ⅲa受体拮抗剂(如替罗非班)。某些血栓负荷增高病变PCI后可皮下注射低分子肝素治疗。PCI时,选择合适的支架,覆盖全部病变节段,避免和处理好夹层撕裂。同时,支架应充分扩张、贴壁良好;在避免夹层撕裂的情况下,减低残余狭窄。必要时在IVUS指导下行DES置入术。长期和有效的双重抗血小板治疗对预防DES术后晚期和极晚期支架血栓形成十分重要[172]。

(五)支架脱落

较少发生,多见于病变未经充分预扩张(或直接支架术);近端血管扭曲(或已置入支架);支架跨越狭窄或钙化病变阻力过大且推送支架过于用力时;支架置入失败,回撤支架至导引导管时,因管腔内径小、支架与导引导管同轴性不佳、支架与球囊装载不牢,导致支架脱落。仔细选择器械和严格操作规范,可预防支架脱落。一旦发生支架脱落．可操作取出,但需防止原位冠状动脉撕裂。也可沿引导钢丝送入小剖面球囊将支架原位扩张或置入另一支架将其在原位贴壁。

(六)周围血管并发症

1.经股动脉途径

(1)血栓形成或栓塞:导引钢丝或导管损伤血管内膜或斑块脱落,可引起动脉血栓栓塞。压迫动脉穿刺部位方法不当,可导致股动脉血栓形成。

(2)出血和血肿形成:少量出血或小血肿且无症状时,可不予处理。血肿大、出血过多且血压下降时,应加压止血,并适当补液或输血。应该指出,PCI后短时间内发生低血压(伴或不伴腹痛、局部血肿形成),应怀疑腹膜后出血,必要时超声或 CT 检查,并及时补充血容量。

(3)假性动脉瘤:多普勒超声检查可明确诊断.通常局部加压包扎,减少下肢活动,动脉瘤多可闭合。对不能压迫治愈的较大假性动脉瘤,可在超声指导下瘤体内注射小剂量凝血酶或立止血治疗。少数需外科手术治疗。

(4)动静脉瘘:表现为局部连续性杂音,搏动性包块。可自行闭合,也可作局部压迫,但常需外科修补术。

2. 经桡动脉途径

(1)桡动脉闭塞:PCI 后桡动脉闭塞发生率为 2%～10%,但约 40% 在 30d 内自发性开通。术前常规行 Allen 试验检查桡动脉与尺动脉之间的交通循环情况(必要时行超声、血流多普勒、血氧测定、体积描记法),术中充分抗凝,术后及时解除包扎,可预防桡动脉血栓性闭塞和 PCI 后手部缺血的发生。

(2)桡动脉痉挛:最常见。女性、糖尿病、吸烟者容易发生;桡动脉粥样硬化、扭曲、细小;PCI 时麻醉不充分、器械粗硬或操作时进入分支,增加痉挛的发生。严重桡动脉痉挛时,切忌强行拔出导管,而应经动脉鞘内注入硝酸甘油 $200～400\mu g$、维拉帕米 $200～400\mu g$ 等(必要时反复给药),直至痉挛解除。

(3)前臂血肿:常因导引钢丝误入桡动脉分支血管引发穿孔所致。亲水涂层导引钢丝更易进入小的残余动脉,此时如强行送入指引导管则可使血管撕脱,导致前臂出血、血肿。桡动脉迂曲或使用血小板糖蛋白Ⅱb/Ⅲa 受体拮抗剂时,前臂血肿发生率增高。预防的方法是,在透视下推送导引钢丝或导管;如遇到阻力时,不能强行推送,必要时应作桡动脉造影。前臂血肿的识别至关重要,处理包括用弹力绷带或血压计袖带进行压迫止血、抬高患肢、外敷冰袋。

(4)局部出血:经桡动脉途径 PCI 局部出血并发症较股动脉途径明显降低。由于桡动脉穿刺点远端有来自掌弓侧支循环的逆向供血,因此桡动脉止血时应对穿刺点近端和远端都进行压迫止血。一旦发生少量出血,即可调整压迫位置,并适当延长压迫时间,一般疗效良好。

(5)骨筋膜室综合征:为严重并发症,但较少发生。当前臂血肿快速进展引起骨筋膜室内压力增高至一定程度时,常会导致桡、尺动脉及正中神经受压,进而引发手部缺血、坏死。因此一旦发生本征,应尽快外科手术治疗。

附　录

撰写组成员(按姓氏笔画排序)：马长生　吕树铮　杨跃进　沈卫峰
陈纪言　高润霖　葛均波　韩雅玲　傅向华　霍　勇

专家组成员(按姓氏笔画排序)：于　波　马长生　马依彤　马爱群
毛节明　方　全　吕树铮　朱文玲　朱国英　杜志民　李为民　张　运
杨跃进　沈卫峰　沈潞华　陈纪言　林曙光　胡大一　柯元南　贾国良
高润霖　郭静萱　黄　岚　黄　峻　黄从新　黄德嘉　戚文航　葛均波
韩雅玲　傅向华　曾定尹　霍　勇